小儿疑难病例

临床与病理

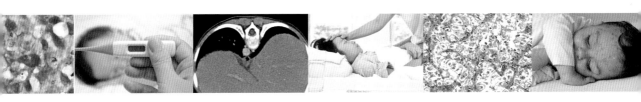

主编　胡晓丽　黄敬孚

山东科学技术出版社

图书在版编目（CIP）数据

小儿疑难病例临床与病理/胡晓丽,黄敬孚主编.
—济南:山东科学技术出版社,2016.8
ISBN 978－7－5331－8457－5

Ⅰ.①小… Ⅱ.①胡… ②黄… Ⅲ.①小儿疾病—
疑难病—病案—汇编 Ⅳ.①R72

中国版本图书馆 CIP 数据核字(2016)第 171031 号

小儿疑难病例临床与病理

主编　胡晓丽　黄敬孚

主管单位:山东出版传媒股份有限公司
出 版 者:山东科学技术出版社
　　　地址:济南市玉函路 16 号
　　　邮编:250002　电话:(0531)82098088
　　　网址:www.lkj.com.cn
　　　电子邮件:sdkj@sdpress.com.cn
发 行 者:山东科学技术出版社
　　　地址:济南市玉函路 16 号
　　　邮编:250002　电话:(0531)82098071
印 刷 者:山东临沂新华印刷物流集团有限责任公司
　　　地址:山东省临沂市高新技术产业开发区新华路东段
　　　邮编:276017　电话:(0539)2925659

开本:787mm×1092mm　1/16
印张:25.5
字数:640 千
印数:1－2500
版次:2016 年 8 月第 1 版　2016 年 8 月第 1 次印刷

ISBN 978－7－5331－8457－5
定价:160.00 元

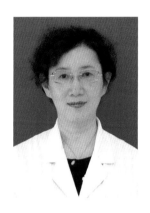

胡晓丽：天津市儿童医院病理科主任、主任医师，中华医学会病理学分会儿科学组副组长，天津市医学会病理学分会委员，天津市病理质控中心委员，《中华病理学杂志》特邀审稿专家，《临床与实验病理学杂志》编委。1984年毕业于天津医科大学。以第一作者在核心期刊上共发表文章20余篇，主持、参与课题和新技术引进项目15项，参编儿科专业书籍1部（天津科学技术出版社）。

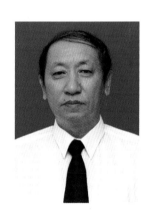

黄敬孚：天津市儿童医院儿内科主任医师，中华医学会儿科分会急救学组顾问，天津市医学会儿科分会名誉主委，获得"卫生部人才中心人才评估资深专家"证书，国务院特殊津贴专家，天津市儿科授衔专家，中华医学会医疗事故鉴定委员会委员，中华医学会预防接种不良反应鉴定指导委员会委员，中华医学会中华医学科技奖评审委员，天津市儿科质控中心顾问，多种儿科核心和专业杂志的学术顾问、编委、指导委员会副主任等（曾任《中国小儿急救医学》杂志副总编辑及多种儿科杂志的常务编委）。1994～2013年曾任五届中华医学会儿科分会常委、三届中华医学会儿科分会急救学组副组长，并曾任中华医学会公共卫生分会委员，三届天津市医学会儿科分会主委，天津市儿科研究所所长，天津市儿童医院副院长、急救中心主任、小儿内科主任、儿科ICU主任，南开大学医学院和天津医科大学兼职教授、研究生导师等。1969年毕业于北京医科大学，1984～1985年在日本庆应大学医学部做世界卫生组织研修生和访问学者。曾主编儿科专业书籍2部（天津科学技术出版社）、副主编1部（辽宁科学技术出版社）、参编10余部（包括《小儿内科学高级教程》——人民军医出版社）。

内容提要

小儿疾病因年龄原因往往主诉不清，临床表现不典型，局部疾病常表现为全身症状，影像学及病理学表现与成人有较大不同，常易误诊或漏诊，导致治疗延误。

本书收集了近年来天津市儿童医院收治的 120 例全部有病理结果证实的相对疑难的临床病例，涉及领域除了病理学外，还包括小儿内科、小儿外科（普通外科、胸腔外科、神经外科、泌尿外科、急创外科、微创外科、骨科、新生儿外科、整形外科）、小儿耳鼻咽喉科、小儿皮肤科、眼科和影像学专业。病种包括先天性畸形、炎性病变、瘤样病变、小儿良性肿瘤、交界性肿瘤和恶性肿瘤、遗传代谢性疾病、免疫缺陷病、呼吸疾病、肾脏疾病等。本书特别重视临床、影像、病理相结合，特色是对每个实际病例从临床、影像和病理三个方面进行较详细地诊断及鉴别诊断分析。每个病例各具特色，如临床表现复杂而影像典型或病理典型；临床和影像不典型，病理典型；病理不典型，影像典型等。除文字资料外，还精选病理彩图、影像图共 760 余幅。本书实用性强，对儿科领域各专业的临床医师、影像医师和病理医师有较高的参考价值。

本书的不足之处敬请读者提出批评和指正。

胡晓丽　黄敬孚

2016 年 3 月

编者名单

主　编

胡晓丽　天津市儿童医院病理科
黄敬孚　天津市儿童医院
　　　　天津市儿科研究所

编　者 （以姓氏汉语拼音为序）

蔡春泉　天津市儿童医院神经外科　　　宋兰云　天津市儿童医院病理科
陈　静　天津市儿童医院影像科　　　　苏海辉　天津市儿童医院皮肤科
陈　欣　天津市儿童医院影像科　　　　田志刚　天津市儿童医院骨科
陈子英　天津市儿童医院泌尿外科　　　万　钧　天津市儿童医院急创外科
戴春娟　天津市儿童医院新生儿外科　　汪　旭　天津市儿童医院耳鼻喉科
董　亮　天津市儿童医院微创外科　　　王继忠　天津市儿童医院急创外科
杜晓杰　天津市儿童医院骨科　　　　　王立英　天津市儿童医院影像科
高欣凤　天津市儿童医院急创外科　　　王文红　天津市儿童医院肾脏内科
宫济春　天津市儿童医院普通外科　　　王晓敏　天津市儿童医院内科 PICU
郭志平　天津市儿童医院急创外科　　　王晓晔　天津市儿童医院微创外科
胡　博　天津市儿童医院新生儿外科　　武瑞清　天津市儿童医院急创外科
胡　坚　天津市儿童医院风湿免疫科　　徐国栋　天津市儿童医院泌尿外科
李崇巍　天津市儿童医院风湿免疫科　　闫　喆　天津市儿童医院影像科
刘　力　天津市儿童医院风湿免疫科　　尹　晶　天津市儿童医院风湿免疫科
刘　妍　天津市儿童医院肾脏内科　　　詹江华　天津市儿童医院普通外科
刘　艳　天津市儿童医院肾脏内科　　　张　琳　天津市儿童医院影像科
刘　杨　天津市儿童医院影像科　　　　张　瑄　天津市儿童医院肾脏内科
刘　谊　天津市儿童医院急创外科　　　张碧丽　天津市儿童医院肾脏内科
刘　喆　天津市儿童医院肾脏内科　　　张庆江　天津市儿童医院神经外科
刘风林　天津市儿童医院消化内科　　　赵　滨　天津市儿童医院影像科
刘俊刚　天津市儿童医院影像科　　　　赵　丽　天津市儿童医院病理科
卢　鸣　天津市儿童医院呼吸科　　　　赵林胜　天津市儿童医院病理科
吕　玲　天津市儿童医院内分泌科　　　赵倩倩　天津市儿童医院风湿免疫科
罗喜荣　天津市儿童医院普通外科　　　郑美敏　天津市儿童医院影像科
沈　蓓　天津市儿童医院耳鼻喉科　　　左海亮　天津市儿童医院整形外科
史　林　天津市儿童医院眼科

Contents 目　录

病例 001 皮疹，关节肿胀，色素膜炎

[临床病例]

患儿，男，3岁。出生后3个月颜面及四肢出现红色粟粒样皮疹和斑丘疹，渐波及全身。2岁后相继出现双侧踝、腕和指间关节肿胀，无疼痛及活动受限。近1周出现双眼不适及畏光流泪。不伴反复发热、口腔溃疡、脱发、乏力、盗汗，无腹痛、腹胀、腹泻，无头痛、抽搐。家族史无特殊。查体：发育正常，营养中等，全身皮肤可见密集的红色斑丘疹和粟粒样皮疹，部分融合成片伴脱屑，浅表淋巴结无肿大，心肺腹阴性，双腕、踝关节肿胀，触诊呈囊性感，双手近端指间关节梭形肿胀，压痛阴性。外周血 Hgb 137 g/L，WBC 7.03×10⁹/L，Neu 53%，PLT 112×10⁹/L，ESR 11 mm/1h，CRP < 8 mg/L，IgG 9730 mg/L，IgA 585 mg/L，IgM 829 mg/L，补体 C3 1100 mg/L，C4 229 mg/L，血清铁蛋白 17.5 ng/ml，白细胞介素 -6（IL-6）13.01 pg/ml，TNF-α 23.70 pg/ml，肝肾功能正常，ANA、抗 dsDNA 抗体、抗 ENA 抗体、RF 和 G 试验均阴性。关节 X 线未见异常。B 超示双侧腕、踝关节周围多房状无回声区。眼科会诊：虹膜表面可见胶冻样结节，虹膜局部粘连。做皮肤活检。

[病理检查]

大体：躯干泛发粟粒大小的皮疹，皮肤轻度萎缩（图1）。踝关节囊性肿胀（图2）。

镜下：皮钻活检少许皮肤组织，表皮局部角化不全，基底层水肿，真皮层内可见多个肉芽肿性病变（图3），由上皮样细胞、多核巨细胞、组织细胞、淋巴细胞组成，真皮浅层可见淋巴细胞浸润，以血管周围为著。血管壁未见明显增厚。

免疫组化：CD68 阳性（图4），CD3 淋巴细胞阳性，CD20 少数阳性，MPO 阴性，CD117 少数阳性，CD1a 阴性。

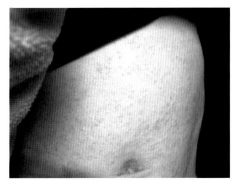

图1 躯干泛发粟粒大小的皮疹

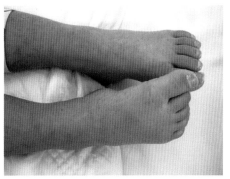

图2 踝关节囊性肿胀

1

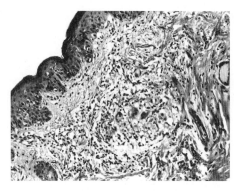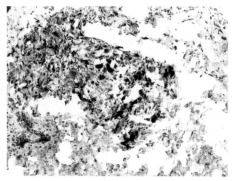

图 3　真皮层内可见多个肉芽肿性病变　　　　图 4　免疫组化：CD68 阳性

[病理报告]

（腰部）真皮内肉芽肿性病变，建议临床进一步检查以除外遗传代谢、自身免疫等相关疾病。

[基因测序]

显示 NOD2 基因出现一个杂合突变，确诊为 Blau 综合征。给予英夫利昔单抗 100 mg（约 7 mg/kg），2 周后皮疹、关节肿胀完全消失，复查虹膜结节及局部粘连消失。继续每 6～8 周输注英夫利昔单抗治疗。

[病理分析]

该患儿首诊于皮肤科，取皮钻活检，病理表现为肉芽肿性病变。

皮肤肉芽肿性病变在儿童中最常见的是幼年黄色肉芽肿皮肤型，病灶呈单结节或多结节，体积较小，直径为 0.5～1 cm，也可为数厘米的巨结节。少数播散病损，镜下：病损位于真皮，病灶由密集增生的组织细胞样细胞、图顿巨细胞、异物巨细胞和多量急、慢性炎症细胞构成。本例首先考虑幼年黄色肉芽肿，但该患儿有全身症状，应排除全身系统性疾病。还需要与以下疾病相鉴别：①黄色瘤：以一致的泡沫细胞为主，图顿巨细胞和炎症细胞较少；②皮肤纤维组织细胞瘤：有席纹状排列；③皮肤 Langerhans 细胞组织细胞增生症：组织细胞片状排列，有较多的嗜酸性粒细胞和多核巨细胞，免疫组化：CD1a 阳性，S-100 阳性。

[临床分析]

Blau 综合征是 CARDl5/NOD2 基因突变引起的一种自身炎症性疾病，1985 年由 Blau 首先描述而得名。多于 4 岁前发病，特征性临床表现为肉芽肿性多关节炎、虹膜炎及皮疹，有的还可以出现发热、中枢神经系统和肾脏损害。皮肤出现丘疹、红斑、结节、毛细血管扩张或鱼鳞病样皮损等多样性皮疹，组织病理学检查为肉芽肿性病变。肉芽肿性多关节炎以膝、踝关节等大关节多见，小关节也可受累，表现为关节周围无痛性囊性肿胀，严重者可出现关节畸形。影像学检查提示腱鞘炎或囊性包块，有别于类风湿关节炎的滑膜炎症。影响预后的是眼部损害，主要为肉芽肿性葡萄膜炎，可表现为疼痛、畏光、视力模糊，严重者出现白内障和视网膜剥脱或导致失明。传统治疗主要为非甾体抗炎药物和糖皮质激素，难治性病例多联用免疫抑制剂，如甲氨蝶呤、硫唑嘌呤或霉酚酸酯等。生物制剂如白介素 -1 拮抗剂（阿那白滞素）和 TNF-α 拮抗剂（英夫利昔单抗、依那西普）治疗 Blau 综合征近年取得满意疗效。

　　本例患儿首诊于皮肤科，取皮肤活检，病理表现为真皮内肉芽肿性病变，但考虑到该患儿的皮疹为泛发全身，应排除系统性疾病，患儿后到内科就诊后收住院进一步检查最终确诊。

（刘力　李崇巍　胡晓丽）

慢性咳嗽、喘息、双肺弥漫性粟粒样结节影

[临床病例]

患儿，男，10岁。主诉咳嗽1年余，加重伴喘10余天。咳嗽为单声咳，不剧烈，偶有刺激性咳嗽，无痰。遇冷空气、刺激性气体及气候变冷时加重，无明显的夜间、晨起、运动后加重现象。10天前咳嗽加重，伴喘息，呼吸急促，活动后明显，无口周发绀、烦躁、大汗，反复予抗感染及对症治疗，上述症状无明显好转。自患病后精神进食可，无皮疹、关节疼痛，无经常性头痛、恶心、呕吐，无进食酸性食物或体位改变时反酸、胸胃不适等症，无腹痛、腹泻，尿量可，无尿频、尿急、尿痛及排尿困难，无乏力、盗汗、体重减轻等症。查体：神志清楚，精神可，呼吸平稳，无发绀，无皮疹；颈软，双侧颈部可及多枚淋巴结，最大约1.5 cm×1 cm大小，无压痛，光滑，可活动；咽部充血，双侧扁桃体肿大，未见渗出，咽后壁可见较多滤泡增生；双肺呼吸音粗，未闻及干湿性啰音，心音有力，律齐；腹软不胀，无压痛，肝右肋下可及1.5 cm，质中边锐，四肢活动可。肺功能提示弥散功能轻度下降。心肌酶、同工酶正常。心脏超声正常，不支持心源性病变；动脉血气示 PO_2 62～65 mmHg、$A\text{-}aDO_2$ 45 mmHg、提示换气功能受损。临床诊断间质性肺损害原因待查，行颈淋巴结活检进一步明确诊断。

[影像检查]

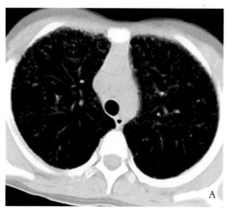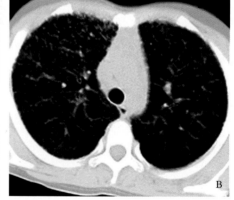

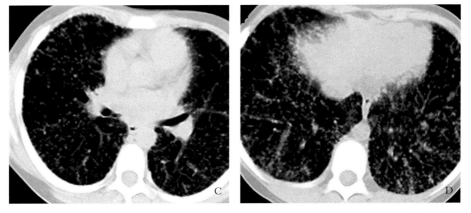

图1 MSCT 平扫轴面显示双肺纹理增重，双肺弥漫性分布细小粟粒样结节影，边界模糊，以中、下肺野为著

[病理检查]

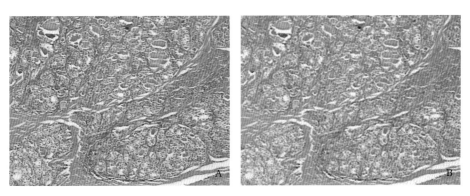

图1 低倍镜下淋巴结结构破坏，可见到密集的乳头状结构

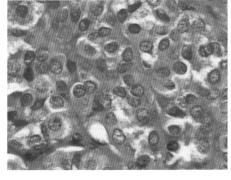

图2 细胞核呈毛玻璃状，可见核沟

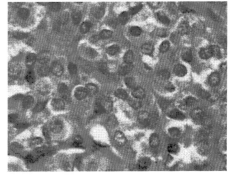

图3 核内假包涵体

淋巴结活检：低倍镜下淋巴结结构破坏，可见到密集的乳头状和腺泡样结构，部分腺泡内有红染的胶质（图1）。高倍镜下瘤细胞呈立方或柱状，排列紊乱，胞质丰富，淡粉色；胞核圆形或椭圆形，常重叠，核浆空淡或毛玻璃状，可见核沟和核内假

包涵体（图2，图3）。

免疫组化：Tg 阳性，CK 阳性。

[病理诊断]

（左颈淋巴结）甲状腺癌转移。

[影像分析]

儿童期以血源性转移最常见，常见的原发性肿瘤包括肾母细胞瘤、尤文肉瘤、横纹肌肉瘤等。影像学表现为肺内孤立或多发性结节，两肺胸膜下区最常见。结节大小不等，中等均匀密度，边缘光滑、锐利，多与肺小血管相连，可形成空洞或钙化。部分病变周围出血呈磨玻璃影，形成"晕征"。结合原发性肿瘤的病史，一般诊断不难。鉴别诊断：本病应与其他肺内多发结节性疾病相鉴别，如肺结核、朗格汉斯细胞组织细胞增生症、过敏性肺炎等。急性血行播散型肺结核可表现为双肺弥漫性粟粒样结节，呈"三均"现象，即密度均匀、分布均匀、大小均匀，且有明确的结核接触史及典型的临床症状，与肺转移瘤不难鉴别。朗格汉斯细胞组织细胞增生症中肺为主要受累器官，影像学表现为肺间质病变、小结节及气囊影。肺外病变为鉴别诊断的重要依据。过敏性肺炎急性型表现为两肺弥漫性分布的小结节影和磨玻璃影，亚急性型伴有小叶间隔增厚，出现阻塞性细支气管炎或局限性肺气肿；慢性型可发生不可逆的肺纤维化。明确的变应原接触史可帮助诊断。

[临床与病理分析]

甲状腺癌儿童少见，但不罕见。通常表现为甲状腺肿块，放射性碘扫面为冷结节或表现为颈部淋巴结肿大。乳头状癌有扩散到淋巴管道的倾向，常常甲状腺中仅仅是微小病灶就已经转移到淋巴结。本例以咳喘症状为首发表现，双肺弥漫粟粒状阴影。查体发现颈部可及数枚肿大淋巴结。甲状腺区未触及明显肿块。肺功能示弥散功能轻度下降。PPD 48 小时硬结 10 mm × 10 mm，考虑接种卡介苗后的反应结节。入院时考虑间质性肺炎原因待查，经抗感染治疗无明显好转，取颈淋巴结活检。

鉴别诊断：与其他转移癌相鉴别，如免疫组化甲状腺乳头状癌 Tg 和 TTF-1 阳性、原发性肺癌 TTF-1 阳性而 Tg 阴性。本例患儿 10 岁，以咳嗽喘息、呼吸急促为突出表现，缺乏其他系统症状；胸 CT 示双肺弥漫性粟粒状阴影，肺功能提示弥散功能下降，同时有低氧血症，提示肺间质受损，肺间质疾病的可能性大。但按间质性肺炎治疗不见好转，本例提示有肺部病变的患儿不仅要想到感染，如治疗效果不好，还应考虑是否有转移癌的可能性。该患儿诊断后行甲状腺切除术，后又进行进一步治疗，肺部阴影消失，随访 16 年至今存活。

（卢鸣　张琳　郑美敏　胡晓丽）

颈部肿物、发热、鼻塞、头痛——
鼻咽癌并转移

[临床病例]

患儿，男，11岁。以发现颈部肿物1月余，咳嗽伴间断发热20余天入院。入院前1个月发现右颈部肿物，约杏大小，无痛感及局部红热，当时体温正常。当地予"菌必治"治疗2天无效，换用"阿昔洛韦、病毒唑和喜炎平"输液5天，肿物较前回缩。入院前20余天出现咳嗽和不规则发热，发热最长可间隔3～4天，体温37.5～38.2℃。入院前半个月右颈部肿物出现疼痛，较剧烈，伴同侧颞部疼痛，每日呕吐5～6次，精神、食欲欠佳，不伴抽搐、皮疹、水肿、鼻塞和鼻出血等。查体于右颈部扪及肿大的淋巴结，约3 cm×2 cm，质地中等，边界清楚，活动度尚可，触痛明显。外周血 Hgb 136 g/L，WBC 5.71×10⁹/L，N 58%，L 36%，M 6%，PLT 193×10⁹/L，ESR 22 mm/h，CRP < 8 mg/L，肝功能正常，EBV-DNA 9.0×10⁴ copy/ml。胸片示双肺纹理增重、紊乱。B超示双侧颈部淋巴结肿大，右侧为著，肝脾未见异常。患儿入院后逐渐出现严重的鼻塞和头痛。

[病理检查]

大体：（右颈部）淋巴结组织两枚，分别为1.4 cm×1 cm×0.7 cm、0.6 cm×0.3 cm×0.2 cm，切面实性，灰白，质中。

镜下：淋巴结结构部分破坏，皮窦、髓窦及淋巴结皮质髓质内可见巢状或片状瘤细胞浸润（图1）；瘤细胞大，边界不清，胞核圆形或卵圆形，呈空泡状，核仁明显（图2）。

免疫组化：CK 阳性（图3），EMA 阳性，CD20 阴性，CD79a 阴性，CD3 阴性，CD45RO 阴性，CD68 阴性，CD30 阴性，CD15 阴性，P80 阴性，HMB45 阴性。

原位杂交：EBER 阳性（图4）。

建议临床查鼻咽部，CT示脑室和脑外侧间隙增宽，右乳突密度增高，右侧上颌窦局部黏膜增厚，鼻咽腔后壁软组织增厚，双肺散在炎性病变。强化MRI证实为鼻咽腔占位。

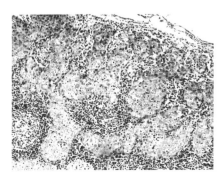

图1 淋巴结结构破坏，可见瘤细胞浸润，以淋巴窦为主

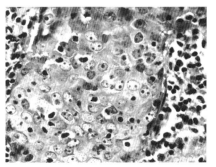

图2 瘤细胞大，边界不清，胞核圆形或卵圆形，呈空泡状，核仁明显

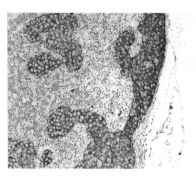

图 3　免疫组化：CK 阳性

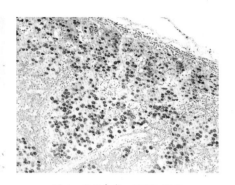

图 4　原位杂交：EBER 阳性

[病理诊断]

（右颈部）鼻咽癌淋巴结转移。

[病理分析]

　　鼻咽癌的发病年龄一般有 15～25 岁和 60～69 岁两个高峰期。肿瘤的启动阶段推测需要 EBV 表达。所有肿瘤细胞呈 mRNA 和基因产物阳性。通过原位杂交鉴定肿瘤细胞含有 EB 病毒更为可靠。肉眼辨认肿瘤非常困难，凡是对可疑病例，均应进行鼻炎黏膜活检。免疫组化 CK 阳性，EMA 阳性，CEA 部分阳性；原位杂交 EBER 阳性。本病例以淋巴结肿大为首发症状，行淋巴结活检，病理需与以下肿瘤相鉴别：①间变性大细胞淋巴瘤：鼻咽癌转移主要累及淋巴结局部，以淋巴窦受累为主；细胞核空泡状，有明显的核仁。而间变性大细胞淋巴瘤也是以淋巴窦受累为主，免疫表型 CD30 阳性、CD3 阳性、CK 阴性。②转移的恶性黑色素瘤：恶黑瘤细胞较大，也可有明显的核仁，免疫组化 HMB45 阳性，本例阴性，可除外恶黑瘤。本例患儿 11 岁，年龄较小，无明显的鼻咽症状，易误诊。

[临床分析]

　　颈部淋巴结肿大或淋巴结炎的鉴别诊断是儿科最常见的临床问题之一。感染性颈部淋巴结炎可依循急性双侧、急性单侧和亚急性/慢性来考虑。急性双侧淋巴结炎常见于 EBV、CMV、HSV 及其他多种病毒以及肺炎支原体感染等；急性单侧淋巴结炎的病原多为金黄色葡萄球菌、链球菌和厌氧菌等；亚急性/慢性淋巴结炎可见于巴尔通体（猫抓病）、弓形虫、结核或非结核分枝杆菌、卡介菌、放线菌和奴卡菌等感染。儿科非感染性淋巴结肿大的病因多见于川崎病、PFAPA 综合征（周期性发热、阿弗他口炎、咽峡炎、颈淋巴结炎）、窦组织细胞增生伴巨大淋巴结病（Rosai-Dorfman disease）、组织细胞坏死性淋巴结炎（Kikuchi-Fujimoto disease）以及恶性病（淋巴瘤、转移癌）等。淋巴结活检初步疑为恶性的指征包括：①位置（锁骨上、颈后或深达筋膜）；②大小（超过 2 cm、2 周仍持续增大、4～6 周不缩小、8～12 周未恢复正常大小）；③质地（无炎症征象、无痛性、坚实感、橡皮感、不光滑、溃疡形成）；④局部或全身转移征象；⑤病原学阴性或经验性抗生素治疗无效。本例淋巴结活检证实为上皮来源的转移癌，结合临床表现及影像学诊断为鼻咽癌。鼻咽癌在华南高发，北方儿童罕见发病。本病与 EBV 感染密切相关，本患儿的外周血和淋巴结组织内均发现了 EBV 存在。淋巴结肿大是儿童鼻咽癌最常见的首发症状，应注意识别并把握活检指征以避免漏诊。

（李崇巍　胡晓丽）

颈部及腋窝肿物——全身播散性卡介苗病

[临床病例]

患儿，男，1岁半。主因发现左腋窝肿物1年3个月，颈部肿物2个月入院。出生后2个月接种卡介苗后同侧淋巴结肿大，逐渐播散至双侧淋巴结，淋巴结出现破溃，病程中偶有低热，38℃，伴有盗汗。查体：神志清，反应可，呼吸平，双肺呼吸音粗，左腋窝可扪及10 cm×10 cm的肿物，伴破溃，颈部可扪及肿物3 cm×5 cm，腹平软，四肢活动可。入院查PPD（-）。此患儿在我院行淋巴结活检。

手术所见：全身多发性淋巴结肿大，破溃处取活检。

[影像检查]

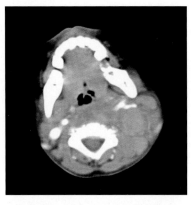

图1　颈部CT增强轴面显示咽后壁增厚，左侧咽旁、咽后间隙多发性软组织密度结节融合成团，呈轻度不均匀强化，邻近颈部血管受压移位

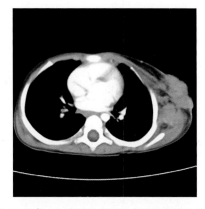

图2　胸部CT增强轴面显示左侧腋下区皮下软组织内不均质软组织密度包块，呈轻度强化，局部突出于皮肤表面

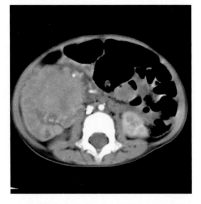

图3　腹部CT增强轴面显示右中、下腹腹腔内软组织密度包块，呈轻度不均匀强化，周围肠间隙模糊，边界不清，邻近肠管受压移位

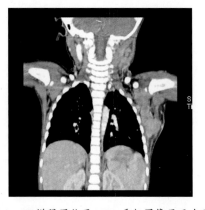

图4　CT增强冠状面MPR重组图像显示左颈部、左腋下区多发性病变，强化方式基本一致

[病理检查]

大体：灰白色片状组织 0.7 cm×0.5 cm×0.1 cm。

镜下：淋巴结结构消失（图1），大量组织细胞增生（图2，图3），未见明显的上皮样细胞和郎罕氏巨细胞，未见明显坏死。

免疫组化：CD68 阳性（图4），S-100 散在阳性，CD1a 阴性。

抗酸染色：找到大量抗酸杆菌（图5）。

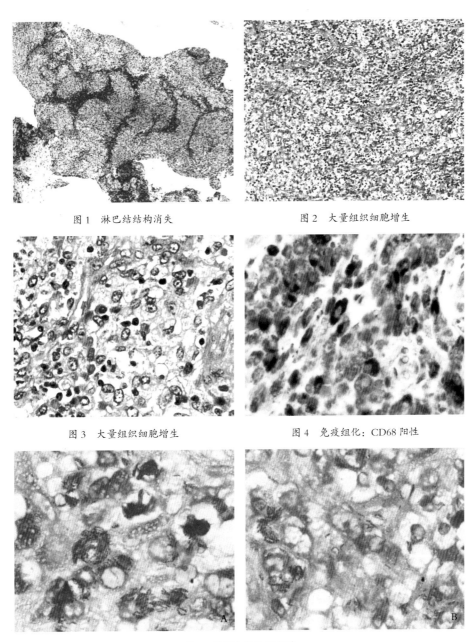

图1 淋巴结结构消失　　　　图2 大量组织细胞增生

图3 大量组织细胞增生　　　　图4 免疫组化：CD68 阳性

图5 找到大量抗酸杆菌

[病理诊断]

（左颈淋巴结）结合临床，考虑全身播散性卡介苗病。

[临床与病理分析]

卡介苗是一种用来预防儿童结核病的预防接种疫苗，接种后可使儿童产生对结核病的特殊抵抗力，是我国计划免疫的疫苗之一，能有效预防结核病的发生。卡介苗接种的主要对象是新生婴幼儿，卡介苗接种引起异常反应的发生率极低，Lotte 对欧洲六国1977～1981年535万接种者的前瞻性研究显示，全身性反应的发生率为4.29/100万，死亡率为1.56/100万。接种卡介苗后出现同侧腋窝淋巴结肿大、化脓（反应性结核性淋巴结炎），甚至严重的播散性卡介苗病，国内文献已见多篇报道。全身播散性卡介苗（BCG）感染（病）是一种罕见的异常反应，也有学者称之为BCG组织细胞病或BCG全身性感染，常可致死。自1951年Bespierrs报告首例卡介苗接种后引致全身播散死亡以来，相关病例陆续有见报道。卡介苗为减毒的牛结核分枝杆菌，接种后可在局部繁殖，扩散到局部淋巴结乃至淋巴系统，激活胸腺依赖淋巴细胞系统产生细胞免疫。当受种者有免疫缺陷时，有的为胸腺淋巴体质，BCG不能被局限在局部，而是进入血液，从而发生全身播散性卡介苗感染。目前已证实，某些细胞因子或其受体存在基因缺陷（如 IFN-γ、IL-12 及 IFN-γ 受体1、IFN-γ 受体2、IL-12β_1）从而无法产生正常的细胞免疫功能，影响了胞内细菌的杀灭。

临床症状及诊断主要为：①一般发生在1岁以内的婴幼儿，接种BCG后数月发病；②首先出现接种处皮肤或同侧腋窝淋巴结肿大、化脓、破溃、经久不愈；③播散性卡介苗病多有免疫功能低下，继之出现多处淋巴结肿大，全身多器官播散，以肺、肝、脾脏多见，并发胸腔、腹腔、心包积液；④临床表现与结核病的症状相似，如长期低热、体重下降或不增、发育营养差，易并发多系统感染；⑤ PPD 皮试可为强阳性（播散性卡介苗病多为阴性）；⑥肿大淋巴结脓液涂片或病理检查查见抗酸杆菌，可明确诊断。本例通过病理活检病变不典型，没见典型的结核结节，仅有组织细胞增生，无干酪样坏死，最初外院曾诊断为组织细胞反应性增生，我们做抗酸染色找到大量抗酸杆菌，结合临床卡介苗接种史及临床表现，故最终确诊。目前尚缺乏成熟有效的治疗方案，目前仍推荐规范的抗结核治疗。

此患儿经抗结核治疗后病情稳定，肿块缩小出院。1个半月后又因发热7天再次入院，再次给予抗结核治疗，不见好转自动出院。2个月后得知患儿死亡。

（卢鸣　张琳　郑美敏　胡晓丽）

病例005 紫癜样皮疹、高球蛋白血症、淋巴结肿大

[临床病例]

患儿，男，34个月。因皮疹伴软组织肿胀1天首次入院。入院前1天患儿双小腿及双足出现散在的紫色出血性皮疹，伴双足肿胀，无发热、腹痛及吐泻等。既往体健，卡介苗等预防接种按时完成，家族史阴性。

查体：生长发育良好，体重11.5 kg，双小腿及双足可见对称分布的紫癜样皮疹，全身浅表淋巴结无肿大，心肺腹和全身关节阴性，双足肿胀。查胸片、腹部B超、尿便常规阴性，Hb 94～105 g/L，WBC（10.31～23.4）×10⁹/L，N 52.4%～60.5%，E 1.8%～4.8%，PLT（196～296）×10⁹/L，CRP 50～61 mg/L，PCT 0.17 ng/ml，血浆内毒素>500 pg/ml，铁蛋白59.4 ng/ml，Ca 8.8 mg/dl，P 4.95 mg/dl，ALT 14 U/L，AST 37 U/L，LDH 488 U/L，ALP 2471 U/L，ADA 36.6 U/L，TP 8.32 g/dl，Alb 3.41 g/dl，Glo 4.91 g/dl，蛋白电泳 γ-Glo 34.6%，肾功能正常，IgG 30 000 mg/L，IgA 952 mg/L，IgM 3010 mg/L，IgE 182.2 IU/ml，C3 1600 mg/L，C4 182 mg/L，免疫固定电泳未见IgG、IgA、IgM、轻链κ、轻链λ单克隆成分，甲功正常，变应原IgE示牛奶阳性，ASO 25 IU/ml，MP-IgM 1:160，HPVB19、EBV-DNA阴性，血、尿培养阴性，ANA、抗ENA抗体阴性。入院后监测体温波动于37.5～38.2℃。予头孢菌素、阿奇霉素抗感染，体温正常，皮疹减轻，住院9天后好转出院。出院前复查ALP 591 U/L，IgG 25 200 mg/L。半年后患儿因皮疹3天，发热2天第二次住院。双下肢可见散在紫癜样皮疹伴左足肿胀。胸片（-）；B超示右侧中、上腹部有肿大淋巴结，最大2.1 cm×1.1 cm。Hb 100～105 g/L，WBC（13.34～16.51）×10⁹/L，N 49.9%～64.1%，E 1.9%～5.1%，PLT（217～239）×10⁹/L，CRP 22～44 mg/L，ALP 163 U/L，LDH 487 U/L，ADA 26.2 U/L，TP 7.03 g/dl，Alb 2.77 g/dl，Glo 4.26 g/dl，γ-Glo 36.8%，IgG 24 300 mg/L，IgA 1470 mg/L，IgM 3230 mg/L，IgE 233.1 IU/ml，C3 508 mg/L，C4 136 mg/L，血浆内毒素112 pg/ml，MP-IgM 1:80，流式细胞仪检测淋巴细胞亚群均在正常范围内。骨髓穿刺示三系增生，巨核细胞明显增多。入院后呈低热，抗感染后热退。考虑患儿不属于原发性的IgA血管炎（IgAV，旧称Henoch-Schonlein紫癜，HSP），紫癜样皮疹或继发于高丙球血症，而原发病不明，但可以排除结缔组织病和恶性疾病，加用雷公藤多苷1 mg/（kg·d），出院随诊。出院后患儿仍反复有紫癜样皮疹出现，伴随间断低热，复查Ig仍明显增高。1个月后加用泼尼松10 mg/d，皮疹消退，用药1个月停药。停药3个月因皮疹反复，重新加用泼尼松5 mg/d和雷公藤多苷5 mg口服3/日。后因皮疹增多及左膝关节肿痛，停用雷公藤多苷，予激素联合静脉环磷酰胺治疗（每10天0.2 g，共5次），效果不明显，遂停用环磷酰胺，泼尼松5 mg/d，3个月后停药。停药后患儿出现颈部肿物，逐渐增大，并出现发热，体温达39℃，第三次住院。查体：双下肢紫癜样皮疹；

13

双侧颈部淋巴结肿大，最大 3 cm×3 cm，质中，活动度差，无触痛；心肺阴性；肝肋下 2 cm，质软，脾肋下 3 cm，质中等；左膝关节略肿胀。胸片阴性；B 超示肝脾增大，右下腹肠间隙探及 4.1 cm×3.3 cm×4.1 cm 不均匀的低回声肿块；CT 示双肺纹理重，纵隔及双腋窝多发淋巴结，肝脾大，右下腹局部肠管肠壁增厚伴软组织密度包块，轻度强化，腹腔及腹膜后多发淋巴结；PPD 72 小时硬结 7 mm×8 mm；Hb 115 g/L，WBC $10.71×10^9$/L，N 55.5%，E 4.4%，PLT $302×10^9$/L，血沉 78 mm/h，CRP 60 mg/L，IgG 27 500 mg/L，IgA 1930 mg/L，IgM 2980 mg/L，C3 1760 mg/L，血培养阴性，HBV 标志物、HCV 核心抗原及 HCV-IgM 阴性，HIV 抗体筛查阴性，T-spot-TB 阴性，RF 2340 IU/ml，ANA、ANCA 阴性；骨髓象示三系增生，粒系比例减低。基因检测示白介素 -12 受体 β_1 亚基（IL-12Rβ_1）基因缺陷。加用异烟肼、利福平，后颈部淋巴结逐渐破溃形成脓疡。予干扰素 γ 皮下注射并继续抗结核治疗。患儿体温正常，未再出现皮疹和关节肿痛，肝、脾、淋巴结已回缩至正常，颈部溃疡愈合，腹腔肿物消失，生长发育良好。后再次追问病史，患儿 3 个月时出现一过性 BCG 接种部位局部化脓伴随同侧腋下淋巴结肿大，未予特殊诊治半年后自行缓解。

[病理检查]

镜下：（左颈部淋巴结）淋巴结结构尚存，其内见组织细胞、多核巨细胞和上皮样细胞聚集形成大小不等的肉芽肿性病变（图 1），其间散在或灶性中性粒细胞浸润（图 2）。CD3 阳性，CD20 阳性，CD45RO 阳性，CD68 阳性，CD79a 阳性，MPO 灶性阳性，CD30 阴性，CD15 阴性，CD23 滤泡阳性，Ki67 阳性＜ 10%。

原位杂交：EBV 阴性。

特染：PAS 染色阴性，抗酸染色阳性（图 3）。

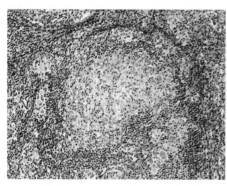

图 1　组织细胞、多核巨细胞和上皮样细胞聚集
形成大小不等的肉芽肿性病变

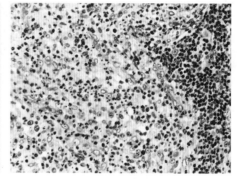

图 2　散在或灶性中性粒细胞浸润

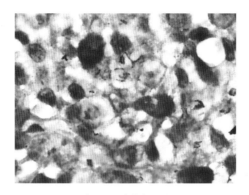

图 3　抗酸染色阳性

[病理诊断]

（左颈淋巴结）结核。

[临床与病理分析]

本例最后诊断：淋巴结结核、免疫缺陷 [白介素 -12 受体 β₁ 亚基（IL-12Rβ₁）基因缺陷]。本例皮疹确为典型的紫癜样皮疹，但年龄偏小、伴随发热、CRP 增高等均提示不属于原发性系统性血管炎中的 IgAV。能与紫癜样皮疹联系在一起的多克隆性高球蛋白血症常见于弥漫性结缔组织病（如干燥综合征）、冷球蛋白血症血管炎和慢性感染（如肝炎病毒、结核）等。后期出现的颈部淋巴结炎为诊断提供了契机。活检找到抗酸杆菌明确了结核感染，又经追问获得了播散性卡介菌感染病史，进而使诊断得以深化到基因水平。但尚不清楚高球蛋白血症、一过性高碱性磷酸酶血症和高滴度类风湿因子的具体产生机制。

IL-12Rβ₁ 亚基缺陷病是孟德尔易感分枝杆菌病（Mendelian susceptibility to mycobaeterial diseases, MSMD）中最常见的一种，为常染色体隐性遗传的原发性免疫缺陷病，亦可散发。正常情况下当分枝杆菌等病原体感染巨噬细胞时，巨噬细胞和树突细胞通过 Toll 样受体识别病原体相关分子模式活化并释放 IL-12，后者促进表达 IL-12R 的 T 细胞和 NK 细胞合成和分泌 IFN-γ，IFN-γ 与巨噬细胞上的相应受体结合，增强细胞对病原体的直接杀伤、抗原呈递和激活特异性免疫应答的能力，此反馈环路是实现对细胞内病原体清除的重要环节，故 IFN-γ/IL-12 通路缺陷患者通常易患分枝杆菌病、非伤寒沙门菌感染以及利什曼病。正是由于存在 IFN-γ 通路的缺陷，通过刺激淋巴细胞产生 IFN-γ 来检测是否感染结核菌的 T-SPOT 试验呈阴性结果，肉芽肿中心也缺乏干酪样坏死的病理改变。播散性卡介苗病往往是该类免疫缺陷病患儿的特征性表现，应重视卡介苗接种相关病史，以及患儿对沙门菌、结核杆菌的易感性。本病可补充外源性干扰素 γ 进行免疫调节治疗，造血干细胞移植有望根治。

（赵倩倩　胡坚　李崇巍　胡晓丽）

［临床病例］

患儿，女，6岁。主因右肘部肿物半个月入院。患儿于入院前半个月右肘内侧疼痛，发现一蚕豆大小的肿物并逐渐增大，不伴发热及其他不适。查体：右肘内侧扪及一2 cm×4 cm大小的肿物，质地稍硬，无明显触痛，边界清楚，活动度欠佳，表面皮肤正常。全身未见皮疹，其他部位浅表淋巴结无肿大，肝脾未触及。外周血 WBC $9.3×10^9$/L，CRP < 8 mg/L。B超显示右肘内侧 2 枚相邻的均匀低回声结节，分别为 1.5 cm×1.0 cm和 1.3 cm×1.0 cm，边界清，内部可见部分强回声，可检出动脉血流信号。做肿物切除送病理检查。

［影像检查］

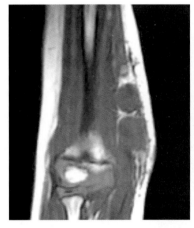

图1　MRI平扫冠状面 T_1WI 显示右肱骨远端内侧皮下软组织多个结节样肿块，呈等 T_1 信号，边界较清晰

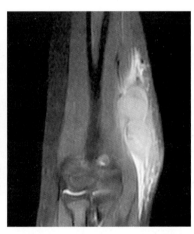

图2　MRI平扫冠状面 FSE-IR 序列显示肿物呈略高信号，周围软组织肿胀，呈高信号

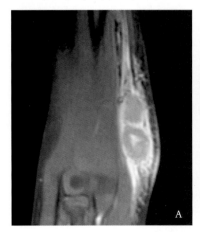

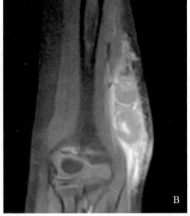

图3　MRI增强冠状面 T_1WI 显示肿物呈不均匀强化，边界显示更加清晰；周围软组织明显强化

[病理检查]

大体：淋巴结组织 3 cm×1.5 cm×1.5 cm，质中度，切面实性，灰白色。

镜下：淋巴结结构存在，镜下表现为中、晚期的肉芽肿性改变，即增生的组织细胞演变为类上皮细胞，并集聚成团和晚期的不同大小的脓肿形成（图 1，图 2），其中央为中性粒细胞及细胞核碎片，周围为呈栅状排列的类上皮细胞，其间偶见少量多核巨细胞，肉芽肿外围可见淋巴细胞、免疫母细胞，小血管增生。

追问病史：患儿有与猫密切接触史。

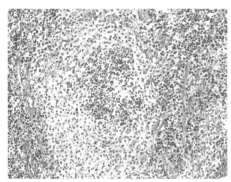 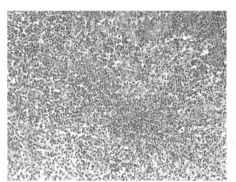

图 1 肉芽肿性炎症，中央可见小脓肿　　　　图 2 肉芽肿性炎症，中央可见较大脓肿

[病理诊断]

（右肘关节内侧）猫抓病性淋巴结炎。

[影像分析]

MRI 和 CT 检查可见多个肿大的淋巴结融合成团簇状，部分肿大的淋巴结中央可见坏死区，肿大的淋巴结周围可见炎性浸润。增强后，肿大的淋巴结及周围软组织可见明显强化。影像学表现无特异性，结合与猫密切接触史、被抓病史及皮肤抗原试验阳性有助于诊断。最终需组织病理学确诊。

[临床及病理分析]

猫抓病性淋巴结炎或称猫抓病（cat scratch disease, CSD）是一类人兽共患性疾病，是由汉氏巴尔通体（Bartonella henselae）引起的一种感染。汉氏巴尔通体为革兰染色阴性的短棒状球杆菌。家猫是主要传染源，被猫抓伤后 3～10 天，60%～90% 的患者在抓伤处出现无痛性丘疹或脓疱，1～3 周内出现抓伤侧局部淋巴结肿大，好发于腋窝、滑车上、颌下、颈部及腹股沟等。近年来随着饲养宠物的增多，与之相关的疾病也有增多的趋势，CSD 就是其中的一种。据报道全球每年猫抓病的发病人数超过 4 万例，本病以青少年多见。猫是此菌的健康携带者，被宠物猫抓伤、与猫密切接触、少数患者被狗咬伤后可患病。本例有与猫密切接触史。早期的系统症状包括发热、不适感、肌痛及畏食。虽然大部分患者累及四肢的淋巴结，但 25% 的患者累及颈部淋巴结，

5%～13%的患者临床表现特殊且较严重，应引起重视。

诊断CSD应具备：①有猫接触史或被猫抓咬史。②皮肤病损。③局部淋巴结肿大。④淋巴结活检有特征性病理学改变。⑤有条件的应行病原学检查，如PAS染色、六胺银染色、Giemsa染色、Gram染色、Warthin-Starry染色，排除结核和真菌等感染。病理显示皮肤抓伤区在真皮层出现化脓性病灶，周围为组织细胞、多核巨细胞及淋巴细胞浸润。淋巴结病变早期为组织细胞与淋巴细胞增生；中期为肉芽肿性病变；晚期有化脓灶形成似火焰状，中央为中性粒细胞浸润，周围呈放射状类上皮细胞增生，附近的淋巴细胞增生活跃，淋巴结结构一般不被破坏。本例出现了淋巴结的中、晚期病理改变。

鉴别诊断：①性病性肉芽肿：两病的淋巴结病变都以中心化脓性肉芽肿为特征，区别的关键在病史。②淋巴结结核：后者的结节中常是以上皮样细胞为主，夹以少数郎罕氏巨细胞为特征，若有坏死，往往是红染颗粒状的干酪样坏死而无中性粒细胞和坏死细胞碎片。③弓形虫淋巴结炎：当镜下呈现单核细胞样B细胞增生时注意与猫抓病性淋巴结炎相鉴别。确诊弓形虫淋巴结炎需要有关血清学检查和病原学检查的支持。另有报道猫抓病患者可出现淋巴结外病变，有肝、脾、骨髓的坏死性肉芽肿病变，临床应注意。通过检测汉氏巴尔通体的抗体和PCR可避免有创的淋巴结活检术。利福平、环丙沙星、庆大霉素、TMP-SMZ和阿奇霉素可能有效，保守治疗无效可选择外科手术。

（李崇巍　赵滨　王立英　宋兰云）

病例 007　发热、反复皮疹

[临床病例]

患儿，男，3岁。患儿为慢性EBV感染，此次因再次发热伴反复皮疹入院。患儿于住院前半年因咳嗽、发热1周，抽搐1次住我院。当时查体：神志清楚，精神、反应可，呼吸平，咽充血，颈抗阴性，皮肤散在凹陷性结痂，以面部为甚；双肺呼吸音粗，可闻及中小水泡音，心音有力，腹软，肝右肋下2cm，脾肋下4.5cm，质中。四肢活动可。患儿反复发热，牛痘疱样皮疹近4个月，查体淋巴结肿大，肝脾大，血EBV-DNA 1.0×10^5 copy/ml，临床考虑慢性EB病毒感染，肺炎伴胸腔积液及颅内感染（抽搐，拒查腰穿，EEG示枕区慢活动增多）考虑与原发病有关。给予头孢曲松及更昔洛韦治疗，地塞米松抗炎，左卡尼汀保肝。1周后体温正常，住院16天，复查血EBV-DNA 1.0×10^4 copy/ml，好转出院。出院后未门诊复查EBV-DNA，仍反复发热，每间隔半个月发热1次，持续7天左右，外院给予激素治疗。入院前2个月再次出现皮疹，双手白色疱状皮疹、破溃、结痂，无凹陷瘢痕，量不多，院外治疗至本次发病。本次住院情况：入院前10余天面部、躯干、双手出现黄豆大小的白色疱疹，基底红色，后逐渐破溃结痂脱落形成瘢痕，反复发作。后出现发热，体温最高41℃，多39℃左右，无抽搐，偶有寒战。入院前4天出现咳嗽，有痰。病中无恶心、呕吐、腹泻，无消瘦、盗汗等。皮疹为牛痘样皮疹，分布于面颈、躯干、四肢，以面部为重（图1，图2）。患儿肝肋下1~2cm，脾肋下4~5cm，左颈部淋巴结肿大，住院后体温一直波动，伴新发皮疹，取右大腿皮肤活检。

[病理检查]

大体：梭形皮瓣组织，1.5cm×0.5cm×0.5cm，皮肤表面微隆起，淡灰褐色，切面灰白色。

镜下：低倍镜下局部表皮内与表皮和真皮间可见水泡，内有异形淋巴细胞和中性粒细胞（图3）。真皮内可见灶状中等大的异形淋巴细胞（图4），以皮肤附属器周围和血管周围为著，并侵犯血管壁。侵犯表皮和皮下脂肪组织。

免疫组化：CD3阳性（图5）、CD45RO阳性、CD20阴性、CD79a阴性、TDT阴性、MPO阴性、CD68阴性、CD56散在阳性、粒酶B阴性、穿孔素阴性、Ki67阳性约80%。

原位杂交：EBV阳性（图6）。

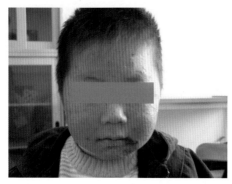

图1 面部皮疹有水疱、结痂和凹陷的瘢痕

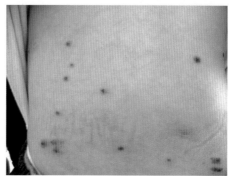

图2 躯干痘疮样皮疹

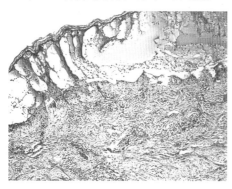

图3 局部表皮内与表皮和真皮间可见多房水疱，内有异形淋巴细胞和中性粒细胞。真皮和皮下组织内可见灶状淋巴细胞浸润

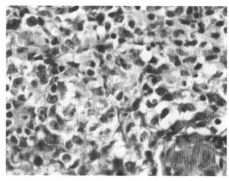

图4 真皮内可见灶状或片状中等大的异形淋巴细胞

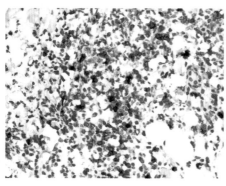

图5 免疫组化：CD3阳性

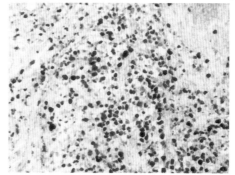

图6 原位杂交：EBV阳性

[病理诊断]

（右大腿）牛痘样水疱病样皮肤T细胞淋巴瘤。

[临床与病理分析]

　　皮肤牛痘样水疱病样淋巴瘤是近年来新报道的EBV阳性皮肤淋巴瘤，较罕见。WHO（2008）淋巴造血系统肿瘤分类将其归入儿童EBV阳性T淋巴细胞增生性疾病中。本病亚洲儿童及青少年多见，可能与机体对 EBV 细胞毒性的免疫反应缺陷有关。可为毒性 T 细胞源性，也可为 NK 细胞起源。部分病例与对蚊虫叮咬高度敏感相关，这种情况下的 EBV 阳性细胞为 NK 细胞源性。临床表现为颜面、四肢及躯干等部位的红斑、水疱、疱破结痂及痘疮样瘢痕为特点。确诊依赖于皮肤病理活检。皮肤病变以日光照射为重。病变开始是水肿和红斑，之后进展为水疱、坏死、溃疡、结痂、愈合，形成水痘样瘢痕。可伴有发热、消瘦、肝脾大、淋巴结肿大。镜下表现为肿瘤细胞从表皮浸润到皮下组织，以血管为中心分布并侵犯血管。瘤细胞小至中等大小，可无显著的异形性，血管壁可出现坏死，呈血管炎样改变。免疫组化可呈细胞毒性 T 细胞表型，CD3、CD45RO 和 CD8 阳性；有时可 CD56 阳性，表现为 NK 细胞表型。

鉴别诊断：①种痘样水疱病（HV）：两者均发生于儿童，皮疹相似。HV 是严重的光敏性疾病，常在青春期缓解，皮损好发于面部、手臂等暴露于阳光的部位，出现水疱、结痂及愈合后留下浅表的痘疮样瘢痕，组织学示表皮坏死、海绵水肿及浅表的血管周围淋巴细胞浸润。而牛痘样水疱病样淋巴瘤非曝光部位也出现皮损，且避光后皮疹并不好转，并常伴发热、肝功能异常、淋巴结及肝脾肿大等全身症状，同时多数患者的血清 EBV 抗体阳性。②儿童系统性 EBV 阳性 T 细胞淋巴增殖性疾病：同属于儿童 EBV 阳性 T 细胞淋巴增殖性疾病，以伴有活性细胞毒表型的 EBV 感染的 T 细胞克隆性增殖为特征。临床过程具有暴发性，可快速进展导致多器官功能衰竭。与水疱病样淋巴瘤首先累及皮肤不同，该病最常发生于肝和脾，其次是淋巴结、骨髓和皮肤。③结外 NK/T 细胞淋巴瘤：鼻型好发于鼻咽部，其次才累及皮肤及皮下组织等，也与 EBV 感染相关。WHO（2005）皮肤肿瘤病理及遗传学分类中，将种痘样水疱病样皮肤淋巴瘤归入结外 NK/T 细胞淋巴瘤的一个少见变异型。NK/T 细胞淋巴瘤好发于 40～50 岁的中年人，皮损表现为红色结节、肿瘤、溃疡和血管炎样或脂膜样损害，临床病程凶险，死亡率高；而牛痘样水疱病样淋巴瘤儿童多发，皮损富有特征，病程长期反复。

预后：牛痘样水疱病样淋巴瘤为恶性肿瘤，但临床病程常表现为惰性，病情可随时间延长而进展。

（李崇巍　胡晓丽）

肝脾大、骨痛、发热——戈谢病合并骨危象

[临床病例]

患儿，男，10岁。因发热伴骨痛12天入院。患儿1岁时发现肝脾大伴脾功能亢进，5岁时在外院行脾脏切除术，诊断为"戈谢病"、继发性脾亢。7岁后每年出现2~3次腹股沟疼痛，4~5天缓解。入院前12天出现发热，体温39℃，在当地医院治疗，体温2天后降至37.2~37.5℃波动。患儿腰部疼痛2天后缓解，随后出现双髋节区疼痛，活动受限，局部无红肿。病程中无抽搐、头痛、头晕，无视物不清，无咳嗽、腹痛、腹泻，无智力障碍等。其1岁胞弟已出现肝脾大。

查体：患儿由轮椅推入病房，发育正常，营养中等，神志清楚，精神、反应可，呼吸平稳，心肺阴性，腹平软，肝肋下4.5 cm，质中变钝，脾（已切除）未及。脊柱无畸形，双侧髋关节被动伸直，压痛明显，无红肿，曲髋及4字试验无法完成，余关节活动自如。神经系统无阳性体征。WBC 20.9×10⁹/L，N 58.6%，Hgb 94 g/L，PLT 717×10⁹/L，ESR 79 mm/h，CRP 90 mg/L，血清铁蛋白874.8 ng/ml，ALT 73 U/L，AST 67 U/L，LDH 421 U/L，ALP 294 U/L，GGT 94 U/L，TCho 165 mg/dl，TG 174 mg/dl，HDL-C 46.3 mg/dl，LDL-C 97 mg/dl，APOA1 110 mg/dl，APOB 85 mg/dl，RF、抗CCP抗体、ANA、抗dsDNA抗体、抗ENA抗体和血培养均阴性。B超示肝脏增大。CT示左侧耻骨及左侧股骨头骨骺骨质破坏伴硬化，右侧股骨头骨骺内小片状密度增高影，双侧骶髂关节未见异常。患儿为脾脏切除术后，骨危象。转有条件的机构行酶替代治疗（ERT）。入院后借阅患儿5岁时在外院行脾切除的病理切片。

[影像检查]

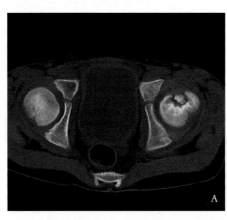 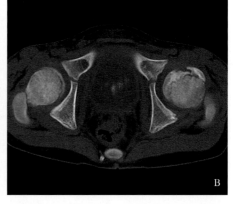

图1 CT平扫轴面骨窗显示左侧股骨头碎裂，中心可见死骨，死骨周围可见低密度透亮区及高密度骨质增生硬化

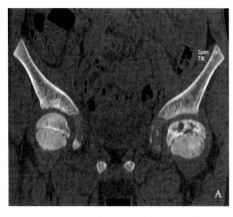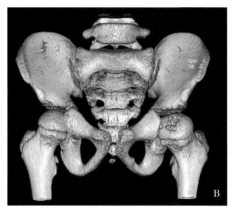

图 2　CT 平扫冠状位重组及 VR 像显示左侧股骨头塌陷、变扁

[病理检查]

镜下：脾脏病理切片：红髓扩大，白髓减少，红髓内可见较多的组织细胞（图 1）。其胞质内可见条纹状或羽毛状结构（图 2），符合戈谢病的改变。

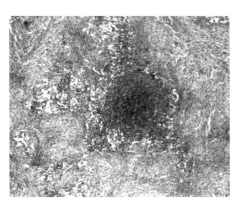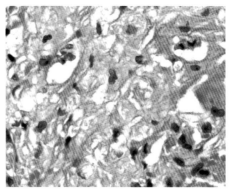

图 1　红髓扩大，白髓减少，红髓内可见较多的　　图 2　组织细胞胞质内可见条纹状或羽毛状结构
　　　组织细胞

[病理诊断]

（脾）戈谢病（Gaucher 病）Ⅰ型。

[病理分析]

戈谢病主要需与尼曼匹克病相鉴别，尼曼匹克病属于脂质代谢性疾病，系由酸性鞘磷脂酶缺乏引起的鞘磷脂沉积症。肝穿组织光镜下肝细胞结构完整，肝窦和汇管区可见体积较大的泡沫细胞，直径达 20～90 μm，充满大量脂质，PAS 染色强阳性。与 Gaucher 病（脑苷脂酶缺乏）细胞相似，但前者为细泡状，而后者为羽毛状或条纹状。电镜下可见肝细胞和巨噬细胞内大量的膜包裹的电子透亮空泡（溶酶体内髓鞘样包涵体）。

23

[影像分析]

戈谢病可累及单骨或多骨，其中以股骨、脊柱、肋骨、胸骨和骨盆好发，下肢多于上肢。X 线表现包括骨疏松、骨髓腔扩大、骨膨大、骨破坏、病理性骨折和骨缺血性坏死；晚期可出现骨质增生硬化、骨皮质增厚。CT 可显示一些细微改变，病变区骨皮质变薄，骨密度减低及骨小梁缺失引起的骨内多灶性透亮区；松质骨内膨胀性软组织密度团块（Gaucher 细胞堆积所致）伴硬化缘；骨梗死表现为松质骨内边界清楚的低密度影。MRI 平扫 Gaucher 细胞在骨髓腔浸润呈长 T_1、短 T_2 信号，与其他类型的骨髓浸润病变明显不同；急性和亚急性缺血坏死在 MRI 上表现为长 T_1、长 T_2 信号，周围可见环状低信号带，呈"双线征"；慢性缺血坏死表现为长 T_1、短 T_2 信号。本例病变为戈谢病继发股骨头缺血坏死的典型表现。

鉴别诊断：戈谢病合并骨梗死时，应该注意与骨髓炎、先天性髋关节发育不良合并股骨头缺血坏死及其他原因导致的股骨头缺血坏死相鉴别。骨髓炎的全身症状明显，骨髓水肿范围广，常伴关节积液及周围软组织肿胀；先天性髋关节发育不良合并股骨头缺血坏死的病史长，有髋脱位表现，一般不难鉴别。本病需结合骨髓穿刺活检诊断。

[临床分析]

戈谢病是溶酶体贮积病的一种，基因突变致葡萄糖脑苷脂酶活性不足，不能将葡萄糖脑苷脂水解为神经酰胺和葡萄糖，底物在肝、脾、骨、肺和脑等组织的巨噬细胞溶酶体中堆积，产生相应的临床表现。本例 10 岁，无神经系统受累，属 I 型（非神经病变型）。除肝脾大和脾亢外，患儿有反复出现的急性骨痛。本次住院骨痛剧烈，伴发热和急性炎症指标增高，乃本病之骨危象。病理所见为典型的戈谢细胞。葡萄糖脑苷脂酶活性测定是诊断本病的金标准，有条件还可以进行基因检测。脾脏切除术可以纠正脾亢所致的贫血和血小板减少，但可加重葡萄糖脑苷脂在其他部位的堆积。采用伊米苷酶的 ERT 是治疗本病的标准方案，应于诊断后尽早开始，且针对骨病通常需要更大剂量和更长时间。本病为常染色体隐性遗传，遗传咨询和产前检查或可避免同病的同胞出生。

（尹晶　李崇巍　赵滨　王立英　胡晓丽）

病例 009 头痛、高血压

[临床病例]

患儿，男，第一次住院：7岁，间断头痛3个月，发现高血压2天入院。入院前3个月出现阵发性头痛，短到每7～8天发作1次，最长每20天左右发作1次，发作时出现前额部钝痛，持续10分钟自行缓解，不伴有心悸、面红、呕吐，发病来有多汗、乏力、消瘦，近半个月夜尿增多，伴多饮。家族史：其父亲自幼（10岁）出现高血压，原因不详，父系家族有高血压史。查体：T 36.1℃，R 26次/分，P 103次/分，BP 140～150/90～110 mmHg，身高123 cm，体重19.5 kg，面容无特殊，消瘦，皮肤无色素沉着，心肺（-），腹软，肝脾无肿大。CT平扫左肾上腺区见等 T_1、长 T_2 信号肿物影，大小为2.8 cm×2.5 cm×3 cm，边界清晰，左肾上极受压。CT强化左肾上腺区肿物不均匀强化，呈快进快出表现，肿物边界清楚，左肾上极受压移位。术中见左肾上极上方肿物3.5 cm×3 cm×3 cm。手术切除肿物，术后血压恢复正常。

第二次住院：11岁，再次出现头痛并发现高血压（140/100 mmHg），不伴有明显的心悸、大汗等症。CT强化左肾上腺区肿物不均匀强化，肿物边界清楚，右侧肾内的小圆形肿物见强化印象：左肾上腺实性肿物，右侧肾区囊样病变。再次手术：左肾脏内后上方3 cm×3 cm×3 cm的肿物，包膜完整，边界清晰，质韧与周围组织有粘连，切除肿物。

[影像检查]

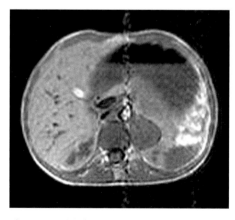 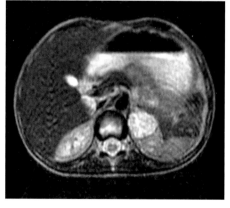

图1　MRI平扫轴面 T_1WI 显示左侧肾上腺区一等信号肿块，边界清晰　　图2　MRI平扫轴面 T_2WI 显示左侧肾上腺区一稍高信号肿块，边界清晰

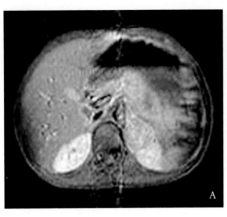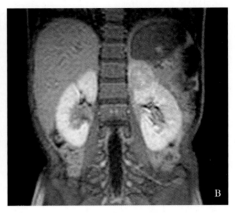

图3　MRI增强轴面及冠状面 T_1WI 显示左侧肾上腺区肿块明显不均匀强化，同侧肾上极轻度受压

[病理检查]

大体：椭圆形肿物 3.8 cm×3.2 cm×3.6 cm，包膜完整，切面紫红色，质软（图1）。

镜下：瘤细胞呈片状和巢状排列，间质富于血管并形成窦隙围绕瘤细胞团（图2）。瘤细胞大，多边形，胞界不清，胞质丰富，颗粒状，略嗜碱，有的细胞胞质内可见粉染的透明滴（图3）。细胞核大小不等，偶见深染核和怪异核。未见核分裂。包膜内可见瘤细胞巢，未侵出包膜。瘤组织内可见出血。

免疫组化：CgA 阳性（图4），Syn 阳性，NSE 弱阳性，Vimentin 阳性，S-100 支持细胞阳性，CK 阴性，EMA 阴性，Ki67 阳性< 1%，LCA 阴性。

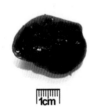

图1　椭圆形肿物 3.8 cm×3.2 cm×3.6 cm，包膜完整，切面紫红色，质软

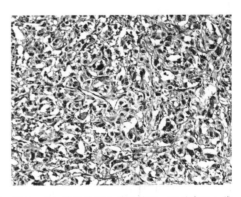

图2　瘤细胞呈片状和巢状排列，间质富于血管并形成窦隙围绕瘤细胞团

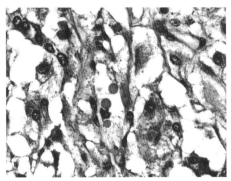

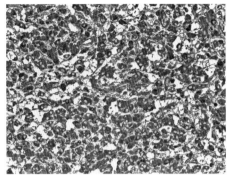

图 3　瘤细胞大，多边形，胞界不清，胞质丰富，颗粒状，略嗜碱，有的细胞胞质内可见粉染的透明滴

图 4　免疫组化：CgA 阳性

[病理诊断]

（左肾上腺区）嗜铬细胞瘤（复发），可见出血，包膜内可见瘤细胞。

[病理分析]

嗜铬细胞瘤是肾上腺内交感副神经节瘤，有包膜。一般单发，10% 为多发，其中多为双侧（5% ~ 7%），还有少数为多中心性。大体：嗜铬细胞瘤一般发生在肾上腺内，有包膜，直径在 2 ~ 10 cm，切面灰红色，常见出血，可见坏死及囊性变区。镜下：嗜铬细胞瘤的组织结构和细胞形态多样。瘤组织多呈巢状、索状、片状排列。间质血管丰富，瘤细胞团周围常围绕窦隙状血管。瘤细胞较大、胞质丰富、颗粒状、嗜碱至双嗜性。胞质内常见透明球。罕见核分裂。免疫组化：CgA 阳性，EMA 阴性。

鉴别诊断：

（1）恶性嗜铬细胞瘤：因组织结构和细胞形态上与良性嗜铬细胞瘤无明显区别，鉴别比较困难。恶性病变最严格的定义是转移必须出现在原来没有嗜铬组织的部位，这样就排除多中心原发病变误诊为转移或局部区域性复发病变的可能性。恶性有意义的依据为：①瘤组织侵入肾上腺周围的脂肪组织。②侵入血管。③核分裂明显增多及不典型核分裂。④术后复发或局部淋巴结转移。肿瘤复发和转移与多中心发生的肿瘤很难鉴别。诊断肿瘤转移应找到转移灶残留的淋巴结组织。⑤ S-100 免疫阳性的支持细胞在大巢和弥漫性生长区域中减少或缺失。本例虽术后 4 年复发，但在原位，未发现远处转移，肿瘤边缘未见淋巴组织，大体及组织学包括免疫组化诊断恶性证据不足。

（2）肾上腺皮质癌：HE 染色下皮质肿瘤为胞质嗜酸性的大暗细胞或富类脂的大亮细胞。免疫组化：EMA 阳性，CgA 阴性。

[影像分析]

嗜铬细胞瘤以单侧多见，位于肾上腺区者 CT 显示为圆形或椭圆形软组织肿块，边缘清晰，多数直径为大于 5 cm，个别可达 10 cm 以上，密度均匀或不均，其中低密度区代表陈旧性出血、坏死和囊变，约 15% 可见钙化；增强后瘤体实性部分明显强化，坏死和囊变区无强化。嗜铬细胞瘤 MRI 平扫表现为 T_1WI 上肿瘤常呈低信号，T_2WI 为高信号，其中央因坏死、囊变而信号更高；增强后瘤体强化显著。

鉴别诊断：在儿童嗜铬细胞瘤需要与肾上腺神经母细胞瘤、肾上腺皮质癌、神经节细胞瘤相鉴别，单纯从影像学征象上来鉴别较为困难，以下几个方面可供参考：神经母细胞瘤和皮质癌的体积最大，而嗜铬细胞瘤的直径为 3 ~ 5 cm，节细胞瘤可更小。神经母细胞瘤和皮质癌常突破包膜向周围侵犯，有跨中线生长的趋势；而嗜铬细胞瘤和节细胞瘤往往包膜完整，与周围分界清楚。嗜铬细胞瘤具有典型的长 T_1、长 T_2 信号，中央坏死区信号更高，增强有早期强化、延迟持续强化的特点；而神经母细胞瘤和皮质癌坏死、囊变更多，高密度钙化达 80% 以上。节细胞瘤强化均匀，钙化少；神经母细胞瘤和皮质癌常包埋大血管，血管瘤（癌）栓多见；而嗜铬细胞瘤和神经节细胞瘤无此征象。

[临床分析]

嗜铬细胞瘤是起源于肾上腺髓质和肾上腺外嗜铬细胞的肿瘤，是一种以分泌大量儿茶酚胺为特点的肿瘤。其中起源于肾上腺外交感神经节的肿瘤类型又称为副神经节瘤。正常人群中的发病率为 2 ~ 8/100 万，而在动脉性高血压患者中的发病率也仅有 0.1% ~ 0.6%。10% 左右的病例为儿童，10 岁为高发年龄，以青春期前的男孩多见。1886 年 Frankel 通过尸解首次发现该病。嗜铬细胞瘤多发生于青壮年，1963 年 Stackpole 首次报道了儿童嗜铬细胞瘤。儿童双侧病变者约占 20%。儿童患者约 30% 的病变位于肾上腺外，有家族史者儿童为 30%、成人约为 10%，典型病例常具备高血压伴头痛、心悸、大汗三联征。

儿童嗜铬细胞瘤 70% ~ 90% 可表现为高血压，多为持续性高血压，伴有阵发性加重；而阵发性高血压少见。可伴随严重的头痛、出汗、心前区不适。典型的嗜铬细胞瘤直径为 4 ~ 6 cm，直径 ≤ 3 cm 者定义为小嗜铬细胞瘤。徐云泽报道 32 例小嗜铬细胞瘤有高血压 12 例，典型三联征者仅为 1 例。本患儿发作时不伴有明显的心悸、大汗及基础代谢率增高的表现与肿瘤体积小有关。

（吕玲　徐国栋　闫喆　陈欣　胡晓丽）

病例 010　肺炎合并塑型性支气管炎

[临床病例]

患儿，女，12 岁。主因咳嗽半个月，加重伴发热 4 天入院。入院前半个月出现咳嗽，初为单声咳，入院前 4 天出现发热，体温最高 39.8℃，无寒战、抽搐，予退热处理后体温可降至正常，间隔数小时体温又复升，热型无规律，咳嗽加重，为阵发性连声咳，白痰不易咳出，无皮疹及关节肿痛，无盗汗、消瘦及乏力等表现。

查体：体温 38.4℃，神志清楚，精神、反应可，呼吸平稳，无发绀，颈软，咽红，双侧扁桃体 I 度肿大，脓性渗出，双肺呼吸音粗，可闻及中小水泡音，心音有力，律齐，心率 90 次/分，腹软不胀，肠鸣音存，未及包块，无压痛，肝脾未及，四肢活动自如。入院后查胸部 B 超检查提示：右侧胸腔积液；胸片及胸部 CT 示：右肺中、下叶炎性实变伴右侧胸腔积液。血 MP-Ab 阳性，痰 MP-DNA 1.8×10^4 copy/ml。入院后予阿奇霉素［10 mg/（kg·d）］及头孢他啶［100 mg/（kg·d）］抗感染，予止咳、化痰、拍背、体位引流等对症支持治疗。入院后多次行胸穿减轻肺部压迫，但患儿持续高热，右肺实变无改善。住院第 4 天，行纤维支气管镜检查后，体温下降，肺内通气略有好转。住院第 6 天，患儿右肺呼吸音仍低，予地塞米松抗炎，治疗 1 周，体温正常，咳嗽渐好转，肺内通气渐好转。治疗第 9 天，胸腔积液消失。治疗第 11 天，复查肺 CT 病变较前吸收，病情好转出院。

[纤维支气管镜检查]

右肺支气管黏膜粗糙，中叶开口处大量条索状分泌物阻塞，不易吸出，通气欠佳。左肺各段开口位置正常。术中予生理盐水 60 ml 冲洗右肺中叶，抽出较多黄白色分泌物及条索状物，将条索状物送检病理。内镜诊断：右肺中叶支气管黏膜炎性病变，黏液栓塞。

[影像检查]

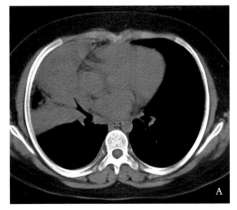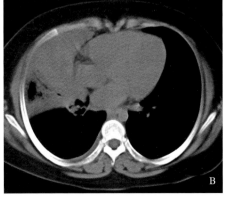

图 1　MSCT 平扫轴面纵隔窗显示右肺中、下叶大片软组织密度影，其内可见支气管充气影，右侧少量胸腔积液

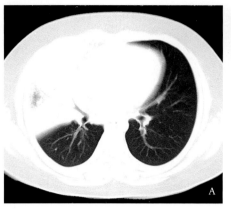
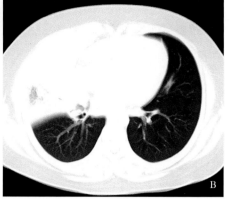

图2 MSCT平扫轴面肺窗显示右肺中、下叶大片高密度影，其内可见支气管充气影

[病理诊断]

大体：树枝状组织，长2.5 cm，灰白色，多个分支（图1）。

镜下：纤维素性渗出物，其间可见大量中性粒细胞、散在淋巴细胞及组织细胞浸润（图2）。高倍可见纤维素网（图3）。

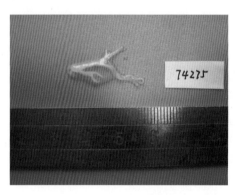
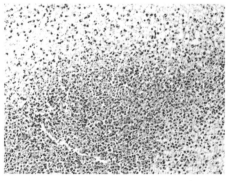

图1 树枝状组织，长2.5 cm，灰白色，多个分支

图2 炎性渗出物，可见大量中性粒细胞、散在淋巴细胞浸润

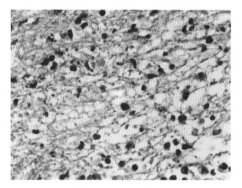

图3 高倍纤维素性网，其间散在炎症细胞

［病理诊断］

（右肺支气管中叶开口）塑型性支气管炎（Ⅰ型）。

［病理分析］

塑型性支气管炎是指支气管内生性异物局部或广泛性堵塞支气管，导致肺部分或全部通气功能障碍的一种疾病，因内生性异物呈支气管样塑型而命名。镜下支气管内生性堵塞物的主要成分为纤维素和黏液蛋白混合物，其间含较多炎症细胞及脱落的上皮细胞，炎症细胞包括中性粒细胞、组织细胞、淋巴细胞，部分病例含嗜酸性粒细胞浸润；也可炎症细胞少，主要为黏液蛋白和纤维素。根据是否含有炎症细胞成分，分为Ⅰ和Ⅱ型。Ⅰ型为炎症型（inflammatory），与呼吸疾病有关，如哮喘、支气管炎、肺泡不张和纤维性变等；镜下见大量炎症细胞，特别是中性和嗜酸性粒细胞浸润；发病机制主要是呼吸道梗阻引起的缺氧导致的病理生理改变。Ⅱ型为非细胞型（acellular），主要与先天性心脏疾病有关，特别是Fontan手术后；镜下主要为黏液和纤维素，偶见单核细胞；发病机制与肺静脉压高、心功能不全等静脉压力升高有关。儿童发病大部为Ⅰ型。

预后：通过气管镜取出塑型异物是对本病唯一有效的治疗，如能及时解除梗阻，恢复通气功能，多数预后佳。

［影像分析］

塑型支气管炎的X线胸片及CT表现与临床表现差异较大，无特异性，视气道阻塞程度而定，可以累及肺段或肺叶，表现为大片实变或不张，阻塞严重也可累及单肺或双肺，造成广泛阻塞性肺不张或实变。

鉴别诊断：塑型支气管炎需与支气管异物相鉴别。塑型支气管炎临床上有感染的表现，影像上一般为大片肺不张或实变。支气管异物需询问是否有误食异物及呛咳史，MSCT气道重组及仿真内镜重组可发现一侧支气管内异物堵塞，堵塞的一侧可见全肺或肺叶气肿或不张。

［临床分析］

该患儿以咳嗽、发热、胸腔积液为主要表现，血MP-Ab阳性，MP-DNA 1.8×10^4 copy/ml为典型重症支原体肺炎的表现。患儿持续高热，右肺实变多次行胸穿仍无改善，原因为塑型性支气管炎堵塞所致。塑型性支气管炎（plastic bronchitis, PB）病理生理过程为支气管内产生呈支气管树状的内生性异物，局部或广泛堵塞支气管，导致肺部分或全部通气功能障碍。本病有较长的历史，异物形成的时间规律尚不清楚，PB可以发生于多种疾病状态，常见于炎症性或过敏性肺部疾病，如哮喘、囊性纤维化、肺部感染性疾病。PB的分类基于支气管塑型物的病理分为2型。Ⅰ型：（炎症性管形物）主要由纤维蛋白及嗜酸性粒细胞、中性粒细胞炎症浸润组成，多见于炎性肺部疾病；Ⅱ型（非细胞性管形物）：主要由黏蛋白组成，没有急性炎症细胞浸润，偶见少量单核细胞，多见于先天性心脏病患儿。发病机制：①支气管黏膜的高分泌状态；②淋巴引流异常，胸腔内淋巴管压力升高，淋巴液支气管渗漏可能引起支气管塑型异物的形成；③中心静脉压升高，降低中心静脉压治疗在一些患者中证实可以改善症状；④心排血量减少，5例有症状的PB患者给予改善心排血量治疗后症状明显改善。病理机制主要是呼吸道梗阻引起的缺氧导致的病理生理改变。患儿常表现为咳嗽、喘息、呼吸困难，急性加重出现呼吸窘迫、低氧血症、呼吸衰竭表现甚至死亡，应用呼吸机治疗，呼吸困难、低氧血症仍不能改善。

　　胸部影像学表现：X线胸片示单侧肺气肿、肺不张、纵隔摆动、纵隔疝、支气管肺炎或肺段不张；胸部CT检查通过相关的肺实变和肺不张能够证实大气道的阻塞，没有支气管扩张征被发现，当支气管痰栓被取出后，气管和肺的异常迅速改善。CT的其他不典型表现包括受影响的支气管肺段塌陷、阻塞性过度膨胀、双侧点片状实变影、支气管末端的中断、胸膜渗出、肺气漏等。PB的诊断经自发咳出、经气管插管吸出或通过支气管镜取出支气管树形塑型物才能确诊。目前普遍认为塑型性支气管炎与某些支气管肺疾病有关，如支气管哮喘、支气管扩张、囊性肺纤维化、变态反应性支气管肺曲霉菌病等有关，但主要继发于细菌、病毒和真菌等引起的呼吸道感染。这些肺部疾患常存在支气管感染、气道黏液过度分泌，分泌物黏稠不能被有效清除，可能是肺部疾患伴发塑型性支气管炎的重要机制。最近有研究表明，支原体肺炎在全身炎症反应相对较轻时即可发生塑型性支气管炎。本病为内生性气道异物，发病时间差别很大，发病过程为2天～3周，异物形成的时间规律尚不清楚，发病时以呼吸道梗阻和严重缺氧为主，病情大多数都比较严重，可危及患儿生命。多以发热、咳嗽、气促、咯血起病，迅速出现呼吸功能衰竭，多为Ⅱ型呼吸衰竭；体征多为喘息（最常见）、呼吸费力、气促、鼻翼翕动、呼吸音降低，可闻及扇风样呼吸音。其临床特点主要为：①短时间内出现严重的呼吸道梗阻、通气功能障碍、顽固性低氧血症；②经气管插管呼吸机常规通气方式和吸痰不能改善通气；③无明显的异物吸入史，双肺呼吸音减低，一些病例听诊可闻及扇风样呼吸音；④咳嗽或吸痰时可见痰栓样碎片或条索样物。3岁以上的患儿持续顽固性呼吸窘迫，不能用急性呼吸窘迫综合征和急性肺损伤解释，治疗效果较差者。本病的影像学检查常无明显特异性，多数X线胸片表现为大片扇状阴影、支气管肺炎伴有一或两叶肺气肿和（或）肺不张、支气管炎伴单侧或双侧肺不张、双肺含气不全等，支气管镜检查支气管镜下取出外观呈"支气管树样"胶冻状物即为本病的特点，一般取出的支气管内生物呈索条状、柔软、黏性强，放入生理盐水盆后全部散开，呈气管-支气管树状塑型，与支气管树的形状相一致。早期行支气管镜或纤维支气管镜下内生性异物取出术既是本病诊断的金标准，也是本病唯一有效的治疗方法，可迅速改善肺通气功能，提高血氧分压及氧饱和度。因广泛性堵塞，异物钳出时较细的部分中断，远端支气管仍处于堵塞状态，遗留部分肺叶不张，仍会存在缺氧状况，因此要进行呼吸道内气道冲洗、排出异物以及刺激咳嗽，将深部的异物排向大气道，解除气道梗阻，必要时根据病情需要进行二次手术取出异物。

（卢鸣　张琳　郑美敏　赵林胜）

[临床病例]

　　患儿，男，4岁。主因发热3天，发现面色苍黄1天入院。入院前一天黄疸加重，自颜面、巩膜波及全身伴手脚水肿，不伴有酱油色及茶色尿。平素易患感冒，厌食，常诉脐周痛，可自行缓解，无低血糖发作史。2岁时肝脏B超示肝实质多发性占位结节，结节内未探及明显的血流信号。3岁时腹部MR示胆总管形态略增宽。否认家族病史。

　　体格检查：T 38℃，R 24次/分，P 120次/分，BP 90/60 mmHg，体重12.5 kg，营养欠佳，贫血貌，全身皮肤黄染，手脚水肿非指凹性，心肺阴性，腹部膨隆，肝脏肋下4 cm，质地中等，脾脏无增大。Hb 7.7~9.7 g/L。肝功能：总蛋白6.74 g/dl（6~8），白蛋白3.34 g/dl（3.5~5.5），球蛋白3.13 g/dl（2.5~3.6），丙氨酸氨基转移酶（ALT）89 U/L（0~40），天冬氨酸氨基转移酶（AST）251 U/L（8~40），γ-谷氨酰转移酶682 U/L（7~50），碱性磷酸酶（ALP）1019 U/L（60~320），胆碱酯酶（ChE）3.77 U/L（4.2~11.2）。总胆红素（TBil）8.32 mg/dl（0.3~1.1），结合胆红素（DBil）7.44 mg/dl（0.1~0.4），非结合胆红素0.88 mg/dl（0~10），总胆固醇414 mg/dl（0~200），总胆汁酸333.6 umol/L（0~10），空腹和餐后血糖均在正常范围内。辅助检查B超：肝脏增大，肝实质弥漫性病变，肝内胆管扩张伴胆汁淤积，腹水。脾肾阴性。取肝活检。

[影像检查]

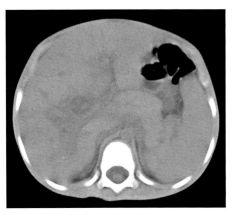

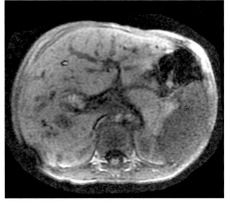

图1　CT平扫轴面显示肝脏体积增大，肝内胆管扩张伴多发性高密度结石，门静脉周围可见线样低密度水肿带

图2　MRI平扫T₁WI轴面显示肝内胆道扩张，内可见稍短T₁信号结节样影

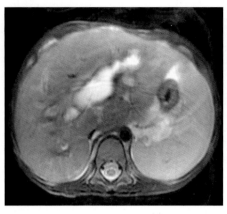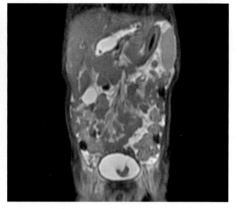

图3　MRI平扫T$_2$WI轴面显示肝实质信号弥漫　　图4　MRI平扫T$_2$WI冠状面显示肝脏体积增
　　　性稍增高，肝内胆管扩张局部呈囊状改变　　　　　大，肝内胆道扩张以肝左右管明显

[病理检查]

病理所见：肝活检组织，镜下肝小叶结构存，肝细胞肿胀，胞质空淡，细胞核小、居中，似植物细胞（图1）。肝窦狭窄，毛细胆管内可见胆栓，汇管区纤维组织轻度增生，散在中性粒细胞浸润，未见胆管增生。特染：PAS阳性（图2）。

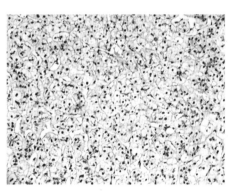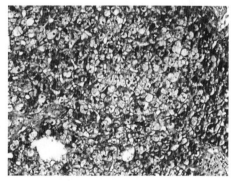

图1　肝细胞肿胀，胞质空淡，细胞核小、居　　　　图2　特殊染色：PAS阳性
　　　中，似植物细胞

[病理诊断]

（肝）符合肝糖原累积症。

[病理分析]

糖原累积病是一组因糖代谢过程中某种酶的缺乏而导致脏器的糖原沉积，患者肝组织中所含的糖原量显著增加。糖原累积病的主要鉴别诊断：①半乳糖血症：肝脏的病理在出生后数周内可见肝细胞的脂肪变性和胆汁淤积，进而出现纤维化和肝硬化。糖原累积病胞质空淡。②戈谢病：是由于巨噬细胞内缺乏脑苷水解酶，造成单核巨噬细胞系统的细胞只能将被吞噬的细胞膜（主要是红细胞膜）不完全降解，因而含脑苷

的空泡在细胞内堆积起来，成为 Gaucher 细胞。镜下表现为肝窦及汇管区可见成群的 Kupffer 细胞，体积较大，胞质呈纤维状或环形波纹（与糖原累积病不同），PAS 染色阳性，耐淀粉酶消化，酸性磷酸酶阳性，冷冻切片脂肪染色阳性。③尼曼 - 匹克病：是由于缺乏鞘磷脂酶引起的，导致鞘磷脂的沉积。镜下表现为肝窦及汇管区可见体积较大的泡沫细胞（Pick 细胞），充满大量脂滴，冷冻切片脂肪染色阳性，PAS 染色阴性。

[影像分析]

影像学检查显示肝脏体积弥漫性增大，根据肝细胞内糖原积聚量的多少，肝实质密度或信号可发生改变。若疾病逐渐发展，进展为肝硬化、门静脉高压或肝脏肿瘤时，可出现相应的影像学表现。

鉴别诊断：肝糖原累积症主要应与肝铁质沉着症和单纯性脂肪肝相鉴别。肝铁质沉着症的 CT 平扫表现为全肝密度增高，CT 值显著高于正常范围；MRI 扫描 T_1WI、T_2WI 信号明显降低，T_2 值显著缩短。结合临床和实验室检查结果，肝铁质沉着症的诊断则可成立。单纯性脂肪肝主要见于年长的肥胖儿，CT 表现为肝脏密度弥漫性或局限性减低，MRI 检查同反相位技术可显示肝脏的脂肪浸润程度。

[临床分析]

糖原累积症（glycogen storage disease, GSD）是由一组由于先天性酶缺陷所导致的糖代谢障碍疾病，因缺陷的酶不同而被分为 13 型，临床表现多样，容易造成漏诊和误诊。由于该病的发病率较低，无确切的儿童 GSD 的流行病学资料。

根据受累器官和临床表现分为肝糖原累积病（Ⅰ、Ⅲ、Ⅳ、Ⅵ、Ⅸ、Ⅺ和 O 型）和肌糖原累积病（Ⅱ、Ⅴ、Ⅶ型）。其中以Ⅰ型最多见，Ⅰ、Ⅲ、Ⅳ型肝脏受累严重。除Ⅸ型肝磷酸化酶激酶缺陷为 X 连锁隐性遗传外，其余都是常染色体隐性遗传病。临床主要表现为低血糖、肝脾大及生长发育迟缓。肝脏病理检查对诊断肝 GSD 有着非常重要的意义。以黄疸就诊的糖原累积症极易误诊。

儿童肝 GSD 多于婴幼儿期起病，主要表现为空腹低血糖、肝（脾）大、生长落后，对于不合并低血糖的 GSD 容易误诊。

王彦丽等总结 1990 年 1 月~2011 年 12 月期间中国期刊全文数据库、万方全文数据库、维普全文数据库报道确诊的肝糖原累积症共 75 例，其中男 54 例（72.0%）、女 21 例（28.0%），发病年龄为出生后 15 小时~65 岁，中位发病年龄为 8 岁。首发症状为发现肝脏增大 4 例（56.0%），乏力、黄疸 17 例（22.7%）。首诊误诊率为 33.3%，其中误诊为病毒性肝炎 12 例、淤胆型肝炎 2 例、肝豆状核变性 2 例、先天性胆管畸形 1 例等。

Ⅳ型糖原累积病（GSD-Ⅳ型）又称 Anderson 病，由分支酶缺乏引起，编码基因定位于 3p12。其糖原合成只能以直链形式延长，糖原的分支结构近似植物的直链淀粉，难溶于水，肝脏损害严重。此型患者出生时常无任何临床表现，出生后 18 个月内可出现进行性肝损害，氨基转移酶明显升高，肝脾大，有进行性肝硬化导致门脉高压、腹水、食管静脉曲张和肝衰竭。患儿极易并发各种感染，多在 5 岁前死亡。

该患儿 2 岁时发现肝脏增大，3 岁时胆总管增宽，生长发育落后，因不伴有低血糖发作未进行进一步检查，直至突发黄疸。

本病罕见，对婴幼儿肝脏明显肿大，单纯血清丙氨酸氨基转移酶轻度升高者应警惕肝糖原累积症，肝活检可早期明确诊断，以提高患者的生存率及生活质量。

（吕玲　詹江华　闫喆　陈欣　胡晓丽）

《小儿疑难病例临床与病理》

病例 012　肝脾大、脾功能亢进——海蓝组织细胞增生症

[临床病例]

患儿，女，10岁。以"发现肝脾大8年，咳嗽4天"入院。8年前家长发现患儿腹部膨隆，行B超检查示"肝肋下3.8 cm，脾肋下4.9 cm"。腹膨隆逐渐加重，7年前出现间断鼻出血和牙龈出血，入院前4天出现咳嗽和低热。不伴喘息、活动后气促、抽搐和骨关节疼痛等；智力水平正常。家族史无特殊。入院查体：身高116 cm，体重19 kg，无特殊面容；未见黄染、淤斑或出血点；双肺可闻干湿啰音；肝肋下5 cm，质中边钝，脾甲乙线16 cm、甲丙线21 cm、丁戊线6 cm，质稍硬；神经系统无阳性体征。WBC 3.21×10^9/L，N 50%，L 45%，M 5%，Hgb 99 g/L，PLT 49×10^9/L。ALT 72 U/L，AST 108 U/L，LDH 217 U/L，ALP 124 U/L，GGT 69 U/L，Glu 92 mg/dl，TCho 177 mg/dl，TG 202 mg/dl，HDL-C 18.6 mg/dl，LDL-C 122 mg/dl，APOA1 78 mg/dl，APOB 114 mg/dl，铜蓝蛋白349.1 mg/L，血尿氨基酸发现未见明显异常。CT示双肺弥漫性网织结节样改变，小叶间隔增厚；肝脾明显增大，脾下极至盆腔内，肝脾未见异常密度影，脾静脉和门静脉迂曲增宽，肠系膜上静脉围绕肠系膜上动脉旋转。骨髓涂片见大量组织细胞，胞体大，核小、圆形、偏位，胞质极为丰富，充满空泡，散布圆形或不规则的深蓝色粗大颗粒，并可见吞噬血细胞现象；血小板少见。裂隙灯检查未见K-F环。行脾脏切除术。术前WBC 2.5×10^9/L，N 57%，L 36%，M 7%，Hgb 105 g/L，PLT 51×10^9/L。复查骨髓呈三系增生，易见海蓝组织细胞。CT示原肺间质病变无明显改变。肺功能示通气功能轻度减低，中心气道阻力略有增加。

术后病理报告：脾索和脾窦内可见大量泡沫状组织细胞浸润，淋巴滤泡受压萎缩，Giemsa阳性，Wright阳性，PAS阳性，CD68阳性，Ki67阴性。术后复查WBC 15.78×10^9/L，N 84%，Hgb 126 g/L，PLT 294×10^9/L。诊断：海蓝组织细胞增生症，脾功能亢进，间质性肺病。

[影像检查]

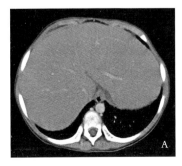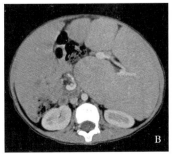

图1　CT增强轴面显示肝脾明显增大，密度不均匀，脾静脉及门静脉迂曲增宽，肠系膜上静脉围绕肠系膜上动脉旋转走形

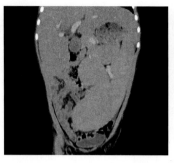

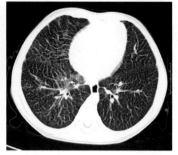

图2 CT增强冠状面重建显示肝脾　　图3 CT平扫轴面显示双肺纹理增
　　　明显增大　　　　　　　　　　　重，呈间质性改变

[病理检查]

大体：巨脾 19 cm×14 cm×5 cm，质软，边界钝，表面光滑（图1）。切面实性，红褐色（图2）。

镜下：脾窦和脾索内大量泡沫状组织细胞堆积（图3），淋巴滤泡受挤压而萎缩，残存的淋巴滤泡边缘及生发中心内也可见到泡沫细胞。

组化染色：Giemsa 染色阳性，Wright 阳性（图4），PAS 染色阳性。

免疫组化：CD68 阳性。

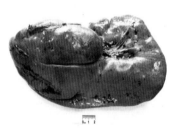

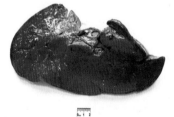

图1 脾组织 19 cm×14 cm×5 cm，　　图2 切面实性，红褐色
　　　质软，边界钝，表面光滑

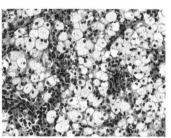

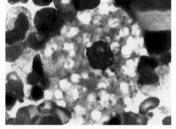

图3 脾窦和脾索内大量泡沫状组织　　图4 骨髓 Wright 染色胞质丰富，
　　　细胞堆积　　　　　　　　　　　充满空泡，并散布圆形或不规则的
　　　　　　　　　　　　　　　　　　深蓝色粗大颗粒

[病理诊断]

（脾）海蓝组织细胞增生症。

［病理分析］

海蓝组织细胞增生症是一类因脂质分解代谢酶异常的常染色体隐性遗传性疾病，是由于蜡样质积存于组织细胞内而引起的肝脾大，骨髓受累。蜡样质是不饱和类脂质氧化及多聚作用的产物。蜡样是一个一般性术语，用以描述在多数情况下的良性组织细胞增生，伴有丰富的泡沫状胞质。这些组织细胞主要堆积于脾索及脾窦内，有时可大量存在甚至可散布于白髓。细胞大小约 20 μm，胞质中含有大量泡沫。HE 染色呈淡黄色，Giemsa 染色呈蓝色，故称为海蓝细胞。PAS 染色（抗胰蛋白酶消化）呈强阳性。海蓝组织细胞增生症可分为原发性和继发性两类，继发性者常继发于原发性血小板减少性紫癜、慢性粒细胞白血病、儿童慢性肉芽肿、遗传性脂质累积症，高脂蛋白血症等。

鉴别诊断：①Gaucher：分布方式与海蓝组织细胞增生症相同，增生的组织细胞胞质呈细纤维状。Giemsa 染色阴性，PAS 染色弱阳性。②Nimann-Pick 病：临床上有原发病的特征，增生的组织细胞也呈泡沫状。PAS 染色轻度阳性。骨髓中的 Nimann-Pick 细胞呈泡沫状，充满圆滴状透明小泡，不见蓝色颗粒。

本例的骨髓涂片结果：全片可见大量组织细胞，胞体大，细胞核圆形、体积小、偏位，胞质极为丰富，充满空泡，并散布圆形或不规则的深蓝色粗大颗粒，可见吞噬细胞现象。骨髓中发现大量海蓝组织细胞是诊断本病的重要依据，在确定海蓝组织细胞增生症后，须进一步寻找原因，应除外继发性之后，确诊为原发性海蓝组织细胞增生症。

［影像分析］

海蓝组织细胞增生的 CT 表现与海蓝细胞沉积的部位有关，可表现为肝脾明显增大，密度不均匀，脾静脉及门静脉可迂曲增宽。肺部可表现为双肺弥漫性间质改变，双肺纹理增重，交织呈网格影，双肺小间隔增厚等。

鉴别诊断：海蓝组织细胞增生症的影像学表现无特异性，须依赖于骨髓、肝、脾、肺等组织病理检查发现海蓝组织细胞进行确诊。

［临床分析］

海蓝组织细胞增生症是一种罕见的脂质贮积症。海蓝组织细胞在肝脾淋巴结、骨髓、肺、消化道和脑等组织内浸润而产生相应的临床表现。骨髓粒系、红系和巨核系增生正常，见大量海蓝组织细胞，可诊断本病。本例脾脏中见到的泡沫状组织细胞也是本病的一种病理改变。肺间质病变是常见的影像学表现。本病分为原发性、家族性和继发性三种。本例婴儿期后出现肝脾大，缓慢进展，无神经系统受累和严重的肝功能受损，且身材矮小，不除外继发于尼曼 - 匹克病（B 型），可进一步检测酸性鞘磷脂酶和相应的突变基因确诊。也有研究者认为海蓝组织细胞增生症就是尼曼 - 匹克病的一种变异，本例病理可排除尼曼 - 匹克病，不过两者目前均无有效的治疗方法。出现严重的脾大和脾功能亢进可行脾脏切除术解除症状。

（赵倩倩　李崇巍　闫喆　陈欣　胡晓丽）

发现颏下肿物 2 月余——儿童滤泡性淋巴瘤

[临床病例]

患儿，男，8 岁。发现颏下肿物 2 月余，未见明显生长。肿物大约 3 cm×2 cm×2 cm，质中等，活动可，无压痛，表面无红肿、破溃。其余浅表淋巴结未触及肿大。胸片纵隔淋巴结无肿大。B 超肝脾不大，腹部淋巴结无肿大。行手术切除，术中肿物边界清，完整切除。

[病理检查]

大体：淡灰色扁圆形组织，2.3 cm×1.7 cm×0.8 cm，表面包膜完整，切面实性，质中等。

镜下：淋巴结结构破坏，被大小不等、形态不规则的肿瘤性滤泡替代（图 1）。大部分滤泡套区消失（图 2）。滤泡中心由中心细胞和中心母细胞组成（图 3）。"星空样"巨噬细胞散在分布（图 4）。

免疫表型：肿瘤细胞 CD79a、CD20 阳性（图 5），bcl-2 阴性（图 6），bcl-6 阳性，CD3、CD30、TDT、S-100 阴性，CD68 散在阳性，Ki67 阳性＞90%（图 7）。

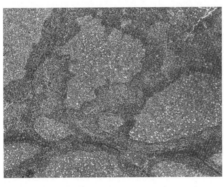

图 1 淋巴结结构破坏，被大小不等、形态不规则的肿瘤性滤泡替代

图 2 淋巴滤泡套区消失

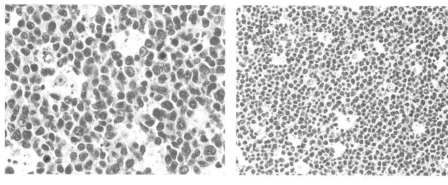

图3 滤泡中心由中心细胞、中心母细胞组成　　　　图4 "星空样"巨噬细胞散在分布

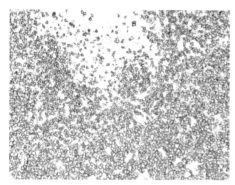
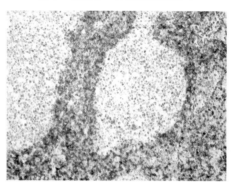

图5 滤泡中心CD20阳性　　　　　　　　图6 bcl-2阴性

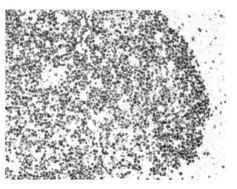

图7 滤泡中Ki67阳性＞90%

[病理诊断]

（颌下）淋巴结儿童滤泡性淋巴瘤。

[临床与病理分析]

儿童滤泡性淋巴瘤（pediatric follicular lymphoma, PFL）少见，占儿童淋巴瘤的1%～2%。PFL与发生在成人的FL在临床表现、组织病理学改变、免疫表型、预后等方面有较大差异。PFL多发生在男性，以头颈部淋巴结多见，常表现为单发的无痛性的淋巴结肿大。

组织病理学表现：淋巴结结构破坏，被大小不等、形态不规则的肿瘤性滤泡替代；部分区域滤泡拥挤，呈背靠背样改变，有的滤泡呈地图样；滤泡套区变薄或消失；可见到"星空样"现象；肿瘤中主要由中心细胞和中心母细胞组成。免疫表型：CD20、CD79a、bcl-6、CD10 阳性，bcl-2、CK-pan、EMA、CD3、EBV、ALK、CD30、MUM1 均阴性，CD68 散在"星空样"组织细胞阳性。基因重排：IgH 克隆性基因重排。EBER 原位杂交阴性。成人 FL 由于 t（14；18）（q32；p21）的易位，导致 bcl-2 基因重排，使得 bcl-2 蛋白过表达。而 PFL 中缺乏 t（14；18）（q32；p21）的易位，bcl-2 表达常阴性，本例阴性。因此 PFL 的发病机制与成人不同。bcl-2 阳性的患者临床多处于Ⅲ～Ⅳ期，bcl-2 阴性的患者临床多处于Ⅰ～Ⅱ期。大部分 PFL 的报道小于 12 岁的儿童 bcl-2 阴性，较大的儿童可出现 bcl-2 阳性。

治疗和预后：由于 PEL 多表现为较低的临床分期，一般有着惰性的临床过程。目前认为，密切的随访是较好的处理方式。对于Ⅲ～Ⅳ期或伴有其他类型的淋巴瘤应采取化疗或局部放疗。此患儿为近期患者，在随访中。

（宫济春　詹江华　胡晓丽）

反复感染 7 年，肝脾增大

[临床病例]

患儿，男，8 岁。因反复感染 7 年，肝脾增大 5 年，近 3 个月间断发热，抽搐 2 次入院。近 3 个月间断发热，抗感染治疗后热退，反复 10 余次，有时伴咳嗽。入院前 24 小时抽搐 2 次。该患儿曾因反复呼吸道感染 6 年半，肝脾大 4 年半，伴双下肢水肿分别于 1 年前 3 次住院。当时实验室检查：血红蛋白 87 ~ 93 g/L，白细胞（2.5 ~ 6.4）× 10⁹/L，血小板（89 ~ 151）× 10⁹/L，尿蛋白（＋＋＋）；生化：Na 134.2 mmol/L，Ca 1.65 mmol/L，麝香草酚浊度试验 29.5 U，乳酸脱氢酶 296 U/L；血沉：97 mm/h；肝炎全项阴性；IgG 9.67 g/L，IgA 0.84 g/L，IgM 23.3 g/L。骨穿：三系增生骨髓系。B 超：肝脾增大，脾实质弥漫病变，脾门多发淋巴结肿大。胸片示肺炎、胸膜炎。考虑：①高 IgM 综合征？②继发性肾病综合征；③肺炎、胸膜炎。给予对症治疗病情稳定后出院。出院后口服泼尼松半个月后自行停药。在外院服中药及抗结核治疗。

本次入院体格检查：体温 38.9℃，脉搏 90 次 / 分，呼吸 20 次 / 分，血压 90/60 mmHg。发育营养欠佳，神志清，精神弱，反应尚可；全身皮肤未见皮疹、出血点；双颈部可及数枚肿大淋巴结，最大直径约 1 cm；双肺可闻及痰鸣音及散在中小水泡音；腹软，肝右肋下 4 cm，脾左肋下 9 cm；双下肢水肿；病理反射未引出。住院后查血红蛋白 71 g/L，白细胞 5.8 × 10⁹/L；骨髓为增生性骨髓系；IgM 14.6 g/L，IgA 0.431 g/L，IgG 13.9 g/L，C3 190 mg。考虑脾功能亢进，经对症治疗病情稳定后行脾及脾门肿大淋巴结切除术。

[影像检查]

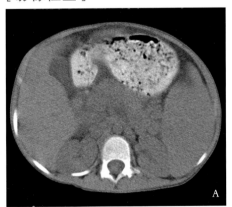 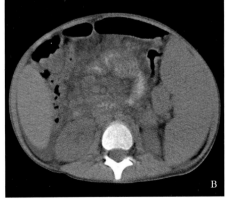

图 1 CT 平扫轴面显示腹主动脉周围及膈脚后、肠系膜根部多发性软组织密度结节，提示腹腔及腹膜后多发性淋巴结肿大；另外可见腹水、肠壁水肿及脾大等征象

[病理检查]

大体：脾组织 16 cm × 8 cm × 4 cm，重 520 g，表面光滑，包膜完整（图 1），切面

实性，紫红色。淋巴结4枚，均为2cm×2cm×1cm，表面光滑，包膜完整，切面实性，灰白色。

镜下：脾及淋巴结结构存在，淋巴滤泡增生，生发中心萎缩（图2）。淋巴滤泡周围毛细血管增生，透明变性（图3），并向淋巴滤泡内插入。滤泡间浆细胞增多。部分滤泡周围可见组织细胞样细胞增生。

免疫组化：CD3滤泡间淋巴细胞广泛阳性，CD20滤泡内淋巴细胞阳性，CD68脾窦内及淋巴结窦内组织细胞散在阳性，CD23滤泡周围增生的树突状细胞阳性（图4），局部形成阳性细胞网，CD30和CD56阴性。

基因重排：TCR、IgH均为阴性。

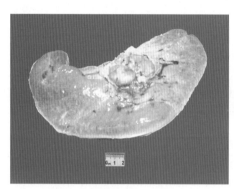

图1 巨脾脾门淋巴结肿大

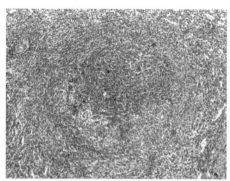

图2 淋巴滤泡增生，生发中心萎缩

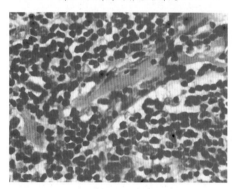

图3 毛细血管透明变性

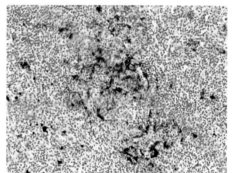

图4 免疫组化：CD23阳性示滤泡树突状细胞增生

[病理诊断]

多中心Castleman病伴滤泡树突状细胞增生。

[影像分析]

Castleman病的影像学表现与病理类型相关，其中透明血管型CT平扫多表现为单发软组织密度肿块，境界清楚，密度均匀，部分病灶中央可见斑片状或分支样钙化，极少出现出血、囊变或坏死。增强动脉期明显强化，静脉期及延迟期持续强化。浆细胞型为多中心型，CT表现相对缺乏特异性。

鉴别诊断：Castleman 病沿淋巴链分布，主要与淋巴瘤相鉴别。病变常为多个淋巴结融合成团，形成软组织包块，增强后呈轻、中度强化，强化程度明显低于 Castleman 病。若 Castleman 病为单发局限型病变时，还需与神经源性肿瘤、异位嗜铬细胞瘤相鉴别。

[临床与病理分析]

Castleman 病（CD）又称血管滤泡性淋巴组织增生或巨大淋巴结增生，是一种原因未明的慢性淋巴组织增生性疾病。1956 年由 Castleman 首先报道 1 例纵隔巨大淋巴结细胞增生（giant lymphnode hyperplasia）。1972 年，Keller 和 Castleman 等根据 81 例 CD 的病理学研究将该病分为透明血管型（hyaline-vasculal, HV）和浆细胞型（plasma cell, PC）。现病理组织学分为 HV、PC 和混合型。1984 年，Chen 提出多中心 Castleman 病（multicentric Castleman disease, MCD）。

Casleman 病的病因和发病机制不清，一般认为与炎症、感染、免疫缺陷和自身免疫有关。本例以反复感染、免疫功能低下为突出临床表现。有学者发现 Casleman 病常有滤泡树突状细胞（FDC）功能异常，FDC 作为抗原呈递细胞密切参与 B 细胞在生发中心的迁移、增生、分化和分泌。本例也发现有 FDC 增生，FDC 伸入滤泡的套区或局部形成了 FDC 网。有研究者认为这样的患者有发展成 FDC 肉瘤的风险。Casleman 病不常见，患者的临床表现为长期发热、乏力、消瘦、贫血、血沉加快、免疫球蛋白增高、低蛋白血症、淋巴结肿大、肝脾大等。本病的特殊表现尚有淀粉样变性、肾病综合征、自身免疫性血小板减少、骨髓纤维化等。

本患儿表现为反复感染、肝脾和淋巴结肿大、肾病综合征、全血细胞减少。MCD 的恶变率有人报告高达 30%，可转变为恶性淋巴瘤、树突状细胞肉瘤、浆细胞瘤及 Kaposi 肉瘤，于数月至数年内死亡。本例的免疫组化表现为多克隆性，既有 T 细胞表达，也有 B 细胞表达，不支持肿瘤。重排基因双阴性也不支持肿瘤。无论局限型（LCD）或 MCD，病理组织学为 HV 型或 PC 型，病理学的共同特征为：①淋巴结的基本结构保持完整。②淋巴结内滤泡增生明显；生发中心正常或较小，生发中心内的淋巴类细胞数目减少、树突状细胞和组织细胞增多；部分生发中心有小淋巴细胞层层环绕呈"洋葱皮"样或"靶"样结构。③血管增生并插入滤泡。除上述共同特征外，HV 型的突出表现为滤泡血管呈玻璃样变，伴滤泡生发中心萎缩；PC 型则突出表现为滤泡间质中以浆细胞增多为主，而滤泡生发中心增生。

Frizzera 于 1988 年提出 MCD 诊断标准：①具有特征性的上述增生性组织的病理改变；②显著的淋巴结肿大并累及多处外周淋巴结；③多系统受累表现；④排除已知可能的病因。本例患儿符合 MCD 的诊断。MCD 迄今无特效的治疗方法，可单用泼尼松口服，或选用 COP 方案（环磷酰胺、长春新碱、泼尼松）联合化疗，也可选用苯丁酸氮芥（瘤可宁）、苏拉灭（抗寄生虫药）、干扰素、维 A 酸、美法仑等，仅个别有效。MCD 在联合化疗的基础上可加用 anti-CD20 McAb（rituximan），临床反应良好。近来研究应用人源化抗 IL-6 及其受体的单克隆抗体治疗 MCD，症状很快得以缓解，有广阔的临床应用前景。

（李崇巍　闫喆　陈欣　胡晓丽）

[临床病例]

患儿，男，2岁。入院前4个月出现间断性发热，以中、高热为主，体温最高40.2℃，热型不规则，不伴寒战。起病半个月时于当地医院住院，多次查血常规示WBC（2.4～5.4）×10^9/L，N 18.8～52.7%，L 37.5～60.6%，M 2.2～9.8%，Hgb 87～108g/L，PLT（105～179）×10^9/L。胸片示支气管肺炎，ESR 4 mm/h，CRP 23.9 mg/L，LDH 198 U/L。尿常规、血培养、肝功能、冷凝集、嗜异凝集、肥达、外斐、结核菌素试验、抗链O、抗核抗体、抗双链DNA、抗可提取核抗原、抗角蛋白抗体、RF和HLA-B27均无异常。骨髓穿刺示感染性骨髓象。抗感染治疗无效，查体发现肝脾大，无皮疹和浅表淋巴结肿大，在当地医院诊断为"幼年特发性关节炎全身型（sJIA）"，加用双氯芬酸，热退出院，但出院后即再次发热。入我院前1周颜面、躯干、四肢出现散在的红色疱疹，伴痒感。不伴抽搐、咳喘、吐泻和关节肿胀等。精神、反应好，食欲可，尿便正常。近期无体重下降。否认传染病接触史，否认宠物接触史。既往体健，家族史无特殊。

体格检查：精神、反应好，发育正常，营养中等。全身散在红色疱疹，颈部淋巴结轻度肿大，可活动，无触痛，余浅表淋巴结无明显肿大。咽充血，双扁桃体无渗出。心肺未见异常。腹膨隆，肝右肋下6 cm，脾脏甲乙线9 cm、甲丙线10 cm、丁戊线3.5 cm，质地中等，边钝。辅助检查：骨髓示增生性贫血，单核巨噬细胞反应性增生，可见噬血现象。胸片、心电图正常。B超和腹部CT示肝脾增大，脾实质内实性占位性病变。Hgb 94 g/L，WBC 1.4×10^9/L，N 52%，L 47%，M 1%，PLT 75×10^9/L；ESR 4 mm/h，CRP 69 mg/L，ALT 63 U/L，AST 73 U/L，γ-GT 42 U/L，LDH 1109 U/L，总胆固醇147 mg/dl，甘油三酯317 mg/dl，凝血象和纤维蛋白原正常，血清铁蛋白1430.30 ng/ml。肝炎全项阴性，EBV-DNA 5.7×10^5 copy/ml，CMV-DNA、弓形虫IgM、支原体IgM、RF和血培养均阴性。IgG稍低，IgA、IgM和补体均正常。入院第3天转外科行脾切除和肝活检术。

[影像检查]

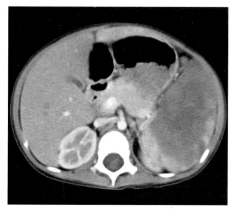

图1 增强CT检查轴面动脉期、门脉期及延迟期图像显示脾体积明显增大，脾实质内巨大稍低密度肿块，边界不清，增强后呈轻度不均匀强化

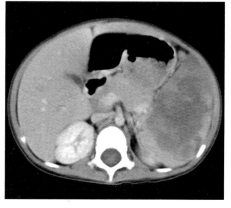

图2 增强CT检查轴面动脉期、门脉期及延迟期图像显示脾体积明显增大，脾实质内巨大稍低密度肿块，边界不清，增强后呈轻度不均匀强化

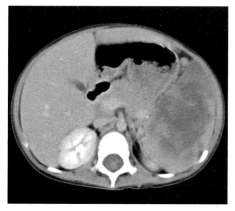

图3 增强CT检查轴面动脉期、门脉期及延迟期图像显示脾体积明显增大，脾实质内巨大稍低密度肿块，边界不清，增强后呈轻度不均匀强化

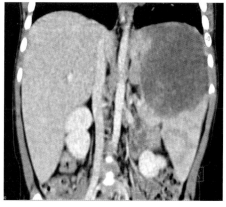

图4 增强CT检查冠状位MPR重组图像显示脾脏内病变与周围组织结构的毗邻关系

[病理检查]

大体：脾组织13 cm×8.2 cm×3.5 cm，表面被膜完整，中央可见一肿物（图1）；切面实性，灰黄色，面积8 cm×7 cm，边缘不规则，无包膜（图2）。另送肝组织2 cm×1.5 cm×0.5 cm。

镜下：肿瘤大面积梗死（图3），仅梗死边缘见散在的小到中等大的淋巴细胞，核不规则，染色质细或空泡状，部分似有核仁，无或少量胞质（图4，图5）。组织细胞有吞噬红细胞现象（图6），与脾相邻的肝组织内见灶状中等大的异形细胞，细胞核空泡状，有核仁，胞质透明。

免疫组化：CD3阳性（图7），CD45RO阳性，CD20阴性，CD68瘤细胞阴性，CD30阴性，CD56阴性，原位杂交EBER阴性。

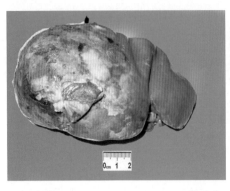

图 1　脾组织 13 cm×8.2 cm×3.5 cm，表面被膜完整，中央可见一肿物

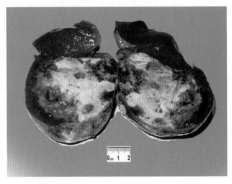

图 2　切面实性，灰黄色，面积 8 cm×7 cm，边缘不规则，无包膜

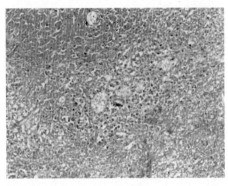

图 3　肿瘤大面积梗死

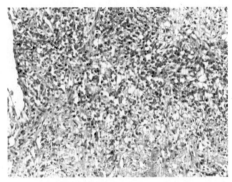

图 4　仅梗死边缘见散在的小到中等大的淋巴细胞

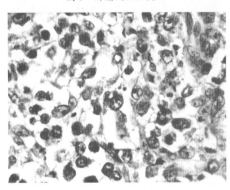

图 5　肝组织内见灶状中等大的异形细胞，细胞核空泡状，有核仁，胞质透明

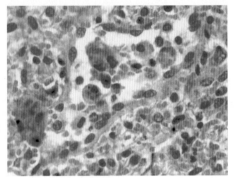

图 6　组织细胞吞噬红细胞

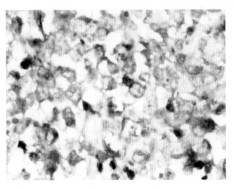

图 7　免疫组化：CD3 阳性

[病理诊断]

脾外周 T 细胞淋巴瘤，非特指型（巨块形），侵犯肝脏。

[病理分析]

非特指型外周 T 细胞淋巴瘤（PTCL-NOS）是一类起源于 T 细胞的恶性肿瘤，是除去 T/NK 细胞淋巴瘤、淋巴母细胞淋巴瘤、间变大细胞淋巴瘤、血管免疫母细胞性 T 细胞淋巴瘤等特指型外周 T 细胞淋巴瘤外的一组 T 细胞肿瘤。2008 年 WHO 造血和淋巴组织肿瘤分类（第 4 版）中归入外周 T 细胞淋巴瘤，非特指型，并提出了三种变异型，即淋巴上皮样型、滤泡型和 T-区型。这类淋巴瘤大多以结内为主，偶尔可发生在结外。病理组织学改变：瘤细胞呈弥散分布，原有结构破坏，常伴有多形性炎性背景，可见小淋巴细胞、嗜酸性粒细胞、浆细胞及大量的上皮样组织细胞浸润；瘤细胞多形性明显，核染色质增多或泡状核，核仁明显，核分裂象多见，常有透明细胞或 R-S 样细胞，个别病例可见残留滤泡，肿瘤细胞以滤泡间浸润为特征。免疫表型：非特指型 PTCL 瘤细胞表达成熟 T 细胞相关抗原（CD2、CD3、CD4、CD8），其中最常见的标记是 CD3；也可表达非特异性 T 细胞相关抗原（CD45RO、CD43），少数表达 CD30、CD68、MUM1，个别病例出现 CD20、CD79a 的表达；未见 CD56 和 CD57 表达。该肿瘤通常增生活跃，Ki67 阳性指数可 > 70%。多数病例存有一种或多种 T 细胞抗原的丢失，多见于发生在淋巴结内的 $CD4^+$、$CD8^-$ 病例，CD7 丢失的较多，其次是 CD5、CD2。

本例发生在儿童，少见，来源于脾，需与肝脾 T 细胞淋巴瘤相鉴别：患者表现为肝脾大，周围淋巴结不肿大。骨髓受累及。脾肝弥漫性肿大，不见肿块。瘤细胞形态单一，中等大小，胞质淡染。染色质中等密度，核仁小或不明显，核形不规则。瘤细胞表现为窦性浸润，肝汇管区和脾白髓残留。本例除肝脾大外，淋巴结也肿大。从肉眼及镜下都易与肝脾 T 细胞淋巴瘤相鉴别。预后差，5 年生存率为 20% ~ 30%。

[影像分析]

脾淋巴瘤可分为 4 型：均匀弥漫型、粟粒结节型、多发肿块型和巨块型。影像学上，均匀弥漫型是淋巴瘤脾受累最常见的表现形式，其次是粟粒结节型、多发肿块型和巨块型。均匀弥漫型和粟粒结节型在 CT 表现多为非特异性，可仅表现为脾体积增大、密度稍低，增强后可轻度强化；多发肿块型脾内见多发、圆形或类圆形的低密度影，直径 2 ~ 10 cm 不等，边界清楚，增强后轻度均匀强化或边缘强化，与周围明显强化的脾实质比较强化程度低，病变显示更为清晰；巨块型表现为脾内巨大单发、均匀低密度肿块，边缘不规则，一般无出血、钙化，增强后病灶不均匀强化。病变可合并腹腔及腹膜后淋巴结肿大，或伴有其他腹腔脏器受累如肝、胰腺等，也可伴胸腔积液、腹水等。

鉴别诊断：本病需与脾血管肉瘤相鉴别，后者偶见于幼儿和青少年，病理上多表现为多发大小不等的肉瘤结节。CT 平扫见脾内单发或多发边缘不清楚的低密度肿块，MR 平扫与正常脾组织之间的信号强度差别小；增强后早期边缘结节状强化，静脉期、延迟期对比剂逐渐向病灶中心推进呈渐进性充填式强化。易发生肝转移和后腹膜后淋巴结转移。

[临床分析]

此患儿的临床诊断：脾淋巴瘤合并噬血细胞性淋巴组织细胞增生症（HLH）及EB病毒感染。本例的核心诊断是脾淋巴瘤。淋巴瘤继发HLH。EBV是淋巴瘤的发病基础。sJIA是外院误诊。此患儿术后第3天复查Hb 70 g/L，WBC 4.2×10⁹/L，N 75%，L 7%，M 18%，PLT 317×10⁹/L；术后第7天复查Hb 81 g/L，WBC 4.3×10⁹/L，L 48%，M 2%，PLT 782×10⁹/L；术后第13天Hb 71 g/L，WBC 1.1×10⁹/L，N 50%，M 15%，PLT 596×10⁹/L。给予DXM、VP-16化疗1次出院回当地继续治疗。

根据HLH-2004诊断标准，该患儿具备发热、脾大、三系减低、血清甘油三酯和铁蛋白增高、组织学见到噬血现象，符合HLH诊断。原发性HLH包括已知或未明基因缺陷导致的家族性HLH（FHL1-5）以及一些免疫缺陷综合征如Chediak-Higashi综合征（CHS）、Hermansky-Pudlak综合征Ⅱ型、Griscelli综合征（GS）Ⅱ型和性连锁淋巴增殖病（XLP Ⅰ、Ⅱ型）等。获得性HLH主要继发于感染、风湿性疾病和恶性病等。在所有儿童风湿性疾病中，sJIA最易合并HLH，称为巨噬细胞活化综合征（MAS）。个别sJIA甚至以MAS为首发从而增加诊断困难，因为合并HLH的sJIA外周血WBC或血小板可不升高或降低。但切记sJIA的诊断都是除外性的，sJIA的诊断尤其需要排除感染和恶性疾病，本例即是外院因为忽略了巨脾、相应的影像学检查和明显的三系减低导致将恶性病误诊为sJIA。脾T细胞淋巴瘤是临床较罕见的外周T细胞淋巴瘤，该肿瘤在我国及其他亚洲国家发病率较高，占到成人非霍奇金淋巴瘤的近20%，发病年龄在18～77岁，中位年龄为55岁，男性多见，男女之比约2∶1。本病在临床表现、病理形态学、免疫表现和和遗传学特征等方面都具有明显的异质性。本病预后差，进展快，死亡率高。

（李崇巍　郭志平　胡晓丽）

《小儿疑难病例临床与病理》

[临床病例]

患儿，男，10岁。患儿于入院前26天出现发热，体温最高39.1℃，予退热药可降至正常，后又反复，每日均有发热，无寒战、大汗及抽搐。入院查体：发育正常，营养中等，神志清，精神、反应可，呼吸平，血压（130～170）/（90～120）mmHg；心肺未见异常，肝脾及全身浅表淋巴结无肿大，双肾区叩击痛（+），腹部触诊可及肿大的双肾下极，右侧肋下3.5 cm、左侧肋下2.5 cm；双下肢无水肿；四肢活动自如。B超：双肾弥漫性增大，尤以右肾为著，实质回声增强，皮髓质界线不清，双肾可见多个均匀的低回声结节，尤以右肾为多，最大约4.0 cm×3.4 cm。螺旋CT平扫：双肾轮廓明显增大，双肾实质密度不均匀，肾盂、肾盏受压、变窄。螺旋CT强化：双肾实质内见多发结节样无强化区，大小不等；残存肾实质呈线形或分支样强化，腹腔内未见肿大的淋巴结。实验室检查：血红蛋白136.0 g/L，白细胞总数5.90×10⁹/L，中性粒细胞60%，淋巴细胞37%，单核细胞3%。血清乳酸脱氢酶877 U/L，血清总蛋白7.26 g/L。蛋白电泳：白蛋白0.57，α_1 0.04，α_2 0.17，β 0.12，γ 0.10。血沉11 mm/h。C反应蛋白25 mg/L。血清尿素氮239 mg/L，血肌酐114.9～150.3 μmol/L。血巨细胞包涵体病毒-DNA阴性，EB病毒-DNA阴性。抗HBV、HAV、HCV、HEV、HDV、HGV均阴性。抗弓形虫-IgM阴性，TB-DNA阴性，真菌滴度正常。血IgA 1850 mg/L，IgM 1200 mg/L，IgG 9970 mg/L，C3 2520 mg/L，C4 688 mgCL。自身抗体阴性，可提取核抗原抗体阴性。尿常规正常，pH 5.5。骨髓涂片：三系增生骨髓象，易见组织细胞及组织细胞吞噬血细胞现象。为明确诊断行肾穿刺活检。

[影像检查]

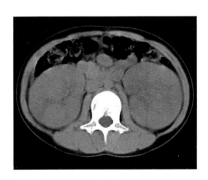

图1　CT平扫轴面显示双肾体积明显增大，
实质密度欠均匀，邻近肠管受压前移

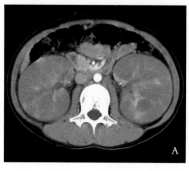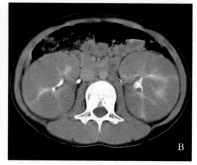

图2　CT增强轴面显示双肾灌注弥漫性减低，双肾实质内见多发结节样病变，未见明显强化，残余肾实质呈分支状强化。双侧肾盂、肾盏受压，失去正常结构。腹主动脉旁可见增大淋巴结影

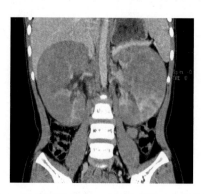

图3　CT增强冠状面MPR重组图像显示双肾内弥漫性结节样改变

[病理检查]

大体：肾穿刺组织4条，最长1.0 cm，最短0.5 cm，呈灰白色。

镜下：肿瘤细胞在肾组织内弥漫浸润，破坏并取代正常的肾组织（图1）。未见特殊的排列结构，肿瘤细胞小至中等大，胞质稀少，核圆形、卵圆形，带凹陷，染色质粗，未见核仁（图2）。

免疫组化：CD20阴性，CD79a阳性（图3），TDT阳性（图4），CD45RO阴性，EBV阴性，EMA残存肾小管阳性。

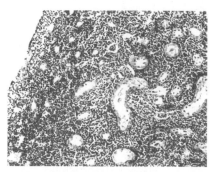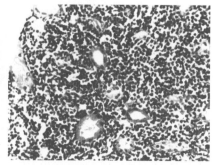

图1　肿瘤细胞在肾组织内弥漫浸润，破坏并取代正常的肾组织　　图2　肿瘤细胞小至中等大，胞质稀少，核圆形、卵圆形，未见核仁

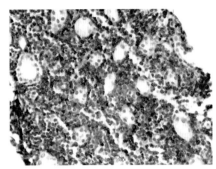
图 3　CD79a 阳性

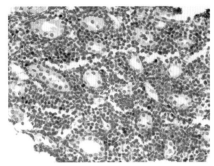
图 4　TdT 染色阳性

[病理诊断]

（右肾穿刺组织）前驱 B 淋巴母细胞淋巴瘤。

[病理分析]

肾脏原发性淋巴瘤是指单独发生于肾脏，而非系统性淋巴瘤累及肾脏。淋巴瘤的几乎所有亚型均可发生于肾脏。前驱 B 淋巴母细胞淋巴瘤（B-LBL）的特点是受累部位病变呈弥漫性分布。原始淋巴细胞表现一致，圆形或椭圆形核，核膜不同程度的卷曲。染色质细点状，核仁通常不明显。大多数病例核分裂象多，部分病例可见灶性"星空"现象。免疫表型：B-LBL 中的淋巴母细胞呈 TdT、CD19 和 CD79a 阳性，多数病例中的淋巴母细胞也呈 CD10 和 CD24 阳性；CD20 和 CD22 的表达情况不定。遗传学：B-LBL 的细胞遗传学异常可分为亚二倍体、超二倍体 < 50、超二倍体 > 50、异位和假二倍体，这些发现对了解预后很重要，并可用来调节儿童病例的治疗方案。预后：B-LBL 的缓解率很高，中位生存时间约 60 个月。

鉴别诊断：①原发于肾脏的其他类型的淋巴瘤：一般需要通过免疫组化染色进行分型鉴别。②肾母细胞瘤（胚芽型）：肿瘤细胞呈小圆形，胞质少，胞核染色质粗糙，也可呈弥漫分布，因此需要与 B-LBL 进行鉴别。一般肾母细胞瘤内还可见到其它成分，例如上皮样成分和间胚叶性间质。免疫组化：肾母细胞瘤常表达 Vimentin、WT1、CK 等，由此可以鉴别。③原始神经外胚叶肿瘤：是由小而一致的圆形细胞构成的恶性肿瘤，肿瘤内可见菊形团。免疫组化：CD99、Vimentin 阳性，NSE、S-100 也可阳性，由此可与 B-LBL 相鉴别。

[影像分析]

儿童肾脏淋巴瘤多发生在 5 岁以上，多为非霍奇金淋巴瘤。CT 表现可分为四型：①单发结节型：肾脏内单发均匀的软组织密度结节，边界清楚，少有液化坏死区。②多发结节型：最为常见，双肾实质内可见多发等或稍高密度结节，结节间线样低密度影为受压的肾实质与集合系统；增强后结节轻度强化，结节间可见线样或分支样强化。③弥漫浸润型：双肾外形增大，皮、髓质均受累，肾实质可发生破坏，肾周间隙及筋膜可发生浸润。

④后腹膜淋巴瘤直接侵犯，通过肾窦组织蔓延而至，肾髓质的浸润较皮质更为显著。

鉴别诊断：儿童期引起双肾弥漫性增大的病变均应列为肾淋巴瘤的鉴别诊断。急性肾盂肾炎 CT 显示双肾增大伴多发密度减低区，多局限于髓质，增强后病变区的对比剂灌注程度低于正常肾实质，表现为自肾乳头向肾皮质呈放射状分布楔形病灶，中间间隔正常强化的肾柱和未受累及的髓质，呈"条纹征"。婴儿型多囊肾多见于 6 个月以下的婴儿，CT 显示双肾增大伴肾实质密度明显减低，增强后双肾皮质强化，肾皮质基本完整；病灶主要位于肾髓质区，表现为多发囊状低密度影，圆形或不规则形，沿肾小叶分布，肾小叶间隔可强化，呈轮辐状。邻近的肾皮质形态正常或明显变薄。另外，淋巴瘤表现为双肾多发性结节样浸润灶时，仅从影像学表现无法与白血病肾脏浸润、朗格汉斯细胞组织细胞增生症肾浸润相鉴别，需要结合临床及实验室检查。

［临床分析］

肾脏淋巴瘤根据其原发部位分为原发性与继发性两种。因为肾脏本身并不存在淋巴组织，肾脏原发性淋巴瘤（primary renal lymphoma, PRL）可能由造血细胞迁移到肾脏后形成肿瘤，也可能起源于肾包膜或肾周脂肪组织，浸润肾间质后形成肾脏淋巴瘤。其发生率极低，仅占结外原发性恶性淋巴瘤的 0.7%。

PRL 以中老年男性患者较多见，临床最常见的表现有发热、疲劳、肋腹部疼痛、血尿、急性肾衰竭、高血压以及肾脏肿大或肿块等，与肾癌或肾脏其他疾病的表现相似。其发生肾衰竭的机制尚不明确，多数学者认为是高密度的肿瘤浸润肾实质、压迫肾小管以及肾血管损伤。其 X 线上表现也类似于肾癌。超声检查 PRL 的内部回声是实质性肿瘤中最低的，接近液性，类似于肾囊肿回声，因此常被误诊为肾囊肿，尤其是中等以上大小的单个淋巴瘤往往容易导致临床误诊。因此，对于出现上述临床表现的患者，临床医师应予以重视，考虑到 PRL 的可能性，而确诊则有赖于经皮肾活检或开放活检并行免疫组化检测。

本例患者全身检查除肾脏外未见淋巴瘤和白血病依据，肾脏 B 超和磁共振均显示双侧肾脏肿大，结合光镜、免疫组化检查结果，PRL 的诊断可以确立。PRL 的治疗方法主要根据病变程度采取肾根治性切除、化疗和放疗。PRL 预后较差，有报道其平均生存期为 8 个月，但早期诊断及系统治疗可改善预后。

（王文红　闫喆　陈欣　赵丽）

[临床病例]

患儿，女，12岁。主诉"水肿伴红色尿11天"入院。均匀一致的洗肉水样尿伴尿中泡沫增多及尿量减少，无皮疹、关节肿痛，无多饮、多尿、夜尿增多，无面色苍白、乏力等伴随症状。病前1周有呼吸道感染史。否认特殊用药史。既往史及家族史未见异常。入院时查体：血压130/90 mmHg，营养发育正常，无明显的贫血貌，双眼睑水肿，心肺腹及神经系统查体未见异常。

辅助检查：B超示双肾实质回声增强，大小正常。血 Hb 116～118 g/L，白细胞及血小板正常；尿比重≥1.030，PRO（＋＋）～（＋＋＋），RBC（＋）～（＋＋＋）/HP，尿蛋白定量1472 mg/d，血肌酐（Cre）81.9～93 μmol/L，尿素氮（Urea）10.8～12.1 mmol/L，胱抑素 C（CysC）1.55～1.56 mg/L，电解质正常，血气提示存在代谢性酸中毒。补体 C3 58 mg/L、C4 79 mg/L，自身抗体及 ANCA 阴性，肝炎全项及 HBV-DNA 阴性，ASO 正常。给予利尿降压、清除体内感染灶、维持内环境稳定、保护肾功能等治疗。复查血 Cre 76.2 μmol/L，代谢性酸中毒消失，评估肾功能 Ccr 83.95 ml/（min·1.73 m²），但尿蛋白定量仍高（1430 mg/d），加用卡托普利消蛋白治疗。治疗8周后复查仍存在低补体血症 C3 67～77 mg/L、C4 104～144 mg/L，尿常规仍示蛋白尿及血尿，且血常规提示贫血加重，Hb 96 g/L，伴肾功能进行性减退，予行肾穿刺检查。

[病理检查]

免疫荧光：可见5个肾小球 IgM（＋＋＋）、C3（＋＋＋＋）（图1），毛细血管袢系膜区花瓣样沉积；C1q（＋）、Fn（＋＋），系膜区毛细血管袢颗粒样沉积。

光镜：可见37个肾小球毛细血管呈分叶状（图2），肾小球体积肥大，细胞数目明显增多，可见较多的中性粒细胞浸润（图3）。系膜细胞和基质弥漫性中-重度增生，广泛插入，双轨征形成（图4，图5）。系膜区、内皮下嗜复红蛋白沉积，肾小管空泡颗粒变性伴灶状萎缩，肾间质灶状淋巴单核细胞浸润伴纤维化（图6），小动脉未见明显病变。

电镜：肾小球系膜细胞和基质中至重度增生、伴中性粒细胞浸润，内皮下、系膜区及节段上皮下电子致密物沉积，上皮足突广泛融合。

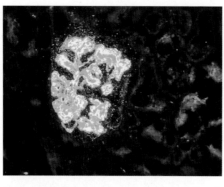

图1 C3 高强度沉积于毛细血管袢及系膜区,呈花瓣样外观(200×直接免疫荧光染色)

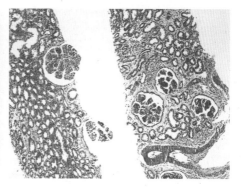

图2 低倍下见弥漫肾小球毛细血管袢分叶状(100×HE染色)

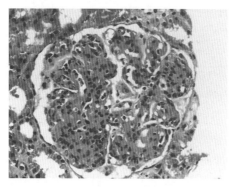

图3 肾小球体积增大,细胞数目明显增多,可见中性粒细胞浸润(200×HE染色)

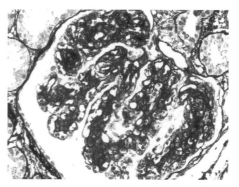

图4 肾小球毛细血管呈分叶状,系膜细胞和基质中-重度增生(200×六胺银染色)

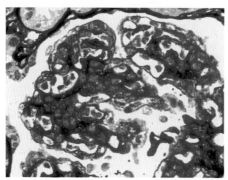

图5 高倍下见增生的系膜细胞和基质内皮下插入,双轨征形成(400×六胺银染色)

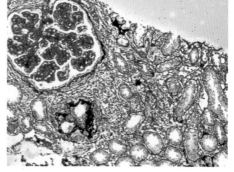

图6 灶性肾小管萎缩,间质淋巴单核细胞浸润伴纤维化(200×六胺银染色)

[病理诊断]

膜增生性肾小球肾炎(Ⅲ型)。

[病理分析]

膜增生性肾小球肾炎又称为系膜毛细血管性肾小球肾炎、分叶状肾小球肾炎、低补体性肾小球肾炎,临床表现 50%～60% 为肾病综合征、10%～20% 为急性肾炎综合征、少数为隐匿性肾炎或慢性肾炎综合征，多伴有低补体血症。光镜下肾小球病变为弥漫性，系膜细胞和基质弥漫重度增生，向毛细血管壁内皮下插入，致毛细血管壁增厚，形成双层或多层状外观（双轨征）。随后，系膜基质增生更为明显，毛细血管腔闭塞，毛细血管小叶间间隙变宽，致光镜下肾小球呈分叶状外观，故又称为分叶性肾炎。除系膜细胞增生外，可伴有内皮细胞增生、中性粒细胞浸润，晚期肾小球呈结节状球性硬化。大量的蛋白尿形成，肾小管上皮常空泡颗粒变性，肾小球病变重时相应的肾小管萎缩，肾间质淋巴单核细胞浸润及纤维化。本例肾穿镜下的主要表现为肾小球系膜细胞和基质弥漫性增生，广泛插入，双轨征形成，符合膜增生性肾小球肾炎。免疫荧光膜增生性肾小球肾炎常表现为 IgG 和 C3 高强度粗颗粒状沉积于毛细血管壁，镜下呈花瓣样外观，IgM、IgA、C4 也可阳性，部分病例荧光标记均呈弱表达或阴性。本例为 C3 和 IgM 的高强度沉积。

电境检查根据免疫复合物沉积的部位可分为 I 型膜增生性肾小球肾炎和Ⅲ型膜增生性肾小球肾炎。I 型膜增生性肾小球肾炎免疫复合物沉积于系膜区和内皮下，该型最多见，占膜增生性肾小球肾炎的45%。Ⅲ型膜增生性肾小球肾炎占20%，多发生于青年女性，免疫复合物除沉积于系膜区、内皮下外，还沉积于上皮下，沉积于上皮下的免疫复合物可致基底膜外侧反应性增生及钉突形成。部分Ⅲ型膜增生性肾小球肾炎光镜下除 I 型的病理特点外，可见上皮下嗜复红蛋白沉积及钉突形成。本病例电镜显示上皮下免疫复合物节段性沉积，应属于Ⅲ型膜增。另外所谓的Ⅱ型膜增生肾小球肾炎属于代谢性疾病，发病机制为补体代谢障碍、基底膜内糖蛋白变性、C3 及其裂解产物形成的电子致密物沉积于基底膜上。

鉴别诊断：①毛细血管内增生性肾炎：毛细血管襻呈分叶状，但增生细胞主要为内皮细胞，无系膜插入，电境下可见驼峰状电子致密物。②Ⅲ期膜性肾病和不典型膜性肾病：虽可见双轨征样基底膜，但无系膜细胞和基质明显增生和插入，电子致密物沉积于基底膜。③致密物沉积病：光镜表现与 MPGN 相似，电境下电子致密物带状沉积于基底膜内。④晚期膜增生肾小球肾炎需与表现为系膜结节状增生的肾小球病相鉴别，包括糖尿病肾病、淀粉样肾病、轻链肾炎及过敏性紫癜性肾炎等；糖尿病肾病具有糖尿病病史，肾小球镜下可见特征性 KW 结节；淀粉样变性肾病镜下可见睫毛状结构及刚果红染色阳性；轻链肾炎免疫荧光 κ 轻链蛋白阳性。

[临床分析]

膜增生性肾小球肾炎（MPGN）是根据病理特点定义的一种肾小球疾病，占肾小球疾病的1.2%~4.2%。它好发于8~16岁的儿童及青少年。临床上常常可表现为肾病综合征、高血压、肾小球源性血尿以及进行性肾衰竭，并常伴有血清中的补体 C3 和（或）C4 浓度持续性降低。此症预后差，病死率高。

MPGN 特征性的病理学改变是光镜下系膜细胞和基质弥漫重度增生，毛细血管壁的重构（系膜组织的插入和基底膜"双轨"征形成），肾小球毛细血管襻呈分叶状改变，免疫荧光示肾小球毛细血管襻可见大量的免疫复合物沉积。如病理改变表现为 MPGN，在予特殊治疗之前，应注意是否存在继发性病因，如慢性感染、自身免疫性疾病、单克隆丙种球蛋白血症、补体调节异常、肿瘤以及慢性和痊愈的血栓性微血管病等。

MPGN 的治疗根据 2010 年中华医学会儿科学分会肾脏病学组颁布的激素耐药型肾病综合征诊治指南中关于 MPGN 的治疗推荐，可选用大剂量的 MP 冲击序贯泼尼松和环磷酰胺（CTX）冲击治疗；或选用其他免疫抑制剂，如环孢素（CsA）、他克莫司（TAC）或吗替麦考酚酯（MMF），但都为小样本或专家观点，尚有待于多中心研究。而 2012 年 KDIGO 指南的治疗推荐，如临床表现为肾病综合征和进行性肾功能减退者，需接受口服 CTX 或 MMF 联合隔日或每日小剂量激素进行初始治疗，疗程不超过 6 个月。但由于 MPGN 的临床表现各异，故需根据患儿的个体差异及病理特点选择适当的治疗方案，强调治疗个体化。

本报告患儿以急性肾炎综合征起病，伴有补体 C3 及 C4 浓度的降低、肾小球源性血尿以及肾功能减退，临床上易误诊为链球菌感染后急性肾小球肾炎，但后监测补体仍持续性降低、肾功能进行性损害，临床上不能用此症解释，故应注意 MPGN、乙肝病毒相关性肾炎、狼疮性肾炎、ANCA 相关性血管炎等疾病的可能性。临床上除了行相关的病原学、免疫学等检查外，肾穿刺检查明确病理是至关重要的。

（刘妍　张碧丽　赵林胜）

病例 018　肉眼血尿、水肿

[临床病例]

患儿，女，11岁。主因"茶色尿2周余，水肿1周"入院。入院前2周余出现茶色尿，全程均匀一致，无血凝块；伴水肿，由眼睑波及全身，晨重暮轻；伴头痛、呕吐，外院测血压最高130/100 mmHg；经治疗1周后水肿减轻、头痛缓解、呕吐消失，但因持续肉眼血尿而转入我院治疗。入院前1个月患上呼吸道感染，口服药物治疗3天好转。既往无肾脏病病史，无家族性肾脏病病史、肾毒性药物应用史及传染病接触史。入院体格检查：血压125/80 mmHg，眼睑水肿，面色红润，卡介苗划痕（+），咽不红，双侧扁桃体Ⅰ度肿大，双肺呼吸音清，未闻及干湿啰音，心音有力，律齐，各瓣膜听诊区未闻及杂音；腹平软，肝脾肋下未及，肾区叩击痛（-），四肢肌力肌张力正常。

辅助检查：血常规：WBC 6.0×10^9/L，N 62%，L 38%，RBC 3.8×10^{12}/L，Hb 115 g/L，PLT 203×10^9/L。尿常规：pH 6.5，SG 1.020，PRO 3+，BLD 3+；镜检：RBC 3+/HP，WBC 5~7/HP。尿蛋白定量：118 mg/（kg·d）。肝肾功能：ALB 3.45 g/dl，TCho 200 mg/dl，肌酐100.4 μmol/L，内生肌酐清除率60.10 ml/（min·1.73 m^2）[80~120 ml/（min·1.73 m^2）]，钠排泄分数3.31，钾排泄分数19.35。ASO 377 IU/ml（0~116 IU/ml），C3 145 mg/L（600~1400 mg/L），IgG 10 400 mg/L，IgA 2340 mg/L（710~1910 mg/L），IgM 1840 mg/L（470~1130 mg/L），乙肝全项阴性，ANA阴性，ENA阴性，ANCA阴性。BUS：右肾115 mm×39 mm，左肾115 mm×47 mm，皮髓质界限不清。胸片及心脏超声检查未见异常。

临床诊断：考虑急性肾小球肾炎（链感后）？急进性肾小球肾炎？IgA肾病？急性肾损伤？

入院后给予抗感染、利尿、降压、保护肾功能等治疗，患儿血压正常、水肿消退，但仍持续肉眼血尿超过3周并合并急性肾损伤，于入院第10天行经皮肾组织活检术以明确诊断，指导治疗，判定预后。

[病理检查]

免疫荧光：可见4个肾小球，C3（++++）系膜区毛细血管袢团块颗粒状沉积（图1），IgG阴性、IgA阴性、IgM阴性、C1q阴性、Fn阴性。

光镜：24个肾小球，肾小球体积增大，细胞数增多，可见较多的中性粒细胞浸润，毛细血管袢呈分叶状（图2），内皮细胞弥漫增生（图3，图4），内皮下、系膜区嗜复红蛋白沉积；肾小管上皮空泡颗粒变性，肾间质、小动脉未见明显病变。

电镜：肾小球系膜细胞和内皮细胞弥漫增生伴中性粒细胞浸润，系膜区可见电子致密物沉积，基底膜无明显病变，上皮足突大部分融合。

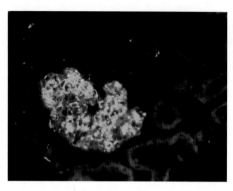

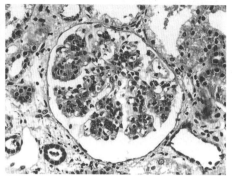

图1　C3高强度沉积于毛细血管袢（100×直接免疫荧光染色）

图2　肾小球毛细血管袢分叶状，肾小球内的细胞数目增多，可见较多的中性粒细胞浸润（200×HE染色）

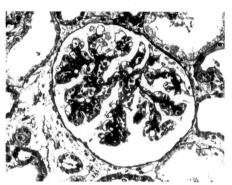

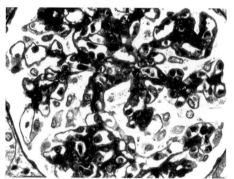

图3　肾小球毛细血管呈分叶状，内皮细胞增生（200×六胺银染色）

图4　高倍下见内皮细胞增生，毛细血管腔内见2个或多个内皮细胞（400×六胺银染色）

[病理诊断]

毛细血管内增生性肾小球肾炎。

[病理分析]

毛细血管内增生性肾小球肾炎（endocappillary proliferative glomerulonephritis, EPGN）是以内皮细胞和系膜细胞共同增生为特征的弥漫性肾小球疾病。因发病与感染密切相关，特别是溶血性链球菌感染，也称为链球菌感染后肾小球肾炎。EPGN好发于儿童及青年。光镜下急性增生性病变最常见，肾小球细胞成分增多，血管袢肥大、分叶状，充满肾小囊，毛细血管腔有不同程度的变窄甚至堵塞。增生细胞以内皮及系膜细胞为主，常伴渗出性炎症，以中性粒细胞浸润为主，上皮下可见嗜复红蛋白沉积。病变不同时期的光镜下表现不同，早期和极期可见内皮细胞弥漫增生伴较多的中性粒细胞浸润；随后炎症浸润减少，内皮细胞和系膜细胞共同增生；后期内皮细胞逐渐吸收，镜下可仅表现为系膜增生性肾小球肾炎。少数患者肾小球病变严重，部分毛细血管袢断裂，红细胞自毛细血管内逸出，出现坏死性炎症或出血性炎症，上皮细胞增生致新月体形成。迁延不愈病例系膜细胞基质增生可出现不同程度的肾小球硬化改变。

肾小管改变不突出，呈上皮细胞空泡和颗粒变性或肾小管炎；肾间质轻度水肿，迁延不愈的病例可出现肾小管萎缩、相应间质单核细胞及淋巴细胞的灶性浸润及纤维化。免疫荧光以 IgG 及 C3 为主的颗粒状物质高强度沉积于肾小球毛细血管袢，随着病程的进展，C3 的沉积强度可大于 IgG；偶可见 IgM、IgA、Clq、C4 等少量沉积；后期免疫复合物可沉积物系膜区；小血管及肾小管上很少见免疫复合物沉积；部分病例免疫荧光均表现为阴性或仅有 C3 沉积。本例免疫荧光检查仅见 C3 高强度沉积于毛细血管壁。电镜检查于疾病早期可见电子致密物沉积及内皮细胞增生、以中性粒细胞为主的炎细胞浸润，上皮下驼峰（hump）状电子致密物沉积，足突节段性融合，电子致密物分布与荧光显微镜下沉积类型相关，后期原电子致密物吸收可见驼峰状电子透亮区。

鉴别诊断：①继发于其他毛细血管内增生型疾病，如毛细血管内增生型 IgA 肾病、毛细血管内增生型狼疮，EPGN 与后者的临床表现、免疫病理及电境均有不同，可资鉴别；②膜增生性肾小球肾炎：毛细血管袢虽表现为分叶状改变，但增生细胞以系膜细胞和基质为著，且有插入及双轨征形成。

[临床分析]

病理诊断支持急性链球菌感染后肾小球肾炎，该病为自限性疾病，以对症治疗、防止急性期并发症、保护肾功能为主。患儿于发病 4 周后尿色正常，12 周补体恢复正常，4 个月尿蛋白转阴。

急性链球菌感染后肾小球肾炎又称毛细血管内增生性肾小球肾炎，好发于学龄期儿童，由 A 族 β 溶血性链球菌致肾炎菌株感染后引起。前驱感染如为呼吸道感染多在发病前 1~3 周，而皮肤感染多在发病前 3~6 周。ASO 增高，补体 C3 下降并于 6~8 周恢复正常为特异性化验指标。临床表现主要为水肿、尿量减少、肉眼血尿等。轻者可无临床症状，仅表现为镜下血尿，伴低补体血症，称为轻型肾炎，多在链球菌感染后的尿常规筛查中发现；重者可合并循环充血、高血压脑病和急性肾衰竭，多出现于发病 2~3 周。此外，有临床表现典型且严重而尿检呈一过性轻微改变甚至尿检正常的肾外症状性肾炎，还有少部分患儿以急性肾小球肾炎起病，逐渐呈肾病表现，称为肾炎后肾病者。该病的典型病理改变"驼峰"出现于发病 7~10 天，但部分患儿的肾活检时间多在 2~3 周。在诊断该病时需要与其他病原感染所致的急性肾小球肾炎、急进性肾小球肾炎、继发性肾小球肾炎以及依靠病理诊断的 IgA 肾病、膜增生性肾小球肾炎相鉴别。出现以下情况时应行肾活检：补体改变不典型者（急性期补体不下降或持续低补体血症超过 8 周）；持续高血压 3~4 周者；蛋白尿严重达肾病水平且持续不下降者；肾功能进行性下降者；肉眼血尿超过 3~4 周不消失者；镜下血尿超过 1 年不消失者。

（刘艳　张碧丽　赵林胜）

[临床病例]

　　患儿，男性，15 岁。主诉间断水肿 1 月余，加重 1 周。患儿于入院前 1 个月余出现眼睑水肿，进行性加重至全身，尿量减少，尿中泡沫多。于外院诊断原发单纯型肾病综合征，服用泼尼松 20 mg，3 次 / 日共 4 周，水肿曾有短暂消退，继而再次出现全身水肿，尿蛋白持续（＋＋＋）。发病以来，无发热及尿路刺激症状，无肉眼血尿，无头疼、呕吐及抽搐。否认肾脏病家族史，否认传染病既往史及接触史。入院查体：体重 62 kg，血压 120/80 mmHg，神志清楚，颜面、双下肢、阴囊水肿，满月脸，面部痤疮，咽部充血，双肺呼吸音粗，未闻及干湿啰音，心脏听诊未见异常，腹部膨隆，无压痛、无反跳痛，移动性浊音阳性。入院后检查：尿 RBC（＋~＋＋＋）/HP，尿蛋白 4.3 g/d，血白蛋白 16.7 g/L，Tcho 12.4 mmol/L，EBV-Ab 阴性，CMV-Ab 阴性，ANA、ENA、ANCA 均阴性，肝炎全项阴性，补体（C3、C4）无降低。胸 CT：双肺炎性实变，双侧胸腔积液。腹部 B 超：肾实质弥漫性病变，大量腹水。PPD 72 小时阴性。

[病理检查]

　　免疫荧光：可见 5 个肾小球，IgG（＋＋＋）（图 1）、IgM（＋＋＋）、C3（＋＋）、FRA（＋）毛细血管袢系膜区颗粒团块状沉积；HBsAg 阴性，HBcAg 阴性，IgA 阴性，C1q 阴性。

　　光镜：肾小球基底膜弥漫空泡变性、节段性增厚（图 2），局部可见钉突形成（图 3），系膜细胞和基质轻度增生，上皮下、系膜区嗜复红蛋白沉积，肾小管上皮空泡变性，间质小动脉无明显病变。

　　电镜：肾小球系膜细胞和基质轻度增生，基底膜增厚，上皮下、基底膜内及系膜区电子致密物沉积，上皮足突广泛融合；肾小管上皮空泡变性，溶酶体增多；肾间质无明显病变。

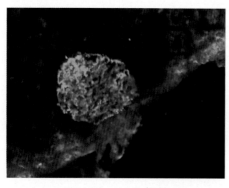

图 1　IgG 较高强度沉积于毛细血管壁及部分系膜区（100×直接免疫荧光染色）

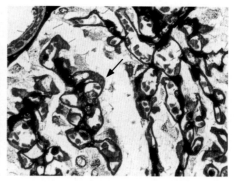

图 2　肾小球基底膜节段性增厚，弥漫空泡变性（黑色箭头标示）（400×六胺银染色）

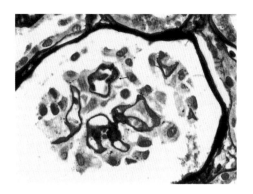

图 3　肾小球基底膜钉突形成（黑色箭头标示）
（400×六胺银染色）

[病理诊断]

不典型膜性肾病。

[病理分析]

膜性肾病（membranous nephropathy, MN）以上皮下免疫复合物沉积导致基底膜增厚为特征肾小球肾炎。临床主要表现为肾病综合征的症状，也可表现为非肾病范围的蛋白尿。通常膜性肾病指原发性膜性肾病，好发于中老年人；儿童原发性膜性肾病少见，多为继发性膜性肾病。所谓的不典型膜性肾病是指出现多种免疫复合物、多部位（除上皮下和基底膜，出现系膜区、内皮下等）沉积、系膜细胞和基质增生等，病理改变表现为继发性肾小球肾炎的特点，但未找到确切病因的病理表述。除以上特点外，不典型膜性肾病与 MN 在免疫荧光、光镜及电镜特点方面大致相同。MN 的免疫荧光主要表现为 IgG 和 C3 颗粒状沉积于毛细血管基底膜。根据基底膜的病变程度，MN 分为五期，各期有不同的病理改变。Ⅰ期 MN 光镜下肾小球基底膜可表现正常或仅见空泡变性；电镜仅见上皮下少量电子致密物沉积，散在分布，基底膜结构完整，上皮足突融合。Ⅱ期 MN 肾小球基底膜增厚，可见钉突样改变，Masson 染色可见上皮下嗜复红蛋白；电镜见上皮下电子致密物增多，序列排列于基底膜上皮侧，电子致密物之间基底膜样物质向上皮侧增生，形成钉突。Ⅲ期 MN 肾小球基底膜弥漫增厚，Masson 染色可见上皮下嗜复红蛋白增多，基底膜呈双轨征或链环状；电镜下电子致密物沉积进一步增多，基底膜样物质增生包绕电子致密物，形成大量电子致密物沉积于基底膜内外观，基底膜明显增厚，出现不规则分层，上皮足突广泛融合。Ⅳ期 MN 免疫复合物吸收好转，光镜下表现为基底膜不规则增厚；也可进一步恶化，表现为系膜基质增生至球性和节段性硬化，上皮足突广泛弥漫融合；电镜下增厚基底膜内电子致密物吸收，出现电子透亮区，基底膜呈虫蚀样改变，部分吸收不良患者系膜基质增多，呈硬化改变，足细胞足突融合。Ⅴ期 MN 肾小球形态恢复正常，但临床很少见。本例出现 IgG、IgM、C3、FRA 多种免疫符合物沉积及系膜细胞和基质增生，符合不典型膜性肾病的诊断。

鉴别诊断：原发性膜性肾病。常仅表现为基底膜的改变，无系膜细胞和基质增生，无多种免疫复合物及多部位的沉积。

[临床分析]

膜性肾病是一个病理形态学诊断名词，特征性病理改变是肾小球毛细血管祥上皮侧弥漫性免疫复合物沉积，伴基底膜弥漫性增厚。是成人肾病综合征患者最常见的病理类型之一；儿童发病率较低，约占儿童肾病综合征的5%。膜性肾病患者的临床表现和预后差异较大，可自发缓解也可表现为持续性肾病综合征，其中30%~40%的患者进展到终末期肾病，而且停药后复发率高，且至今尚无公认的最佳治疗方案。

依病因可分为原发性（又称特发性）和不典型膜性肾病（也称继发性）。不典型膜性肾病是指由感染（包括肝炎病毒、EB病毒、巨细胞病毒等）、恶性肿瘤、自身免疫性疾病、药物或毒物等原因引起的，病理表现除累及肾小球基底膜及其上皮侧外，还累及肾小球内皮细胞、系膜细胞及系膜基质等多部位，免疫荧光C1q常见且荧光强度强，IgG亚型与原发性不同。在膜性肾病中，儿童主要为不典型膜性肾病。因此，病理表现为膜性肾病的患儿应寻找继发因素，尤其注意与乙型肝炎病毒相关性肾炎进行鉴别。

此患儿的临床表现为原发性肾病综合征（激素耐药），反复追问，否认传染病（尤其乙型肝炎）病史及接触史，实验室检查未发现相关继发因素，根据病理检查结果，给予甲泼尼龙冲击治疗后，激素逐渐减量，加用他克莫司治疗。4周后，水肿消退，体重51kg，尿蛋白（++）。由此，对于激素耐药的肾病综合征患儿病理检查尤为重要。

（张瑄　张碧丽　赵林胜）

病例 020　水肿，尿量减少，大量蛋白尿

[临床病例]

　　患儿，男，1岁4个月。主因水肿10天入院。入院前10天出现眼睑水肿，逐渐波及全身，伴有尿量减少，尿色如常。无发热、皮疹等。既往体健，否认肾毒性药物使用史，否认近期疫苗接种史。患儿系抱养儿，家族史不详。入院时查体：血压85/55 mmHg，全身指凹性水肿，心音有力，律齐，双肺呼吸音粗，腹膨隆，移动性浊音阳性。

　　实验室检查：尿蛋白定量119 mg/（kg·d），血白蛋白12.1 g/L，总胆固醇10.32 mmol/L，纤维蛋白原5.891 g/L，肌酐41.4 μmol/L，尿素3.2 mmol/L，血 ANA、抗 ds-DNA、抗 SM 抗体、抗 SSA、抗 SSB 均阴性，抗中性粒细胞胞质抗体（ANCA）阴性。乙肝病毒表面标志物：乙肝病毒表面抗体（HBsAb）阳性，其余阴性。

[病理检查]

　　免疫荧光：C1q（+++）系膜区团块状沉积（图1），IgG（++），IgA（+），IgM（+），C3（+）系膜区毛细血管壁团块颗粒状沉积，肾小球系膜细胞和基质轻度弥漫性增生（图2），局灶中度加重（图3），肾小管上皮多灶重度空泡变性（图4），肾间质、小动脉未见明显病变。

　　电镜：肾小球系膜细胞和基质轻度增生，系膜区、副系膜区团块状电子致密物沉积，基底膜无明显病变，上皮足突大部分融合，肾小管上皮溶酶体增多，肾间质无明显病变。电镜符合 C1q 肾病。

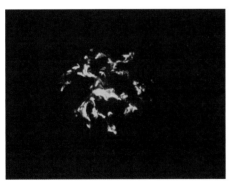 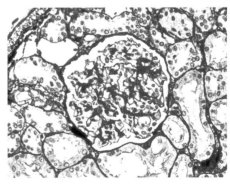

图1　C1q较高强度（+++）沉积于肾小球系膜　　图2　肾小球系膜区轻度增生（200×六胺银染色）
　　　区（200×直接免疫荧光染色）

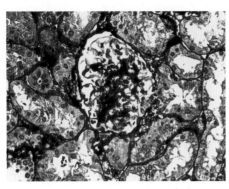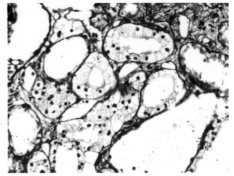

图 3　肾小球系膜区中度增生（200×六胺银染色）　图 4　肾小管灶性重度空泡变性（400×六胺银染色）

[病理诊断]

C1q 肾病（轻 - 中度系膜增生）。

[病理分析]

　　C1q 肾病是来自于免疫病理的诊断名词，是以肾小球系膜区 C1q 沉积为主的一类肾小球疾病。国内报道好发于儿童。C1q 肾病的 Jennette 诊断标准为弥漫性肾小球系膜区 ≥ ++C1q 沉积，同时排除系统性红斑狼疮性肾炎及 I 型膜增生性肾炎。临床表现为大量蛋白尿或肾病综合征，部分患者也可有镜下血尿。免疫荧光见弥漫性肾小球系膜区 C1q 较高强度的沉积，可伴有 IgG、IgA、IgM、C3 的强弱不等的沉积，强度通常低于 C1q。本例肾小球系膜区伴有 IgG（++）、IgA（+）、IgM（+）、C3（+）多种免疫复合物沉积。光镜下组织学改变主要表现为系膜细胞和基质增生，但可表现多样，可为微小病变性肾病、系膜增生性肾炎、局灶增生性肾炎或局灶节段性肾小球硬化及膜性肾病等病理改变。肾小管病变常无特殊，可表现为大量蛋白尿及低蛋白血症导致的继发改变。肾小管表现为多灶状重度水肿。电镜可见系膜区低密度电子致密物沉积及系膜细胞和基质增生。

　　鉴别诊断：①继发性系膜增生性肾小球肾炎：根据临床无确切病因、免疫荧光以弥漫系膜区 C1q 较高强度的沉积为主，C1q 肾病可与继发性系膜增生性肾小球肾炎相鉴别；②微小病变型肾病：部分 C1q 肾病病变轻微，需与微小病变型肾病相鉴别，微小病变型肾病的免疫荧光无免疫球蛋白沉积或仅表现为 IgM 弱阳性。

[临床分析]

　　本病例的临床表现符合原发性肾病综合征，结合病理免疫荧光检查，诊断为系膜增生性 C1q 肾病。因激素耐药，给予甲泼尼龙联合环磷酰胺（CTX 的累计剂量为150 mg/kg）冲击治疗，监测尿蛋白仍（++ ~ +++），改为他克莫司 0.1 mg/（kg·d）口服，1 个月后尿蛋白转阴。

　　C1q 肾病的病因和发病机制尚不明确，免疫组化和电镜检查提示其与原位或循环免疫复合物有关。目前诊断 C1q 肾病仍使用 Jennette 等 1985 年制定的标准：肾小球系膜区有显著的 C1q 沉积，并排除系统性红斑狼疮、乙肝病毒相关性肾炎及 I 型膜增生性肾炎。按免疫荧光 0～（++++）积分，C1q 的沉积强度必须≥（++），且呈弥漫性沉积。诊断 C1q 肾病主要需排除狼疮肾炎。Clq 肾病的临床主要表现为肾病综合征（NS）或大量蛋白尿，但也可表现为无症状性蛋白尿、血尿、蛋白尿伴血尿。表现为 NS 及大量蛋白尿者，通常呈激素依赖或激素耐药。此外，还可呈现小管间质性肾炎、新月体性肾炎、薄基底膜肾病等表现。C1q 肾病的预后取决于其临床表现及病理类型，临床呈肾病综合征、病理为 FSGS 者预后差，病理表现为 MCD 者预后明显优于 FSGS。C1q 肾病的治疗目前尚缺乏规范的方案。因为临床多表现为 NS 或肾病水平蛋白尿，且往往激素耐药或激素依赖，多数需要联合其他免疫抑制剂治疗，如 CTX 或钙调神经磷酸酶抑制剂（CNIs）。

（刘喆　张碧丽　赵林胜）

病例 020

水肿，尿量减少，大量蛋白尿

[临床病例]

患儿，女，13 岁。主因镜下血尿 8 年余，为行肾穿刺入院。患儿 8 年前因排尿不适验尿常规发现镜下血尿。病程中无水肿及尿中泡沫增多，无尿量改变，无夜尿增多，无尿频、尿急及尿痛；无乏力、盗汗、消瘦，无头疼、头晕、视物模糊，无皮疹、关节痛。否认肾脏病家族史。患儿 8 年中定期监测尿常规并于本院肾内科门诊随访，无不适症状，但镜下血尿持续存在，无肉眼血尿发作，无蛋白尿，血压正常。

尿液检查：尿常规：SG 1.005 ~ 1.025，pH 6.0 ~ 6.5，Pro 阴性；镜检：RBC（3-5）~（++）/HPF。尿涂片、尿内毒素、尿培养均阴性；肾早损尿液检查未见异常；尿钙定量 3.14 mg/（kg·d），24 小时尿蛋白总量 25 mg/d。

血液检查：血生化 Cre 60 μmol/L，Urea 3.9 mmol/L，TP 6.86 g/dl，ALB 4.55 g/dl，Tcho 159 mg/dl，ALT 9 U/L，AST 16 U/L，γ-GT 8 U/L，凝血功能未见异常。ANA、ENA 阴性，cANCA 阴性，乙肝五项阴性，ASO 阴性。内生肌酐清除率 85 ml/（min·1.73 m²）。

影像学检查及超声检查：肝、脾、肾、胆囊未见异常。

[病理检查]

免疫荧光可见 6 个肾小球，C3（+）系膜区毛细血管袢团块颗粒状沉积（图 1），IgG、IgA、IgM、C1q、Fn 阴性。光镜下肾小球未见明显异常（图 2，图 3），病理通常描述为肾小球系膜细胞和基质轻度增生，肾小管及肾间质小动脉未见明显病变。电镜显示肾小球基底膜大部分变薄（图 4），上皮足突偶见融合，未见电子致密物；肾小管无明显病变，肾间质无明显病变。电镜符合薄基底膜肾病。

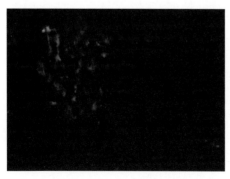

图 1 C3 低强度沉积于系膜区及毛细血管壁（200× 直接免疫荧光染色）

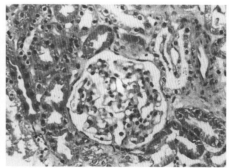

图 2 肾小球未见明显病变（200×HE 染色）

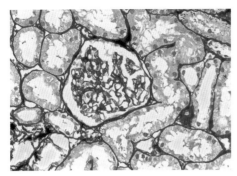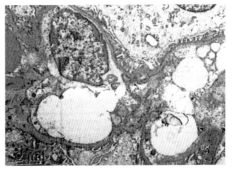

图 3 肾小球未见明显病变（200×六胺银染色）　图 4 肾小球毛细血管基底膜弥漫性变薄（透射电镜 5000×）

［病理诊断］

薄基底膜肾病。

［病理分析］

薄基底膜肾病（thin basement membrane nephropathy）是以肾小球毛细血管基底膜弥漫变薄为特征的肾脏疾病，临床表现为持续性镜下血尿，患者多数有家族史。免疫荧光和光镜下常无异常，可出现免疫荧光 C3、IgM 的弱阳性，本例伴有 C3 阳性沉积，无意义；银染基底膜不易着色或着色弱；电镜是诊断本病的唯一确诊方法，透射电镜下可见肾小球毛细血管基底膜弥漫变薄，仅为同龄正常人的 1/3 ~ 1/2，无电子致密物沉积。

鉴别诊断：Alport 综合征。部分患者的临床表现、光镜及免疫荧光均与薄基底膜肾病表现相同，两者也需电镜下鉴别。Alport 综合征电镜表现为肾小球毛细血管基底膜致密层增厚，呈撕裂状或蛛网状外观，部分患者可表现为基底膜节段性变薄，而薄基底膜肾病肾小球毛细血管基底膜弥漫变薄。

［临床分析］

薄基底膜肾病指临床表现为良性家族性血尿，病理以肾小球基底膜弥漫性变薄为特征的遗传性肾脏疾病。1966 年，McConcille 首次发现此病，并称之为"良性家族性血尿"。1973 年，Rogers 首次发现此病的唯一病理改变为电镜下肾小球基底膜弥漫变薄，并命名为"薄基底膜肾病"。在持续性镜下血尿患者中占 26% ~ 51%，发作性肉眼血尿者中占 10% 为薄基底膜肾病。

临床表现：1 ~ 86 岁均可发病，儿童的发病年龄平均为 7 岁，成人的发病年龄约 37 岁。男女比例为 1∶2 ~ 1∶3。典型表现为持续性镜下血尿，肉眼血尿不常见。伴发症：儿童以无症状单纯肉眼血尿常见；成人 45% ~ 60% 合并轻度蛋白尿，< 20% 合并轻度高血压。预后：肾功能可长期维持在正常范围内，< 10% 的患者多年后可出现肾功能不全。薄基底膜肾病的诊断标准：①临床、家族史、实验室检查和病理学检查，排除继发性肾小球病、泌尿外科疾病和 Alport 综合征，属原发性肾小球病患者；②GBM

弥漫性变薄，少数或个别肾小球 GBM 变薄范围至少 ≥ 50%，GBM 仅可在局部和孤立的区域存在有分层或增厚，并无发展趋势；③ GBM 的平均厚度 ≤ 280 nm（由于测定方法的差异，有学者提出以 GBM 平均厚度 ≤ 250 nm 作为诊断标准）。

本病例镜下血尿 8 年余，首先应按血尿待查进行系统鉴别：

肾小球源性血尿：（1）迁延性肾小球肾炎：有明确的急性肾炎病史，血尿和（或）蛋白尿迁延 1 年以上；或没有明确的急性肾炎病史，但血尿和蛋白尿超过半年，不伴有肾功能不全或高血压。（2）慢性肾小球肾炎：病程超过 1 年，或隐匿起病，有不同程度的肾功能不全或肾性高血压的肾小球肾炎。（3）IgA 肾病：发作性肉眼血尿，常发生在感染之后，肾组织免疫病理检查表现为系膜区 IgA 沉积。确诊依靠病理诊断。（4）遗传性肾小球疾病：本患儿无肾脏病家族史，父母尿常规未见异常，确诊需肾穿刺。（5）继发性肾脏疾病：①风湿性疾病：如过敏性紫癜、系统性红斑狼疮均可导致肾实质损害。本患儿无皮疹、关节、黏膜等损害 ANA、ENA 阴性，cANCA 阴性。②乙肝病毒相关性肾炎：无乙肝病史，肝功能正常，乙肝五项阴性，不支持。

非肾小球源性血尿：①泌尿系统感染：患儿有镜下血尿，无尿路刺激症状，尿涂片、尿内毒素、尿培养均阴性。②高钙尿症：可表现为镜下血尿，患儿 24 小时尿钙定量 3.14 mg/（kg·d）。③泌尿系统畸形、肿瘤：影像学不支持。④全身出血性疾病：患儿无出血性疾病病史，查体未见出血点，凝血功能未见异常，不支持。

（张碧丽　赵林胜）

《小儿疑难病例临床与病理》

病例 022　眼睑水肿，发热伴间断腹痛、呕吐

[临床病例]

患儿，女，10岁。主因眼睑水肿1周，发热伴间断腹痛、呕吐4天入院。患儿于入院前6个月肩关节、膝关节、踝关节、髋关节出现游走性疼痛，无红肿，无活动受限，持续约2个月自行缓解。入院前1个月发现面色苍白，不伴头晕、头痛等不适。自发病以来无发热、皮疹，无咳喘，无多饮、多尿，无乏力、消瘦。既往无肾脏病病史，否认肝炎、结核等传染病病史，否认有肾脏病家族史，按时预防接种。体检：体温36.8℃，呼吸25次/分，脉搏110次/分，血压120/70 mmHg。重度贫血貌，双侧鼻腔通畅，各鼻窦区无压痛，全身皮肤无皮疹、无皮下结节，双眼睑及双下肢水肿。双肺呼吸音清，未闻及啰音，心音有力，律齐，心率110次/分，各瓣膜区未闻及杂音，双侧肾区叩击痛（＋），移动性浊音（＋），余未见异常。

实验室及辅助检查：外周血红细胞 2.29×10^{12}/L，血红蛋白61 g/L，白细胞及血小板数正常。尿蛋白定性（＋＋＋），镜检红细胞（＋＋）/HP，尿蛋白定量1.7 g/24 h（59 mg/kg）。血清总蛋白51.6 g/L，白蛋白31.9 g/L，球蛋白19.7 g/L，血清γ球蛋白5.11 g/L，胆固醇228 mg/dl，BUN 26.8 mmol/L，SCr 500 μmol/L，Ccr 12 ml/（min·173 m²）。血pH 7.30，血 HCO_3^- 16.2 mmol/L。入院第14天后，BUN 20.5 mmol/L，SCr 381.0 μmol/L，Ccr 10 ml/（min·1.73m²）；血 $β_2$ 微球蛋白3.8 mg/L；血pH 7.42，血 HCO_3^- 22.1 mmol/L；尿 $β_2$ 微球蛋白0.24 mg/L；血清IgG 6390 mg/L，IgA、IgM、C3、C4正常；血沉96 mm/h，ANA阴性，dsDNA阴性，Sm/RNA阴性，SSA/SSB阴性，HBsAg阴性，血cANCA阳性，血抗PR3抗体（＋＋＋）。双肾B超示双肾形态、大小正常。胸片阴性。胸CT阴性。行肾穿刺病理检查。

[病理检查]

免疫荧光见2个肾小球，IgG、IgM、IgA、C3、C1q、Fib均为阴性。光镜下可见9个肾小球，肾小球毛细血管袢严重破坏，其中可见5个大纤维性新月体（图1，图2）、3个大细胞纤维性新月体形成、1个小细胞性新月体形成；肾小管多灶状萎缩伴代偿性扩张，其余小管上皮空泡颗粒变性，小管内多数管型形成，肾间质多灶状淋巴单核细胞浸润伴纤维化（图3）；未见明显病变的小动脉。

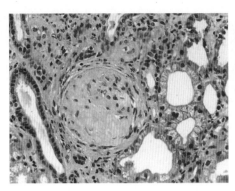

图 1 肾小球大纤维性新月体形成
（200×HE 染色）

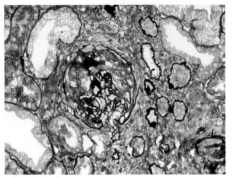

图 2 肾小球大细胞纤维性新月体形成，毛细血管袢皱缩，周围部分肾小管萎缩，部分肾小管代偿性肥大（200×六胺银染色）

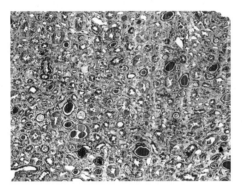

图 3 肾小管多数管型形成，肾间质纤维化
（200×Masson 染色）

[病理诊断]

新月体性肾小球肾炎（Ⅲ型）。

[病理分析]

新月体性肾小球肾炎是以弥漫性分布新月体形成为特征的肾小球肾炎，又称为毛细血管外增生性肾小球肾炎。由于大量新月体形成，临床主要表现为急进性肾炎综合征。光镜下主要表现为超过 50% 的肾小球新月体形成，新月体大部为大新月体或闭塞性新月体。病变肾小球毛细血管严重受损，血管壁可出现纤维素样坏死，肾小球囊囊壁基底膜断裂。早期形成的新月体由肾小囊脏层上皮细胞、浸润的炎细胞组成；继之成纤维细胞增生，胶原纤维形成，逐渐形成细胞纤维性新月体；最后胶原纤维进一步增生，毛细血管袢被挤压至完全闭塞，肾小球内由胶原纤维、基底膜样物质填充，称为硬化性新月体。肾小管多灶状、片状或弥漫性萎缩，相应的肾间质单核细胞浸润及纤维化。此外部分肾小球和肾小管可出现代偿性肥大。根据免疫病理，新月体肾炎分为 5 型，各型的免疫荧光表现分别为Ⅰ型为抗基底膜型，IgG 和 C3 沿肾小球毛细血管基底膜线状沉积；Ⅱ型为免疫复合物介导型，IgG、IgA、IgM、C3、C1q 等以不同组

合沉积于肾小球不同部位；Ⅲ型为寡免疫符合物型，免疫球蛋白及补体均阴性，但血清抗中性粒细胞抗体（ANCA）阳性；Ⅳ型具有Ⅰ和Ⅲ型的特点，即抗基底膜和免疫复合物均为阳性，IgG线状沉积于毛细血管基底膜，同时伴血清 ANCA 阳性；Ⅴ型为免疫复合物和 ANCA 均为阴性，免疫荧光为全阴性。本例血清 ANCA 阳性，肾小球无免疫复合物及补体沉积，符合Ⅲ型新月体性肾小球肾炎。电镜下主要表现为毛细血管祥严重损伤，基底膜断裂，肾小球囊内细胞增生，纤维素样沉积，新月体形成；Ⅱ型可见电子致密物沉积。

鉴别诊断：①各型新月体肾炎相互鉴别，根据临床及免疫病理可资鉴别；②Ⅱ型新月体性肾小球肾炎与继发性新月体性肾小球肾炎：多种肾小球肾炎（如毛细血管内增生性肾小球肾炎、膜增生性肾小球肾炎、狼疮性肾小球肾炎等）可演化为Ⅱ型新月体性肾小球肾炎的表现，需根据病史、光镜及免疫病理相互区分；③各种肾小球肾炎伴新月体形成：新月体性肾小球肾炎的诊断需多数新月体形成，超过 50% 的肾小球，并且为大新月体。

[临床分析]

寡免疫复合物型新月体性肾小球肾炎（pauci-immune crecentic glomerulonephritis, PICGN）是指免疫荧光无或仅见少量免疫复合物沉积于肾小球的新月体肾炎，单纯儿童病例少见报道。目前，多数的血管炎分类方法均未提到 ANCA 相关性新月体性肾炎〔临床称为急进性肾炎（RPGN）〕Ⅲ型的归属问题。临床发现Ⅰ型 RPGN 中患者中约有 30% 血清 ANCA 阳性，而Ⅲ型 RPGN 患者中约有 20% 血清 ANCA 阴性，据此将 RPGN 分为五种类型：Ⅰ型，抗肾小球基底膜型，抗 GBM 抗体阳性，ANCA 阴性；Ⅱ型，免疫复合物型；Ⅲ型，抗中性粒细胞抗体型，ANCA 阳性，抗 GBM 抗体阴性；Ⅳ型，混合抗体型，ANCA 阳性，抗 GBM 抗体阳性；Ⅴ型，特发型，ANCA 阴性，抗 GBM 抗体阴性。但已有报道在部分Ⅱ型 RPGN 患者中血清 ANCA 亦呈阳性；且抗 GBM 抗体可出现假阳性和假阴性，导致部分Ⅰ型 RPGN 误诊或漏诊，因此此种分型方法是否适用值得思考。

目前认为 PICGN 是系统性小血管炎肾脏受累的主要表现，其并非单一疾病，韦格纳肉芽肿（WG）、变应性肉芽肿病（CSS）、显微镜下多血管炎（MPA）、新月体肾炎Ⅲ型（RPGN Ⅲ）等血管炎常可累及肾脏，病理上均表现为 PICGN。文献报道国外 80% 以上、国内 50% 左右的 PICGN 患者的血清中可检测到抗中性粒细胞胞质抗体（ANCA）。本例患儿符合 ANCA 相关性寡免疫复合物新月体性肾炎Ⅲ型。

ANCA 既是 PICGN 区别于其他有免疫复合物沉积的新月体肾炎的重要标志，同时也是主要的致病因素。文献报道 ANCA 阳性的 PICGN 患者蛋白尿水平、肾病范围蛋白尿及肉眼血尿的发生率均显著低于 ANCA 阴性的患者；肾外器官中，ANCA 阳性的患者肺部受累的比例显著较高，提示 ANCA 阳性组的肾脏表现较轻、肾外表现较重。在肾脏病理方面 ANCA 阳性者的新月体比例显著高于 ANCA 阴性的患者，且纤维性新月体的比例高。由于 ANCA 阳性者的肾脏受累虽重但以慢性化病变为主，所以尿检反而较轻；与之相比较，ANCA 阴性者的细胞性新月体比例较高，但急性病变成分多，因而尿检表现较重。此外，ANCA 阳性者病变慢性化，影响了 EPO 的合成，所以贫血较重。临床研究发现 ANCA 阴性的 PICGN 患者预后显著优于 ANCA 阳性者。ANCA 阳性的患者预后不如 ANCA 阴性的患者可能出于以下几个原因：首先病理发现 ANCA 阳性的患者有较多的纤维性新月体，而表现为活动性病变的细胞性新月体较少，导致该组患者对免疫抑制剂治疗反应不佳；其次由于治疗效果不佳而较长时间应用免疫抑制剂，继发感染；最后 ANCA 阳性组患者存在较严重的肺部受累，肺出血也是引起患者死亡的重要原因之一。

本例患儿临床上具有如下特点：①无多器官损害表现；②肾脏受损较早，肾功能损害持续，临床症状较严重，存在肾病范围蛋白尿但未出现肾病综合征，无肉眼血尿；③贫血严重；④血沉增快，血γ球蛋白增高，ANCA 阳性，自身抗体阴性；⑤肾活检病理改变以广泛新月体形成为特点，肾小球有广泛纤维化，免疫荧光阴性；⑥糖皮质激素及免疫抑制剂效果不佳。大部分治疗特征与文献报道一致。新近有应用新型免疫抑制剂及其他生物制剂治疗 ANCA 相关性血管炎的病例报道，但效果尚不肯定。

总之，儿童 ANCA 相关性寡免疫复合物新月体性肾炎Ⅲ型病情发展凶猛，预后差，肾功能损害后恢复较困难。本文患儿治疗效果不理想的原因除与其病情有关外，笔者认为与就诊不及时不无关系。因此，提高对本病的认识、广泛开展肾活检及 ANCA 检查，有利于早期诊断、早期采取合理治疗，这对控制病情、改善预后有重要意义。

（王文红　赵林胜）

[临床病例]

患儿，女，13岁。主因水肿4天入院。患儿于入院前4天出现眼睑及颜面水肿，逐渐波及四肢，入院前2天出现尿量减少，入院前1天发现尿呈浅茶色，全程均匀一致，无尿频、尿急、尿痛及排尿困难，无多饮、多尿、夜尿增多、面色苍白；无乏力、盗汗、消瘦；无头痛、头晕、视物模糊；水肿同时出现皮疹，双颊部对称性，压之褪色，不伴痒感；无腹痛、呕吐，无发热、咳嗽、抽搐、脱发。既往体健。否认日光性皮炎及反复口腔溃疡病史；否认肾毒性药物应用史；否认腰外伤史；否认肝炎、结核等传染病接触史；否认既往肾脏病病史；否认肾脏病家族史及家族遗传病史。入院查体：血压120/80 mmHg，发育正常，营养中等，神志清，呼吸平，面部对称性大片状皮疹，压之褪色，无出血点，颜面及四肢水肿（非指凹性），卡介苗划痕（+），口腔黏膜光滑，咽部充血，双侧扁桃体无肿大，双肺呼吸音粗，未闻及啰音，心音有力，律齐，腹平坦，无压痛及反跳痛，移动性浊音（-），肝脾肋下未触及；肾区无叩击痛；四肢活动可，关节无红肿。入院后辅助检查：血常规 Hb 123 g/L，RBC 4.5×10^{12}/L，WBC 6.0×10^9/L，N 65%，L 30%，M 5%，PLT 339×10^9/L，Na 129.0 mmol/L，K 4.63 mmol/L，Cl 102.1 mmol/L，AG 10.5 mmol/L，Ca 7.8 mg/dl，P 6.03 mg/dl，Mg 0.96 mmol/L，Cre 91.0 μmol/L，Urea 11.1 mmol/L，β_2-MG 3.40 mg/L ↑，Cys C 1.40 mg/L ↑，UA 386 μmol/L，ALB 2.21 g/dl，TCho 225 mg/dl，ALT、AST、γ-GT 正常，血 IgG 6010 mg/L ↓，IgA 2854.4 mg/L ↑，IgM 1760 mg/L，C3 1030 mg/L，C4 222 mg/L，ASO 正常，血 ssA 阳性，ANCA 阴性，肝炎病毒血清标志物未见异常，尿蛋白定量 101.1 mg/（kg·d），尿常规 PRO（-）～（+++），RBC（-）～（+++）/HP。行肾穿刺病理检查。

[病理检查]

免疫荧光见3个肾小球，IgM（+）（图1），C3（±）毛细血管壁系膜区团块颗粒样沉积，IgG、IgA、C1q、Fib 均为阴性。光镜下肾穿刺组织可见35个肾小球，肾小球系膜细胞和基质轻度弥漫增生，其中3个肾小球毛细血管襻疝入近端肾小管（图2）、2个肾小球尿极足细胞增生肥大，尿极球囊粘连（图3），肾小管上皮空泡颗粒变性，小灶状重度空泡变性（图4），肾间质、小动脉无明显病变。电镜下可见4个肾小球，肾小球脏层上皮细胞空泡变性，足突广泛融合，基底膜未见病变。肾小管上皮空泡变性，溶酶体增多；肾间质无明显病变。电镜符合局灶节段性肾小球硬化（顶端型）。

图 1　C3低强度沉积于系膜区及毛细血管壁
（200×直接免疫荧光染色）

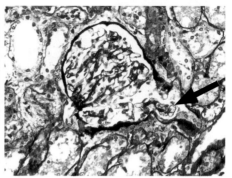

图 2　肾小球毛细血管袢疝入近端肾小管
（200×六胺银染色）

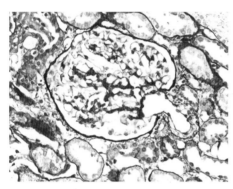

图 3　肾小球尿极足细胞增生肥大，尿极球囊粘连
（200×六胺银染色）

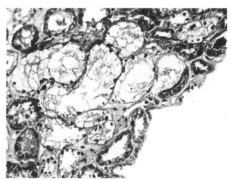

图 4　肾小管上皮小灶状重度空泡变性
（200×Masson染色）

［病理诊断］

局灶节段性肾小球硬化症（顶端型）。

［病理分析］

局灶性节段性肾小球硬化症（focal segmental glomerulosclerosis, FSGS）是以局灶性节段性分布的硬化性病变为特征，临床表现以大量蛋白尿或肾病综合征为特点的肾小球疾病。根据肾小球内硬化部位的分布，FSGS分为5个亚型，即门部型、顶端型、细胞型、塌陷型、非特殊型，各型具有各自不同的病理特点及预后。

门部型FSGS（perihilar FSGS）以超过50%的肾小球出现血管极部位的硬化为特征，常伴有肾小球毛细血管及小动脉玻璃样变性，肾小球肥大及球囊粘连也常见。顶端型FSGS（Tip FSGS）以肾小球病变位于尿极为特征，尿极的病变包括节段性硬化、球囊粘连、足细胞增生肥大，部分病例病变轻微，光镜下仅见肾小球毛细血管袢疝入近端肾小管。细胞型FSGS（cell FSGS）以内皮细胞、系膜细胞增生，足细胞增生肥大为特征，受累的毛细血管可出现炎细胞浸润，增生肥大、空泡变性的足细胞可充满肾小球囊腔，形成新月体样外观。塌陷型FSGS（collapsing FSGS）以弥漫毛细血管塌陷、足细胞增生肥大为特征，塌陷的毛细血管可以是球性的也可以是节段性的；该型球囊粘连和玻璃样变性不常见，但进展较快，预后最差，球性硬化常见，硬化肾小球形似缺血性硬化。非特殊型FSGS（not otherwise specified FSGS, FSGS NOS）有符合局灶性节段性肾小球硬化症的病变特征，但不能归类为上述任何一型的病例组成；节段性硬化可出现在肾小球毛细血管的任何部位，常伴系膜细胞和基质增生，球囊粘连常见；该型为FSGS中最为常见的亚型，可能为其他4型发展的一个阶段。各型肾小管及肾间质病变无特殊，依肾小球病变程度出现不同程度的肾小管萎缩、肾间质炎细胞浸润及纤维化。各型预后与球性硬化比例、足细胞增生及间质纤维化程度有关，由好到差依次为顶端型、门部型、非特殊型、细胞型和塌陷型。本例光镜下的主要病变为肾小球毛细血管袢疝入近端肾小管，相应的足细胞增生肥大，符合顶端型FSGS，属于预后良好型。免疫荧光检查常见IgM肾小球硬化部位沉积，可伴有C3沉积，系膜区可见IgG、IgM、IgA、C1q弱阳性沉积。电镜下见硬化部位肾小球毛细血管基底膜皱缩，系膜基质增多，血管腔闭塞，可伴血浆蛋白沉积，肾小球足细胞上皮空泡变性，足突常广泛融合，可伴足细胞上皮自基底膜剥脱。

鉴别诊断：①微小病变型肾病（MCD）：部分表现与MCD相似的活检标本，光镜下无节段性硬化病灶，但出现肾小球肥大、肾小管萎缩和肾间质纤维化。电镜表现为肾小球足细胞增生及空泡变性，免疫病理无特殊或IgG、IgM、IgA、C1q弱阳性沉积，应考虑到FSGS的可能性。②生理性或年龄相关的肾小球球性硬化：正常生理状态下可出现一定数量的肾小球球性硬化，硬化比例为（年龄/2 ~ 10）%，儿童不超过5%的肾小球。儿童肾脏常可见退化性肾小球，应与硬化肾小球相区分。镜下无活动性病变，且临床表现轻微可与FSGS相鉴别。③各种继发性FSGS：光镜表现虽十分相似，但根据临床血清学、免疫病理常能确定继发原因，可与原发性FSGS相鉴别。

[临床分析]

局灶性节段性肾小球硬化（FSGS）是儿童肾病综合征常见的原发性肾小球疾病。其组织病理学特征是肾小球节段性瘢痕，伴或不伴肾小球毛细血管内泡沫细胞形成和粘连。局灶性是指只有部分肾小球被累及（受累肾小球 < 50%）；节段性是指肾小球的部分小叶被累及；节段性硬化是指肾小球部分毛细血管小叶的玻璃样变成瘢痕形成。可分为顶端型、门部型、非特殊型、细胞型、塌陷型，其中顶端型对激素的治疗反应及长期预后类似于肾小球微小病变，为预后良好的病理类型。临床首发症状最多见的是肾病综合征，约2/3的患者有大量蛋白尿和严重水肿，尿蛋白量可在1 ~ 30 g/d；50%以上的患者有血尿，镜下血尿多见，偶见肉眼血尿。多数（40% ~ 60%）FSGS呈慢性进行性进展，最终导致肾衰竭；少数患者（10% ~ 15%）病情进展较快，较早出现肾衰竭。少数患者无明显症状，偶尔于常规尿检时发现蛋白尿。此型无症状性蛋白尿可持续很长时间，预后较好。少数此型患者也可逐渐发展为终末期肾衰竭。蛋白尿绝大部分为无选择性，但早期可有高度或中度选择性。血清C3浓度正常，IgG水平下降。常有近端肾小管功能受损表现。上呼吸道感染或过敏可使上述症状加重。本病的诊断临床上并没有可靠的指标，在FSGS的诊断中应依靠肾活检并注意排除各

种可能的继发性因素，仔细询问病史、体检和实验室检查有助于鉴别诊断。例如表现为肾病综合征或单纯性蛋白尿的患者伴有近端肾小管功能损害；持续性肾病综合征伴有高血压、镜下血尿、非选择性蛋白尿；对激素不敏感的患者应怀疑局灶节段性肾小球硬化。

本例据大量蛋白尿［定性3+，定量101.1 mg/（kg·d）］、低白蛋白血症（ALB 2.2 g/dl）、高胆固醇血症（TCho 225 mg/dl）伴水肿，临床诊断为肾病综合征，且存在肉眼血尿及镜下血尿。另外本患儿为青春期女孩，病程中有一过性双颊皮疹，血ssA（＋），应与狼疮肾炎相鉴别；且血IgA升高，应与IgA肾病相鉴别。典型的狼疮肾炎除肾脏表现外，多伴全身多系统损害的表现，血清学表现为多种自身抗体阳性，病理免疫荧光表现为多种免疫复合物沉积并沉积于多部位。IgA肾病临床多表现为与感染密切相关的发作性肉眼血尿、镜下血尿，部分病例可以肾病综合征起病，肾穿刺病理表现主要为系膜增生性肾小球肾炎，免疫荧光多显示以系膜区IgA沉积表现为主，故应行肾穿刺明确病理类型，指导治疗，评估预后。本例经肾穿刺病理证实符合局灶节段性肾小球硬化（顶端型）。

（刘喆　赵林胜）

病例 024 出生后无呼吸死亡

[临床病例]

患儿胎龄 39^{+4} 周顺产，出生后无自主呼吸，1 和 5 分钟 Apgar 评分均为 3 分，经正压通气、保暖、胸外按压等抢救 1 小时无效后死亡。产前彩超示右心房室增大，三尖瓣可见大量反流束。

[病理检查]

大体：婴尸长 52 cm，男性外阴，面部、躯干、四肢青紫，口唇、指趾发绀，余体表未见异常。心脏如 3 倍尸拳大小，大血管走行未见异常，卵圆孔未闭，室间隔无缺损，动脉导管未闭，直径约 0.5 cm；左室壁厚 0.5～0.7 cm，右室壁厚 0.2 cm，三尖瓣后瓣大 2 cm×1.0 cm、侧瓣大 0.7 cm×0.5 cm、前瓣大 0.8 cm×0.8 cm，三尖瓣后瓣起始部及部分光滑部紧密粘连于右心室后壁，其附着点相对下移约 0.5 cm（图 1）；三尖瓣前瓣、后瓣及隔瓣均紧张，腱索细短，乳头肌细小（图 2）。其余脏器未见明显异常。

镜下：主要病变为肺泡已张，肺泡间隔窄，毛细血管管腔不明显（图 3）；肝脏肝窦严重淤血扩张，肝索萎缩，中央静脉、汇管区血管周围坏死伴散在或灶状炎症细胞浸润（图 4）；脾脏红髓高度淤血扩张，白髓萎缩，小血管周围水肿；肾间质淤血水肿。余未见明显异常。

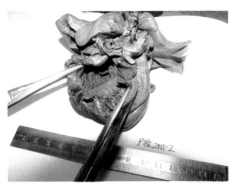

图 1 三尖瓣后瓣起始部与部分光滑部粘连于右心室后壁

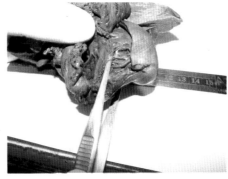

图 2 三尖瓣各瓣膜紧张，腱索细短（箭头示），乳头肌发育不良

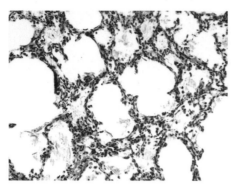
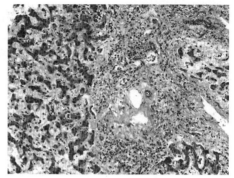

图 3　肺泡间隔窄，毛细血管管腔不明显　　　　图 4　肝实严重淤血扩张，肝索萎缩，中央静脉、
　　　　　　　　　　　　　　　　　　　　　　　　　汇管区血管周围可见坏死伴炎症细胞浸润

［病理诊断］

① 三尖瓣下移畸形。
② 多脏器淤血（肝、脾、肾等）。

［死因分析］

经尸检所见，该患儿主因三尖瓣下移畸形、心力衰竭致循环衰竭死亡。

［病理讨论］

三尖瓣下移畸形指三尖瓣附着点不同程度下移，附着于近心尖的右室壁上，常伴三尖瓣及其瓣下结构异常。本病是一种少见的复杂先天性心脏畸形，占先天性心脏病的 0.5%～1.0%，于 1866 年由 Ebstein 首次报道，又称为 Ebstein 畸形。三尖瓣下移畸形的基本病变是心脏的三尖瓣瓣叶附着点下移至房室交界下方，病变最常累及隔瓣叶，次之为后瓣叶，前瓣叶常起源于正常心脏的三尖瓣瓣环；瓣叶结构的异常表现为隔瓣、后瓣叶瓣叶的增大或缩小、增厚变形缩短，前瓣瓣叶常增大如船帆；瓣下结构的异常表现为腱索及乳头肌发育不全。本病的畸形病变程度个体差异大，轻症者受累瓣叶少，瓣叶下移范围小，瓣叶及瓣下结构基本正常，通常仅有隔叶和（或）后叶下移，轻、中度三尖瓣反流，症状轻微；重症患者三个瓣叶均可下移，下移范围大和（或）瓣叶发育明显异常，正常的瓣下结构消失，以细小的腱索和乳头肌与右室游离壁或室间隔相连，瓣叶活动常严重受限，三尖瓣反流多为重度，易致右心衰竭。本例三尖瓣瓣环无明显移位，但后瓣瓣膜基底部及部分光滑部与心室壁紧密粘连，瓣叶仅部分可活动，致瓣环的相对移位，文献报道称此类畸形为粘连型 Ebstein 畸形。该患儿同时伴有严重的腱索及乳头肌发育不良，导致三尖瓣严重关闭不全，患儿出生后很快出现严重的心力衰竭导致夭折。

（赵林胜）

出生后 2 小时死亡——先天性肺淋巴管扩张症

[临床病例]

孕妇主因孕 41 周入院，无早破水，顺产娩出。出生体重 3550 g，出生后 Apgar 评分 1 及 5 分钟均为 9 分。出生后青紫，吸氧无缓解。后呼吸逐渐不规则并偶有抽吸样吸气，行气管插管、机械通气，心电图提示逸搏心律，患儿皮色逐渐由青紫发花转为苍白，对肾上腺素无反应，心电监护逐渐转为等电位线。于出生后 2 小时死亡。父母体健，母亲孕期无毒物、药物、放射物接触史，家族中无双胎、畸形、遗传病病史。患儿经尸体解剖，尸检提取脏器经 10% 中性甲醛固定，石蜡包埋切片，HE 染色。免疫组化染色。

大体：新生儿身长 48 cm，外观发育正常，口唇、四肢末端发绀。双肺表面可见大小不等的透明泡（图 1），直径 0.5~2 cm，切面呈蜂窝状。心脏未见畸形，其余内脏器官、胎盘、脐带均未见异常。

镜下：双侧肺泡腔呈扩充状态，肺泡壁毛细血管呈贫血状。双肺小叶间隔内、血管周围、细支气管周围及肺膜下可见大小不等扩张的囊腔，内衬单层扁平上皮（图 2）。

免疫组化：肺脏扩张囊腔内衬细胞 D2-40 阳性（图 3）。

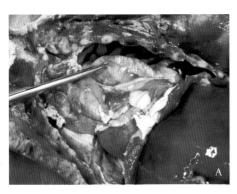 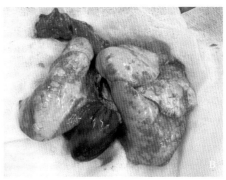

图 1　双肺表面可见大小不等的透明泡，直径 0.5~2 cm

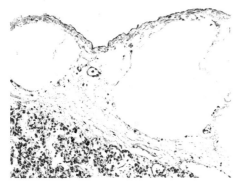 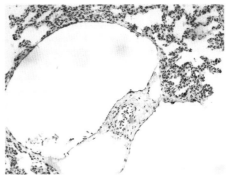

图 2　脏层胸膜下见大小不等扩张的囊腔，内衬单层扁平上皮

图 3　免疫组化：肺脏扩张囊腔内衬细胞 D2-40 阳性

[病理诊断]

先天性肺淋巴管扩张症。

[临床与病理分析]

先天性肺淋巴管扩张症（congenital pulmonary lymphangiectasis, CPL）是一种罕见的肺发育异常，主要特点为脏层胸膜下、肺小叶间隔内、血管周围及细支气管周围淋巴管扩张囊性变。该病好发于新生儿，预后极差，出生即为死胎或在出生后不久因呼吸衰竭死亡，因此很容易引发医疗纠纷。1970年，Noonan等将肺淋巴管扩张症分为3型：Ⅰ型为全身淋巴管扩张的肺部表现；Ⅱ型为与心血管畸形相关的肺静脉高压或肺静脉梗阻引起的继发性改变；Ⅲ型为原发性肺淋巴管发育异常。近年来Faul等基于该病的临床表现和病理学特征将其分为原发性（先天性）和继发性。Ⅰ和Ⅲ型为先天性，Ⅱ型为继发性。临床上CPL患儿可能出生时即为死胎；或者在出生后伴有重度呼吸窘迫、呼吸急促和发绀，出生后数分钟或数周即死亡。肖作源等报道1例CPL新生儿出生后即出现呼吸、心跳停止。在新生儿期以后的CPL患儿表现为不同程度的呼吸困难，呈复发病程。无论新生儿期还是之后，患儿可能伴有乳糜胸、乳糜性心包积液和乳糜性腹水。年长的幼儿常伴有反复咳嗽和喘息、进行性呼吸困难伴吸气性爆裂音，甚至出现充血性心力衰竭。肺淋巴管扩张症的病因不清，目前普遍认为在胚胎发育9~16周肺淋巴管大量存在于支气管和肺静脉周围，之后逐渐减少退化，到20周左右由于肺淋巴管或肺静脉阻塞，或者感染等原因阻碍淋巴管退化，则可能发生肺淋巴管扩张症。继发性肺淋巴管扩张症可能因为心脏畸形造成肺静脉回流受阻引起淋巴管增加或影响淋巴管的正常退化过程。CPL通常是散发的，但少数情况下的家族发病也有报告。本例属于肺淋巴管扩张症Noonan分型Ⅲ型。

诊断：在胎儿期，各种原因导致的胎儿水肿均应考虑CPL的诊断。产前诊断方法如下：超声、MRI和多普勒血流检测。在产前检查中，胎儿超声有重要作用，如果胎儿的全身皮肤厚度＞5 mm，出现以下或更多的体征：胎盘扩大、心包积液、胸腔积液和腹水，应考虑胎儿水肿。对于足月产新生儿出生后出现重度呼吸窘迫伴胸腔积液尤其是乳糜性积液，临床诊断应高度怀疑CPL。

CPL的确诊主要依靠病理检查，病理学特征表现为脏层胸膜下、肺小叶间隔内、血管周围及细支气管周围淋巴管扩张囊性变，内衬D2-40阳性的扁平内皮细胞。临床要注意与其他肺脏囊性病变进行鉴别。有多篇文献报道将CPL误诊为间质性肺气肿。间质性肺气肿是由人工呼吸造成的继发性改变，是由于空气强制性进入肺泡，造成肺泡壁破坏后空气进入到小叶间、胸膜下和支气管周围的疏松结缔组织所致，其扩张的囊腔无内皮细胞被覆，可有局灶肺泡上皮连接。先天性囊状腺瘤样畸形由未成熟的肺组织组成，囊肿内衬立方上皮或纤毛柱状上皮，可见杯状细胞，可与CPL进行病理鉴别。免疫组化EMA在间质性肺气肿和先天性囊状腺瘤样畸形中呈阳性表达，在CPL中呈阴性。淋巴管瘤和CPL具有相似的免疫表型，但是CPL的主要改变是淋巴管的扩张，并无数量和复杂性的增加；而淋巴管瘤的特点主要是淋巴管数量的增加，存在

《小儿疑难病例临床与病理》

复杂交叉连接，淋巴管扩张则是次要的。

治疗及预后：在出生时，为缓解呼吸窘迫，必须机械通气和胸腔引流。在幼年时往往需要家庭吸氧疗法和对症治疗复发性咳嗽和喘息，有时需长期胸腔引流。据国内迄今报道的 21 例 CPL 的最长生存时间为 7 个月，最短出生后 1 分钟即死亡。然而生存下来的患儿常常伴有慢性肺疾病，如持续性咳喘。

（胡晓丽）

[临床病例]

患儿，男，3个月。主诉呼吸急促2月余，黑便半个月。患儿于出生后不久即出现呼吸急促，呈进行性加重，时有发绀及呼吸困难出现，尤以哺乳及哭闹时明显。入院前半个月，无明显诱因开始排黑色糊状粪便，便中无鲜红血液及黏液。入院前3天面色苍白。自发病以来精神、食欲尚可，生长发育良好。产前B超检查发现"右肺囊肿"行剖宫产。入院查体：呼吸急促，皮肤、黏膜苍白，右肺叩诊浊音，呼吸音减低，双肺未闻及干湿啰音及肠鸣音，心腹（－）。入院后辅助检查：血红蛋白47 g/L，网织红细胞25.09%，红细胞形态无异常。凝血及溶血象检查无异常。血生化检查正常。

胸片和胸部CT：平扫图像显示后上纵隔脊柱前方巨大囊性肿块影，与食管壁相连。增强图像显示右后纵隔巨大多房囊性肿块影，肿物内部无明显强化，可见囊壁及分隔明显强化，纵隔向左侧胸腔移位。

手术所见：后纵隔有巨大囊肿性占位，上至胸顶下至膈肌，多处扭曲打折，最宽处直径为8～10 cm，厚壁，形态似消化管道，穿刺抽出陈旧血性液，切开囊肿，见内膜为黏膜样组织，腔内可见3处黏膜溃疡，组织糜烂。沿食管与囊肿间隙全程游离食管，囊肿下极变细经膈进入腹腔。向上游离肿物全程见近端附于脊柱左侧第2胸椎椎体，切除囊肿。

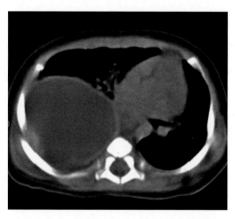

图1 CT平扫轴面显示后纵隔内巨大多房囊性肿块影，气管、左右主支气管、大血管受压前移

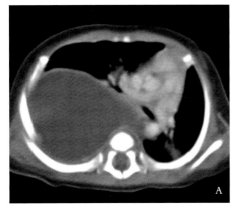
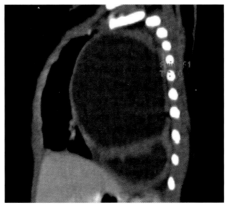
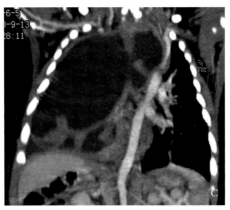

图 2　CT 增强轴面、冠状面、矢状面 MPR 重建显示后纵隔巨大多房囊性肿块边缘及分隔明显强化，壁较厚，边界清晰，从颈根部一直延伸至膈肌水平

[病理检查]

大体：肠壁样组织 14 cm×（4.5～6）cm，厚 0.3～0.3 cm，一面可见黏膜皱襞（图 1）。

镜下：平滑肌组成囊壁，囊壁一侧被覆黏膜组织，可见纤毛柱状上皮（图 2）、胃黏膜（图 3）及肠黏膜（图 4）。

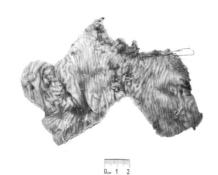

图 1　肠壁样组织 14 cm×（4.5～6）cm，厚 0.3～0.3 cm，一面可见黏膜皱襞

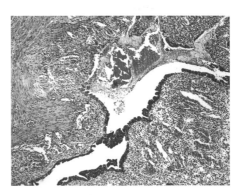

图 2　管壁被覆纤毛柱状上皮

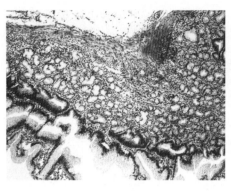
图 3　管壁被覆胃黏膜

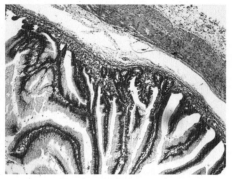
图 4　管壁被覆肠黏膜

［病理诊断］

（后纵隔）符合食管重复畸形。

［病理分析］

食管重复指不同长度的食管完全或部分重复，与食管憩室、食管囊肿为同一种先天性畸形的不同程度的临床表现。食管畸形取决两个食管的联合壁分离的程度，若重复食管一头成盲端，另一端与食管联合，则成为壁内憩室；重复的食管可两端封闭，则形成囊肿。管壁内被覆鳞状上皮、柱状上皮、立方上皮或纤毛上皮，可以是一种或多种。本例管壁被覆 3 种不同上皮。

鉴别诊断：食管憩室、食管囊肿。镜下无区别，需要根据影像造影结果显示病变与食管管壁的关系。

预后：外科纠正后预后好。

［影像分析］

食管重复畸形多数为囊肿型，少数为平行管型。食管重复畸形的囊肿一般较小，个别病例体积也可很大，甚至直径可达 10 cm。囊肿型的 CT 表现为纵隔旁球形或椭圆形囊性肿物，内部密度均匀，边缘清晰，位置贴近食管；增强后囊肿壁可见强化，囊内容物未见强化。MRI 表现为囊性肿块，在 T_1WI 上呈低信号，在 T_2WI 上呈高信号，信号均匀呈水样。

鉴别诊断：较小的食管重复畸形应注意与支气管囊肿、神经上皮囊肿相鉴别；较大的食管重复畸形应注意与食管裂孔疝、膈疝等相鉴别。

［临床分析］

消化道重复症是指附着于消化道系膜侧的，具有与消化道相同特性的球形或管形空腔肿物，发生在消化道的任何部位，位于胸腔内者约占 21.5%。重复食管好发于右后纵隔，胃好发于大弯侧，十二指肠好发于内侧或后侧，空、回肠好发于系膜侧，结肠好发于内侧，直肠好发于后侧等。可伴发其他系统的畸形，如胸腔内重复畸形多合并半椎体、脊柱裂等脊柱畸形，重复肠道可合并泌尿生殖系统畸形。

重复消化道的管壁在组织学上与正常的消化道结构相似，具有完整的平滑肌层和黏膜，性质不一定与同一水平部位的相同，约20%的黏膜可以是异位的消化道黏膜，若为胃黏膜或胰腺组织时，则易引起消化道溃疡而有出血及穿孔的倾向。消化道重复症可出现肠梗阻、消化道出血、肠套叠、肠穿孔、呼吸窘迫等并发症。胸腔内消化道重复畸形可压迫呼吸道引起呼吸窘迫，压迫食管产生梗阻症状，腔内衬有胃黏膜时，因受胃酸及消化酶的腐蚀，使近的食管及肺组织发生炎症，甚至发生穿孔和出血，出现呕血、便血或脓胸。

此患儿的影像学表现为胸腔内多房性囊肿，容易被考虑为肺囊肿，但消化道出血不易解释。而食管囊肿（食管重复畸形）应该是单房，手术中证实影像上显示的"多房性囊肿"是由于囊肿多处打折而形成的分隔。

（郭志平　黄敬孚　刘风林　赵滨　赵林胜）

[临床病例]

　　患儿，男，1岁。因间断呕吐 10 余天入院。患儿入院前 10 余天出现呕吐，呕吐物为胃内容物，不含胆汁及咖啡样液体；同时伴有低热。门诊查 B 超提示胃窦后部厚壁囊肿，考虑胃重复畸形。入院后查胃镜及上消化道造影提示幽门梗阻，CT 提示胃窦后方厚壁囊肿。经术前准备，行开腹手术，术中见胃窦后腔外囊肿压迫幽门导致梗阻，剥除囊肿，行幽门成形术，术后恢复顺利。

[影像检查]

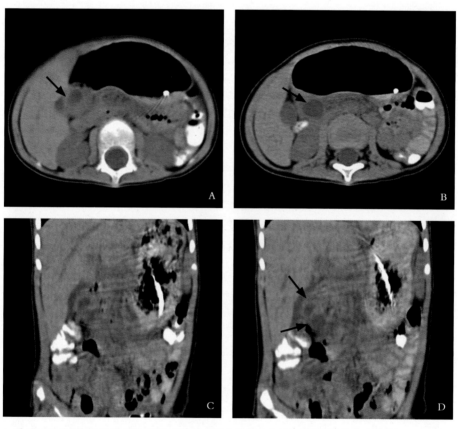

图 1　CT 平扫轴面及冠状面 MPR 重建显示胃幽门部后方两个类圆形囊性包块（箭），位于前方者壁较厚，边界尚清。胃腔充气扩张明显，可见少量内容物潴留及鼻饲管影像

《小儿疑难病例临床与病理》

[病理检查]

大体：不规则组织 5 cm×（1~2）cm×（0.5~0.8）cm，一端为囊壁样 4 cm×1.5 cm，厚 0.2~0.3 cm，一侧似黏膜；另一端为囊肿 1.5 cm×1.2 cm×1 cm，内含白色黏稠状液体（图 1）。

镜下：囊壁样部分为胃壁幽门组织，囊肿内被覆胃黏膜上皮，肌层肥厚（图 2），与胃不通。

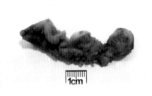

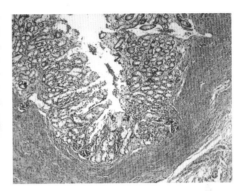

图 1 左侧示囊壁样组织，右端为囊肿

图 2 囊肿内被覆幽门腺，肌层肥厚

[病理诊断]

胃重复畸形。

[病理分析]

胃重复畸形临床上极为少见，占整个消化道畸形的 9%。本病多见于儿童和青少年，女性略多于男性。病理诊断：囊肿内覆盖胃黏膜上皮，可有浅表溃疡，炎细胞浸润，肌层肥厚，排列紊乱。

鉴别诊断：①胃憩室：胃憩室与胃相通，而本病与胃不通；②肠系膜囊肿：发生在肠系膜，单纯性囊肿无上皮被覆。

[影像分析]

胃重复畸形的 CT 表现为紧贴胃部的囊状或管状包块，内充满液体，密度均匀一致，若有出血、感染时，囊内液体密度不均；增强扫描囊壁强化。胃重复畸形的 MRI 显示在 T_1WI 呈低信号、T_2WI 呈高信号，当合并出血或感染可见 T_1WI 高信号改变。重复胃壁信号与正常胃壁信号相同。胃重复畸形最常见的表现为类圆形囊肿，好发于胃大弯侧。CT 及 MRI 表现为紧贴胃的囊性包块，囊壁通常具有正常的胃壁结构，可提示诊断。若重复胃较大时应与肠系膜囊肿、大网膜囊肿、胆总管囊肿、囊性畸胎瘤等腹腔囊性包块相鉴别。

[临床分析]

消化道重复畸形可以发生在从食管到结肠的任何部位，但以回肠发病最多，其次是食管、结肠、十二指肠、胃、直肠。临床上多以出血和梗阻为首发症状，本例即以梗阻症状起病。胃镜及上消化道造影提示幽门梗阻，为囊肿压迫幽门所致。B超和CT发现胃窦后厚壁囊性肿物，对诊断有一定意义。手术可选择重复肠管与其依附的正常肠管切除术及单纯囊肿切除术。本例腔外型囊肿采取囊肿剥除术，为防止幽门功能不良，加行幽门成形术，术后恢复顺利。

（王继忠　郭志平　闫喆　陈欣　胡晓丽）

《小儿疑难病例临床与病理》

病例 028　咳嗽、发热 2 周

[临床病例]

患儿，男，3 岁。主因咳嗽、发热 2 周入院。患儿于入院前 2 周出现咳嗽，较频繁，伴气促、发热，体温最高 38.5℃，无明显发绀，无呕吐，二便正常。于门诊抗感染治疗未见明显好转。入院查体：T 36.8℃，P 102 次 / 分，R 22 次 / 分，BP 105/75 mmHg。发育正常，营养中等，神志清楚，呼吸稍促，无发绀，左肺呼吸音低，未闻啰音。叩诊：左胸实，右胸清。心腹（－）。化验检查未见异常。CT 示左侧胸腔内巨大实性肿物。入院后行左侧胸腔内肿物切除术、胸腔闭式引流术。术后给予静脉抗感染、雾化、吸痰治疗。患儿体温正常，呼吸平稳，伤口愈合好。根据病理结果进一步治疗。

[影像检查]

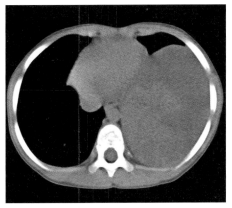

图 1　MSCT 平扫轴面纵隔窗显示左侧胸腔内巨大占位，边界清晰，密度不均匀，纵隔向右侧移位

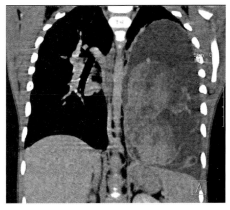

图 2　MSCT 平扫冠状重组图像显示肿物占据左侧胸腔大部，呈囊实性，囊性部分呈均匀液体密度

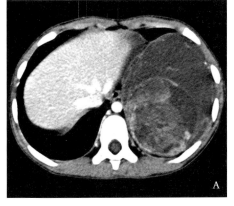

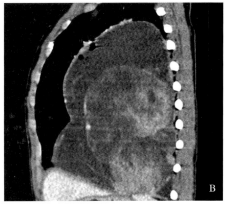

图 3　MSCT 增强轴面及矢状重组图像显示肿物实性部分明显强化，内部可见滋养动脉

[病理检查]

大体：肿物 10 cm×8 cm×8 cm，包膜完整（图1），切面实性，紫褐灰黄相间，质较细。

镜下：肿瘤细胞弥漫分布（图2），疏密不均，大部分瘤细胞分化很差，在黏液样背景中可见未分化的大细胞、小圆细胞和梭形细胞（图3）。未分化的大细胞含有染色极深、大而怪异的单个或多个细胞核，胞质多少不等，部分胞质内可见到横纹；未分化的小圆细胞胞质少，核染色深，排列较紧密。部分区域主要由梭形细胞构成。肿瘤内可见片状出血、坏死区域。偶见腺管样结构。

免疫组化：Vimentin 阳性（图4）、Desmin 阳性、CK 少数阳性、CgA 阴性、CD68 阴性。

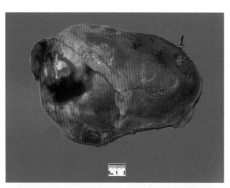

图1 肿物 10 cm×8 cm×8 cm，包膜完整

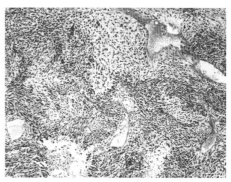

图2 肿瘤细胞弥漫分布，疏密不均

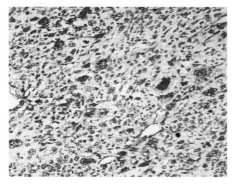

图3 肿瘤细胞分化差，在黏液样背景中可见未分化的大细胞、小圆细胞和梭形细胞

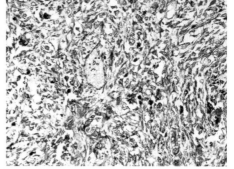

图4 Vimentin 染色阳性

[病理诊断]

（左肺下叶）胸膜肺母细胞瘤。

[病理分析]

胸膜肺母细胞瘤可分为三型。Ⅰ型：为单纯囊性病变，表面光滑，大体无实性区，特征是出现被覆呼吸道型上皮的多囊结构，其下是聚集的原始恶性小细胞，可伴

有或不伴有明显的横纹肌母细胞分化。原始恶性小细胞可表现为连续或不连续的形成层，有时不易发现。见到像胎儿软骨的小结节或透明变性的间隔间质时亦是其特征。Ⅱ型：有肉眼可见的实性成分和显微镜下可识别的Ⅰ型胸膜肺母细胞瘤的病灶。间隔的间质呈部分或全部过度生长，由成片的无明显分化的原始小细胞、胚胎性横纹肌肉瘤或伴有斑块或结节形成的束状梭形细胞肉瘤构成。Ⅲ型：肿瘤呈实性，由成片的间胚叶和胚芽成分构成。Ⅱ和Ⅲ型肿瘤的实性区具有混合性母细胞瘤性和肉瘤性特点。肿瘤中可有不同程度的坏死、出血和纤维化。免疫组化：大多数肿瘤细胞 Vimentin 阳性，被覆于囊腔的呼吸道上皮和陷入肿瘤实性区内的小的含气腔隙 CK 阳性。横纹肌母细胞表达 Desmin 和 MSA 等肌源性标记物，而原始小细胞表达不一致。

鉴别诊断：①肺错构瘤：是肺内来源于各胚层成熟组织的无序组合，不含胚胎性成分，无细胞异型；②癌肉瘤：兼有腺癌和肉瘤两种成分；③间皮瘤：与肺母细胞瘤相似，可呈现双向分化，多发生于胸膜表面，无胚胎性间叶成分。

[影像分析]

影像学表现多为一侧胸腔内巨大肿物，纵隔向健侧移位。Ⅰ型的影像学表现与先天性肺气道畸形难以鉴别；Ⅱ型表现为多房大泡样含液或含气囊腔伴软组织壁结节及不规则分隔，壁结节大小不等；Ⅲ型表现为实性肿物，可伴中心坏死，钙化少见，增强后实性成分明显强化，肿瘤可浸润邻近肺实质、胸膜、纵隔及胸壁，可合并胸腔积液或气胸，可转移至神经系统、骨和肝。

鉴别诊断：胸膜肺母细胞瘤比较少见，成分复杂，影像学表现缺乏特异性，需要首先排除儿童期更常见的感染性疾病及先天性疾病。感染性疾病如球形肺炎，影像学表现为孤立性圆形病灶，边缘毛糙，经抗生素治疗后病变吸收，据此可帮助诊断。先天性疾病如肺隔离症、肺错构瘤等。肺隔离症以叶内型多见，多发生于左肺下叶后基底段，表现为多房含气囊腔，增强后可发现体循环动脉供血。肺错构瘤的影像学表现为肺内软组织肿块，大小不等，边界清晰，呈圆形或卵圆形。肿瘤内含有脂肪和（或）钙化时有诊断意义，钙化可呈点状或爆米花样。

[临床分析]

胸膜肺母细胞瘤（pleuropulmonary blastoma）是一种发生于婴幼儿的恶性肿瘤，患儿年龄为 1 个月～12 岁，中位年龄为 2 岁，男女比例大致相当。肿瘤大体囊性、囊实性或实性。该病临床上多以咳嗽、胸痛或胸闷、咳血痰、发热、衰竭为主要特征。放射检查可见肿瘤阴影，多较大，边界清楚，密度高而清楚，可出现气管或纵隔移位。肿物若为囊性，可出现气胸，肿物内可见气液平，儿童患者多为囊性肿物，临床上与肺囊肿、肺囊腺瘤难以鉴别。与肺部实性肿物如肺错构瘤、肺平滑肌瘤、支气管腺瘤相鉴别也较困难，术前可根据放射学及支气管镜检查早期初步鉴别，主要靠肿物切除后的病理诊断确诊。

鉴别诊断：①肺错构瘤：X 线检查胸部可见圆形或椭圆形边缘光滑的阴影，肿瘤内有不规则的斑点状钙化；CT 或 MR 检查可见肿物中心有不规则的透亮区、点片状钙化斑点。②肺平滑肌瘤：多无阳性体征，X线检查可见肺内有圆形病灶。气管或支气管型的平滑肌瘤纤维气管镜检查有重要意义。③支气管腺瘤：主要表现为支气管受刺激或受阻引起的症状，气管镜检查必不可少，可查明肿瘤形态、气管腔大小及取病理检查。

预后：一般而言，胸膜或纵隔是否受累及间胚叶成分的分化程度对患儿的预后至关重要。Ⅰ型胸膜肺母细胞瘤预后较好，5年生存率为80%～90%；而Ⅱ和Ⅲ型预后差，5年生存率低于50%。术后可复发，也可远处转移。最常见的转移部位是中枢神经系统，其次是骨组织、肝脏等。

（武瑞清　郭志平　张琳　郑美敏　赵丽）

《小儿疑难病例临床与病理》

病例 029 胸部不适

[临床病例]

患儿，男，2岁。胸部不适两周入院。CT发现左下胸腔混杂密度肿物，恶性可能。入院后经术前准备，行开胸手术，术中见肿物来源于左肺下叶基底段，包膜完整，与周围胸膜有粘连，行左肺下叶切除，术后恢复好。

[影像检查]

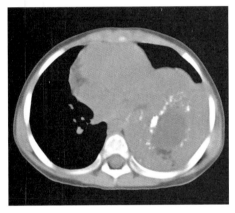

图 1 MSCT 平扫轴面纵隔窗显示左肺下叶巨大球形肿物，肿物密度不均匀，可见软组织密度、液体密度、脂肪密度及散在环形点片状钙化，大小约为 8.3 cm×7.2 cm×8.1 cm。纵隔略向右侧偏移

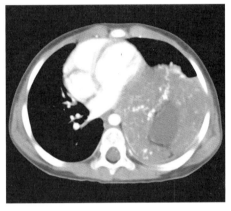

图 2 MSCT 增强轴面显示左肺下叶肿物实性成分强化，其内可见多支异常强化的小血管影

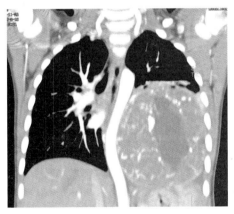

图 3 MSCT 增强冠状重组图像显示肿物占据左肺下叶，胸主动脉中段受压向右移位

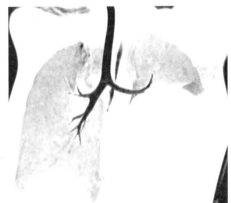

图 4 MSCT 气道重组图像显示肿物占据左肺下叶，左主支气管受压向上移位，左下叶支气管分支未显示

[病理检查]

大体：近圆形肿物 12 cm×9 cm×5 cm，表面包膜完整（图 1），切面大部实性，呈灰粉色，中间可见散在小囊，最大直径 2 cm，内含清亮液体（图 2）；实性部分表面呈颗粒状，有沙粒感。一侧可见肺组织，大小为 9 cm×4 cm×2 cm。

镜下：肿物呈分叶状，表面被覆单层柱状及假复层柱状纤毛上皮（图 3），上皮下大部为纤维脂肪、灶状原始间叶、部分平滑肌及少量软骨组织，软骨组织局部骨化（图 4）。

免疫组化：EMA 阳性，CD34 散在阳性，SMA 阳性。

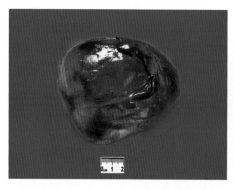

图 1 近圆形肿物 12 cm×9 cm×5 cm，表面包膜完整

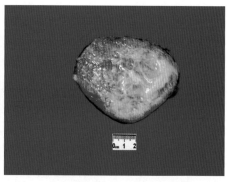

图 2 切面大部实性，呈灰粉色，中间可见散在小囊，最大直径 2 cm，内含清亮液体

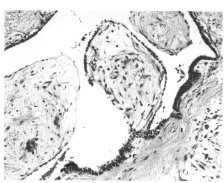

图 3 肿物呈分叶状，表面被覆单层柱状及假复层柱状纤毛上皮

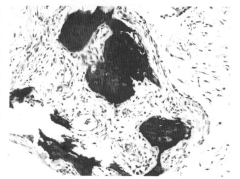

图 4 软骨组织局部骨化

[病理诊断]

（左肺下叶）错构瘤。

[病理分析]

肺错构瘤是良性肿瘤，由不同比例的间叶组织如软骨、脂肪、结缔组织和平滑肌组成，并见被覆纤毛柱状上皮和无纤毛柱状上皮的不规则裂隙或腺样结构。多数肺错构瘤以软骨为主要成分；有的无软骨成分，主要为纤维平滑肌组织和被覆上皮的腔

隙。本例肿瘤体积大，以纤维脂肪组织及表面被覆呼吸道上皮为主要成分，部分区域可见平滑肌及灶状软骨。

鉴别诊断：以软骨为主要成分的错构瘤需与软骨肉瘤相鉴别，后者可见到异形的软骨细胞。预后好，复发或恶变极少见。

［影像分析］

肺错构瘤的影像学表现为肺内软组织肿块，大小不等，边界清晰，呈圆形或卵圆形。肿瘤内含有脂肪和（或）钙化时有诊断意义，钙化可呈点状或爆米花样。位于支气管腔内的错构瘤为软组织密度结节影，局限于管壁一侧，周围支气管壁无浸润增厚，远端可继发阻塞性肺不张或肺炎。增强扫描病变内呈间隔状强化。

鉴别诊断：需与肺内瘤样病变相鉴别，如结核瘤、转移瘤、血管畸形等。结核瘤的直径很少超过 2 cm，偶见钙化呈点状，并可液化出现空洞，无脂肪密度，当有周围卫星灶、纤维灶或胸膜反应时更有助于鉴别。转移瘤孤立者比较少见，结合病史易鉴别。血管畸形如血管瘤、静脉曲张及动静脉瘘。血管性肿瘤呈圆形或分叶状，透视下见搏动，并常见与肺门有血管连接，CT 增强扫描及 MRI 有助于诊断。

［临床分析］

肺错构瘤是指包含肺的所有正常组织成分，但构成成分数量异常、排列异常或分化程度异常等所形成的肿瘤样畸形。肺错构瘤的来源和发生机制尚未完全明了，有人提出胚胎发育过程中，将要发育成支气管的一部分组织因某些原因发生脱落、倒转等发育异常，被正常的肺组织包裹，逐渐发展成瘤样结构。肺错构瘤生长缓慢且多位于肺的外周，一般无症状，多在健康检查胸部 X 线透视时发现。有症状者常表现为咳嗽、咳痰、咯血、气短、胸痛、发热等症状。主支气管、肺叶支气管尤其是隆嵴部位的错构瘤出现症状较早，常伴有喘鸣，甚至引起严重的呼吸困难和发绀，被误诊为哮喘。位于肺叶或主支气管内的肿瘤造成管腔狭窄、部分梗阻，引起继发性感染，患者多因急性或慢性肺化脓症就诊。肺错构瘤的临床表现无特异性，诊断并不容易，主要依据 X 线检查、CT 及高分辨率 CT。病灶内钙化尤其是"爆米花"样钙化是肺错构瘤的特征性表现，有助于与周围型肺癌相鉴别。大多数肺错构瘤病例可采用肿瘤摘除术或肺楔形切除术。若肿瘤位于肺门，体积巨大，或与肺门支气管、血管不易分离，或已造成远端肺组织的不可逆性病理改变时，可行肺叶切除术，很少需做全肺切除。无论是肿瘤摘除或肺叶切除，术后均无复发。

（王继忠　郭志平　张琳　郑美敏　胡晓丽）

[临床病例]

患儿，男，13岁。因间断左侧胸疼1年加重1个月入院。患儿于入院前1年开始有间断左侧胸痛，呈一过性，间隔数天，渐加重，发作频度增加。近1月余疼痛明显加重，每次发作1~2小时。来我院门诊CT发现左前纵隔肿物收住院。

查体：一般情况可，呼吸平稳，胸廓对称，无压痛，呼吸动度正常，双肺呼吸音清；心（-），腹（-）。入院后增强CT发现前上纵隔不规则实性肿物，其中可见钙化和低密度影，肿物呈侵袭性生长，累及大血管间隙。经术前准备行开胸手术，术中见肿物位于前纵隔，形态不规则，无包膜，质地脆。肿物侵袭性生长，周围淋巴结增生明显，行大部分肿物切除。

[影像检查]

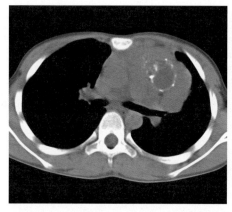 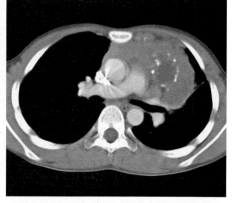

图1　MSCT平扫轴面显示前上纵隔不规则实性肿物，其内可见钙化及低密度影，边界欠清晰，大小约7.1 cm×4.3 cm×9.1 cm

图2　MSCT增强轴面显示前上纵隔肿物实性部分轻度强化，囊性部分未见明显强化

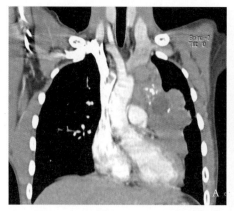 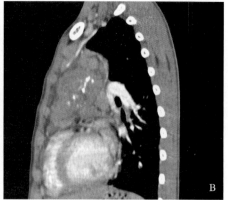

图3　MSCT增强冠状及矢状重组图像显示肿物呈侵袭性生长，沿纵隔左侧向下延伸，外缘呈结节状生长

《小儿疑难病例临床与病理》

[病理检查]

大体：不整形肿物，8.5 cm × 7 cm × 2.5 cm，表面局部有筋膜，切面实性，质较细（图1）。

镜下：瘤细胞上皮丰富，呈片状或小叶状分布，由宽大透明变性的纤维分隔（图2），其间可见不成熟T淋巴细胞（图3）；瘤细胞呈多角形，大小不等，具有一定的异型性（图4）。核分裂易见，可见较多的坏死灶。

免疫组化：CK阳性（图5）、CD3淋巴细胞阳性（图6）、Ki67阳性局部约30%。

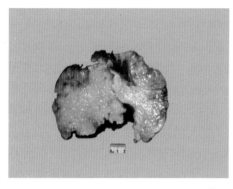

图1　不整形肿物，8.5 cm × 7 cm × 2.5 cm，表面局部有筋膜，切面实性，质较细

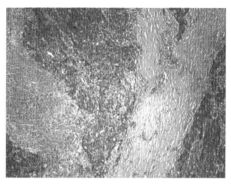

图2　瘤细胞小叶状分布，由宽大透明变性的纤维分隔，可见坏死灶

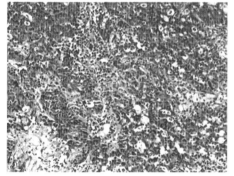

图3　瘤细胞间可见散在不成熟T淋巴细胞

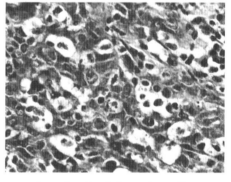

图4　瘤细胞呈多角形，大小不等，具有一定的异型性

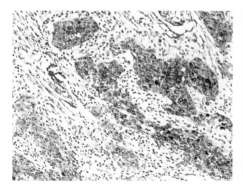

图5　瘤细胞表达CK

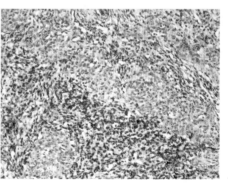

图6　瘤细胞间不成熟T细胞表达CD3

[病理诊断]

（前纵隔）B3 型胸腺瘤。

[病理分析]

胸腺瘤（thymoma）是指起源于胸腺上皮或向胸腺上皮分化的肿瘤，并不取决于淋巴细胞成分的多少。胸腺瘤的发病年龄为 7~89 岁，发病高峰在 55~56 岁，儿童极其罕见。

胸腺瘤的 WHO 分类：A 型肿瘤细胞由形态温和较一致的梭形或椭圆形上皮细胞组成，无核异型性，伴有少量或没有淋巴细胞。AB 型又叫混合型胸腺瘤，由 A 型成分和富于淋巴细胞的 B 型样成分混合组成。B 型肿瘤细胞以圆形或多边形为主，根据所含的淋巴细胞及肿瘤上皮成分多少分为 B1（富于淋巴细胞，由少而小的圆形上皮细胞周围环绕大量非肿瘤性 T 淋巴细胞组成，上皮细胞似正常上皮，常显示高度器官样分叶状结构，类似于正常的胸腺皮质，混有髓质样区，也称为皮质优势型、器官样型或富于淋巴细胞型）、B2（富于淋巴细胞，由大的肿瘤上皮细胞组成，核呈泡状，核仁显著，细胞松散呈网状结构，上皮细胞分化差于 B1，无髓质分化区，也称为皮质型胸腺瘤）、B3（富于上皮细胞，由圆形或多角形的轻度异型的上皮细胞构成，上皮细胞呈片状生长，其间混有少量淋巴细胞）。大体：B3 型胸腺瘤通常无包膜，可侵犯周围脂肪或邻近器官，直径 2~13 cm，结节状，切面灰白质硬，可见白色纤维间隔，局部退形性变可呈淡黄色或红色、囊性或钙化区。镜下见中等大小的多角形瘤细胞，呈片状或小叶状分布，透明变性纤维间隔明显，瘤细胞间淋巴细胞稀少。免疫表型：瘤细胞表达 CK19、CK5/6、CK10、CK8、AE1/3、CD57，局灶性表达 EMA，不表达 CD5、CD20、CD70 和 TTF1；瘤细胞间淋巴细胞大部分为未成熟 T 细胞，表达 CD1a、CD4、CD8、CD5、CD99 和 TdT。

鉴别诊断：①B2 型胸腺瘤：瘤细胞间淋巴细胞更丰富，瘤细胞散在，常不融合呈片，不表达 EMA；②低级别胸腺鳞状细胞癌：瘤细胞间缺乏未成熟淋巴细胞，瘤细胞表皮分化更明显。

[影像分析]

胸腺瘤儿童期少见，根据肿瘤的生物学行为，可分为非侵袭性及侵袭性胸腺瘤。非侵袭性胸腺瘤的 CT 和 MRI 平扫表现为圆形、卵圆形或分叶状实性肿块，边界清晰，密度/信号均匀，可见钙化；肿瘤呈不对称生长，居前纵隔一侧，增强后轻度强化。侵袭性胸腺瘤呈分叶状或形态不规则，边缘不清，密度/信号不均匀，易发生囊变与坏死，增强后明显强化；肿瘤常侵犯邻近的肺、胸膜、心包等结构。

鉴别诊断：本病应与前纵隔肿瘤如淋巴瘤、畸胎瘤等相鉴别。淋巴瘤多表现为前纵隔结节样肿块，大多数患者颈部、纵隔内及其他部位伴有淋巴结肿大。畸胎瘤如有典型的三胚层组织结构可资鉴别。

[临床分析]

　　起源于胸腺上皮细胞或淋巴细胞的胸腺肿瘤最为常见，占胸腺肿瘤的95%。小的胸腺瘤多无症状，也不易被发现。肿瘤生长到一定体积时，常有的症状是胸痛、胸闷、咳嗽及前胸部不适。症状迁延时久，部分患者行X线检查或某些患者在查体胸透或摄胸片时发现纵隔肿物阴影。被忽略诊断的胸腺瘤此时常生长到相当大的体积，压迫无名静脉或有上腔静脉梗阻综合征的表现。剧烈胸痛，短期内症状迅速加重，严重的刺激性咳嗽，胸腔积液所致的呼吸困难，心包积液引起心慌气短，周身关节骨骼疼痛均提示恶性胸腺瘤的可能性。胸腺瘤特有的表现是合并某些综合征，如重症肌无力、单纯红细胞再生障碍性贫血、低球蛋白血症、肾炎肾病综合征、类风湿关节炎、红斑狼疮、巨食管症等。胸腺瘤一经诊断即应外科手术切除，无论良性或恶性胸腺瘤都应尽早切除。切除的恶性胸腺瘤可取病理活检指导术后治疗，部分切除者术后放射治疗可缓解症状，延长患者的存活时间。

　　预后：B3型胸腺瘤多数具有侵袭性，局部复发率为15%～17%，10年生存率为50%～70%。

（王继忠　郭志平　张琳　郑美敏　赵林胜）

病例 030　间断左侧胸疼 1 年加重 1 个月

[临床病例]

患儿，女，1岁5个月。因发现左肋肿物3个月入院。患儿入院前3个月由家属发现左肋部樱桃大小的肿物，高出皮肤，无明显不适，3个月来肿物逐渐增大。

查体：一般情况可。左肋部肿物2 cm×2 cm，质硬，实性，无压痛，活动度差，表面皮肤略隆起，无红肿；胸廓对称，双肺呼吸音清，心音有力，律齐。CT：胸廓对称，诸骨质结构未见异常，左侧第11、第12肋水平皮下可见一软组织密度结节影，边界清晰，密度约46 HU，邻近骨质未见破坏。印象：左侧第11、第12肋水平皮下软组织结节。行手术治疗。

手术所见：沿第11肋跨越肿物切开皮肤，皮下约4 cm，见肿物混于第11肋，约1.5 cm×2 cm×1.5 cm，质硬，突向胸壁，钝锐结合解剖游离肿物及相应肋骨，切除肿物及两侧肋骨各约0.5 cm，胸膜无破损。术后标本送病理检查。

[影像检查]

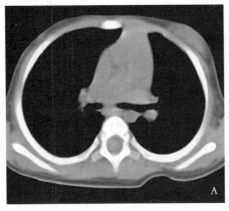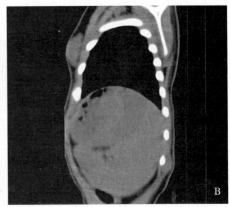

图1　CT平扫轴面及矢状面重建显示左前胸壁皮下软组织密度肿块，密度较均匀，边界清楚，邻近肋骨未见确切的骨质破坏

[病理检查]

大体：结节状肿物，2.0 cm×1.5 cm×1.0 cm，无包膜，骨组织2.2 cm×0.7 cm×0.3 cm，肿物切面实性，灰白色，与骨分界不清（图1，图2）。

镜下：肿瘤由交织条束状或鱼骨样排列的梭形细胞组成，细胞丰富，核深染（图3），可见坏死（图4），有慢性炎细胞散在分布。局部可有血管外周细胞瘤样结构。

免疫组化：Vim阳性，CD68散在阳性，Ki67阳性＞10%。

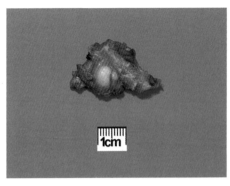

图 1 结节状肿物，无包膜，中间见骨组织

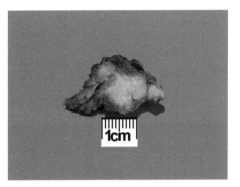

图 2 切面实性，灰白色，与骨分界不清

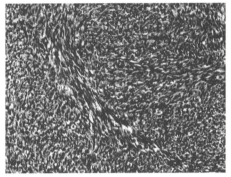

图 3 梭形肿瘤细胞由交织条束状排列

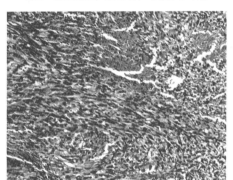

图 4 可见灶状坏死

[病理诊断]

（左肋骨）婴儿型纤维肉瘤。

[影像分析]

婴儿型纤维肉瘤的影像学表现缺乏特异性，常表现为较大的实性肿块，呈分叶状，CT 呈等或稍低密度，MRI 上肿块在 T_1WI 呈低信号、T_2WI 呈高信号，肿瘤内血供丰富，可见血管流空信号，肿瘤常伴出血坏死而信号不均匀，增强后可见明显强化。邻近骨质常发生变形，骨质破坏不常见。本例病变密度均匀，边界清楚，表现不典型。

鉴别诊断：需与软组织常见的良性肿瘤如纤维瘤、神经纤维瘤相鉴别。纤维瘤为形态、边缘不规则的软组织肿块，CT 上与周围肌肉呈等密度，MRI 上肿瘤的信号强度与瘤细胞的数量有关，瘤细胞数量较多时在 T_1WI 上为等信号、T_2WI 上为较高信号；瘤细胞数量少、纤维组织含量高时，在 T_1WI 和 T_2WI 上均为低信号，与周围软组织分界清晰或模糊，增强后肿瘤仅轻度不均匀强化。神经纤维瘤可为孤立性病变，或伴神经纤维瘤病的多发性病变。CT 上肿瘤密度低于周围肌肉，肿瘤内可夹杂条片状脂肪密度影，增强后肿瘤呈均匀或不均匀强化。MRI 上 T_1WI 肿瘤呈相对低信号、T_2WI 呈高信号，或表现为中央低信号、周围高信号的"靶征"，增强后中央部分强化而周围不强化称"反靶征"。

[临床与病理分析]

婴儿型纤维肉瘤（IFS）又称为先天性纤维肉瘤，是中间性肿瘤，36%~100%发生在1岁以内，2岁以后发生少见。WHO定义为5岁以下个体发生的纤维肉瘤，其预后较成人型明显见好。罕见转移，自然病程类似于纤维瘤病。IFS的形态和遗传学表现与先天性中胚叶肾瘤有相关性。男性略占优势。最常见的发病部位是四肢表浅和深部软组织，四肢最常见，其次为躯干和头颈部。病因未明。临床表现为局部无痛性软组织肿块和周围器官受压现象，生长迅速，表面皮肤紧张、发红，并有溃疡形成。影像学检查显示软组织大肿物，密度不一致，有邻近骨皮质侵犯现象。大体：界限不清的分叶状肿物，浸润周围软组织，切面质软或硬，肉质感，灰白色，体积较大的肿块可有出血。镜下：肿瘤由交织条束状或鱼骨样排列的梭形细胞组成，细胞丰富，核深染，无明显的异型，细胞之间可见多少不等的胶原纤维。可见出血坏死，可伴有营养不良性钙化。大多数肿瘤有慢性炎细胞散在分布。局部可有血管外周细胞瘤样结构。核分裂活性明显。免疫组化：Vimentin、SMA阳性，部分病例表达CD68、Desmin、S-100。

鉴别诊断：①梭形细胞横纹肌肉瘤是胚胎性横纹肌肉瘤的一种特殊亚型，儿童和青少年多见。肿瘤最常见的部位是睾丸旁，其次为头颈部，但也可见肢端。肿瘤细胞由呈束状排列的长梭形细胞组成，细胞之间含有数量不等的胶原纤维，类似于IFS，但是前者梭形细胞胞质内常可找到横纹或可见散在的横纹肌母细胞，免疫组化表达Myogenin和MyoD1等肌源性标志可鉴别。②单相形滑膜肉瘤主要由交织短条束状或漩涡状排列的梭形纤维母细胞样细胞组成，其也可发生在儿童，甚至是婴幼儿，形态学也可出现血管外皮瘤样结构，与IFS难鉴别，鉴别的关键点是应充分取材。前者多能找到灶性上皮样区域，免疫组化表达AE1/AE3、EMA，必要时需进行分子生物学检测，单相形滑膜肉瘤可具有t（x；18）（p11.2；q11.2），产生SYT-SSX融合基因；而IFS具有染色体t（12，15）（p13；q25），产生ETV6-NTRK3融合基因。两者可鉴别。③炎症性肌纤维母细胞瘤是发生在儿童或青少年的低度恶性的软组织肿瘤，好发在肺、肠系膜和大网膜等部位。增生的胖梭形肿瘤细胞呈束状或漩涡状排列，间质内伴有多量炎症细胞浸润，有时与IFS难鉴别。前者肿瘤内常可见不规则形、多边形或奇异形的节细胞样细胞，免疫组化50%的病例ALK1呈阳性表达；而IFS常缺乏奇异形细胞，ALK1为阴性。④肌纤维瘤/肌纤维瘤病是一种好发于婴幼儿的良性间叶性肿瘤，亦是最常见的一种成纤维细胞/肌成纤维细胞增生病变。当IFS出现富含血管外皮瘤样区域时与该肿瘤较难鉴别，鉴别的关键点是后者常常境界清楚，肿瘤细胞由平滑肌样的结节和片状分布的原始间叶细胞组成，扩张的分枝状和鹿角样的血管分布更加规则，免疫组化在鉴别诊断上没有帮助。⑤婴幼儿纤维瘤病特别是细胞性婴幼儿纤维瘤病，因为两者均表现为境界不清的肿块和周围软组织侵犯，肿瘤细胞均呈梭形或胖梭形，伴有散在的淋巴细胞浸润。形态学上常常前者的肿瘤细胞密度较IFS低，且分布不均匀，一般不形成鱼骨样排列，核分裂罕见，几乎不见出血和坏死。当然，有时候两者的鉴别还是要依靠细胞遗传学检测，IFS 多会出现 +8、+17、+20 和 t（12；15）（p13；q25），而婴幼儿纤维瘤病则无。

治疗：局部广泛切除。预后好于成人纤维肉瘤，死亡率为 4%～25%，复发率为 5%～50%。

（高欣凤　郭志平　赵滨　王立英　胡晓丽）

病例 031　右肋部肿物

[临床病例]

　　患儿，男，1岁。咳嗽、喘憋3天，发热1天入院。查体：神志清，精神欠佳，呼吸急促，可见三凹征，浅表淋巴结未及肿大；胸廓对称，无畸形；右肺呼吸音低，可闻及痰鸣音，心音有力；腹不胀，肌紧张阴性，肝脾肋下未触及。胸部增强CT：纵隔窗前纵隔内可见一巨大的类圆形肿物影，突向胸腔内，肿物12 cm×11 cm，内部密度不均，可见囊性、实性成分，增强后实性成分明显强化，并包裹大血管。印象：前纵隔实性肿物：畸胎瘤？

　　手术所见：右前纵隔巨大肿物，15 cm×12 cm×8 cm，右肺上叶部分不张，中下叶完全性不张。肿物呈囊实性、实性为主，内部可见分隔。完整切除肿物。

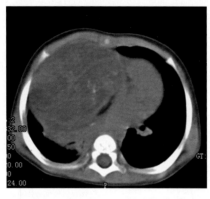

图1　MSCT平扫轴面纵隔窗显示前纵隔巨大占位性病变，向右侧胸腔内生长，边界较清晰，大小约6.6 cm×10.6 cm×11.9 cm，其内密度不均匀，可见囊性、脂肪、钙化成分，心脏及大血管向左移位

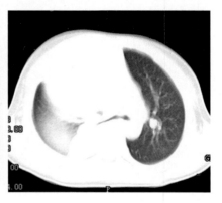

图2　MSCT平扫轴面肺窗显示右肺体积明显受压、减小，右侧支气管受压显示欠清晰

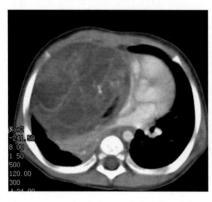

图3　MSCT增强轴面显示肿物的实性成分、包膜及分隔可见强化，边界显示更加清晰

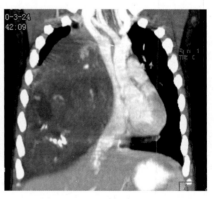

图4　MSCT增强冠状面重组图像显示肿物向右侧胸腔内生长，右肺受压缩小，心脏受压左移。肿物紧邻上腔静脉、主动脉及心脏边缘

[病理检查]

大体：近椭圆形肿物 13 cm×8 cm×6 cm，表面结节状，包膜不完整，另见一块 5 cm×5 cm×3.5 cm 的肿物，切面大部实性，质软，部分囊性，囊内可见透明液体，可及骨组织（图1）。

镜下：肿瘤内可见 3 个胚层衍化的成分，包括欠成熟胚胎性软骨小岛、软骨内化骨（图2）、呼吸道上皮、鳞状上皮、脑组织及大量原始神经管（在任一切片中＞3个低倍视野）（图3），各种成分混杂存在。

免疫组化：Syn 阳性（图4）、EMA 阳性、GFAP 阳性、Ki67 局部阳性约30%。

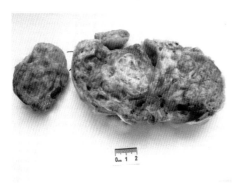

图1 近椭圆形肿物 13 cm×8 cm×6 cm，表面结节状，包膜不完整，另见一块 5 cm×5 cm×3.5 cm 的肿物，切面大部实性，质软，部分囊性，囊内可见透明液体，可及骨组织

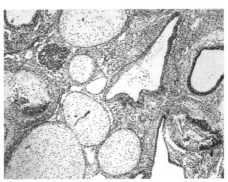

图2 肿瘤内可见软骨小岛、软骨内化骨、呼吸道上皮等多种成分

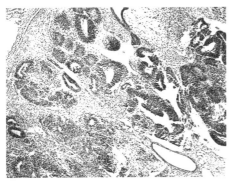

图3 肿瘤内可见大量原始神经管

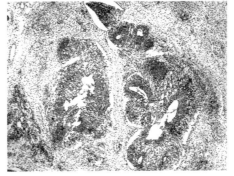

图4 原始神经管 Syn 染色呈阳性

[病理诊断]

（前纵隔）未成熟畸胎瘤Ⅲ级。

[病理分析]

畸胎瘤是由几种类型的器官样成熟或不成熟体细胞组织形成的生殖细胞肿瘤，其组织来源于两或三个胚层。成熟畸胎瘤是仅由成熟成人型组织构成的肿瘤；未成熟畸胎瘤则包含未成熟的胚胎或胎儿组织，也可含有成熟的组织成分。纵隔未成熟畸胎瘤

几乎全部发生于男性，40% 发生于 1 岁以内，最常发生于前纵隔（＞80%）。未成熟畸胎瘤通常体积巨大，呈实体样结构，质地呈鱼肉样，可伴出血和坏死。镜下：肿瘤中可见数量不等的，来自于不同胚层的胚胎组织或胎儿组织，例如不成熟的软骨和骨组织、横纹肌母细胞、胎儿肺组织等，其中最常见的未成熟成分是神经外胚层菊形团或原始神经管。各种不成熟组织与成熟组织密切混杂，较少器官样排列。神经外胚层菊形团或原始神经管，细胞核深染伴明显异型。可全部由复层、拥挤的嗜碱性梭形细胞组成，缺乏极向，伴大量核分裂象；也可形成清楚的管腔，内衬高柱状细胞，核长，有时具有纤毛；菊形团也可出现在成片的小细胞中，色素沉着性神经上皮常见。

根据镜下未成熟神经上皮的多少将未成熟畸胎瘤分为三级：Ⅰ级少量未成熟神经上皮灶，在任一切片中小于 1 个低倍视野（4×）；Ⅱ级中等量未成熟神经上皮，在任一切片中达 1～3 个低倍视野（4×）；Ⅲ级大量未成熟神经上皮，在任一切片中＞3 个低倍镜视野（4×）。一些研究表明，发生于儿童和青少年的未成熟畸胎瘤预后较好，其复发很可能与其中含有卵黄囊成分有关，这种病例应予化疗。

鉴别诊断：①成熟性畸胎瘤：成熟畸胎瘤中可出现微量的欠成熟组织，如不够成熟的软骨、间叶、发育过程中的脑皮质、小脑或垂体等，但不足以诊断未成熟畸胎瘤。②混合性生殖细胞肿瘤：畸胎瘤中如含有胚胎癌、卵黄囊瘤等其他生殖细胞肿瘤，则应将其归入混合性生殖细胞肿瘤。取材时应对肿瘤仔细观察、多部位取材，镜下仔细寻找是否存在生殖细胞肿瘤成分。混合性生殖细胞肿瘤的预后取决于手术时肿瘤是否扩散、浸润血管及淋巴结有无转移，即与肿瘤的临床分期有关；其次还与肿瘤中所含的生殖细胞肿瘤成分有关，其中恶性度比较高的成分有胚胎性癌及绒毛膜上皮癌等。

[影像分析]

成熟畸胎瘤在 CT 和 MRI 平扫上表现为前纵隔内囊实性肿物，圆形或浅分叶状，界限清晰，凸向一侧胸腔内生长，多见于右侧。大多数肿瘤以囊性成分为主，其内可见脂肪、钙化等成分；部分肿瘤可为纯囊性。未成熟畸胎瘤和混合型恶性畸胎瘤形态不规则，边缘不光滑，以实性成分为主或为完全实性，无或仅有少量脂肪成分。混合型恶性畸胎瘤可见邻近肺、胸壁、肝脏侵犯。

鉴别诊断：前纵隔畸胎瘤因分化成熟的程度不同而表现各异，未成熟畸胎瘤和混合型恶性畸胎瘤缺少囊性、脂肪及钙化成分，定性诊断相对困难，需要与多种前纵隔病变相鉴别。淋巴瘤为儿童期常见的前纵隔肿瘤，主要表现为结节状淋巴结增大和胸腺弥漫性浸润。胸腺瘤儿童期少见，可分为非侵袭性及侵袭性胸腺瘤，为胸腺区均匀或不均匀密度的软组织肿物，可见钙化，实性部分增强后可见强化。

[临床分析]

畸胎瘤（teratoma）起源于潜在多功能的原始胚细胞，往往含有外、中和内三个胚层的多种组织成分，排列结构错乱。多为良性，但恶性倾向随年龄增长而呈上升趋势。发生部位与胚生学体腔的中线前轴或中线旁区相关，多见于骶尾部、纵隔、腹膜后、性腺部位。好发于新生儿和婴儿，女性为多。一般认为畸胎瘤多系个体发育初期，部分多能性原始细胞迷离出来，在纵隔内增殖发展成肿瘤。这类肿瘤以良性畸胎瘤多见，它占纵隔畸胎类肿瘤的 50%~75%。国内报告未成熟畸胎瘤的发生率为 0~5.7%，儿童期未成熟畸胎瘤的发生率为 14.2%。畸胎瘤多为实性，可同时存在大小不等的囊腔，内含外、中或内胚层组织的衍生物如毛发、牙齿、软骨、平滑肌、支气管或肠壁等。部分未成熟畸胎瘤与邻近组织粘连或穿破入邻近脏器如肺、支气管，患者可咳出毛发或皮脂样物。皮样囊肿是一种单房或多房薄壁囊肿，因囊内多衬以鳞状上皮及其附属物而得名。囊内有结节状物、毛发及皮脂类物。

纵隔畸胎瘤最终确诊之前有必要同下列疾病进行辨别：①胸腺瘤：是原发于胸腺的肿瘤。X 线查看肿瘤常呈圆形或卵圆形，边际明晰锋利或有分叶，坐落于前上纵隔心底部，贴近于胸骨后侧。侧位胸片上密度较淡，概括不清，在胸骨角水平。其好发部位类似于生殖源性肿瘤，而后者也许方位略低于胸腺瘤，单侧性较多，暗影中有钙化或骨齿样增生影能够辨别，而胸腺瘤则很罕见上述影像学体现。有重症肌无力则更简单辨别。②纵隔淋巴瘤：是最多见的不适应外科医治的疾病。纵隔肿瘤只不过是这一恶性全身疾患的部分体现。在前期即有气管和上腔静脉的严重受压体现，通常气急加剧，并呈现面、颈部、上肢肿胀。表浅淋巴结肿大和肝脾大也是多见的表象。X 线显现一侧或双侧纵隔典型的气管和支气管周围增长的结节状肿块。有些病例可有胸腔积液。③纵隔囊肿：主要是前纵隔囊肿，多见的有胸腺囊肿及囊状淋巴管瘤。大多患者无症状，症状主要因囊肿内积液添加、肿块增大所导致。确诊主要根据放射学，体现为壁较薄的低密度占位，边际润滑明晰，呈半圆形或圆形。CT 病变能极好地显现囊内容物密度接近于水，但有时与囊性畸胎瘤相混杂。

纵隔畸胎瘤均应根据患者的身体情况尽早手术切除。即使是良性肿瘤，长大后可压迫呼吸道、心脏、上腔静脉，产生严重症状。未成熟畸胎瘤除手术外可进行放疗和（或）化疗。

（万钧　郭志平　张琳　郑美敏　赵丽）

间断咳嗽 2 周——先天性肺囊性腺瘤样畸形

［临床病例］

患儿，女，5 个月。因间断咳嗽 2 周入院。患儿入院前 2 周无明显诱因出现咳嗽，呼吸平，无发绀，无发热，来我院就诊，收治入院。查体：一般情况可，神志清，呼吸平，胸廓对称，双肺呼吸音清，无明显罗音，叩诊音清，心音有力，律齐。胸 X 线：双肺门模糊，双肺纹理增粗，右肺野内带可见小斑片状高密度影，右肺中外带透过度增高，其内可见网格状分隔；纵隔向左移位。考虑肺炎、右肺先天性囊性腺瘤样畸形，建议进一步检查。入院后积极完善术前检查准备行手术治疗。

手术所见：探查见右肺下叶广泛多囊性病变，右肺上叶后段分布较多囊性病变，囊内积脓，中叶大致正常，考虑为上、下叶肺囊性腺瘤样畸形，因上叶病变主要集中于后段，决定行下叶加上叶后段切除。游离下肺动脉 LA6-10，鞘内结扎切断，游离下肺静脉，结扎切断，夹闭下叶支气管，切除病变右肺下叶，缝扎支气管残端，沿上叶后段界线切除病变肺组织，双 1 号线分别缝闭残端，冲洗胸腔检查无漏气，止血，第 7 肋间置闭式引流管 1 根。

［影像检查］

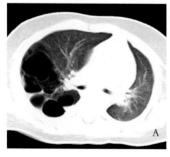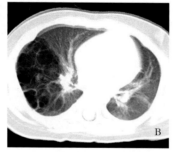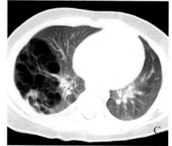

图 1 MSCT 平扫轴面肺窗显示右肺巨大囊性病变，边界清晰，其内可见不规则分隔影像及多发性小囊影，纵隔略向左移位

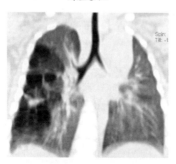

图 2 MSCT 平扫冠状重组图像显示右肺囊性病变累及右肺上及下叶，其内可见多发性分隔及小囊影

[病理所见]

大体：部分肺组织 8.5 cm×7 cm×4.5 cm，表面尚光滑，切面见散在囊腔，最大直径 2 cm（图 1）。

镜下：囊腔间可见正常的肺泡结构（图 2）。囊腔内衬假复层纤毛柱状上皮（图 3），部分囊壁含弹力纤维和平滑肌组织。符合先天性肺囊性腺瘤样畸形 Stocker 分型 I 型。

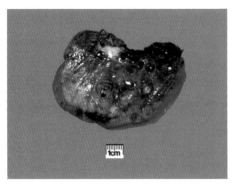 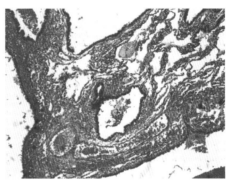

图 1　部分肺组织 8.5 cm×7 cm×4.5 cm，表面尚光滑，切面见散在囊腔，最大直径 2 cm

图 2　囊腔内衬假复层纤毛柱状上皮，部分囊壁含弹力纤维和平滑肌组织。囊腔间可见肺泡结构

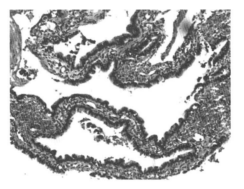

图 3　囊腔内被覆假复层柱状纤毛上皮

[病理诊断]

（右肺）先天性肺囊性腺瘤样畸形。

[病理分析]

先天性肺囊性腺瘤样畸形（CCAM）是一种病理形态与其他类型的肺囊肿截然不同的疾病。1949 年首次作为一种独立的病理改变进行报道。CCAM 与支气管闭锁有关，它是胚胎肺的一种发育异常，CCAM 可能是胎儿和新生儿期的一种致死性病变。在婴儿和儿童期病变程度可相对较轻，可造成呼吸困难和反复肺感染；男女发病率未见明显差异。国外文献报告，此病的预后与是否出现胎儿水肿有关，如果伴发胎儿水肿则预后较差。本例胎儿的生长史不详，但从临床经过推测可能不伴胎儿水肿，所以预后较好。

1950 年 Bain 提出 CCAM 与肺部其他囊性病的病理组织学区别包括囊肿的壁缺乏软骨组织、缺乏支气管腺体、过度产生的终末细支气管结构无肺泡分化、受侵的肺膨大。关于命名和分类，以往延用的"先天性囊性疾病"现已不常用。Moffat 曾经命名为肺的淋巴管扩张和浆液性囊肿，外科医师仍用支气管源性囊肿、肺隔离症和先天性肺叶气肿。命名"先天性多囊肺"是一种错误的概念，不像先天性多囊肾，因为肺的囊性畸形不伴其他器官的导管扩张。自从由 Th'in 和 Tang 命名腺瘤样畸形后，偶尔也可见到使用弥漫性囊性或腺瘤样错构瘤。Stocker 通过 38 例 CCAM 分析，并按大体及组织学标准将其分为 3 个亚型。Ⅰ 型病变由单个或复杂的大囊腔组成，直径 > 2 cm，囊腔内衬有纤毛的假复层柱状上皮，囊壁较厚，包含平滑肌及弹力组织，在这些囊腔间可见正常形态的肺泡；Ⅱ 型病变由复杂的小囊腔组成，直径 < 1 cm，内衬纤毛柱状或立方上皮，结构类似于介于呼吸细支气管与上皮衬覆的囊肿之间的扩张的肺泡；Ⅲ 型病变是庞大的非囊性病变，类似于细支气管结构，衬以立方上皮，部分含纤毛。目前随着对 CCAM 的认识，加深了临床病理间的联系。有的学者根据肉眼解剖、超声波发现和预后又建议将此病变分成两种亚型。其一，大囊性病变包含单囊或多囊，囊直径 ≥ 5 cm，产前超声波检查囊内充满液体，多不伴胎儿水肿，预后好；其二，微小囊性病变，囊直径 < 5 mm，超声波表现为无数个界面反射，类似于实性病变，伴胎儿水肿，预后不好。从注重围生期的医学角度，后一种分类方法产科医师可根据此做好产前检查，为优生优育提供依据。

鉴别诊断：①炎性囊肿和先天性肺气肿：这两种疾病虽然在组织学上都可出现大囊腔，但这两种疾病的囊壁与 CCAM 不同，炎性囊肿为炎性背景并存在纤维化，不会出现 CCAM 囊壁结构。先天性肺气肿见于新生儿、婴儿和儿童，病理改变主要是一叶肺的肺泡大块性过度膨胀伴邻近肺发育低下，它不是一种真性的囊性病变。②Ⅰ型胸膜肺母细胞瘤：囊肿被覆纤毛柱状上皮，但在囊肿被覆上皮下可见类似于葡萄状肉瘤的原始细胞。尽管 CCAM 的病因及发病机制不清，但 Cass 根据肉眼解剖和组织学特点推测 CCAM 可能是由于胚胎的发育缺陷或胎儿肺的生长异常引起的。正常的器官发生需要在细胞增殖和凋亡间维持一种平衡，Cass 并提出 CCAM 在正发育的肺中出现了细胞增殖与细胞凋亡的失衡。文献报告，改变 bcl-2、骨形态蛋白或转化生长因子（TGF-β）的表达可以影响细胞的凋亡。检查 CCAM 中这些因子的表达情况不仅能进一步明确 CCAM 的发病机制，还为临床提供了一种新的治疗方案。

[影像分析]

先天性囊性腺瘤样畸形影像学将其分为三型：Ⅰ 型占 50%，由单个或多个直径 > 2 cm 的囊构成。Ⅱ 型占 40%，由多个直径 < 2 cm 的囊构成。Ⅱ 型可合并多种先天性畸形，40% 为肺隔离症。少数 Ⅱ 型病变内可发现恶性肿瘤的成分，包括胚胎性横纹肌肉瘤、细支气管肺泡癌和囊性胸膜肺母细胞瘤等。Ⅲ 型占 10%，由多发的小于 0.5 cm 的微囊构成。Ⅰ、Ⅱ 型囊腔内含气或含液，囊壁薄，合并感染时囊壁可增厚；Ⅲ 型呈实性肿块。病变的占位效应明显，可导致邻近的正常肺组织受压、纵隔移位。

鉴别诊断：先天性囊性腺瘤样畸形囊腔大小不一，囊内含气或含液，且可呈实性，并常合并感染，影像学表现相对复杂，需要注意与其他疾病相鉴别，如肺撕裂伤、支气管扩张、先天性肺囊肿等。肺撕裂伤为胸部穿通伤或伴有巨大剪切力的钝伤所导致，形成肺实质内含气或含气液平面的透亮囊腔，多位于肺挫伤灶内，一个或多个，大小不等，常合并气胸、骨折等其他损伤；明确的外伤史可帮助诊断。支气管扩张影像学上病变的支气管管壁增厚呈环状或轨道样，根据扩张程度可分为柱状、静脉曲张状、囊状，以囊状程度最重，呈球囊状，越向肺外围扩张程度越重；前期感染史及病变与感染灶部位一致的特点可帮助诊断。先天性肺囊肿表现为单房或多房性囊样包块，壁薄，当合并感染时与先天性囊性腺瘤样畸形的鉴别很困难，需要病理确诊。

[临床分析]

肺囊性腺瘤样畸形主要表现为新生儿期的进行性呼吸困难，在婴儿和儿童期病变程度可相对较轻，可出现咳嗽、发热、有或无反复肺部感染。男女发病率未见明显差异。X线表现为患肺多发不规则散在的含气囊腔构成的包块，可见腔内气液平，被侵的一叶肺可呈大囊性影像，其中无肺纹理，但可见不规则的分隔影像，纵隔向健侧移位，也可表现为实性病变很似肺实变或肺不张。CT可显示囊性病变。

鉴别诊断：①囊性支气管扩张：可为先天性，多发生于下叶，尤以左肺下叶后基底段多见，表现为聚集成堆或簇状排列的内、外面光滑的厚壁空腔，合并感染时可见液平或因渗出物充满囊腔呈多个圆形或类圆形的高密度影，囊腔大小比较近似，按肺段分布。②先天性肺囊肿：单发囊肿多见，多发囊肿较少见，多数位于气管、主支气管旁、隆突附近、肺门旁或肺野内，可累及一侧或两侧肺，也可为一个或多个肺叶，囊壁内外缘光滑，合并感染的概率较高。当多发不规则囊腔并壁内有息肉样突起或周围较多含气囊腔时应想到本病的可能性。③肺隔离症：以左肺下叶后基底段多见，通常病灶不与肺及肺动脉相通，当与支气管异常沟通或有食管瘘时常形成数个厚壁含气液面的囊腔，CT或MRI增强检查可明确有无来自于体循环动脉的血供，发现胸主动脉或腹主动脉分支的异常血供可确诊。④先天性大叶性肺气肿：多见于男性，多位于肺上叶，其次见于右肺上叶和中叶。表现为患侧肺叶体积膨胀，透亮度增强，但其内可见稀疏的肺纹理。⑤食管裂孔疝或膈疝：以左侧多见，当腹腔内容物疝入腔时可形成"下肺囊性病变"，此时应注意左膈下有无胃泡影，CT检查可发现疝入胸腔的胃及肠管影，诊断困难时行上消化道钡剂检查即可确诊。

（高欣凤　郭志平　张琳　郑美敏　宋兰云）

[临床病例]

　　患儿，女，5岁。主因咳痰3天，发热1天入院。查体：神志清，精神好，呼吸平，口唇无发绀，浅表淋巴结未及肿大；胸廓对称，无畸形；双肺呼吸音粗，未闻及干湿啰音；心（-）；腹不胀，肌紧张阴性，肝脾肋下未触及。CT平扫轴面显示右前上纵隔不均匀的软组织密度肿块影，与心缘分界欠清，大小约为4.7 cm×2.8 cm×6.5 cm，右侧胸腔积液。

　　手术所见：前纵隔肿物，5 cm×3 cm，质韧，有蒂与右侧胸腺相连。

[影像检查]

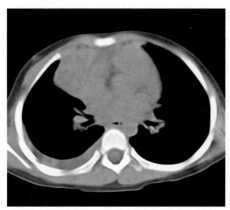

图1　CT平扫轴面显示右前上纵隔不均匀的软组织密度肿块影，与心缘分界欠清，大小约为4.7 cm×2.8 cm×6.5 cm，右侧胸腔积液

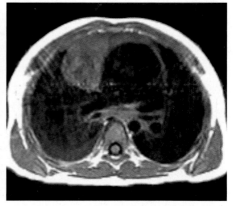

图2　MRI平扫轴面T₁WI显示前纵隔区右侧心缘旁以等T₁信号为主肿物影，内部似可见低信号分隔影，与胸腺相邻，左侧紧贴心脏右缘，右侧胸腔积液

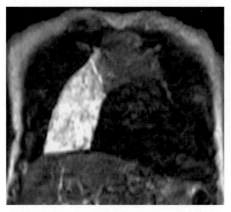

图3　MRI平扫冠状面T₂WI显示右侧心缘旁长T₂信号为主肿物影，内部似可见低信号分隔影，向上与胸腺相邻，左侧紧贴心脏右缘，向下贴近膈肌

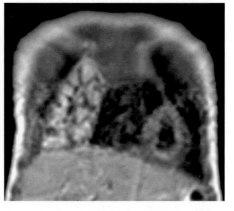

图4　MRI增强冠状面显示右心缘旁肿物呈明显强化，其内低信号分隔影未见强化

[病理检查]

大体：扁片形肿物，大小为 6 cm×4.2 cm×1 cm，表面光滑淡紫，有胸膜被覆（图1）。切面实性，可见散在微囊，质中等，紫褐色（图2）。

镜下：主要由被覆假复层柱状纤毛上皮的囊腔、扩张的肺泡（图3）及肌型血管和淋巴管组成；部分支气管壁可见软骨和平滑肌（图4）。

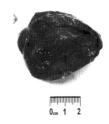

图1　扁片形肿物，大小为 6 cm×4.2 cm×
　　　1 cm，表面光滑淡紫色

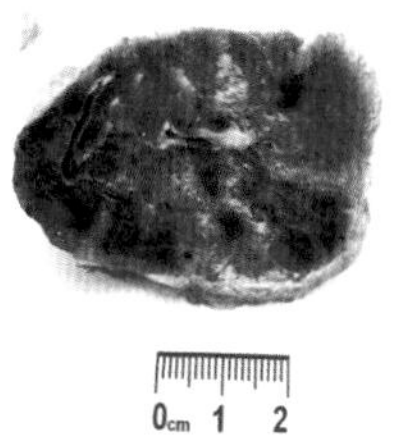

图2　切面实性，可见散在微囊，质中等，紫褐色

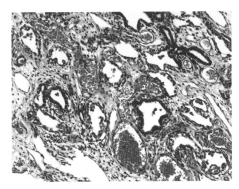

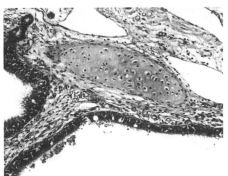

图3　被覆假复层纤毛柱状纤毛上皮的囊腔、扩张
　　　的肺泡

图4　部分支气管壁可见软骨和平滑肌

[病理诊断]

（前纵隔）叶外型肺隔离症。

[病理分析]

肺隔离症为胚胎时期一部分肺组织与正常肺主体分离单独发育并接受体循环动脉的异常动脉供血，分为叶外型和叶内型。叶外型：隔离肺组织表面有胸膜被覆，呈现一肺外结节，与正常的支气管不相通。可见于从胸腔入口处到横膈的任何部位。本例属叶外型，位于前上纵隔偏右侧。叶外型隔离肺血供通常来于腹主动脉。叶内型：隔离肺在肺叶之内，为同一脏层胸膜所包被，病变与支气管相通或不通，血供来自于胸主动脉或腹主动脉。

临床表现：叶外型常无症状，仅在胸片上表现为肿块；叶内型可表现为反复发作的肺部感染。镜下：隔离肺组织可有不同程度的肺不张，支气管腔内有纤毛柱状上皮，管壁有软骨片和平滑肌，部分支气管和肺泡上皮扩张形成囊腔及支气管扩张。血管结构为肌型体动脉和静脉，没有肺内弹力肌型动脉。治疗：手术切除。

[影像分析]

MSCT 通常表现为前纵隔内软组织密度肿物，或因其内含囊实性成分而呈混杂密度，与心缘分界一般欠清晰，胸腺的一般形态及密度正常。叶外型肺隔离症大多接受胸主动脉或腹主动脉供血，血管可位于膈肌上方或下方，一般较细小和多发，罕见来自于肺动脉供血，大多经体静脉引流，偶尔也可经肺静脉引流。如 MSCTA 显示供血动脉及回流静脉则可确诊。MR 通常表现为纵隔内等 T_1、长 T_2 信号为主肿物影，其内可因囊变而信号不均匀。CE-MRA 也可显示供血动脉及回流静脉。

鉴别诊断：本病应与前纵隔肿瘤如胸腺瘤、淋巴瘤、畸胎瘤等相鉴别。胸腺瘤为胸腺区均匀或不均匀密度的软组织肿物。淋巴瘤多表现为前纵隔结节样肿块，大多数患者颈部、纵隔内及其他部位伴有淋巴结肿大。畸胎瘤如有典型的三胚层组织结构可资鉴别。

[临床分析]

肺隔离症的发生机制不清，常见有副肺芽学说、Prvce 的牵引学说和 Smith 的血管发育不全学说。Prvce 的牵引学说受到普遍承认，它认为在胚胎初期的原肠及肺芽周围有许多内脏毛细血管与背主动脉相连，当肺组织发生脱离时，这些相连的血管即逐渐衰退吸收。由于某种原因，发生血管残存时，就成为主动脉的异常分支动脉，牵引一部分胚胎肺组织，形成肺隔离症。此部分肺组织与正常支气管和肺动脉隔离开，由异常动脉供应血液。在胚胎早期肺组织与原肠发生脱离时受到牵引，副肺芽位于胸膜内，则形成叶内型肺隔离症；在脱离后受到牵引的异常的肺芽出现在胸膜已形成之后，则成为叶外型肺隔离症。但牵引学说并不能解释所有的肺隔离症，有少数肺隔离症没有异常动脉，或有异常动脉而无隔离肺。无论叶外型与叶内型，肺隔离症的主要动脉均来源于体循环的分支，主要是降主动脉，也可源于腹主动脉上部、腹腔动脉及其分支、升主或主动脉弓、无名动脉、锁骨下动脉、内乳动脉、肋间动脉、膈动脉或肾动脉等。多数经下肺韧带进入隔离肺内，常为 1 支，也有 2 支或多支的情况，但较少见。动脉粗细不等，有的直径可达 1 cm 左右。这些异常动脉壁的结构与主动脉相似，含较多的弹性纤维组织，压力较高，极易发生粥样硬化。体循环血管如何发育到隔离肺内尚不清楚，正常情况下，肺动脉源于第 6 胚弓，且将它的分支延伸肺原基，最初供养肺胚芽的内脏血管丛分支逐步退化，仅保留下了支气管动脉。根据公认的理论，背主动脉与肺芽周围的内脏毛细血管间有丰富的侧支交通，这些侧支血管的某支吸收、退化不全，形成异常的体循环动脉供养隔离肺组织；同时因肺隔离症的胚胎组织处于异常部位，使肺循环血管不能发育。

肺隔离症的静脉回流不尽一致：叶内型肺隔离症的血液回流入下肺静脉，导致左 - 左分流，偶有叶内型回流到体循环静脉；叶外型肺隔离症的血液回流入半奇静脉、奇静脉、下腔静脉、无名静脉、肋间静脉等，此时无分流问题。

（刘谊　郭志平　张琳　郑美敏　胡晓丽）

病例 034　咳痰，发热

[临床病例]

患儿，女，3 个月。发现右足背肿物 2 个月。患儿一般情况可，无不适。查体：右足背皮下实性肿物，约 3 cm×2 cm×1 cm，质硬，无触痛，不活动，皮肤颜色无异常。右足活动无受限。其余检查均阴性。手术所见：皮下实性肿物，有边界，与肌腱腱鞘粘连紧密，与骨无关联。

[病理检查]

大体：灰白色半透明肿物，3 cm×1.5 cm×1.5 cm，无包膜，切面灰白、半透明、质韧，部分呈黏液状。

镜下：瘤细胞呈大小不等的小叶状分布，间质为黏液基质，小叶周围有纤维结缔组织包绕（图 1）。瘤细胞呈星形、梭形，轻度异型，胞质少（图 2）。

免疫组化：S-100 阳性（图 3），GFAP 阳性（图 4）；NF、SMA、CD31 阴性，Ki67 阳性局部约 10%。

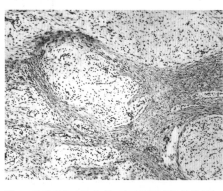
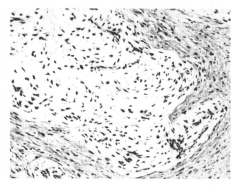

图 1　肿瘤呈小叶状分布，小叶周围有纤维结缔组织包绕，小叶内有多少不等的瘤细胞和黏液基质

图 2　瘤细胞呈星形、梭形，轻度异型，胞质少

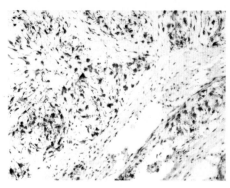
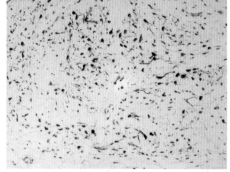

图 3　S-100 阳性

图 4　GFAP 阳性

［病理诊断］

（右足背）神经鞘黏液瘤。

［临床病理分析］

神经鞘黏液瘤（neurothekeoma）好发于儿童和青年，以女性多见，从新生儿到78岁均可发病。病变可累及全身各处，但以四肢远端尤其是手部最为多见。表现为缓慢生长的无痛性结节，位于真皮和皮下。大体表现为境界清楚的结节状肿块，无包膜，切面灰白、灰黄色，部分呈黏液状。镜下：肿物累及真皮和皮下，周界不清，可浸润周围脂肪组织。纤维结缔组织分割肿瘤，形成轮廓清楚的小叶，小叶基质为透明质酸黏液和硫酸黏液，瘤细胞由星形、梭形细胞组成，胞质稀少，核轻度异型。缺乏核分裂象。免疫组化：S-100、Vimentin、EMA 阳性，部分病例 GFAP、CD57、CD34 阳性，Desmin、HMB45 阴性。

鉴别诊断：①黏液性神经纤维瘤：周界不清，而神经鞘黏液瘤多呈周界清晰的小叶状结构。②黏液性神经鞘瘤：可见 Antoni A 区或 Verocay 小体。③丛状神经纤维瘤：无成簇的星状细胞，免疫组化 NF 阳性。④黏液样恶性纤维组织细胞瘤：成年人多见，位于深部软组织，体积较大，细胞异型明显。⑤黏液纤维肉瘤：呈浸润性生长，除梭形细胞外，可见核深染的畸形多核细胞；还可见纤细的血管网。

治疗和预后：肿瘤为良性，完整切除。少数复发。

（杜晓杰　田志刚　胡晓丽）

病例 036　腹部外伤 16 小时伴呕吐

[临床病例]

患儿，男，10 岁。主因腹部外伤 16 小时伴呕吐入院。查体：神志清，精神好；腹不胀，未见肠型，全腹散在压痛，上腹为著，肌紧张阴性，未及包块，肠鸣音存。B 超：腹腔内实性占位，与胰腺关系紧密，建议进一步检查。腹部强化 MR：胰腺体尾部巨大软组织影，7.9 cm × 7.2 cm × 8.3 cm 大小，以广泛不均匀高信号为主，考虑胰腺体尾部肿瘤伴囊内出血可能。印象：胰腺肿物待查。

手术所见：胰腺下缘体部一球形肿物，8 cm × 8 cm × 8 cm，囊实性，表面欠光滑，包膜完整，瘤体内为多囊，部分囊内有陈旧性积血，完整剥除。

[影像检查]

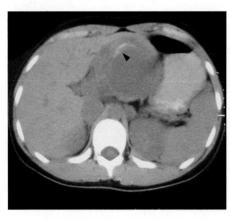

图 1　CT 平扫轴面显示肿瘤边界清楚，内部可见条状高密度影（箭头）

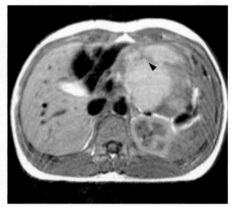

图 2　MRI 平扫轴面 T_1WI 及 T_2WI 显示病变大部呈短 T_1、长 T_2 信号，为出血；T_2WI 肿瘤内可见低信号分隔（箭头）

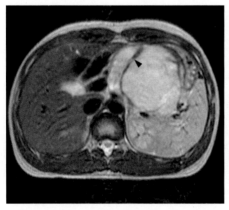

图 3　MRI 平扫轴面 T_1WI 及 T_2WI 显示病变大部呈短 T_1、长 T_2 信号，为出血；T_2WI 肿瘤内可见低信号分隔（箭头）

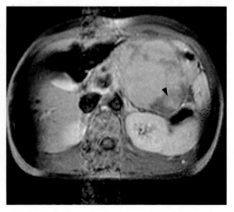

图 4　MRI 增强轴面 T_1WI 显示肿瘤边缘实性部分强化（箭头）

[病理检查]

大体：囊实性肿物 12 cm×10 cm×8 cm，张力高，内含陈旧性出血（图1）。

镜下：肿瘤由实性区和乳头状结构区组成，实性区与乳头状结构区交替分布。实性区由形态一致的椭圆形细胞组成，部分瘤细胞胞质嗜酸性细颗粒状，部分瘤细胞胞质丰富透亮，呈空泡状，细胞核受压位于细胞一侧（图2）；乳头状结构区瘤细胞以血管或黏液样变性间质为轴心，放射状排列，形成参差不齐的复层机构（图3）；可见大片坏死、出血、局部钙化、纤维间隔粗大、玻璃样变性。

免疫组化：VIM 阳性，CK 阳性（图4），NSE 阳性，CgA 阳性。

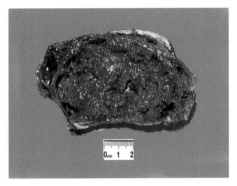

图1 囊实性肿物 12 cm×10 cm×8 cm，张力高，内含陈旧性出血

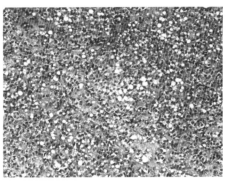

2 实性区部分瘤细胞胞质嗜酸性细颗粒状，部分瘤细胞胞质丰富透亮，呈空泡状，细胞核受压位于细胞一侧

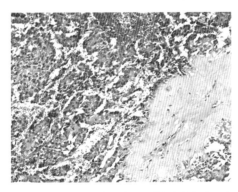

图3 乳头状结构区瘤细胞以血管或黏液变性间质为轴心，放射状排列，形成参差不齐的复层结构，右下角可见粗大纤维间隔玻璃样变性

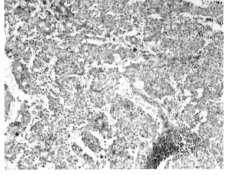

图4 瘤细胞表达 CK

[病理诊断]

（胰腺）胰腺实性假乳头状瘤。

[病理分析]

胰腺实性假乳头状瘤（solid pseudopapillary tumor of pancreas, SPTP）于1959年由 Frantz 首次报道，1996年 WHO 将其统一命名为胰腺实性假乳头状瘤。SPTP 具有

明显的性别、年龄优势倾向，好发于年轻女性（91%），尤以青少年女性多见。SPTP占胰腺非内分泌肿瘤的 0.17%~2.7%，SPTP 可发生在胰腺各部位。SPTP 的组织学具有特征性的实性、假乳头状结构，实性区的瘤细胞形态较一致，圆形或椭圆形，胞质浅淡或透明状，卵圆形核常见核沟，或呈锯齿形核，核仁不明显，罕见核分裂象。假乳头形成初期，肿瘤细胞呈巢片状，随着远离血管的瘤细胞发生肿胀、变性、脱落，围绕血管生长的瘤细胞形成参差不齐的复层结构，类似于乳头样，部分假乳头轴心是由瘤细胞黏液样变性而形成的细胞稀疏区。可见继发性改变，如出血、坏死、钙化、胆固醇裂隙和泡沫细胞积聚等形态。免疫表型：上皮标记物（AE1/AE3、EMA）阳性，腺泡标记物（AAT、ACT）阳性，又有神经内分泌标记物（Synapothysin、NSE、ChrA、CD56 等）和间叶性标记物（Vimentin、S-100）阳性。54% 的 PR 阳性表达，ER 阴性。

鉴别诊断：①胰母细胞瘤：常见于 10 岁以下的男童，组织学显示未分化区、导管区、腺泡区和特征性鳞状上皮岛。免疫组化染色 Vimentin 阴性。②腺泡细胞癌：常见于老年男性，肿瘤切面呈结节状，细胞有一定的异型性，核仁明显，富于核分裂。③非功能性胰岛细胞瘤：多为年轻女性，组织形态与 SPTP 相似，但瘤细胞无核沟，缺乏广泛出血、坏死和退行性变。

[影像分析]

胰腺实性假乳头状瘤的影像学表现取决于肿瘤实性结构和囊性结构的比例和分布。CT 可表现为厚壁大囊或囊实性肿块，实性部分为等或稍低密度，增强后明显强化。囊性部分因含陈旧性出血或细胞碎屑而密度较高，增强后无强化。肿瘤内偶可见纤维分隔。肿瘤钙化约占 30%。MRI 显示肿瘤内出血和坏死细胞碎屑在 T_1WI 信号较高，肿瘤实性部分呈长/等 T_1、长 T_2 信号，纤维包膜及分隔为低信号。增强后肿瘤实性部分明显强化。MRI 上的特征性表现为低信号的纤维包膜及高信号出血，在 T_1WI 上表现明显，可作为实性假乳头状瘤有诊断意义的征象。

鉴别诊断：实性假乳头状瘤需要与胰母细胞瘤及胰头癌相鉴别。胰母细胞瘤的发病年龄较小，以婴幼儿好发，MRI 上瘤内坏死较明显，T_1WI 上以低、等信号为主，并可表现恶性肿瘤征象，有助于鉴别。实性假乳头状瘤的边界常较清楚，体积增大压迫而不侵犯周围结构，即使累及胰头，胆管扩张也不明显，可与胰头癌相鉴别。囊性表现者尚需要与假性囊肿相鉴别，后者常继发于急性胰腺炎和外伤，根据病史可以鉴别。

[临床分析]

胰腺实性假乳头状瘤是 1996 年由 WHO 统一命名的一种生物学行为未定或交界性恶性潜能的胰腺肿瘤。有关本病的组织学起源尚有争议，多数学者认为其来源于胰腺的潜能干细胞，具有多向分化的能力。也有学者推测 SPTP 并非来源于胰腺组织，而有可能来源于胚胎发生过程中与胰腺原基连接的生殖脊——卵巢原基相关细胞，因此女患者多见。SPTP 的发病率约占胰腺肿瘤的 1%。本病无特异性的临床症状及体征，多于无意中或体检时发现腹部包块，伴随症状多与肿物对邻近器官的压迫有关；实验室检查胰腺内外分泌功能多正常，肿瘤标记物亦多呈阴性；B超、CT等影像学检查多可准确定位，但定性诊断困难。肿瘤可以发生于胰腺的任何部位，好发于胰体尾部，有文献报道胰体尾部占56%～77%。

SPTP无典型的临床症状及影像学特点，加之其为罕见病，主要应与非功能性胰岛细胞瘤、胰腺囊腺瘤、胰母细胞瘤等疾病进行鉴别。

治疗与预后：SPTP为低度恶性，绝大多数术后能治愈。术后应临床密切随访，并有必要长期追踪。

（万钧　郭志平　王立英　赵滨　赵林胜）

[临床病例]

　　患儿，女，12岁。因间断呕吐伴腹痛、腹胀9天入院。患儿入院前9天无明显诱因出现呕吐，呕吐3～4次，为胃内容物，并诉"胃痛"；无头痛、发热，当时未排大便。于当地医院门诊输液4天，口服药3天，自觉疼痛有所缓解。入院前4天，患儿又出现腹痛，无呕吐、发热，又于当地住院4天，于以禁食、补液、洗肠治疗，未见明显好转。入院前半日于当地医院查腹部B超示"肠套叠"转来我院。体检：一般情况可，体温36.9℃；胸廓对称，双肺呼吸音粗；腹稍胀，未见肠型及蠕动波，腹软，脐上及脐下压痛，未及包块，肝脾未触及，肠鸣音低，未闻及高调肠鸣音。腹平片：肠梗阻-机械性？B超：肠梗阻，肠套叠可能。CT：小肠广泛扩张积液伴气液平面，肠腔内部分小肠肠管走形不规则，呈同心圆样改变。遂急症行开腹探查肠切除术。

　　手术所见：术中探查见腹腔内较清亮液体约200 ml，距回盲部80 cm处小肠套叠，套叠肠管约30 cm，近端肠管扩张明显，手法复位套叠肠管后发现套叠肠管已发黑、坏死、局部穿孔，套叠头端肠管对系膜缘可及2 cm×2 cm的质硬团块，切除坏死肠管及肿物。

[影像检查]

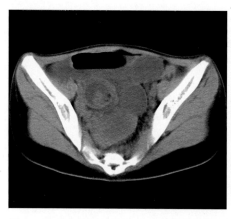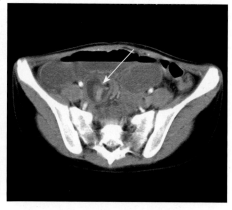

图1　CT平扫轴面显示盆腔内肠管走形不规则，局部肠壁增厚，邻近肠管扩张伴气-液平面形成

图2　CT增强轴面显示盆腔内肠管呈同心圆状改变（箭头），肠壁明显增厚

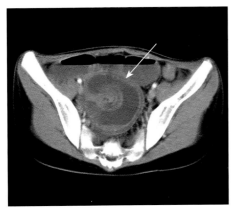

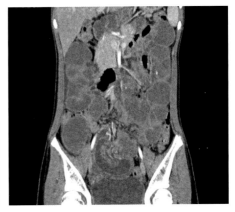

图 3　CT 增强轴面显示盆腔内肠管呈同心圆状改　图 4　CT 增强冠状面显示全腹小肠广泛扩张积
　　　变，肠壁明显增厚　　　　　　　　　　　　　　　液，出现梗阻征象

[病理检查]

大体：肠管长 30 cm，直径 2.5 ~ 4 cm，大部分暗紫色，距一侧断端 10 cm 处肠系膜对侧肠黏膜下见一灰白色结节，质韧，1.5 cm × 1.3 cm × 1 cm（图 1）。

镜下：梭形细胞交错排列，其间少量胶原形成及散在淋巴细胞、浆细胞浸润（图 2）；部分瘤细胞肥胖，细胞核椭圆形，两端钝圆，形似肌纤维母细胞或纤维母细胞（图 3）；瘤细胞侵及肠壁肌层，与肌层分界不清（图 4）；局部淋巴细胞聚集，淋巴滤泡形成。

免疫组化：SMA 阳性（图 5）、Desmin 阴性、CD34 阴性、CD117 阴性、ALK 阳性、Ki67 阳性约 3%。

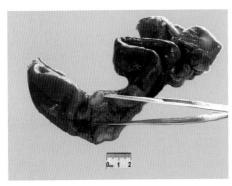

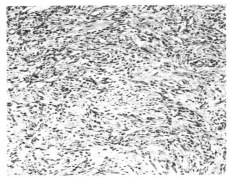

图 1　肠管长 30 cm，直径 2.5~4 cm，大部分暗　图 2　梭形细胞交错排列，其间少量胶原形成
　　　紫色，距一侧断端 10 cm 处肠系膜对侧肠黏膜下　　　　及散在淋巴细胞、浆细胞浸润
　　　见一灰白色结节，质韧，1.5 cm×1.3 cm×1 cm

病例 037　呕吐、腹胀

125

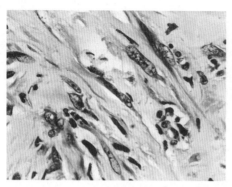

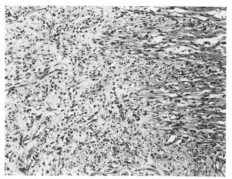

图 3 部分瘤细胞肥胖，细胞核椭圆形，两端钝 图 4 瘤细胞侵及肠壁肌层，与肌层分界不清
圆，形似肌纤维母细胞或纤维母细胞

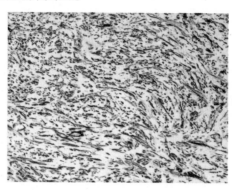

图 5 SMA 阳性

[病理诊断]

（距回盲部 80 cm 处小肠）炎性肌纤维母细胞瘤。

[病理分析]

炎性肌纤维母细胞瘤（inflammatory myofibroblastic tumor, IMT）是一种分化的肌纤维母细胞性梭形细胞肿瘤，由瘤细胞和胶原、浆细胞、淋巴细胞、嗜酸性粒细胞等组成。炎性肌纤维母细胞瘤发病无性别差异，可发生于身体任何部位，成人最常发生于肺，儿童常发生于腹腔，最常见于肠系膜。镜下特点：①黏液型：肥硕或梭形肌成纤维细胞松散分布，瘤细胞间散在大量炎症细胞，间质广泛黏液变性，血管较丰富；②梭形细胞密集型：梭形细胞密集成束及纵横交错，多少不等的黏液样区和胶原区，淋巴细胞及浆细胞呈簇状浸润，淋巴细胞可形成淋巴滤泡；③纤维型：梭形细胞稀疏，瘤细胞间成片的致密胶原纤维，胶原纤维透明变性，炎症成分相对稀少，有时可见钙化和骨化。本例符合梭形细胞密集型。

鉴别诊断：①炎症性恶性纤维组织细胞瘤，与 IMT 都可以出现梭形细胞及炎症细胞，但前者瘤细胞异型明显，可见病理性核分裂象，无肌源性分化。②孤立性纤维性肿瘤：特点为梭形细胞被胶原纤维带分割，血管周细胞瘤样结构常见，肿瘤细胞恒定表达 CD34 和 bcl-2。③腹腔内其他梭形细胞肿瘤：包括胃肠道、网膜及腹膜后间质瘤、平滑肌肉瘤及恶性神经鞘瘤等，都由梭形细胞组成，但一般无炎症细胞弥漫浸润。免疫组化间质瘤 CD117 表达阳性；恶性神经鞘瘤 S-100 表达阳性；平滑肌肉瘤细胞异型性明显，核分裂多见，常伴坏死。④硬化性恶性淋巴瘤：可见异型淋巴细胞，LCA 等淋巴细胞标记阳性。

[影像分析]

肠炎性肌纤维母细胞瘤在影像学上有几点征象：①瘤体常呈单发分叶状的软组织肿块，肿瘤边缘邻近腹腔内的脂肪密度增高，与周围组织结构粘连紧密；②增强后肿瘤呈不均匀强化，强化早期可见肿瘤内部夹杂较多的细小血管分支，这与肿瘤血管异常丰富有关；③肿瘤实性部分呈持续强化，对比剂廓清较慢，这是由于病变内存在大量纤维组织所致。根据肠炎性肌纤维母细胞瘤的起源不同，表现不尽相同，病变位于肠系膜、肠腔内外均有可能。

鉴别诊断：肠炎性肌纤维母细胞瘤主要与肠腔内其他占位相鉴别。如肠息肉表现出肠壁局限性增厚，内壁隆起呈软组织结节样改变，呈轻、中度强化。

[临床分析]

IMT 2002 年被 WHO 定义为 "由分化的肌纤维母细胞性梭形细胞组成，常伴大量浆细胞和（或）淋巴细胞的一种间叶性肿瘤"。包括浆细胞肉芽肿、组织细胞瘤、纤维黄色瘤、炎性肌纤维组织细胞增生、黏液样错构瘤、假性淋巴瘤、炎性纤维肉瘤和炎性假瘤等，尤以后者常见。好发于儿童和青少年，平均年龄为 10 岁，也可发生在成年人，以女性略多见。发生于软组织和内脏器官，可位于全身各处，最常见的部位为肺、大网膜和肠系膜。大网膜是除肺以外最多发的部位，报道占肺外的 43%，其他部位包括软组织、纵隔、胃肠、胰腺、生殖器、口腔、乳腺、神经、骨和中枢神经系统。临床表现取决于发病部位，起病多较隐匿，临床症状多由肿块本身及其压迫周围脏器引起随部位而异的症状（如胸痛、呼吸困难、肠梗阻等）。另可有发热、体重下降、疼痛、贫血、血小板增多、血沉加快等；临床症状与恶性肿瘤相似，但均缺乏特异性，症状和体征往往在肿瘤切除后消失。IMT 的常见发生部位在肺部。1995 年 Coffin 等分析了 84 例肺外炎性假瘤患者，认为人体多种器官如脑、眼、鼻咽部、肝脏、膀胱、子宫等均可发生。以后陆续有报道发生在腹腔、腹膜后、上呼吸道、躯干、四肢、中枢神经系统、皮肤等。

预后：大部分表现为良性临床过程，但有局部浸润性生长和复发倾向。局部复发的倾向与肿瘤的起始部位有关，总的局部复发率高达 25% ~ 37%，发生于腹腔肠系膜的复发率高达 73% ~ 82%。

（刘谊　郭志平　闫喆　陈欣　赵林胜）

[临床病例]

患儿，女，10岁。主因阵发性腹痛半个月伴呕吐入院。患儿入院前半个月出现腹痛，为阵发性，伴呕吐，体温不高。于当地医院就诊，给予输液抗感染治疗，患儿病情无好转，来我院就诊。

查体：一般情况可，自主体位，乳腺较同龄儿发育。心肺（－）。腹平，不胀，下腹可及 6 cm×6 cm 的肿块，边界较清，轻度活动，无明显压痛，移动性浊音阴性，肠鸣存。四肢活动自如。经影像学检查后做腹腔探查术。

手术所见：探查腹腔可见右卵巢巨大，约 5 cm×4 cm×3 cm，质硬，实性，包膜完整。右卵巢连同输卵管伞端顺时针扭转 360°。考虑右卵巢肿物合并扭转，完整切除。

[影像检查]

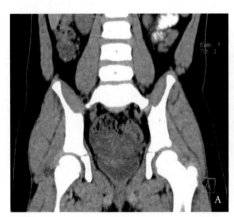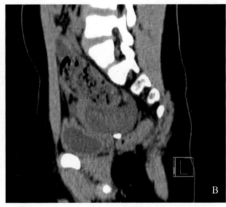

图 1　CT平扫冠状面及矢状面 MPR 重组图像显示膀胱后上方不均匀软组织密度包块，边缘可见小片状高密度影

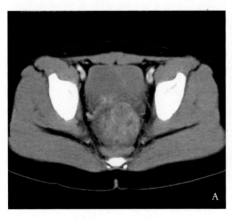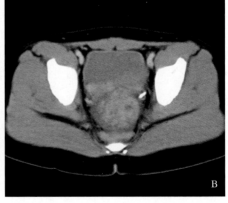

图 2　CT增强轴面显示肿块明显不均匀强化，实性成分居多，病变内部可见多发小片状无强化囊变坏死区

[病理检查]

大体：卵圆形肿物 5 cm×4 cm×3 cm，包膜完整。切面大部实性，灰白色，质硬韧，可见多个微囊。

镜下：肿瘤以均一实性区为主，瘤细胞弥漫成片，其内可见滤泡样结构，大小不等，结构不甚规则，圆形或卵圆形，腔内含少许嗜酸性或嗜碱性液体（图 1）。肿瘤细胞大小一致，胞质丰富，嗜酸性或透亮，核圆形，染色较深，不见核沟，可见小核仁，核分裂象多见（图 2），可见显著的黄素化（图 3），未见 Call-Exner 小体。

免疫组化：CD99 阳性、Calretinin 阳性（图 4）、Inhibin 部分阳性、Vimentin 阳性、CK 部分阳性、Ki67 阳性约 60%。

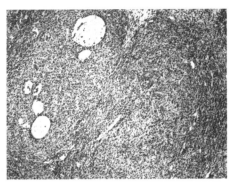

图 1　瘤细胞弥漫成片，其内可见滤泡样结构，
大小不等

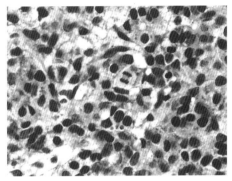

图 2　肿瘤细胞大小一致，核圆形，染色较深，
不见核沟，核分裂象多见

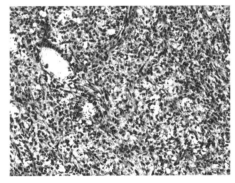

图 3　肿瘤中可见黄素化区域

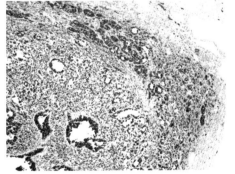

图 4　Calretinin 染色阳性

[病理诊断]

（右）卵巢幼年性颗粒细胞瘤。

[病理分析]

卵巢颗粒细胞瘤是一种低度恶性的性索间质肿瘤，仅占卵巢肿瘤的 1%~2%，按其临床和病理特点分为成年型（AGCT）和幼年型（JGCT），其中幼年型颗粒细胞瘤罕见，仅占卵巢颗粒细胞瘤的 5%，但其生物学行为与 AGCT 明显不同。97% 的

JGCT 发生于 30 岁以前，一般单侧发病，体积较大，大体呈实性、囊实性，出血、坏死明显。镜下：肿瘤以均一实性区为主，伴明显的滤泡样结构。实性区肿瘤细胞弥漫成片，无定向排列，部分区域可伴数量不等的卵泡膜细胞成分，并将实性区分割成结节状。滤泡结构不甚规则，但一般为中等大小，圆形或卵圆形，腔内含有嗜酸性或嗜碱性液体。肿瘤细胞大小一致，胞质丰富，嗜酸性或透亮，核圆形，染色较深，不见核沟，常出现显著的黄素化，Call-Exner 小体罕见，核分裂象多见，常 > 5/10 HPF，可见核异型，这就决定了 JGCT 的恶性程度较 AGCT 高。免疫组化：颗粒细胞表达 Vimintin、CK、Inhibin；Calretinin 是颗粒细胞瘤中更敏感的指标，但是特异性比较低；此外颗粒细胞瘤还表达 CD99、WT1、CD56、CD10 等。

预后：颗粒细胞瘤虽然一直被定位于低度恶性，但对于部分 JGCT 来说，可能发生迅速的复发和转移。临床分期和核分裂象是制订治疗方案和评估预后的最主要的因素。低核分裂象的 IA 期 JGCT 患者预后好，而高核分裂象的 IA 期、晚期和复发的 JGCT 患者预后差。

鉴别诊断：①成年型颗粒细胞瘤：发病的高峰年龄为 45～55 岁，镜下可见大小不等的滤泡，条索状和岛状等各种排列均有，可见含 Call-Exner 小体的成熟滤泡，肿瘤细胞胞质少，核异型小，可见核沟，核分裂象少见。②未分化小细胞癌：其生长方式包括滤泡样结构和瘤细胞的一致性与 JGCT 相似，但小细胞癌多发生于中年女性，其滤泡大小不一致，结构不规则，癌细胞胞质少，核怪异，多伴有高钙血症，进展快，预后差。免疫组化：EMA、CK 阳性，不表达 Inhibin、CD99 等。③类癌：当类癌出现岛状或梁索状生长方式时亦与 JGCT 相混淆。类癌细胞界限清晰，胞质明显嗜酸性，细胞核圆而规则。免疫组化：CgA、Syn 阳性，不表达 Inhibin。

[影像分析]

卵巢幼年型颗粒细胞瘤 CT 平扫多表现为盆腔内膀胱后方圆形或卵圆形实性肿块，边缘光滑，有完整包膜。囊变多见，囊与囊之间有分隔，分隔厚薄不一，多数分隔较厚。增强后实性部分轻度强化，完全囊性变较少见，囊变部分不强化。这类肿瘤多无恶性病变所示的周围浸润，有内分泌异常者常有助于诊断。

鉴别诊断：卵巢幼年型颗粒细胞瘤多为囊实性、实性表现，单纯囊性少见。囊实性者主要与卵巢畸胎瘤、囊腺瘤相鉴别，卵巢成熟畸胎瘤具有特征性的脂肪、钙化等成分，鉴别相对容易；囊腺瘤多为盆腔内较大的囊性肿块，主要为囊性成分，病变内部可见多发分隔影像，囊壁及分隔多较薄且薄厚均一。实性者需与无性细胞瘤相鉴别，后者属于生殖细胞肿瘤，儿童多见，多呈实性，内部可伴有出血、坏死，钙化少见。多数肿瘤内可见纤维组织形成的分隔，肿瘤实性部分及分隔可见强化。

[临床分析]

卵巢颗粒细胞瘤的主要临床表现为雌激素刺激症状及腹部肿块。由于肿瘤细胞可以分泌雌激素，青春期前儿童多数表现为性早熟，临床可出现乳房增大、阴阜发育、阴毛腋毛生长、内外生殖器异常发育甚至出现无排卵性月经。还有的出现身高、骨龄过度超前发育，而精神及思想发育不同步的不协调症状。卵巢颗粒细胞瘤一般为中等大小，早期不易察觉。待患者以扪及下腹部包块就诊时，肿块往往已较大，可出现腹胀饱满感、排尿困难等其他症状。若肿瘤生长快包膜破裂或肿瘤发生扭转时，常会有急剧的腹痛、呕吐等消化道症状。卵巢颗粒细胞瘤是临床特征明显的肿瘤，根据患者附件发现包块伴有明显的雌激素刺激引起的内分泌紊乱症状，诊断多不困难。MRI检查表现为肿块呈圆形、椭圆形，表面光滑，其内多发大小不等的囊性变，囊内壁光滑、锐利，囊间有分隔，分隔壁薄厚不一，多为较厚分隔。该患儿术后恢复良好，入院12天患儿出院。

（武瑞清　郭志平　闫喆　陈欣　赵丽）

病例038　腹痛、呕吐，乳腺发育

哭闹、呕吐、发热——异位脾扭转坏死

[临床病例]

患儿，男，7个月。主因哭闹、呕吐、发热2天半，腹胀1天入院。入院查体：精神弱，反应差，呼吸促；腹胀，全腹压痛，肌紧张阳性，肠鸣音弱。B超及影像学检查：异位脾伴脾扭转。入院后行脾切除术，术后给予止血、静脉抗感染治疗，监测血小板变化。患儿术后一般情况平稳，伤口愈合好。入院17天出院。

[影像检查]

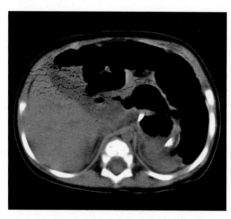

图1 CT平扫轴面显示左侧腹腔内膈肌下方未见正常脾脏影像

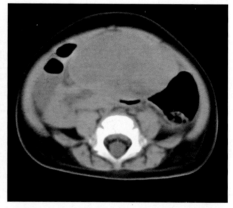

图2 CT平扫轴面显示脾自左侧膈下移行至下腹部膀胱上方，脾实质密度不均匀减低，体积增大

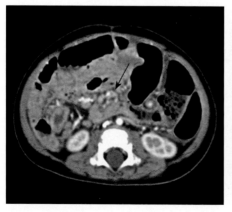

图3 CT增强轴面显示脾蒂血管部分强化，其旋转呈同心圆状影（箭）

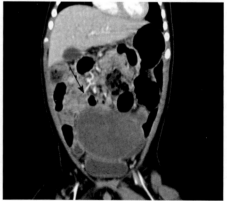

图4 CT增强冠状面重建显示膀胱上方异位脾脏实质无明显强化

《小儿疑难病例临床与病理》

[病理检查]

大体：脾组织 8 cm×8 cm×4 cm，包膜完整，切面实性，黑紫色（图1）。

镜下：脾脏结构破坏，见大片状出血、坏死，散在少数急、慢性炎症细胞浸润（图2）。

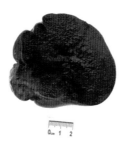

图1 脾组织 8 cm×8 cm×4 cm，包膜完整，切面实性，黑紫色

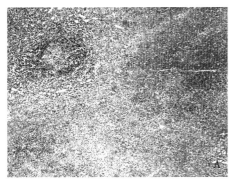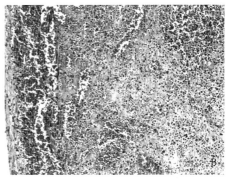

图2 脾脏结构破坏，可见大片出血、坏死

[病理诊断]

异位脾扭转坏死。

[病理分析]

脾脏不在脾窝而在腹腔其他部位称脾脏异位，异位脾脏可复位至脾窝称游走脾。辅助诊断包括超声、CT 等，影像学检查的关键在于左膈下脾窝处未及脾脏，而于腹腔其他部位甚至盆腔测及脾脏和脾门血管，以此证实脾脏位置异常。游走脾若无并发症存在，一般表现为无痛性移动性腹部肿块。临床上约有 20% 的游走脾可并发脾蒂扭转。不完全性脾蒂扭转可因脾脏淤血而引起腹部不适和压痛；完全性脾蒂扭转则引起剧烈腹痛、腹腔内渗血、腹膜刺激征，甚至休克，故早期正确诊断极为重要。镜下：扭转的脾脏出血、坏死。该病关键在于术前的诊断，要与卵巢囊肿蒂扭转、游走肾蒂扭转及急性绞窄性肠梗阻等相鉴别。术后的病理诊断相对简单，镜下脾脏可见出血、

133

坏死。但需要排除由于脾脏本身病变造成的异位扭转，例如淋巴瘤等。

[影像分析]

异位脾主要靠影像学检查确诊，CT 及 MRI 表现为左侧腹腔内未见正常脾脏，异位的脾脏可位于胸腹盆腔内的各个位置，其密度与正常脾脏密度相同。脾扭转需要增强 CT 和 MRI 进行诊断，可了解扭转后脾脏的血运情况，是术前诊断较理想的方法，表现为异位的脾脏强化程度低或无强化。

鉴别诊断：根据临床症状，结合典型的影像学表现诊断一般不难。

[临床分析]

异位脾是由于脾先天发育异常或脾周围韧带松弛，造成脾脏在腹腔中移位。根据脾蒂有无扭转和扭转的程度，患者可以没有明显的症状，或者可出现邻近脏器被牵扯或其脱垂所在周围器官被压迫的症状。如游走脾本身发生扭转则可产生不同的表现。通常如脾周围无粘连而脾活动度大时，患者可无明显的自觉症状，但也可能发觉腹内有能移动的肿物，重者可感左上腹有不适或疼痛，卧床时消失，起立时加重。牵扯症状主要涉及胃部，可有恶心、呕吐、胀闷和嗳气等现象。压迫症状则视其被累及器官而异：压迫肠道者可引起急、慢性机械性梗阻的症状；压迫盆腔者可有里急后重、排便不畅或便秘症状；膀胱受压者可有排尿困难等症状。

脾蒂扭转的快慢和程度对症状的影响很大：急性扭转多因突然体位变换、外伤等诱发，可产生剧烈腹痛并伴恶心、呕吐等消化道症状，甚至出现休克状态。但慢性不完全性扭转可以没有自觉症状，或仅有轻微腹痛。约 20% 的游走脾可导致脾蒂扭转，扭转发生的快慢和程度可有很大不同，其产生的病变也随之各异：轻度扭转或仅有半圈（180°）扭转者，其结果多造成脾脏充血、肿大，更甚者可有渗液、出血；扭转至 2~3 圈者，因脾蒂血运完全被阻，可致脾脏完全坏死。周围组织也可因渗出液的刺激而有局限性或弥漫性腹膜炎，或者形成慢性的脾周围粘连。如仅有动脉阻塞，则可造成脾脏萎缩和纤维化。异位脾合并脾扭转时需与卵巢囊肿蒂扭转、阑尾脓肿及游走肾扭转相鉴别，B 超及 CT 检查有助于确诊。

（武瑞清　郭志平　闫喆　陈欣　赵丽）

病例 040　面色苍白 3 年

[临床病例]

患儿，男，4岁。因面色苍白3年入院。体检：一般情况可，面色苍白，贫血貌，口唇有色素沉着；胸廓对称，双肺呼吸音粗，未及啰音；腹平软，不胀，全腹未及明显压痛及肿物。患儿于内科纠正贫血治疗，治疗期间出现腹痛症状，行B超检查考虑肠套叠、肠道息肉可能。予空气灌肠复位，后肠套叠反复发作。行ECT未见异位胃黏膜组织。消化道造影示小肠多发息肉，钡灌肠未见明显异常。后行手术治疗切除病变肠管。患儿父亲有肠息肉史。

手术所见：术中探查距回盲部 80～140 cm 的小肠内多发散在息肉，大小不等，肠壁肥厚，遂切除病变肠管。

[影像检查]

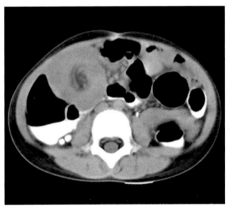

图1　CT平扫轴面显示右下腹腔内不均匀软组织密度团块，其内可见肠系膜脂肪影像

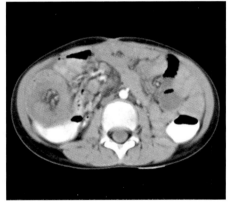

图2　CT增强轴面显示右下腹包块轻度强化，其内夹杂肠系膜细小血管，形成同心圆状改变

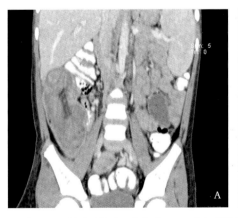
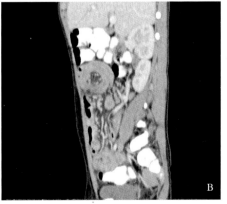

图3　CT增强冠状面、矢状面MPR重组图像显示右下腹不均匀强化包块，位置邻近升结肠

135

[病理检查]

大体：肠管组织长约102 cm，直径1.2~2.8 cm，肠管黏膜面散在分布大小不等的息肉（图1），最大直径为2.5 cm×2 cm×1 cm，最小如米大，黏膜面大部糜烂，呈粉红色。

镜下：粗大树枝状增生的平滑肌支架，平滑肌表面被覆肠黏膜，黏膜腺体不同程度扩张（图2），腺体及间质内弥漫中性粒细胞、淋巴细胞、浆细胞、嗜酸性粒细胞浸润。

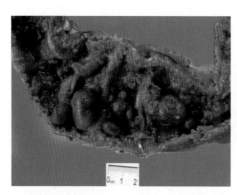
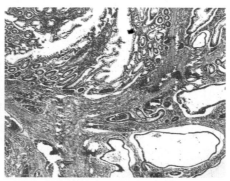

图1　肠管黏膜面散在分布大小不等的息肉　图2　树枝状增生的平滑肌支架，平滑肌表面被覆肠黏膜，黏膜腺体不同程度扩张

[病理诊断]

（距回盲部80 cm处小肠）P-J综合征。

[病理分析]

P-J综合征（Peutz-Jeghers syndrome, PJS）的特点为皮肤黏膜下出血、黑色素沉积及肠内错构瘤性息肉。发现症状的年龄通常为2~20岁，息肉好发于小肠，也可发生于胃肠道的任何部位。大体为多发性分叶状0.5~5 cm大小的息肉，蒂短且宽或无，外形如大肠腺瘤。典型的肠外表现为皮肤雀斑样黑色素沉积，最常见于口周，其他部位为手指、手掌、足、颊黏膜及肛门区。镜下为黏膜肌层增生形成树枝状结构，被覆固有的黏膜组织，并堆积成绒毛状结构。WHO推荐的PJS诊断标准为Peutz-Jeghers息肉≥3个或符合以下任意两个（PJS家族史、Peutz-Jeghers息肉；典型的皮肤黏膜色素沉着）即可诊断。

鉴别诊断：①幼年性息肉：多发生于结肠，镜下见腺体不同程度的扩张，形成大小不等的囊腔，间质内无增生的平滑肌；②腺瘤：腺上皮不同程度的增生，常呈现非典型性。

预后：PJS患者胃肠道和非胃肠道肿瘤的发生率为正常人群的10~18倍，内镜下切除息肉或手术治疗是本病主要的治疗方法，加强随访及多次内镜下切除有助于提高患者的生存质量及防止恶变。

[影像分析]

P-J 综合征称黑斑 - 胃肠息肉综合征。CT 平扫可清晰显示肠腔内多发息肉状隆起，呈长蒂状、短蒂状或广基底状形态，边缘光滑，相邻肠壁无增厚及肿胀表现。增强检查可见息肉呈均匀强化。肠腔内多发息肉可继发肠套叠，形成同心圆状改变。螺旋 CT 仿真内镜技术亦可更加清晰显示结肠管腔及内壁情况，对于小息肉的检出率明显提高。消化道造影检查也有助于明确诊断。

鉴别诊断：P-J 综合征以多发性胃肠道息肉为特征，主要与其他息肉综合征相鉴别，包括幼年性结肠息肉综合征、家族性结肠腺瘤性息肉病、Gardner 综合征、Turcot 综合征，影像学鉴别很困难，主要依靠病理学诊断。

[临床分析]

P-J 综合征又称黑斑息肉病，是由皮肤黏膜黑斑合并消化道息肉，是一种少见的常染色体显性遗传病，有很高的外显率，男、女均可携带因子，有 30% ~ 50% 的患者有明显的家族史。息肉分布的广泛性与遗传并不一定有直接的关系，但黑斑的发生部位常较一致。该病由 1921 年 Peutz 首先描述，1949 年 Jeghers 对本病进行了详细的、系统的介绍。

临床症状：本症的临床表现不一，个体差异很大。病情轻者可无自觉症状，严重者可出现腹痛、腹泻、黏液便、便血、便秘、呕血等消化道症状。除以上症状外，本症尚有色素沉着、胃肠道息肉两大特征性表现。

色素沉着：①部位：色素斑主要发生于面部、口唇周围、颊黏膜、指和趾，以及手掌、足底部皮肤等处。②色泽：多数患者发生在上下唇和颊黏膜的色素斑为黑色，其余部位多为棕色或黑褐色。③出现时间：可出现于任何年龄，斑点多在婴幼儿时发生，至青春期明显，部分患者在 30 岁后可逐渐减退或消失。④与息肉关系：绝大多数病例为两者同时存在，约 5% 的患者仅有胃肠道多发性息肉或色素沉着。两者在出现顺序上，临床多为先有色素斑点，然后才发生息肉，但色素斑的数目和深浅与息肉的数目无相关性。⑤色素斑的特征：其外形为圆形、椭圆形、梭形等多种形态，一般界限清楚，以口唇及颊黏膜最明显，下唇尤为突出。色素斑常紧密相连，不高出于皮肤及黏膜表面。

胃肠道息肉：常呈多发性，息肉可发生在整个胃肠道，以小肠多见，在胃、大肠、阑尾腔也有生长。这些息肉大小不定，小者仅为针头般大小的隆起，大者直径可达 10 cm，多为 0.2 ~ 0.5 cm，表面光滑，质硬，蒂的长短、粗细不一，也可无蒂，较大的息肉可呈菜花样。此外，胃肠道息肉所引起的长期腹泻和便血可导致贫血；当息肉发展成大型息肉时，可发生肠梗阻；也可因息肉过多或息肉牵拉引起肠套叠，有时还可并发直肠脱垂。肠套叠大多数可自行复位，如不能及时复位，延误较久可引起肠坏死。

诊断标准：皮肤黏膜的色素斑、胃肠道多发息肉、息肉组织学检查属错构瘤、家族遗传病病史。诊断该病不需符合上述所有条件，部分患者只有色素斑和息肉，尤其是色素沉着是本病的特征性表现，临床上应注意口腔黏膜、手掌和足底、指趾，如患者存在这些色素斑常提示本病。

治疗：主要是对胃肠道息肉及其并发症的治疗。若患者感到黑斑有碍美容，且要求治疗时，也可对黑斑治疗。胃肠道息肉的治疗：①对息肉较小、无症状者以内科保守治疗为主，并定期随访，每隔1~2年做纤维结肠镜检查1次，但应告知患者胃肠息肉随时有并发出血、肠套叠及肠梗阻的可能性，一旦发作，应及时诊治；②有蒂息肉在1.0 cm左右者可经内镜行电凝切除，1次可摘除多个息肉；③息肉较大（2.0 cm以上）且有症状者应尽早手术，可行肠切开单纯息肉摘除术，以免发生肠套叠、肠梗阻；④并发肠套叠、肠梗阻者应行急诊手术，具体术式应根据当时的情况而定；⑤结肠、直肠内息肉较大且密集丛生无法逐个摘除者可行全结肠切除术，保留部分直肠，行回肠直肠吻合，保存良好的肛门功能。直肠残留息肉可经内镜做电凝或冷冻切除。

华积德报告治疗17例，认为一旦确诊，应根据病情缓急和息肉大小及位置，可手术治疗以祛除病因。他们认为本症的手术适应证是：①并发肠套叠者；②癌变或梗阻者；③有腹痛、贫血者；④息肉>2.0 cm者；⑤位于胃、十二指肠、结肠、直肠等易发生癌变的部位者。孟荣贵等认为本症的治疗主要是摘除息肉，以防止腹痛、腹泻、出血和肠套叠的发生。他们常采用以下3种方法清除肠道息肉：①择期剖腹术加小肠切开，纤维结肠镜经小肠切口插入用PSD（电疗套扎术）清除息肉。肠道准备同一般大肠手术前的肠道准备法。内镜可用CF-IBW或（OES）CF-P101型镜，全镜可浸泡于1:1000氯己定溶液中消毒30分钟。不是防水镜子，只浸泡镜身，操作部及导光束段用乙醇擦拭即可。手术方法如下：患者麻醉后仰卧位，进入腹腔后探查，在小肠最大的息肉处（最好在小肠的中段）切开，切除息肉后，肠壁切口不缝合，在切口边缘用4号丝线做荷包缝合后牵出腹壁切口外，在切口周围加盖无菌治疗巾防止污染。内镜医师及插镜者将内镜从小肠切口插入后，适当收紧荷包缝合线，打结，由1名操作者固定保护切口处肠管。内镜先向小肠近端插入，动作要轻柔，边进镜边仔细观察，边抽吸肠内容物，一直插到十二指肠降部，然后退镜。息肉蒂<1.0~1.5 cm时，当即用PSD或微波通过内镜摘除。大肠息肉不经内镜摘除时，用4号丝线在肠壁缝1针做标记，待镜退出后再行息肉摘除，然后将内镜转向小肠切口的远端。镜向远端插入前在距回盲瓣10.0 cm的回肠上夹1把肠钳，防止气体进入结肠，寻找和处理息肉的方法同近端小肠息肉处理法。②剖腹术结合纤维结肠镜清除回肠及结肠息肉。肠道及内镜准备同前。曾用此法摘除1例回肠末端直径约1.0 cm大的息肉6枚、结肠息肉9枚。手术方法如下：患者麻醉成功后取截石位，内镜从肛门插入。该法的优点是进镜速度较快，不污染手术野，对回肠息肉的清除较彻底、安全；缺点是内镜进入空肠较困难，故空肠息肉不宜用此法。③经纤维结肠镜圈套摘除大肠息肉。此法无需在术中进行，是对大肠息肉治疗的一大改进。但应注意摘除息肉前应抽换肠腔内气体3~4次，吸尽粪水。有蒂大息肉行分叶切除，注意每次圈套不宜超过2.0 cm，以防圈套丝陷入切割的组织内进退不能。无蒂息肉>2.0 cm者多主张手术切除。门诊患者经纤维结肠镜摘除息肉后留观3~7天。一般认为，1次圈套摘除息肉不应超过8枚，但对于无高血压、心血管疾病的中青年患者，可以适当增加摘除息肉的枚数。

黑斑的治疗：对皮肤、黏膜黑斑目前尚无特效的治疗方法，一般也不需治疗，如年轻患者觉得有碍美容，可外用"立得"消斑灵，每日早、晚各1次外涂，涂后轻轻按摩，有一定效果；或行整容治疗。

（刘谊　郭志平　闫喆　陈欣　赵林胜）

病例 041　　腹胀，便秘，运动后腹痛

[临床病例]

患儿，女，11岁。主因发现腹胀3个月入院。患儿入院前3个月发现腹胀，伴便秘，运动后腹痛，体温不高，无呕吐，未予特殊处理。3个月来患儿腹胀渐加重，在外院B超考虑盆腔囊实性占位病变，来我院。入院查体：患儿一般情况可，心肺（-），腹部不对称膨隆，可触及巨大肿物，肿物偏右侧，占据腹盆腔约4/5容积，左侧过脐、右侧至侧腹壁，上至右肋缘下、下至盆腔，肿物边界较清，活动度小，压痛不明显。CT示腹盆腔囊实性肿物，考虑来源于卵巢。入院后行左卵巢肿物切除术，术后患儿恢复良好，住院11天出院。

手术所见：腹盆腔肿物与左输卵管及左卵巢相连，胞膜完整，囊实性，切除肿物及相连的输卵管与部分卵巢。

[影像检查]

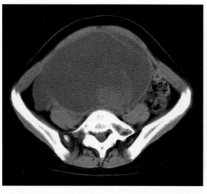

图1　CT平扫轴面显示盆腔内巨大囊实性包块，其内可见实性成分及线样分隔，包块右侧可见片状低密度影，提示少量积液

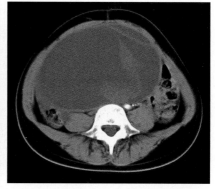

图2　CT增强轴面显示肿块内实性成分及线样分隔呈轻度强化，囊性成分未见强化

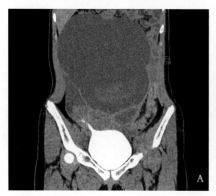

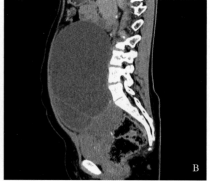

图3　CT增强冠状面及矢状面MPR重组图像显示肿块占据盆腔，邻近结构包括肠管、膀胱均受压移位

[病理检查]

大体：卵圆形结节状肿物，24 cm×19 cm×12 cm，表面包膜完整，内含大量咖啡色液体，切面可见三个囊（图1）。

镜下：囊壁及乳头表面衬覆单层或假复层上皮，囊壁内可见多量增生的纤维组织（图2），上皮类似于输卵管上皮，呈立方形或低柱状；瘤细胞无异型，核分裂象罕见（图3）；囊壁局部可见出血（图4）。

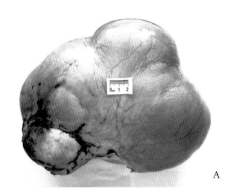
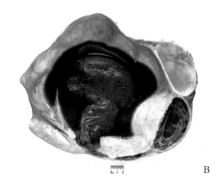

A   B

图1　卵圆形结节状肿物，表面包膜完整，内含大量咖啡色液体，切面见三个囊

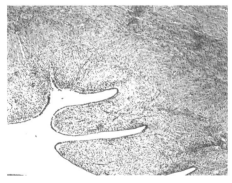
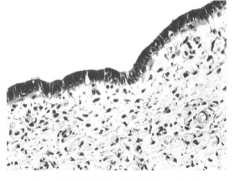

图2　囊壁表面衬覆单层或假复层上皮，囊壁内可见多量增生的纤维组织   图3　囊壁衬覆的上皮类似于输卵管上皮

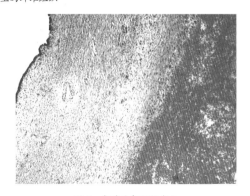

图4　囊壁局部可见出血

141

[病理诊断]

（左卵巢）浆液性乳头状囊腺纤维瘤。

[影像分析]

卵巢浆液性囊腺瘤是一类卵巢表面上皮 - 间质肿瘤，儿童不甚多见。影像学表现为圆形或椭圆形，有单个或多个囊腔，可伴钙化，分单纯性和乳头状两类，前者占多数，而后者的恶变率较前者高。CT 平扫呈水样低密度，多为单房，可有间隔，囊壁和间隔多较薄且厚薄均匀一致，少数壁厚或有乳头状突起。MRI 平扫呈长 T_1、长 T_2 信号，信号较均匀，增强后囊壁和分隔可见强化。

鉴别诊断：卵巢浆液性囊腺瘤具有一定特征，即盆腔内较大的分房性囊性肿块，壁和分隔薄而均一，可有乳头状壁结节。主要与卵巢囊性畸胎瘤相鉴别，后者无典型表现时两者鉴别相对困难。另外，当卵巢囊腺瘤较小且为单房性时，在影像学上不易与卵巢囊肿相鉴别。

[临床与病理分析]

《小儿疑难病例临床与病理》

上皮性肿瘤是卵巢肿瘤中最常见的一组，包括浆液性上皮肿瘤、黏液性上皮肿瘤、子宫内膜样肿瘤等。其中浆液性上皮肿瘤是由类似于输卵管上皮的肿瘤细胞组成的一类肿瘤，占卵巢上皮 - 间质肿瘤的 46%，其中 60% 为良性、交界性占 10%、恶性占 30%。好发于生育年龄和绝经期，年龄范围为 20 ~ 80 岁。肿瘤常无症状，多在检查时偶然发现，或因腹部增大而就诊。镜下囊壁、腺腔及乳头表面衬覆单层或假复层上皮，上皮类似于输卵管上皮或卵巢表面上皮，呈低柱状或立方形，分化好时可见纤毛。瘤细胞无异型，核分裂象罕见。囊内乳头粗细不等，多为一、二级分支的宽阔乳头，乳头中心为纤维组织，可水肿伴透明变性。如果囊壁内和乳头的轴心成于多量增生的纤维组织或卵巢间质细胞，则称之为浆液性乳头状囊腺纤维瘤。

鉴别诊断：①浆液性囊腺瘤：囊壁一般较薄，亦被覆单层或假复层上皮，囊壁内纤维组织松散。②交界性浆液性囊腺瘤：是一类介于浆液性囊腺瘤与浆液性癌之间的具有恶性潜能的卵巢肿瘤。镜下类似于输卵管上皮，常为 2 ~ 3 层，形成乳头状、筛孔状或微乳头状，结构趋于复杂；上皮增生形成上皮簇，并且这种增生的成分至少应占到肿瘤的 10%。肿瘤细胞轻 - 中度异型，无破坏性间质浸润。

预后：肿瘤为良性，切除可治愈。

（武瑞清　郭志平　闫喆　陈欣　赵丽）

142

病例 042　便血 2 天

[临床病例]

患儿，女，11 个月。因便血 2 天入院。患儿入院前 2 天无明显诱因出现血便 2 次，未予重视，今日再次排大量血便 1 次，咖啡色，稀便，于我院就诊收入。查体：一般情况可，神志清，无明显的贫血貌，腹平软，无明显的压痛反跳痛，未及确切肿物；肠鸣音存；指肛检查阴性。入院后积极止血对症治疗，行 ECT 发现腹腔内异位胃黏膜存在，行手术治疗。

手术所见：见距回盲部 90 cm 的回肠系膜缘有一 3 cm×2 cm×2 cm 的圆形肿物，与肠管共壁，未见化脓及穿孔，结扎系膜血管，切除肿物处肠管约 6 cm，行端端吻合术，还纳肠管。

[影像检查]

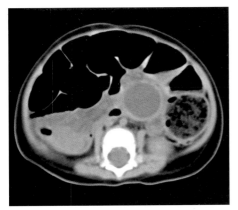

图 1　CT 平扫轴面显示左中、下腹单房囊性肿块，密度均匀，囊壁厚，边界清晰

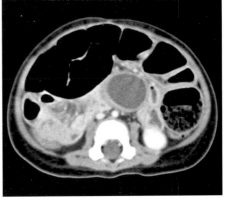

图 2　CT 增强轴面显示左中、下腹单房囊性肿块边缘可见强化，内部未见强化

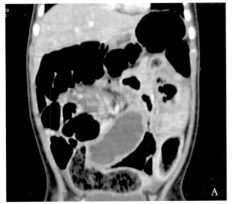

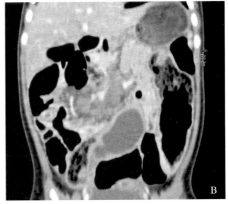

图 3　CT 增强冠状位面重建显示中、下腹单房囊性肿块，边界清晰，与周围肠管关系密切

143

大体：肠管长 4 cm，直径 1.5 cm，于肠管中间系膜缘处可见一囊性肿物，直径 2 cm，与肠管共壁（图 1）。

镜下：重复肠管与依附肠壁部分共壁，可见肌层双侧均被覆黏膜（图 2），并见胃黏膜（图 3）。

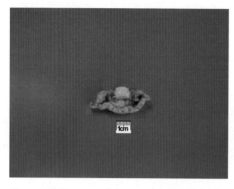

图 1　肠管长 4 cm，直径 1.5 cm，于肠管中间系膜缘处可见一囊性肿物，与肠管不通

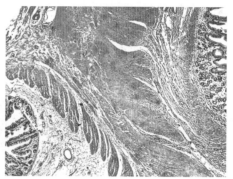

图 2　共壁肠壁肌层双侧均被覆黏膜

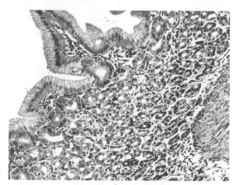

图 3　重复肠管中见胃黏膜

［病理诊断］

（距回盲部 90 cm 处）肠重复畸形。

［病理分析］

肠重复是一种较少见的先天性肠畸形，是在胚胎发育过程中肠道发育异常所致。肠重复发生于肠系膜侧肠壁，呈囊性或管状，壁内有完整的肠壁肌层和黏膜层，与所附肠管有共同的血管及肠系膜，也可另有肠系膜，可与肠腔一端或两端相通，也可不相通；长度不等。肠重复可发生于消化道的任何部位，好发于回肠末端（占 70% ～ 77%），多为单发。肠重复依形态可分为三型，即囊肿型、憩室型和双管型。囊肿型多见，呈球形、椭圆形或袋状，多与依附肠腔不通，直径为（1 ～ 2）cm ～ 10 cm 不等，囊壁黏膜向闭锁囊腔中不断分泌，可致囊肿逐渐增大，分泌物多为无色透明的黏液物，可有出血呈暗紫色。双管型重复肠管常与依附肠管具有共同的肌层、营养血管及肠系膜；也可完全分开并行，各自有独立的肠系膜；两管腔可完全分隔，也可任意一段或一端相通。憩室型与麦克尔憩室类似，发生于肠系膜侧。重复肠管黏膜通常与依附的肠管相同，也可有异位组织，胃黏膜多见，其次为胰腺组织。

鉴别诊断：①麦克尔憩室：由卵黄管残余未闭合形成，发生于末端回肠距回盲瓣 5~100 cm 处，位于末端回肠的肠系膜对侧；②继发性憩室：由于肠壁压力增大引起，憩室壁主要由黏膜层构成，或由黏膜层或浆膜层构成，一般无肌层。本例因重复肠管黏膜有胃黏膜，导致共壁部分穿孔至便血。

[影像分析]

小肠重复畸形的 CT 表现为单房囊性肿块，囊内无分隔，囊内的 CT 值近似于水，合并囊内出血感染时 CT 值增高。囊肿可位于肠腔内、肠壁内或肠腔外的系膜缘，肠内和壁内的囊肿大多为球形，多与肠管不相通；肠腔外的囊肿大多为管状，位于系膜缘，一端或两端与肠腔相通，亦有不相通的。囊肿与所附着的肠壁紧密相连。囊壁与邻近肠管壁的厚度相近或稍厚，呈双环"晕轮征"，内环为囊壁水肿的黏膜和黏液组成的低密度环，外环为完整肌层构成的高密度环。

鉴别诊断：小肠重复畸形的术前确诊率为 20%~30%，且需要与下列疾病相鉴别。肠系膜囊肿囊壁一般很薄，囊肿内常有间隔；而肠重复畸形囊肿壁厚，与邻近肠管壁的厚度相近，常呈单房，无分隔。大网膜囊肿一般紧贴前腹壁，对肠管推挤明显；而肠重复畸形与肠管关系密切，周围有肠管包绕。

[临床分析]

小肠重复畸形指在小肠近系膜侧出现的管状或圆形空腔器官，可发生在小肠的任何部位，其中以回肠发生最多。重复肠道的形状、大小、长度及是否与主要肠管相通等病理情况均不相同，可表现为多种临床症状，如消化道梗阻、消化道出血、腹膜炎等，若同时行腹部 B 超和 ^{99m}TC 扫描检查发现腹部囊性肿块和异位胃黏膜，则基本可以诊断肠重复畸形。便血后腹痛加剧，出现腹膜炎症状或无明显原因出现腹膜炎表现即应考虑消化道重复畸形。在 ^{99m}TC 阳性病例中，肠重复畸形显示的放射性浓集范围较大，可以呈不规则分布；而麦克尔憩室的 ECT 图象放射性浓集范围较小，呈现小的圆形或椭圆形分布。

（高欣凤　郭志平　闫喆　陈欣　赵林胜）

[临床病例]

患儿，男，5岁。主因食欲差1周余，头痛16小时入院。头痛剧烈，伴呕吐2次，测血压200/160 mmHg，经静脉滴注"硝普钠"后血压降至140/120 mmHg，头痛缓解。近1年患儿间断诉腹胀，不伴呕吐，可自行缓解，无其他伴随症状。外院血常规正常；尿常规：蛋白（++），酮体（++），白细胞+/HPF。脑电图示界限性变化。头CT：未见占位。腹盆腔B超示：腹腔实性肿块，左肾积水伴输尿管扩张。入院查体：血压150/120 mmHg；神志清，精神、反应可，呼吸平，面色好，颈软；瞳孔等大，反射灵敏；心肺（-）；腹软，未及肿块，肝脾不大；肌张力正常，双侧巴氏征（-）。腹盆腔CT示：左侧肾盂扩张积水，左肾包膜下积液，双肾体积增大；盆腔左侧软组织密度分叶状包块，膀胱受压。MRI示：盆腔实性肿瘤，侵犯左侧输尿管远端；左肾肿胀伴灌注减低；左侧肾盂及输尿管扩张；左肾包膜下少量积液。入院后患儿间断抽搐，予硝普钠静脉滴注及硝苯地平、美托洛尔口服控制血压，血压渐稳定于120/105 mmHg，入院后行腹膜后肿物切除术。术后3天血压仍较高，继续给予对症降压治疗。术后4天血压平稳，100～120/60～80 mmHg，渐停药，血压无反复升高。外院继续化疗。

手术所见：探查腹腔，见一7 cm×6 cm×5 cm的肿物，位于侧腹壁，呈不规则椭圆形，有分叶。肿物与膀胱粘连明显，位于后腹壁的肿物基底广泛，压迫左侧输尿管，输尿管有扩张积水。肿物实质成分似鱼肉状。分离肿物与组织之间的粘连，见肿物侵及左侧髂总动脉和髂总静脉。分离髂总动脉后，见有一较粗大的分支动脉供应肿瘤内，分离后结扎该血管，分离肿瘤并完整切除。

[影像检查]

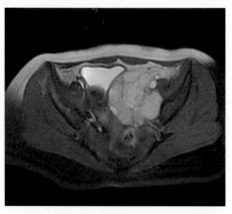

图1　MRI平扫T$_2$WI轴面显示盆腔偏左侧稍长T$_2$信号为主包块，与邻近盆腔内血管及左侧输尿管分界不清，膀胱受压移位

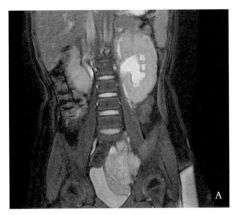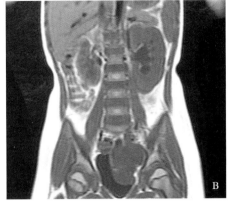

图 2　MRI 平扫 T₂WI、T₁WI 冠状面显示盆腔内包块形态不规则，呈分叶状改变，其内可见少许分隔影像；左肾增大且左侧肾盂扩张

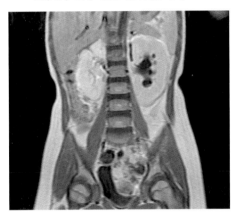

图 3　MRI 增强 T₁WI 冠状面显示盆腔左侧实性肿物呈明显的不均匀强化，其内可见多发无强化坏死区；左肾实质灌注较对侧肾脏减低

[病理检查]

大体：卵圆形肿物 5.5 cm×4 cm×3 cm，包膜不完整，切面实性，灰白，质细，有出血、坏死（图 1，图 2）。

镜下：大部分瘤细胞呈星状、小圆形（图 3），局部细胞大，核怪异，多核（图 4），背景为黏液样，瘤细胞疏松和致密交替分布。血管内可见瘤栓。

免疫组化：Myogenin 阳性（图 5），Desmin 散在阳性，Syn 阳性，CgA 阴性，NSE 少数阳性，S-100 阴性，CD99 阴性，Ki67 阳性约 60%。

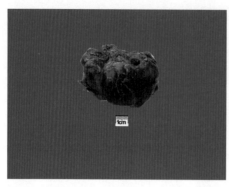
图 1　卵圆形肿物 5.5 cm×4 cm×3 cm，包膜不完整

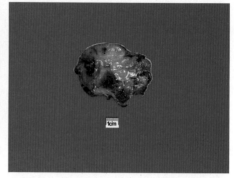
图 2　切面实性，灰白，质细，有出血、坏死

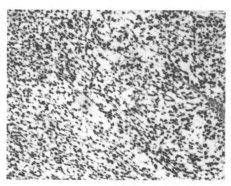
图 3　黏液背景中瘤细胞呈星状、小圆形

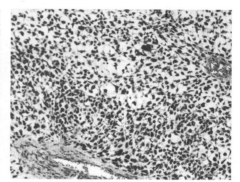
图 4　局部细胞大，核怪异

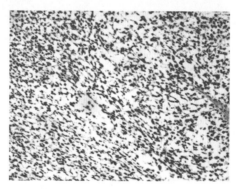
图 5　免疫组化：Myogenin 阳性

［病理诊断］

（盆腔左侧）胚胎性横纹肌肉瘤（间变性）。

［病理分析］

胚胎性横纹肌肉瘤（ERMS）是由不同发育阶段的横纹肌母细胞构成的。2002 年版 WHO 分类包括梭形细胞横纹肌肉瘤、葡萄状横纹肌肉瘤和间变性横纹肌肉瘤三个型。好发于头颈部、泌尿生殖道，本例发生在腹膜后，侵犯肾动脉，以顽固性高血压为主要表现，比较少见。ERMS 的组织学表现为在疏松的黏液样背景中有从星形和小圆细胞形到梭形、带状、球拍状、大圆形、疟原虫样或蜘蛛状，胞质嗜酸性，可见到纵纹或横纹的横纹肌母细胞。细胞排列紧密的致密区域和疏松的黏液样组织交替分布。间变性横纹肌肉瘤有大的核深染的异型细胞，间变细胞核是邻近瘤细胞核的 3 倍或更大。可分为局部间变和弥漫间变，本例镜下表现属局部间变。免疫组化：Desmin、Myogenin、MyoD1 阳性。

鉴别诊断：主要与其他小细胞肿瘤相鉴别，如神经母细胞瘤、PNET、横纹肌样瘤、恶性黑色素瘤、小细胞未分化癌等。这些肿瘤除形态学特点外，免疫组化也有其特异性，鉴别不难。

预后：胚胎性横纹肌肉瘤中出现灶状或成片间变细胞提示预后较差。预后与腺泡状横纹肌肉瘤相似，病死率为 44%。

[影像分析]

腹膜后横纹肌肉瘤的 CT 平扫多为不均匀的软组织密度肿块，内部可见多发低密度囊变坏死区，病变周围的正常脂肪间隙消失。MRI 平扫表现为以稍长 T_1、长 T_2 信号为主，增强检查呈明显的不均匀强化，有时可见恶性肿瘤向周围组织结构侵犯的多种征象。

鉴别诊断：腹膜后横纹肌肉瘤需与腹膜后其他肿瘤相鉴别。常见的包括腹膜后脂肪瘤：瘤体内含有脂肪密度或信号，表现典型者容易诊断；腹膜后畸胎瘤：由于包含多种胚层组织，可见骨组织、软组织、液体、脂肪和毛发等多种不同成分的混合存在，诊断不难。

[临床分析]

该患儿以严重的高血压为突出表现，缺乏其他系统症状。儿童期高血压以继发性病因为主，占 75%～80%，病因主要分为 5 类：①肾性疾病：包括各类肾炎、先天性肾发育异常等肾实质性疾病和肾血管性疾病。前者早期先出现肾脏病变的表现；后者以肾动脉狭窄最常见，血压升高程度重，我院曾收治数例以颅内出血首诊的肾动脉狭窄患者。②其他血管性疾病：包括先天性主动脉缩窄、多发性大动脉炎等。③内分泌疾病：包括嗜铬细胞瘤、肾上腺疾病、甲状腺功能亢进等。④神经系统疾病：主要因颅内高压引起，常见原因以外伤、出血、占位及感染多见。⑤药物因素：常见于糖皮质激素、环孢素、拟交感药物等。该患儿以血压急性、进行性增高为主要特点，缺乏肾实质、内分泌、神经系统疾病的相应症状和体征，既往亦无病史，否认服用药物史，且积极降压治疗后症状缓解，故入院时首先考虑为血管性疾病收入内科，尤其是肾动脉狭窄，后影像学检查提示占位性病变而确诊。分析患儿高血压的原因有：①术前 MRI 示左肾灌注减低，说明肾动脉有受压狭窄。这是由于瘤体较大且生长迅速，累及邻近器官组织所致。②横纹肌肉瘤是否可分泌部分儿茶酚胺类物质导致高血压。

本例患儿以高血压起病，易误诊为内科疾病，且肿瘤位于腹膜后，位置较深，难以早期诊断。

（王晓敏　詹江华　闫喆　陈欣　胡晓丽）

[临床病例]

患儿，男，1岁。因腹胀1周入院。体检：一般情况可；腹平软，稍胀，未见肠型及蠕动波，全腹无明显压痛，无肌紧张及反跳痛；肝区可及肿物，质中，边界较清，活动度差，无压痛；脾肋下未及，肾区无叩击痛，移动浊音（-）。B超：肝脏囊实性占位。CT：肝脏囊实性肿物伴多发性分割、右侧腹股沟区囊实性结节。印象：肝脏肿物。行手术，术中于肝左叶可见一约15 cm×15 cm×12 cm大小的肿物，囊性，边界清楚。行肿物及肝左叶切除。

[影像检查]

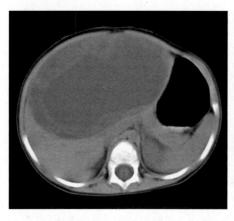

图1 CT平扫轴面显示肝实质内巨大囊性低密度肿物，边界尚清晰，其周边可见数个线样分隔及少许实性成分

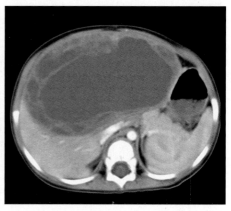

图2 CT增强早期轴面显示肿块内分隔呈明显强化，囊性成分未见强化

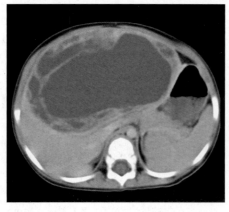

图3 CT增强延迟期轴面显示肿块内分隔持续强化

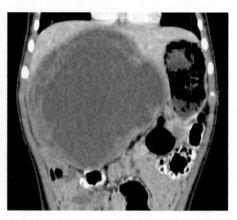

图4 CT增强冠状面MPR重组图像显示肿块大小、位置及毗邻关系，邻近结构受压移位

[病理检查]

大体：球形肿物，13 cm×8 cm×5 cm，表面光滑，紫红色（图1）；切面囊性，内含白色菲薄的纤维分隔及黄色清亮液体（图2）。

镜下：主要由疏松成熟的纤维组织和分支的胆管组成（图3）；其间可见散在的薄壁血管和扩张的淋巴管；胆管上皮无明显异型；肿物内可见巢状的肝细胞，肝细胞无明显异型（图4）。

免疫组化：Vimentin阳性，胆管上皮CK19阳性（图5），血管内皮CD34阳性（图6），淋巴管内皮D2-40阳性（图7）。

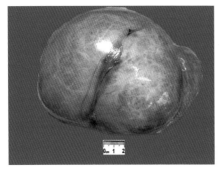
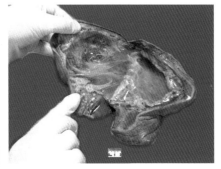

图1　球形肿物13 cm×8 cm×5 cm，表面光滑　　图2　切面囊性，内含见白色菲薄的纤维分隔及黄色清亮液体

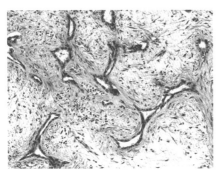
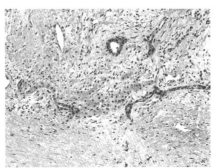

图3　主要由疏松成熟的纤维组织和分支的胆管组成　　图4　肿物内可见巢状排列的肝细胞

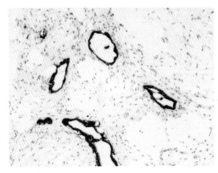
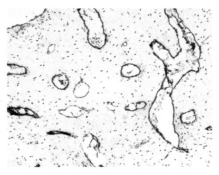

图5　胆管上皮CK19阳性　　图6　血管内皮细胞CD34阳性

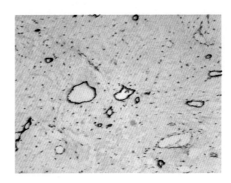

图 7　淋巴管内皮细胞 D2-40 阳性

[病理诊断]

（肝脏左叶）间叶性错构瘤。

[影像分析]

肝脏间叶性错构瘤的 CT 平扫多表现为肝内巨大囊实性肿块，其内含多个大小不等的囊腔，囊壁光整伴囊内多房分隔，间隔厚薄不均；有时可见囊中囊。MRI 平扫多表现为长 T_1、长 T_2 信号，分隔呈长 T_1、短 T_2 信号，各房的信号强度均取决于囊腔内的液体成分；增强检查显示实性部分和分隔强化，而囊内容物不强化。

鉴别诊断：肝错构瘤多表现为肝内囊实性肿物，主要与以下疾病相鉴别。肝脓肿：一般伴有明显的发热，增强扫描呈环形强化，而中心低密度区不强化；肝未分化胚胎性肉瘤：瘤体多伴有厚薄不等的间隔及内壁软组织结节，壁结节强化明显。实性结节型肝间叶性错构瘤需与肝母细胞瘤相鉴别，后者增强呈明显的不均匀强化，AFP 多升高。

[临床与病理分析]

肝脏间叶错构瘤（mesenchymal hamartoma of the liver, MHL）是较少见的儿童肝脏良性肿瘤，由 Maresh 在 1903 年首次描述，1956 年由 Edmondson 命名。它是发病率仅次于肝脏婴儿型血管内皮细胞瘤居第二位的儿童肝脏良性肿瘤。MHL 约 55% 出现在 1 岁以内的小儿，约 85% 发生在 2 岁以内。MHL 占小儿肝脏良性肿瘤的 18%～29%，男比女略高，也有成人报道，可在产前发现。其发病机制多数学者认为胆管畸形引起小胆管囊样扩张，加之血管内膜纤维化引起血液循环障碍，使肿瘤内液体潴留是发病原因；另有文献报道，MHL 中存在染色体 19q13.4 位点的异位，且流式细胞术测定 DNA 出现非整倍性，故而倾向本病是一种真性肿瘤。

临床表现：MHL 早期多无任何症状，当肿瘤逐渐长大时可发现腹围增大或在上腹部扪及无痛性肿块。少数因肿瘤压迫邻近脏器，可出现食欲减退、恶心、呕吐、腹泻或便秘、体重减轻等症状，极少数出现心力衰竭、呼吸障碍、黄疸等并发症。影像学有助于 MHL 的早期诊断，B 超、MRI、CT 检查均能发现上腹部的囊实性肿块，无论是在子宫内的胎儿、新生儿、儿童和成人。

病理学表现：MHL 累及肝右叶占 75%，左叶占 22%，两叶均有占 3%，约 20% 有蒂（来自于肝表面，肿瘤依附在细或粗的蒂上）。肿瘤大小从几厘米到 30 cm，重量 1300～1900 g，最重可达 6810 g。超过 85% 的病例出现囊肿，大小从几厘米到 14 cm，囊内液体透亮，呈黄褐色或明胶状物质，这些液体与黏液相似。镜检示肿物由大片黏液样基质及部分星状和梭形细胞构成，胆管增生呈不规则分枝状、弯曲，结构类似于乳腺的纤维腺瘤，可见不规则的肝组织灶，缺乏肝小叶结构，可见充满液体的腔隙形成，无内衬上皮，局部间质见较多不规则分布的小血管和淋巴管，未见核异型及细胞内嗜酸性透明小体。免疫组化示肿瘤内间叶成分 Vimentin 阳性，少量细胞 Desmin 阳性，CD34 及 S-100 蛋白阴性，分枝状胆管上皮 CK19 阳性，EMA 阳性。本例位于肝左叶，为囊性，囊内有薄纤维分隔，囊内为淡黄色的透明液体；镜下表现符合上述形态学特征。AFP 少数可出现阳性，国外曾报道 1 例 MHL 血清 AFP 高达 1 060 000 mg/L，Chang 等指出 AFP 升高多出现在实性为主的 MHL 患者中，AFP 升高的患儿应避免误诊为肝母细胞瘤而采取过度治疗。

鉴别诊断：①婴儿肝间质血管内皮瘤：血管内皮瘤是由占优势的内衬肥胖的内皮细胞的小血管组成的，且缺乏弯曲、周围由纤维组织包绕形成乳腺纤维腺瘤样的结构。免疫组化显示婴儿肝间质血管内皮瘤的管腔 Glut1 和 CD34 阳性。MHL 在肿瘤中的管腔是由小胆管组成的，免疫组化 MHL 管腔 CK19 阳性。②胚胎性肉瘤：患儿的发病年龄大，多数患儿的发病年龄在 6～10 岁。肿瘤一般较大，伴多处坏死、出血及囊性变。镜下见肿瘤由高度异型的梭形细胞及巨细胞混合而成，多数呈肉瘤样表现；较大的细胞中可见多数胞质内透明嗜伊红小体，PAS 染色呈强阳性。免疫组化及电镜均显示每例肿瘤都有多种间叶性分化。

治疗：手术完整切除肿瘤。虽然本病是良性病变，可肝脏间叶错构瘤存在复发和恶变的可能性，应首选肿瘤局部切除术或规范性肝切除术。但若肿瘤侵犯范围较大或侵犯肝门部大血管及肝管时，增加手术难度与风险，要严格把握手术指征，不盲目手术。完整切除可能危及患儿生命，可选择肿瘤抽吸术或姑息核除术，切勿强行追求规范性肝切除术。

（詹江华　罗喜荣　闫喆　陈欣　胡晓丽）

病例 045　皮肤、巩膜黄染，腹痛 20 余天，伴呕吐、腹泻，大便色浅

[临床病例]

患儿，男，13 岁。因皮肤、巩膜黄染，腹痛 20 余天，伴呕吐、腹泻，大便色浅入院。查体：一般情况可；皮肤、巩膜黄染；腹平软，肝脾肋下未触及，肝区叩击痛阴性，墨菲征阴性，腹部叩诊鼓音，肠鸣音正常。实验室检查：TBil 129.3 μmol/L，DBil 107.8 μmol/L，ALT 531 U/L，AST 328 U/L。B 超示：胆总管内实性肿块。

手术所见：肿瘤位于胆总管下端，胆囊增大，张力较高，约 8 cm×4 cm，肝脏略大，胆总管扩张明显，有坏死组织浮于胆汁内，术中钳取部分组织送病理快速冷冻切片检查，结果为考虑小细胞恶性肿瘤，故行胰 - 十二指肠切除术。肝门及胰头前后方、肝总动脉淋巴清扫，胰头、肝管空肠吻合术。后患儿健康出院，术后给予化疗，随访 6 个月，肿瘤无复发。

[影像检查]

CT 示：胆总管中、下段占位性病变合并胆管扩张，胆囊增大；MRCP 示：胆总管下段充盈缺损，上段管腔及肝内胆管扩张，胆囊增大。印象：胆总管中、下段占位性病变（因在外院查的影像，只有结果，影像片家属拿走）。

[病理检查]

大体：送检部分胃、十二指肠及部分胰腺组织，大约 12.0 cm×3.5 cm×2.5 cm，一侧附有部分网膜组织，大约 4 cm×4 cm×3 cm，切面见肿物位于胆总管内，大约 3.0 cm×1.7 cm×1.5 cm，灰褐色，见出血、坏死（图 1）。另见胆囊组织，长 6.8 cm，直径 0.7～2.0 cm，胆囊黏膜光滑。另见肝十二指肠、胰十二指肠、肝八段处及胆总管端淋巴结。

镜下：肿瘤细胞以小细胞为主。部分为多角形。肿瘤细胞多以巢状排列（图 2），部分腺样排列、部分弥漫分布。间质血管丰富，可见出血、坏死。

免疫组化：CgA 阳性（图 3），Syn 阳性，CK、EMA 均阳性，波形蛋白肿瘤间质阳性；促胃液素、生长抑素阴性；Ki67 阳性约 20%。核分裂象 2/10 HPF。

《小儿疑难病例临床与病理》

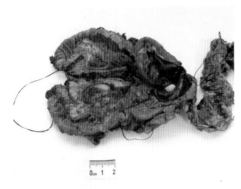

图 1 胆总管内肿物

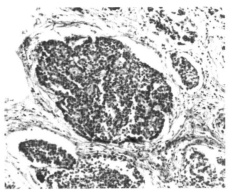

图 2 瘤细胞为大小一致的小蓝细胞，呈巢状分布

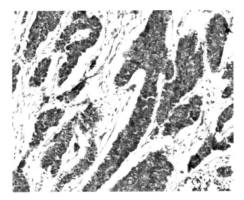

图 3 瘤细胞嗜铬粒素 A 阳性

[病理诊断]

（胆总管）分化好的神经内分泌肿瘤（类癌），十二指肠乳头处、胆囊颈部可见癌侵犯。十二指肠断端、胃断端、胰腺实质、网膜组织、胆囊体、胆囊底及清扫的淋巴结未侵犯。

[临床与病理分析]

胆总管类癌罕见，发生在儿童更罕见。文献报道发病的年龄范围为 12～79 岁，平均发病年龄为 47.5 岁，发生于 15 岁以下的儿童仅见 4 例报道，以女性多见。类癌是来自于弥散神经内分泌系统的一组低度恶性肿瘤，多发生在胃肠道及气管；发生于胆道系统的类癌仅为胃肠道的 0.2%～2%。1959 年 Davies 描述了胆总管和胰管类癌，但类癌是来自于十二指肠乳头、胰头或胆总管很难区分。1961 年 Pilz 报道了第 1 例位于胆总管的类癌，迄今国外约有 36 例报道。国内报道不超过 10 例，均为个案报道。胆总管类癌的临床表现常为腹痛、黄疸等，缺乏特征性的临床症状，因此术前很难作出准确诊断，特别是与非神经内分泌肿瘤很难区分。本例的冷冻切片呈现较一致的小蓝细胞，未见到类癌的结构特征，因此很难作出类癌的诊断，只能待石蜡切片后进一步免疫组织化学证实。类癌细胞大小均一，排列成多种形态，可呈小梁状、管状、实性巢状，巢周围由少量纤细的结缔组织分隔。瘤细胞相对较小，核圆形或卵圆形，核仁不明显。免疫组织化学 CgA、Syn 呈阳性反应。关于发病，有文献推测，胆道系统的慢性炎性刺激使细胞增生活跃，肠黏膜上皮化生可导致类癌的发生。关于类癌的命名，世界卫生组织（WHO 2000 年版）的肿瘤分类"类癌"一词已由分化好的神经内分泌肿瘤所取代。大多数胆总管类癌无功能，没有神经内分泌症状。

WHO 关于类癌的分期提出如下标准：肿瘤大小、组织学分化、Ki67 免疫组织化学染色、周围组织侵犯和血管神经组织侵犯。

诊断：除常规切片观察肿瘤特有结构外，用以下方法做进一步观察，以达到正确的诊断。包括亲银和嗜银染色，瘤细胞可呈阳性；电镜观察瘤细胞胞质颗粒是比较可靠的诊断方法；免疫组织化学方法，应用神经内分泌肿瘤标志物可对此类肿瘤作出特异性诊断；原位杂交法可检测瘤细胞所含肽类激素的 mRNA。

鉴别诊断：类癌应与小细胞恶性肿瘤相鉴别，如恶性淋巴瘤。各种淋巴瘤都有其特征性，最重要的是可通过免疫组织化学白细胞共同抗原（LCA）、CD20、CD3 等来鉴别。其次是横纹肌肉瘤，除仔细辨认病理形态外，可通过结蛋白、肌动蛋白、MyoDl 等肌源性肉瘤的特异性抗体来鉴别。此外还应与低分化腺癌相鉴别，不典型类癌与低分化腺癌在形态上相似，低分化腺癌细胞的异型性很明显，核分裂象多，可借助免疫组织化学来鉴别，如 CEA 阳性、CgA 阴性、Syn 阴性。

关于治疗及预后，多数文献报道积极的外科手术切除可使患者长期无病存活。本例切除较彻底，术后化疗，在随访中。

（詹江华　罗喜荣　宋兰云）

病例 046　便血 2 次

[临床病例]

患儿，女，10 岁。因便血 2 次入院。患儿于入院前 5 小时内便血 2 次，第 1 次约 5 ml，第 2 次约 200 ml，伴间断腹疼，不吐。体检：体温 36.7℃，呼吸 22 次 / 分，脉搏 90 次 / 分，血压 105/66 mmHg。面色略苍白，全身浅表淋巴结未触及肿大，腹软，无压疼，未及包块。实验室检查：白细胞 8.8×10^9/L，血红蛋白 88 g/L。纤维镜检查：距肛门 3 cm 处的直肠前壁有 5 cm×5 cm×4 cm 的肿物，有蒂较粗，肿物表面为肠黏膜，未见破溃。予以手术切除。

[影像检查]

CT 检查：腹膜后、骶前混杂圆形占位性病变，其大小为 5.2 cm×4.2 cm×6.0 cm（外院影像，家属将片拿走）。

[病理检查]

大体：近圆形肿物为 5 cm×4 cm×3.5 cm，表面大部被覆肠黏膜，切面实性，黑紫色，质较脆，无包膜。

镜下：肿物大部分位于黏膜下，肌层内也可见瘤细胞巢。瘤细胞呈巢状、片状分布，周围有多少不等的纤维组织围绕（图 1）。细胞较大，呈多边形，胞质丰富，淡染或透明（图 2）。部分细胞胞质内含较细的棕黑色颗粒（图 3）。核稍大呈圆形或卵圆形，轻度异型。染色质稀疏，呈颗粒状，有明显的核仁。未找到核分裂。瘤细胞被纤维血管分隔成巢状、条索状、片块状。瘤组织内可见片状出血。

免疫组织化学及组织化学染色：S-100 阳性，HMB45 阳性（图 4），Masson-Fontana（银浸染法）阳性，结蛋白阴性，第八因子相关抗原阴性，嗜铬粒素 A 阴性。

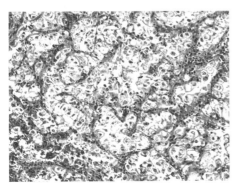

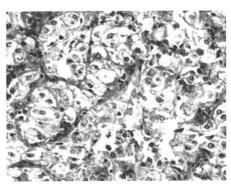

图 1　瘤细胞排列成巢状，片状，周围有多少不　　图 2　瘤细胞较大，呈多边形，胞质丰富，淡染
　　　　等的纤维组织围绕　　　　　　　　　　　　　　　　　　或透明

157

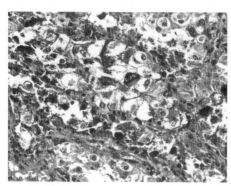
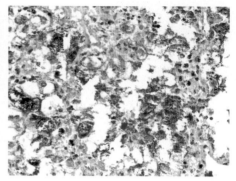

图 3　部分细胞胞质内含较细的棕黑色颗粒　　　　图 4　免疫组化染色 HMB45 阳性

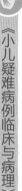

[病理诊断]

（直肠）透明细胞肉瘤。

[临床与病理分析]

透明细胞肉瘤（软组织恶性黑色素瘤）于 1965 年由 Enzinger 首先报道，十分罕见，恶性度高，预后差，手术后常复发。青年人最常受累，平均年龄为 27 岁，男、女无差异。常见的部位是肢体远端的肌腱和腱膜，也可累及其他部位如回肠、头颈、阴茎、真皮、十二指肠。光镜观察：瘤细胞呈多边形或短梭形，胞质丰富，淡染或透明，胞核大，圆形或卵圆形，有异型；核染色质稀疏，核仁明显；核分裂较少；瘤细胞排列成巢状、片状，周围有多少不等的纤维组织围绕。

电镜观察：特征性的发现是见到黑色素体或前黑色素小体。

免疫组织化学染色：S-100 蛋白阳性，HMB45 阳性，波形蛋白阳性，神经元特异性烯醇化酶阳性。

组织发生：多数学者认为起源于有能力产生黑色素的神经嵴细胞，免疫组织化学 S-100 及 HMB45 阳性也支持这一观点。

细胞遗传的发现：染色体 t（12；22）（q13；q12）易位是透明细胞肉瘤所特有的，而在皮肤恶性黑色素瘤没有这种改变。有学者发现透明细胞肉瘤与 Ewing 肉瘤肿瘤基因 EWS 和细胞自主复制因子 ATF1 重排有关。该患儿的主要症状为便血、贫血、直肠前壁肿物。

在儿童应首先考虑应与以下疾病相鉴别。①幼年性息肉：一般单发，呈球形，有蒂，形似蘑菇，表面光滑或略有分叶，灰白色或粉红色，切面可见多个大小不等、含有黏液的小囊。镜下：息肉由伸长、扭曲和不规则分支的腺体组成。部分腺体不同程度地扩张，形成大小不等的囊腔。② Peutz-Jeghers polyp：是 P-J 综合征的肠道表现，为常染色体显性遗传。患者多有口唇黏膜和手指、足指皮肤黑色素沉着，以小肠最多见，属于错构瘤。镜下：由树枝状增生的平滑肌束作为支架，外被覆黏膜，走行紊乱、拥挤。③大肠癌：儿童少见。④黑色素瘤：多发于肛管上部，多为黑色。

（张庆江　胡晓丽）

病例 047　间断腹痛 3～4 天——肝内肿物

[临床病例]

患儿，男，9 岁。间断腹痛 3～4 天，无意中发现腹部肿物半天入院。入院前 10 天患儿出现尿黄，体重减轻 3.0～3.5 kg。否认肝炎史。体检：皮肤、巩膜无黄染；上腹部膨隆，可触及肿物约 12 cm×10 cm×2 cm 大小，肝上缘位于第 6 肋，肝下缘平脐，质硬，边缘锐利，其上可及 3 cm×3 cm×2 cm 大小的质硬结节，肝脏触痛（＋），脾（－）。血甲胎蛋白阴性。术中探查：肝左叶及右叶 1/2 范围被一巨大的肝脏肿物占据，上达肝脏膈面、下至脐水平，肿物约 18 cm×12 cm×10 cm，无包膜，约有 5 cm×5 cm×5 cm 大小的两块肿物突破肝前侧包膜呈菜花样生长。因肿瘤巨大无法全部切除，切除部分瘤组织送病理。临床诊断：肝脏肿瘤；肝母细胞瘤？

[影像检查]

B 超及 CT 均报告：肝内实性肿物。

[病理检查]

大体：不整形组织 3 块，分别为 7 cm×5 cm×3 cm、7.5 cm×3.5 cm×4 cm 和 7 cm×3 cm×2 cm。表面未见包膜，切面呈均一紫色，实性，质软。

镜下：肿瘤各部分取材，组织学上呈现相似结构，在黏液样背景中见疏密分布、显著异型的间叶细胞，瘤细胞呈星形、梭形（图 1），核染色质深，无明显的核仁。可见多核和怪异形瘤细胞，胞质丰富红染（图 2）。瘤细胞内外可见大小不等的红染透明滴（PAS 阳性）（图 3，图 4）。瘤组织出血、坏死明显。

免疫组化：Vimentin 阳性，Desmin 阳性，Myoglobin 阴性，AFP 阴性。

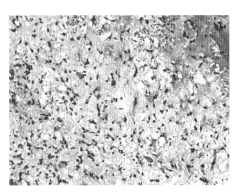

图 1　瘤细胞分布在黏液样背景中，瘤细胞呈星形、梭形

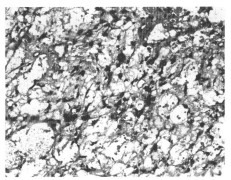

图 2　见多核和怪异细胞

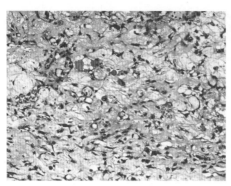
图 3　可见透明滴

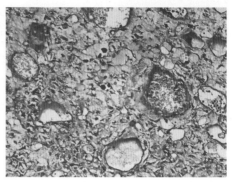
图 4　透明滴 PAS 阳性

[病理诊断]

肝脏胚胎性肉瘤。

[病理分析]

肝脏胚胎性肉瘤是高度恶性肿瘤，罕见，年龄多在 6～10 岁。临床表现为上腹部肿物，伴有发热和体重下降。肉眼所见：肝内圆形肿块，直径大多在 10 cm 以上，切面肿瘤胶冻样，常见出血、坏死。镜下：大多由幼稚的小星形细胞和梭形细胞构成，散在于黏液基质内；局部可见细胞密集，可见间变型大细胞，胞质丰富粉染，核怪异，深染；部分细胞胞质内和间质可见嗜酸性小体，PAS 阳性。免疫组化：Vimentin、Desmin、Actin 和 CK 阳性，Myoglobin 阴性。

鉴别诊断：主要与肝母细胞瘤和横纹肌肉瘤相鉴别，后者除具有特有的病理及免疫组化特点外，还缺乏 PAS 阳性透明小体。本瘤预后差，平均存活时间不到 1 年。

[临床分析]

该患儿有肝脏占位性病变。有体重下降，肿物巨大且实性，故恶性肿瘤的可能性大。儿童的肝脏恶性肿瘤以肝母细胞瘤最常见，但肝母细胞瘤通常发生在婴幼儿，血甲胎蛋白阳性。此患儿年龄偏大，且甲胎蛋白阴性，故不支持肝母细胞瘤。肝细胞肝癌：儿童也可发生，常有肝炎病史，甲胎蛋白阳性；该患儿否认肝炎病史，甲胎蛋白阴性，肝细胞肝癌的可能性小。间叶组织来源的肿瘤：横纹肌肉瘤、血管肉瘤、胚胎性肉瘤均可发生在儿童。本例病理证实为胚胎性肉瘤。

（詹江华　宋兰云）

病例 048 腹胀 5 个月

[临床病例]

患儿，男，7岁。因腹胀 5 个月入院。患儿曾于出生后 2 个月因腹胀伴呕吐入住我院治疗，并因肾上腺神经母细胞瘤侵犯右肾，将右肾上腺及右肾切除。此次体检：一般情况可；腹稍胀，无压痛，无反跳痛及肌抵抗，肝脾未及肿大，原腹壁伤口愈合好，肠鸣音存。CT：右下腹部腰大肌前方软组织密度肿块。印象：神经母细胞瘤术后复发。

手术所见：术中探查腹腔见肿物两个，均位于右腹膜后，为实性。一肿物位于腰大肌前缘约 7 cm×5 cm×4 cm，另一肿物位于腰大肌外侧，约 5 cm×4 cm×4 cm，均完整切除。并探查结肠系膜见肠系膜淋巴结肿大 1 枚。患儿术后经随访 3 年未见肿瘤复发转移。

[影像检查]

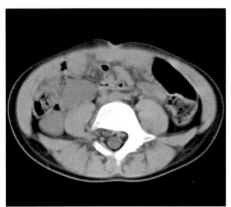 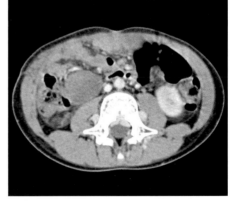

图 1　CT 平扫轴面显示右侧腹膜后区低密度肿　　图 2　CT 增强轴面显示右侧腹膜后区低密度肿
　　　　块，边界清晰　　　　　　　　　　　　　　　　　块轻度强化

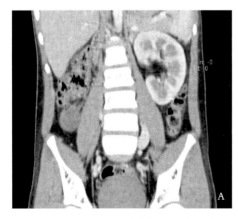 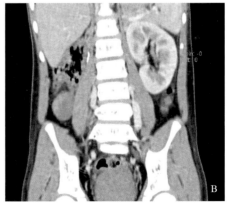

图 3　CT 增强冠状面重建显示右侧腹膜后区低密度肿块伴轻度强化

[病理检查]

大体：卵圆形组织 2 块，一块 4.5 cm×4 cm×2.5 cm，另一块 5 cm×3 cm×2 cm，表面似有筋膜，切面实性，质地较韧（图 1）。

镜下：肿瘤大部分由施万细胞基质细胞成分和成熟的神经节细胞组成，这些成分约占 80%。其中可见灶状不同分化阶段的神经母细胞，多为分化的神经母细胞，这些细胞处于向节细胞分化成熟的过程中（图 2）。

免疫组化：NF 阳性（图 3）、S-100 阳性、NSE 阳性、CgA 阳性、LCA 间质小淋巴细胞阳性、Ki67 阳性＜5%。

（肠系膜淋巴结）淋巴结 1 枚未见瘤侵犯。

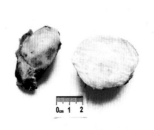

图 1 卵圆形组织 2 块，表面似有筋膜，切面实性，质地较韧

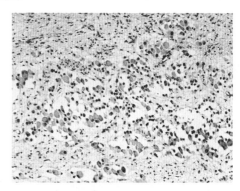

图 2 在施万细胞基质细胞成分中可见灶状不同分化阶段的神经母细胞

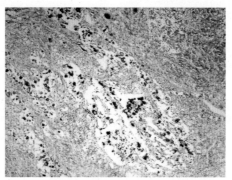

图 3 免疫组化：NF 阳性

[病理诊断]

（腹膜后）节细胞神经母细胞瘤（神经母细胞瘤切除后 7 年复发）。

[影像分析]

神经节母细胞瘤的 CT 表现与肿瘤细胞成分相关，肿瘤内的细胞成分多而间质少者恶性程度高，发展快，瘤体大，易发生坏死、囊变和钙化。该类肿瘤 CT 平扫时肿瘤与同层肌肉相比呈等密度或混杂密度，增强见肿瘤实质部分呈中等强化或明显强化，可有网状的紊乱血管。肿瘤内的细胞成分少而间质多者，恶性程度相对较低，则

CT 平扫呈低密度，边界较清楚，不易发生坏死、囊变和钙化，增强时肿瘤呈轻度强化或不强化。

鉴别诊断：腹膜后的神经节母细胞瘤主要与神经母细胞瘤相鉴别。神经母细胞瘤好发于肾上腺髓质及脊柱旁交感链，呈侵袭性生长，其形状多呈梭形或不规则形，侵犯和包绕或压迫周围组织，跨越中线生长，或沿神经根侵入椎管，致椎间孔扩大和椎体破坏等；而神经节母细胞瘤肿块较局限，以压迫周围组织为主要征象，对周围组织侵犯、远处转移的发生率明显低于前者。

[临床与病理分析]

神经母细胞瘤（neuroblastoma, NB）是儿童最常见的肿瘤。NB 从原始神经嵴细胞演化而来，交感神经链 / 肾上腺髓质是最常见的原发部位，不同的年龄 / 肿瘤发生部位及不同的组织分化程度使其生物特性及临床表现有很大差异，部分可自然消退或转化成良性肿瘤，但另一部分十分难治且预后不良。婴儿或早期 NB 预后较好，大龄或晚期儿童预后差。肿瘤的自然退化是指在极少甚至无系统治疗的情况下肿瘤自行缩小乃至消失的现象。在人类肿瘤中，神经母细胞瘤的自然退化最多。少数神经母细胞瘤能自然分化成神经节细胞瘤，这一自然退化过程是神经母细胞瘤的另一特征。如本例在婴儿期为 NB，7 年后复发为节细胞神经母细胞瘤（GNB），明显地向成熟方向转化。自然退化多发生在新生儿及婴儿期。在日本 / 加拿大 / 欧洲开展的婴儿筛查计划，发现出生后 1 年内的发病率增高，但以后的发病率并无改变。这一结果提示有些病例发生了自然退化，这些病例占全部筛查出病例的 33% 以上。关于自然退化的机制目前还不明确，可能的因素有年龄，自然退化多发生于新生儿及婴幼儿，与婴儿期神经母细胞瘤预后良好相一致；肿瘤发生的部位，有作者发现，6 个月内的婴儿退化更可能发生于肾上腺以外的 NB。

组织学：产前诊断出 NB 中的囊性瘤比例较高，而出生后的病例罕见，故有学者认为囊性瘤代表了退化的一个阶段。分子生物学：有作者研究自然退化率较高的 NB 中，无 1 例 N-myc 基因扩增。还有作者发现 N-myc 基因不表达，神经生长因子受体基因 trk-A 及 trk-C 表达，黏附分子 CD44 表达。另外，端粒酶活性可能也起一定的作用。

（詹江华　罗喜荣　闫喆　陈欣　胡晓丽）

病例 049 间断腹痛、便秘

[临床病例]

患儿，女，14岁。患儿因间断腹痛、便秘2个月入院治疗，行钡灌肠考虑结肠冗长症，向家属交代后暂出院行饮食、运动、药物相结合综合疗法保守治疗。后病情无明显好转，再入院。体检：腹平坦，未见肠型及蠕动波，全腹无压痛。钡灌肠：见直肠、乙状结肠、降结肠、横结肠及升结肠依次充盈，结肠袋显示良好；乙状结肠较长；横结肠较长，位置较低，位于髂骨翼水平。行手术，术中探查见乙状结肠及降结肠冗长，横断肠系膜血管达降结肠脾曲。手术行部分乙状结肠及降结肠切除，端端吻合，双层吻合。

[影像检查]

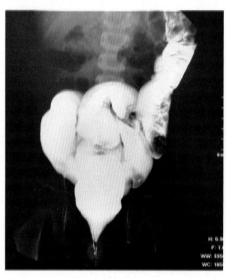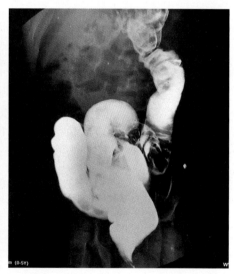

图1 钡灌肠造影正位　　　　　　　图2 斜位见乙状结肠蜿蜒扭曲

[病理检查]

送检肠管组织长25 cm，直径2~3 cm，肠壁厚0.5 cm。镜下见肠壁黏膜下及肌间神经丛未见明显异常，神经节细胞形态及数目均正常（图1）。

《小儿疑难病例临床与病理》

164

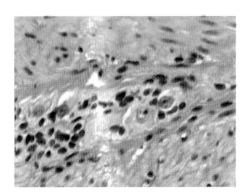

图 1　肌间神经丛内神经节细胞无明显异常

[病理诊断]

（乙状结肠和降结肠）符合结肠冗长症。

[病理分析]

一般认为成人的正常解剖升结肠长度为 15 cm，横结肠 55 cm，降结肠 20 cm，乙状结肠 40 cm。如果任何一段结肠超过标准值长度的 35%～40%，即可诊断为结肠冗长症。若横结肠的活动范围超过髂嵴，乙状结肠的活动范围达到右上腹部或右下腹部也可认为结肠冗长症。结肠冗长症可发生于结肠各段，可是单段或多段。

根据冗长结肠累及的部位和范围，可将其分为 3 型：Ⅰ型为单段结肠的冗长；Ⅱ型为两段结肠的冗长；Ⅲ型为 3 或 4 个结段结肠的冗长（全结肠冗长症）。也有学者认为升结肠、降结肠和直肠下部为腹膜的间位或外位器官，相对固定，不能冗长；盲肠和横结肠冗长，可因活动性过大引起腹痛、腹胀等消化系统症状；乙状结肠为粪便储存器官，乙状结肠冗长可导致慢性便秘。

病因及发病机制：有作者检查 3 例乙状结肠冗长症患儿的肠壁神经节细胞，2 例正常、1 例减少。到目前其病因还有待于进一步研究。有作者检查千余例慢性便秘患儿，30%～40% 为乙状结肠冗长。也有人发现同样有乙状结肠冗长，有的患儿完全正常，有的为慢性便秘。故认为乙状结肠冗长不仅是产生临床症状的病理基础，也属于正常变异，即没有临床症状。

[影像分析]

结肠冗长可发生在结肠各段，最常累及乙状结肠，以便秘为主要临床症状。正常小儿 1 岁以内的乙状结肠长度平均为 21.8 cm，2～5 岁为 29 cm，6～10 岁为 33 cm，当超过 40～60 cm 时，即为乙状结肠冗长症。

[临床分析]

诊断：①明确的慢性便秘病史。②X 线钡灌肠是诊断结肠冗长症的主要依据和重要手段。③病理表现：冗长段肠壁神经丛神经节细胞可正常，也有作者发现神经节细胞减少。

　　钡灌肠造影是诊断本病的首选方法。横结肠冗长可表现为其最低部位向下可达盆腔，最高部位在肝曲可上达横膈；降结肠冗长可表现为于脾曲以下出现 2 个折返后下行；乙状结肠冗长表现为乙状结肠在左下腹形成多个曲折，一部分可跨过中线至右侧，然后再向左下行与直肠延续。

　　乙状结肠冗长症（dolichasigmoid）是引起小儿便秘的最常见的原因之一，乙状结肠冗长症在儿童中尤其在婴幼儿中并不少见。有研究表明，有症状的患儿，其乙状结肠长度一般在 40～60 cm 以上。乙状结肠冗长症患儿出生后一般没有胎便排出时间延迟，这与先天性巨结肠症患儿明显不同。首次出现便秘的时间也常在半岁以后，部分患儿便秘合并痉挛性腹痛，查体腹不胀、腹围不大、肛查无爆破样排气排便，以上均是与先天性巨结肠症所不同的临床表现。诊断乙状结肠冗长症，要根据临床表现和 X 线钡灌肠资料。本例患儿有便秘史，主要诊断依据为钡灌肠。非手术治疗是治疗乙状结肠冗长症的主要方法，乙状结肠冗长症患儿早期常进行开塞露诱导排便、洗肠、肛门排便反射训练等保守治疗，部分症状较轻的患儿可出现较长时间的缓解。但重症患儿仍反复出现便秘，最终需手术彻底治疗。直肠内括约肌鞘内切除术可降低出口压力、促进排便、缓解症状，但未从根本上切除病变肠段，故效果有限，适用范围较小。

　　经腹 Soave 手术可根治该病，同时可通过术中的冷冻切片情况确定切除范围，鉴别是否为先天性巨结肠症，并同时做手术根治，可作为该病的经典手术方式。目前，随着对肠神经节细胞发育过程的认识深入，对于结肠冗长症保守治疗的观点越来越深入人心，大部分患儿随着生长发育，神经节细胞逐渐发育成熟，而便秘症状也逐渐得到改善。

（詹江华　罗喜荣　刘杨　胡晓丽）

病例 050　发热，腹部肿物

[临床病例]

患儿，男，3岁。因腹部肿物4月余，并进行性增大入院。患儿入院前4个月因发热10余天，在当地医院诊治时发现上腹部肿物，此后肿物呈渐进性增大。患儿间断低热，食欲可，无恶心、呕吐，大便正常，无明显消瘦。入院查体：体温37.4℃，脉搏100次/分，呼吸24次/分，血压90/70 mmHg。皮肤、巩膜无黄染，浅表淋巴结未及。心肺未见异常。腹部饱满，上、中腹肿物约10 cm×12 cm，外形不规则，质韧，边界尚清，不活动，压痛可疑，肠鸣音存。化验室检查：血红蛋白94 g/L，白细胞13.1×10⁹/L，血小板404×10⁹/L。血 AFP 弱阳性，血糖6.9 mmol/L，淀粉酶205 U。腹部CT示：腹腔内巨大的不规则形状软组织肿物，约13 cm×8 cm×8 cm，胃后壁及腹后壁受肿物侵犯。临床诊断为胰腺恶性肿瘤。因肿物较大，故入院后先予以长春新碱、DXM、环磷酰胺、顺铂化疗，8天后肿物缩小行切除术。

手术所见：术中见肿物来自于胰腺。胰腺大部已被肿物占据，仅胰尾和瘤体表面残存部分胰腺组织。脾动静脉埋入瘤体，行肿物完全切除。

[病理检查]

大体：检材为不整形肿物14 cm×9 cm×9 cm，包膜不完整，切面实性，灰黄色，可见散在微囊及灶性出血、坏死区。

镜下：以肿物上皮成分为主，由纤维间质将其分隔成大小不等的小叶。上皮细胞呈多角形，胞质丰富，嗜酸性，核轻度异型，可见核分裂象。上皮细胞排列成巢状、条索状、腺泡状（图1），可见典型的鳞状上皮样小体（图2）。

免疫组化染色：AAT 阳性，CgA 阳性，AFP 弱阳性，EMA 阳性，Kaeritin 阳性，NSE 阴性，Insulin 阴性。

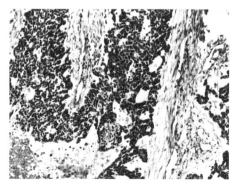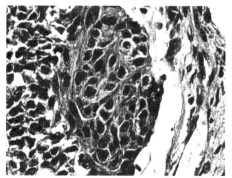

图1　上皮细胞排列成巢状、条索状、腺泡状　　　　　图2　可见鳞状上皮样小体

[病理诊断]

（胰腺）胰母细胞瘤。

[病理分析]

胰母细胞瘤（pancreatoblastoma, PBL）的大体部分肿瘤包膜完整，直径 5~14 cm，平均为 10 cm，切面大部分实性，个别囊性，分叶状，质软，鱼肉状，可有出血、坏死、钙化、囊性变。镜下：肿瘤主要由上皮成分组成，由纤维间质分隔成大小不等的小叶。上皮细胞呈多角形，胞质丰富，嗜酸性，核异型不明显，可见核分裂象。上皮细胞排列成巢状、条索状、腺泡状结构。腺腔内可有少量 PAS 阳性物质。特征性的表现是鳞状上皮样小体的出现。小体多位于上皮性小叶的中央，由几个或十几个鳞状上皮样细胞组成。多呈螺环状排列，偶见角化。免疫组化染色：肿瘤表现为未分化区、导管区、腺泡区和神经内分泌的分化。胰腺酶阳性（10%），内分泌标记阳性（82%），癌胚抗原阳性（85%），具体表现在 α1- 抗胰蛋白酶阳性，NSE 阳性，Keratin 阳性集中在鳞状上皮样小体，神经内分泌标记在鳞状上皮样小体不明显。EMA 阳性，AFP 阳性，胰岛素阴性。这些特点反映了比发育 14 周还早的胰腺始基的能力。

鉴别诊断：①胰腺导管细胞癌：儿童多见，核异型明显，有产生黏液的腺体，无鳞状小体；②胰腺腺泡细胞癌：单一细胞群，伴实性和腺泡区，无鳞状小体及细胞性间叶成分；③胰腺乳头状囊 - 实性肿瘤：以女性多见，平均为 22 岁，< 10 岁少见，转移死亡者少见，无腺泡和导管形成，无鳞状小体，有乳头状结构；④胰腺内分泌肿瘤：10 岁以下少见，特征性的表现肿瘤一般小于 2 cm，可为实性和腺泡生长，无鳞状小体和间质成分。

[临床分析]

胰母细胞瘤由 Becker 于 1957 年首先发现小儿胰腺癌中的鳞状上皮成分。1971 年 Frable 认识到儿童胰腺癌与成人不同，提出婴儿型胰腺癌。1975 年 Kiassane 首先使用胰母细胞瘤的名称。儿童最小者出生后即发现，平均年龄为 4.1 岁（1~8 岁）居多，男孩多见。临床表现无特异性，最常见的为上腹部肿块，也可有疼痛、体重减轻、黄疸、肝脾大等症状。肿瘤可发生在胰腺的任何部位，但以胰头最常见，常侵犯周围胰腺组织、十二指肠及邻近组织。本例为 3 岁男孩，胰腺巨大肿物，应考虑胰母细胞瘤的可能性较大，还需排除胰腺其他恶性肿瘤。该患儿手术 10 天后继续予以长春新碱、环磷酰胺、顺铂、地塞米松联合化疗。病情稳定后出院。术后 12 个月仍坚持化疗，未发现肿瘤复发及转移。治疗及预后：根治性手术是主要方法，5 年生存率约 50%。

（詹江华　宫济春　胡晓丽）

《小儿疑难病例临床与病理》

[临床病例]

　　患儿，女，10岁。因间歇性低热20天入院。体检：一般情况可；腹平软，无压痛、反跳痛及肌紧张，肝脾肋下未及，左下腹部可触及5 cm×4 cm×4 cm的肿物，位置较深，活动度好，无压痛。B超示：左下腹实性肿物，少量腹水。CT：盆腔左侧实性肿物，考虑来自于卵巢。印象：腹部肿物，考虑来自于卵巢。术中见肿物位于左卵巢，肿物6 cm×5 cm×5 cm，送病检（冷冻切片），回报恶性肿瘤，考虑无性细胞瘤，随切除左侧附件、左侧阔韧带、左侧子宫圆韧带，切除大网膜膜部分，术后给予长春新碱、环磷酰胺及表柔比星进行定期化疗。

[影像检查]

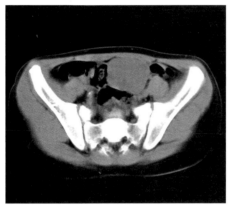
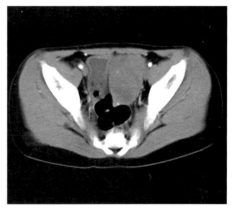

图1　CT平扫轴面显示盆腔偏左侧一类圆形的软组织密度包块，密度尚均匀，边界较清晰

图2　CT增强轴面显示该肿块呈轻度的不均匀强化，其内可见细小血管影像，膀胱受压向右侧移位

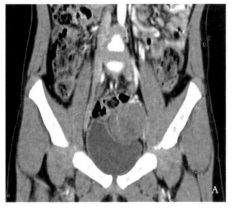
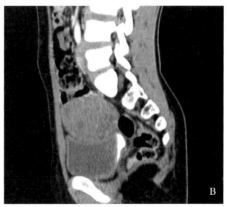

图3　CT增强冠状面及矢状面MPR重组图像显示该肿块位于膀胱左后方，可清晰辨别出肿块与周围结构的毗邻关系

[病理检查]

大体：卵圆形肿物，大小为 5.5 cm×4.5 cm×3.5 cm，表面包膜完整光滑，切面实性、灰白色，质细、鱼肉样，可见一个黄豆大的囊腔（图 1）。

镜下：肿瘤细胞排列成巢状或片状，其间可见纤细的纤维间隔（图 2）。肿瘤细胞大小一致，圆形或多边形，胞质空淡或嗜酸性。细胞核大居中，呈圆形，染色质颗粒状，核膜清晰，核仁显著，可见核分裂象（图 3）。

免疫组化：PLAP 阳性（图 4），CD117 阳性，Vimentin（±），CK 阳性，S-100 肿瘤周围阳性，LCA 阴性，Ki67 阳性约 5%。

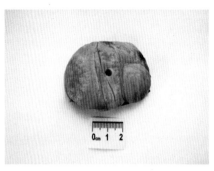

图 1 卵圆形肿物，表面包膜完整光滑，切面实性、灰白色，质细、鱼肉样，可见一个黄豆大的囊腔

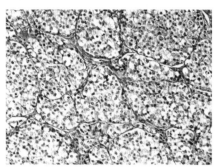

图 2 肿瘤细胞排列成巢状或片状，其间可见纤细的纤维间隔

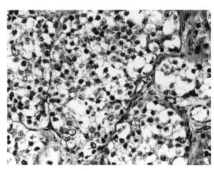

图 3 肿瘤细胞大小一致，圆形或多边形，细胞核大，居中，可见核仁

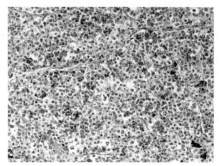

图 4 PLAP 染色阳性

[病理诊断]

（左卵巢）无性细胞瘤。

[病理分析]

无性细胞瘤是单一增生的原始生殖细胞肿瘤，本瘤在卵巢生殖细胞肿瘤中约占 1%、在原始恶性生殖细胞肿瘤中约占 50%。患者的年龄为 10 ~ 30 岁，一般单侧发生，约 20% 的病例双侧受累。肿瘤大小悬殊，平均直径为 15 cm。镜下：肿瘤细胞由大而一致的圆形或多边形细胞构成，胞质浅淡或嗜酸性，富含糖原。细胞核大居中，呈圆形，染色质颗粒状，核膜清晰，核仁显著并嗜酸性，可为单个或多个，核分裂象易见，肿瘤细胞排列成巢状、索状或片状，其间可见多少不等的纤维结缔组织间质及

散在淋巴细胞等炎症细胞浸润，主要为 T 淋巴细胞，也可有组织细胞、嗜酸性粒细胞与浆细胞，罕见情况形成淋巴滤泡。5%~10% 的肿瘤有 hCG 阳性的合体滋养细胞分化，但不伴有细胞滋养细胞成分。部分肿瘤或肿瘤周围的间质可出现黄素化，导致一些患者出现内分泌症状。免疫组化：OCT4 与 PLAP 阳性，NSE 和 CD117 也有较高表达。

鉴别诊断：①恶性混合性生殖细胞肿瘤：15% 的无性细胞瘤合并其他类型的生殖细胞肿瘤，如绒癌、卵黄囊瘤、未成熟畸胎瘤等，因此诊断时要仔细寻找，如含有上述成分，应归入恶性混合性生殖细胞肿瘤的范畴。②其他具有泡状核的原始生殖细胞肿瘤：主要是胚胎癌和卵黄囊瘤。无性细胞瘤更为幼稚，几乎无特殊分化，肿瘤细胞一致、成巢，有明显的淋巴细胞浸润。胚胎癌细胞异型明显，有原始腺样、乳头样等上皮与间叶样分化趋势。卵黄囊瘤细胞和结构更为多样化，有特征性的 S-D 小体、透明滴与囊状结构。③卵巢透明细胞癌：主要见于绝经前后，肿瘤细胞排列成腺管状、乳头状及实性片状等多种结构，有鞋钉状上皮及基底膜样物质。④淋巴瘤：瘤细胞表达相关的淋巴细胞性标记，免疫组化染色可以鉴别。

[影像分析]

卵巢无性细胞瘤的 CT 表现为软组织密度，内部可伴有出血、坏死而呈囊实性改变。MRI 表现为信号混杂，无性细胞瘤由于含纤维组织，分隔在 T_1WI 和 T_2WI 均呈低信号，易于显示而且有一定特征；增强后肿瘤实性部分及分隔可见强化，钙化少见。

鉴别诊断：卵巢无性细胞瘤呈实性或囊实性，本病需与恶性畸胎瘤、胚胎癌、卵黄囊瘤、横纹肌肉瘤等儿童常见的盆腔恶性肿瘤相鉴别。在影像学上都表现为实性或囊实性肿块，边界不清，呈浸润性生长，增强后明显不均匀强化，缺乏特异性，鉴别诊断困难。

[临床分析]

小儿卵巢肿瘤较成人少见，儿童及青少年时期的卵巢肿瘤占全身的 1%~1.6%。小儿最常见的卵巢肿瘤是生殖细胞肿瘤，包括畸胎瘤、无性细胞瘤、内胚窦瘤、胚胎性癌等等。临床表现可以有腹部包块、腹痛及消化道症状、内分泌症状以及全身症状。本例患儿因间歇性低热来院就诊，体检及 B 超检查证实左下腹肿物。多数患儿起病时无特异性临床表现，目前临床诊断依靠病史、临床查体，以及影像学检查。对于无性细胞瘤这样的恶性肿瘤，手术过程中应做根治术，对于单侧的恶性卵巢肿瘤，一般做患侧卵巢或附件切除。本例患儿术中病检显示无性细胞瘤，因此行左侧附件、左侧阔韧带、左侧子宫圆韧带及大网膜部分切除术，并行术后化疗，化疗后定期来院复查及随诊，5 年内未见肿瘤复发和转移。临床上对于少见类型的疾病应给予足够的认识，应早期作出诊断，积极治疗，术后定期随访是其长期生存的根本保证。

预后：无性细胞瘤生长快速，可局部扩散或远处转移，但早期很少发生远处转移，对放、化疗敏感，单纯型的 5 年生存率为 75%~90%。

（詹江华 罗喜荣 闫喆 陈欣 赵丽）

病例 052 **腹部肿物**

[临床病例]

患儿，女，1 岁。因家长无意中发现腹部肿物 6 天入院。6 天前患儿家长发现其腹部有一肿物，无触痛，患儿无明显不适。体检：一般情况可；心肺（−），腹平软，不胀，未及胃肠型及蠕动波，全腹无明显压痛，下腹部可及 5 cm×7 cm 的肿物，质韧，无压痛。CT：盆腔内软组织密度肿物伴不均匀强化。印象：腹部肿物。行手术，术中于腹腔内可触及肿物大小约 5 cm×6 cm×7 cm，分离肿物并完整切除，并行腹腔内探查术。

[影像检查]

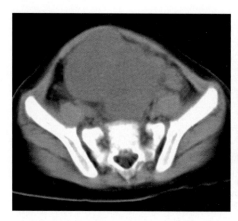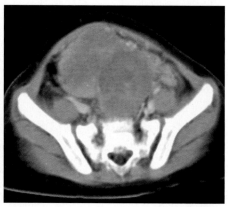

图 1　CT 平扫轴面显示盆腔内不规则软组织包块，边界不清，周围脂肪密度增高

图 2　CT 增强轴面显示肿块明显不均匀强化

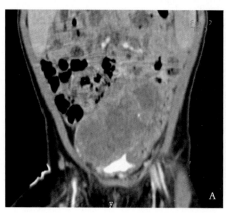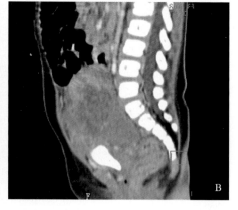

图 3　CT 增强冠状面及矢状面 MPR 图像显示肿块与肠管、膀胱等盆腔内结构分界不清，周围结构受压移位

[病理检查]

大体：不规则肿物，大小为（6～8.5）cm×6 cm×4.7 cm，表面部分结节状，似有筋膜，切面实性，灰白色，质地韧（图1）。

镜下：肿瘤细胞形态多样，可见分化较为原始的小圆细胞，核深染，胞质稀少，也可见到蝌蚪样、梭形、带状、网球拍样等各种形态的、胞质嗜酸性的横纹肌母细胞（图2）；间质黏液样，肿瘤内坏死明显，局部可见灶状或片状核深染、异型明显的瘤巨细胞（图3）。

免疫组化：Desmin 阳性（图4）、S-100 阴性、Vimentin 阳性、SMA 阴性、Syn 阴性、LCA 阴性、Ki67 阳性＞30%。

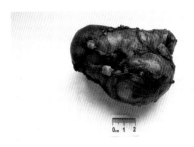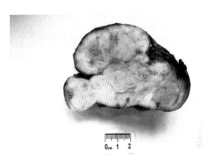

图1 不规则肿物，表面部分结节状，似有筋膜，切面实性，灰白色，质地韧

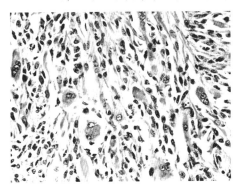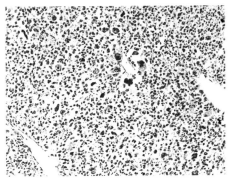

图2 肿瘤内可见到蝌蚪样、梭形、带状、网球拍样等各种形态的横纹肌母细胞

图3 局部可见灶状或片状核深染、异型明显的瘤巨细胞

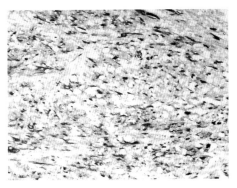

图4 Desmin 染色阳性

[病理诊断]

（盆腔）间变性横纹肌肉瘤。

[病理分析]

胚胎性横纹肌肉瘤是婴幼儿和儿童最常见的软组织肉瘤，最多见于 5 岁以下的儿童（46%），男性稍多。最常发生于头颈部，其次为泌尿生殖系统。镜下：肿瘤细胞形态多样，由不同发育阶段的横纹肌母细胞构成。分化较为原始的细胞为星形细胞和小圆形细胞，核深染，核分裂象易见，胞质稀少，类似于未分化的原始间叶细胞。随着瘤细胞向成熟方向分化，胞质的嗜酸性逐渐增强，瘤细胞由星形、小圆形变为蝌蚪样、梭形、带状、网球拍样、蜘蛛网状等各种形态的横纹肌母细胞。强嗜酸性、胞质内横纹和多核提示终末分化。在胚胎性横纹肌肉瘤和少量的腺泡状横纹肌肉瘤中，有时肿瘤细胞在形态上可发生间变，称为间变性横纹肌肉瘤。一般间变细胞的胞核是其邻近肿瘤细胞核最小直径的 3 倍或更大，奇异型多极核分裂同样常见。

根据肿瘤内所含间变细胞的数量及分布可分为两组：①仅含有少量的间变细胞；②含有灶状或片状分布的间变细胞。一般胚胎性横纹肌肉瘤中出现灶状或片状的间变细胞提示预后较差。免疫组化：瘤细胞表达 Desmin、Myogenin、MyoD1、Myoglobin。此外瘤细胞还表达 WT1。

鉴别诊断：①多形性横纹肌肉瘤：多见于成年人，几乎不见于婴幼儿，由异型性明显的大圆细胞、多边形细胞和梭形细胞组成，不含有胚胎性横纹肌肉瘤的成分。②神经母细胞瘤：肿瘤多位于肾上腺髓质或沿交感神经链分布。镜下肿瘤细胞小而圆，核深染，可形成菊形团结构，肿瘤基质疏松，富含神经纤维网。免疫组化显示肿瘤细胞表达 NSE、NF、GFAP 等，不表达 Desmin、Myogenin。③嗅神经母细胞瘤：发生于鼻腔中的胚胎性横纹肌肉瘤有时分化较原始，容易误诊为嗅神经母细胞瘤，免疫组化标记有助于两者的鉴别。④恶性横纹肌样瘤：多发生于儿童肾脏。镜下肿瘤细胞呈卵圆形或多边形，胞质丰富，含 PAS 阳性的包涵体，瘤细胞核偏位，可见明显的大核仁。肿瘤细胞表达 Vimentin、CK、EMA，不表达 Desmin 等肌源性标记物。

[影像分析]

盆腔横纹肌肉瘤是起源于盆壁的一种恶性肿瘤，此病少见。瘤体较大，形态不规则，多呈分叶状改变。CT 平扫多为不均匀的软组织密度肿块，内部可见多发低密度囊变坏死区，病变周围的正常脂肪间隙消失。MRI 平扫表现为以稍长 T_1、长 T_2 信号为主，增强检查呈明显的不均匀强化，并可见恶性肿瘤向周围组织结构侵犯的多种征象，包括肿块包绕侵及盆壁血管、淋巴结肿大等。

鉴别诊断：盆腔间变性横纹肌肉瘤主要与儿童盆腔内的其他实性肿块相鉴别，包括神经母细胞瘤、卵巢无性细胞瘤等。

[临床分析]

　　横纹肌肉瘤是小儿外科中最常见的恶性肿瘤。本例患儿因发现腹部肿物而就诊，早期临床诊断较为困难，术中送病理，报告考虑（盆腔）间变性横纹肌肉瘤。该病主要依靠组织学检查来进一步明确诊断。横纹肌肉瘤的临床表现依照不同的肿瘤部位、症状和体征而有不同表现。临床症状不典型，多表现为进行性增大、边界不清楚的无痛性肿块。横纹肌肉瘤的治疗方案较为繁复，目前较推崇个体化治疗方案，以及综合治疗结合来进行治疗。临床上主要依据肿瘤的位置及分期确定横纹肌肉瘤的治疗原则，一般应尽早开始应用手术、化疗、放疗等综合治疗措施。而外科手术的原则是尽可能切除肿瘤，切除范围应尽量包括正常组织。其预后是由肿瘤的原发部位及分期决定的：Ⅰ及Ⅱ期无局部扩散的，且发生在眼眶及泌尿生殖系统的横纹肌肉瘤预后较好。

（詹江华　宫济春　闫喆　陈欣　赵丽）

病例 053　腹胀，食欲差

[临床病例]

患儿，男，3个月。因腹胀、食欲差20余天入院。患儿于入院前20天被发现腹胀，饮食差，进食后哭闹，无呕吐，无腹泻；间断发热，无寒战。查 AFP 33.65 ng/ml。查体：一般情况可；心肺（-），全腹膨隆，腹胀明显，两侧肋弓以下按压呈实性，腹部叩诊实音。B超示：腹腔内巨大实性包块，大小约 10.3 cm×11.7 cm×6.6 cm，与周围脏器无密切关系，考虑淋巴瘤或巨大淋巴结增生或炎性假瘤。CT 示腹腔内占位病变。行开腹探查，肿瘤切除，淋巴结清扫，肠松解复位术。术中见肿物来源于肠系膜根部，约 10 cm×11 cm×7 cm 大小，表面结节状，无明显的包膜，实性。

[病理检查]

大体：灰白色近圆形肿物，大小约 12 cm×10.5 cm×8 cm，表面呈结节状，尚光滑，中间可见一蒂，切面实性，灰白、淡灰，质地韧，边缘部分半透明样（图1）。

镜下：肿瘤与周围界限尚清，无包膜，在黏液样背景中可见疏松排列的梭形纤维母细胞及肌纤维母细胞（图2）；部分区域梭形细胞排列紧密，其间可见较多淋巴细胞、浆细胞及少数嗜酸性粒细胞浸润（图3）；局部间质血管丰富（图4）。

免疫组化：Desmin 部分阳性、SMA 阳性、CD68 散在阳性、ALK 阳性、CD34 阴性、S-100 阴性、bcl-2 阴性、CD99 阴性、Ki67 阳性＜5%。

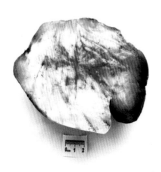

图1　切面实性，灰白、淡灰，质地韧，边缘部分半透明样

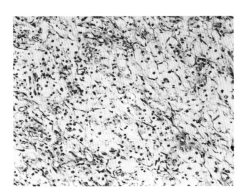

图2　黏液样背景中可见疏松排列的梭形细胞

《小儿疑难病例临床与病理》

176

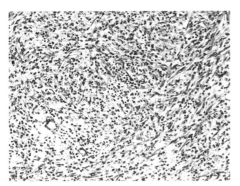
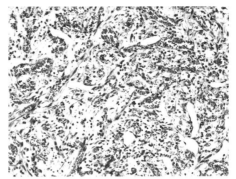

图 3 部分区域梭形细胞排列紧密，其间可见较多淋巴细胞、浆细胞及少数嗜酸性粒细胞浸润　　图 4 局部血管丰富

[病理诊断]

（肠系膜）炎症性肌纤维母细胞性肿瘤。

[病理分析]

炎症性肌纤维母细胞性肿瘤（IMT）主要见于儿童和青年人，常发生于 20 岁以内，女性稍多见。可发生在全身各处，最常见的部位是肺，肺外 IMT 病变中 40% 以上发生于肠系膜和网膜。肿物一般境界清楚，无包膜，直径 1 ~ 20 cm。镜下：肿瘤组织主要由增生的纤维母细胞、肌纤维母细胞和炎细胞构成。瘤细胞呈梭形，胞质淡红色，可见核仁；其间可见较多的炎症细胞浸润，多为淋巴细胞、浆细胞、嗜酸性粒细胞、中性粒细胞等。可分为三种亚型：①黏液型：在黏液样背景中可见疏松排列的肥胖或梭形纤维母细胞及肌纤维母细胞，其中有大量血管和淋巴细胞、浆细胞、嗜酸性粒细胞浸润，类似于肉芽组织；②梭形细胞密集型：梭形细胞密集呈束伴多少不一的黏液样和胶原区域，可见炎症细胞弥漫浸润，类似于纤维组织细胞瘤、平滑肌瘤等；③纤维型：类似于瘢痕或韧带样纤维瘤病，肿瘤细胞稀疏，在透明变性的胶原纤维之间有少数炎症细胞浸润，部分病例可见钙化或骨化。其中黏液性和梭形细胞密集型中常见神经节样肌纤维母细胞，核空泡状，核仁嗜酸性，胞质丰富。免疫组化：Vimentin 弥漫阳性，局灶或弥漫表达 SMA 和 Desmin，约 1/3 的病例局灶性 CK 阳性。肺外 IMT 复发率约为 25%，与肿瘤部位和是否多结节性有关。少数病例（< 5%）同时有转移。

鉴别诊断：①孤立性纤维性肿瘤（SFT）：可发生于全身各处，多见于中年人，儿童少见。镜下细胞稀疏区和细胞丰富区交替分布，可见粗的玻璃样变胶原和分枝状血管，肿瘤表达 CD34 和 bcl-2；②胃肠道间质瘤：肿瘤中可见两种细胞，即梭形细胞及上皮样细胞，炎症细胞浸润不明显，肿瘤细胞形态多样，免疫组化 CD117、CD34、Dog-1 阳性表达，可与 IMT 相鉴别；③炎症性恶性纤维组织细胞瘤：与 IMT 都可以出现梭形细胞及炎症细胞，但前者的瘤细胞异型明显，可见病理性核分裂象，无肌源性分化。

[临床分析]

IMT 是由肌纤维母细胞以及浆细胞、淋巴细胞、嗜酸性粒细胞等炎症细胞组成的真性肿瘤，过去认为该类病变是一种非肿瘤性炎症性病变。肺部是其好发部位，肺外的好发部位为大网膜和肠系膜。IMT 多发生于儿童及年轻人，临床表现为局部肿块、发热、体重减轻、疼痛及随部位而异的症状（如胸痛、呼吸困难、肠梗阻等）。本例患儿肿瘤较大，发病的主要症状为腹胀、食欲较差及贫血貌，分析原因为肿瘤占满腹腔压迫肠管和相应的肠系膜血管，引起腹胀以及消化吸收功能减退。IMT 的临床和影像学无特异性表现，易误诊为恶性肿瘤，确诊依靠病理。外科手术切除是 IMT 的首选治疗，不能切除的病变可选择皮质激素治疗。IMT 在组织学上是一种无包膜的肿瘤，具有边缘侵袭性，手术完整切除肿瘤，同时切除与之粘连的组织非常必要，目的是防止局部复发。因 IMT 术后有复发及复发后出现淋巴瘤的可能性，建议术后一定要定期和远期随访；随访内容包括局部的 B 超、CT 检查、全身淋巴结检查和血常规检查。本例术后随访 1 年，未见肿瘤复发和转移。

（詹江华　罗喜荣　赵丽）

《小儿疑难病例临床与病理》

病例 054　发热 17 天

[临床病例]

患儿，女，28 天。因发热 17 天入院。患儿于入院前 17 天发热，体温最高 38.2℃，无抽搐、咳嗽，无呕吐、腹泻，曾到外院就诊考虑新生儿败血症、真菌感染住院治疗，治疗期间体温仍有波动又持续发热 10 天，后降至正常。在住外院期间，检测血常规白细胞、CRP 及真菌仍明显升高，为求进一步诊治来我院。自发病以来，一般状况可，二便正常。查体：双肺呼吸音粗，可闻及散在痰鸣音，腹平软，不胀，无压痛、反跳痛及肌紧张，肝脾未及肿大，其他一般情况可。先于新生儿内科治疗，外院检查：血常规 HB 94 ~ 150 g/L，WBC（3.7 ~ 20.9）× 10⁹/L，血小板正常；CRP 49.9 ~ 36.5 mg/L；肝功能正常；尿便常规阴性；血培养阴性。入我院后第 5 天咽培养：金黄色葡萄球菌、阴沟肠杆菌；真菌：34.53 ~ 102 pg/ml。胸片示新生儿肺炎；临床考虑败血症；查血 1，3-β-D-葡萄糖 >1000 pg/ml，考虑存在深部真菌感染。住院期间行腹部 CT 强化示肝左叶巨大低密度占位性病变伴边缘不规则强化，肝功能异常，考虑肝脏占位性质待查：炎性包块？肿瘤？随转入普外科治疗。印象：肝脏占位性病变：炎性包块？肿瘤？新生儿败血症、深部真菌感染、新生儿肺炎。行手术治疗，术中见肿物位于肝左叶第 3、第 4 段，肿物约 8 cm×8 cm×6 cm，送病理。

[影像检查]

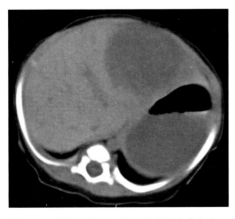 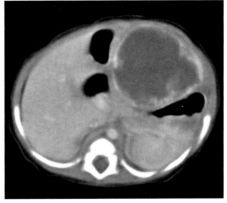

图 1　CT 平扫轴面显示肝左叶稍低密度包块，密度较均匀，边界较清晰，病变靠近肝脏包膜

图 2　CT 增强动脉期轴面显示肿块周边强化明显，呈结节状强化

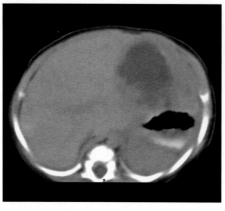
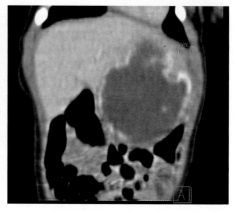

图3　CT增强延迟期轴面显示肿块内部呈渐进性强化，对比剂逐渐填充病变　图4　CT增强冠状面MPR重组图像显示肿块位于肝左叶，边界清晰，邻近肠管受压移位

[病理检查]

大体：近椭圆形肿物 5.5 cm×5 cm×4 cm，切面实性，边缘灰白，中间紫红色（图1），质韧。

镜下：肿瘤与肝组织界限尚清晰，可见大片梗死灶，梗死灶内可见血管腔残影，管腔大小不等，周围可见纤维组织包绕，腔内充满血液（图2），部分管腔内可见单层扁平内皮细胞衬覆（图3）。梗死灶周围可见多量毛细血管，散在急、慢性炎症细胞浸润及含铁血黄素沉积（图4），周边肝细胞水肿，汇管区可见急、慢性炎症细胞浸润。

免疫组化：CD34 阳性、SMA 血管壁阳性、GluT1 阴性、D2-40 阴性。特染：PAS 阴性。

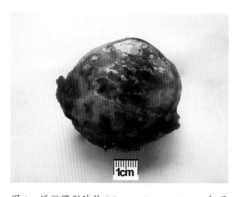
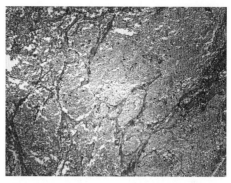

图1　近椭圆形肿物 5.5 cm×5 cm×4 cm，切面实性，边缘灰白，中间紫红色　图2　肿瘤大部分梗死，梗死灶内可见血管腔残影，管腔大小不等

《小儿疑难病例临床与病理》

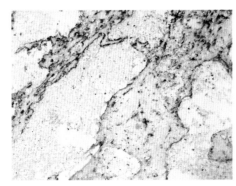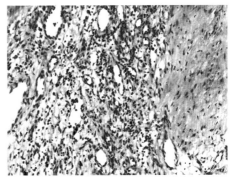

图 3　CD34 示管腔内衬覆单层扁平内皮细胞

图 4　梗死灶周围可见多量毛细血管，散在急、
慢性炎症细胞浸润及含铁血黄素沉积

[病理诊断]

（肝）肝海绵状血管瘤伴梗死。

[病理分析]

海绵状血管瘤是肝内最常见的良性肿瘤，以女性多见，可发生在任何年龄，儿童相对少见，多为单发，大小差异大，小至几厘米，大时几乎可以占据整个肝脏。至今无发生恶变的报道，但肿瘤过大时需要手术切除。典型的海绵状血管瘤由大小不等的血管腔组成，管腔内衬覆单层扁平的内皮细胞，腔内充满血液，周围可见纤维组织包绕。血管腔内可见新鲜或机化的血栓形成，可伴有内皮细胞的乳头状生长。陈旧的病变内可见致密的纤维组织和钙化。该患儿以发热入院，腹部 B 超发现肝脏占位性病变，镜下肿瘤大部分梗死，仅见血管腔残影。预后良好，切除后可治愈。

鉴别诊断：①婴儿型血管瘤：通常发生在 2 岁以内，可单发形成巨大肿块，也可多发累积全肝。镜下病变由大量小的血管腔构成，血管内皮细胞肥胖，通常单层排列，可出现多层及出芽现象。可见小胆管散在分布于血管之间及髓外造血灶。免疫组化 GluT1 阳性。②淋巴管瘤和淋巴管瘤病：以多发大小不等的腔隙为特点，腔隙小者如毛细血管，大者呈囊性，内含淋巴液，腔隙内衬单层内皮细胞，周围间质稀少。免疫组化 CD34 阴性、D2-40 阳性。③血管肉瘤：发病年龄为 50～70 岁，男女比例为 3∶1，预后很差，大部分患者于 6 个月内死亡。肿瘤细胞沿原有的血管腔隙生长，肿瘤细胞在肝窦内的生长使肝细胞萎缩，肝板破坏，形成大小不等的管腔，管腔壁呈锯齿状，内衬息肉样或乳头状生长的肿瘤细胞，肿瘤细胞呈梭形、圆形或不规则形，边界不清，核染色质深，可见嗜酸性核仁。有时可见大的奇异状核和多核细胞，核分裂常见。多数肿瘤内可见髓外造血。

[影像分析]

海绵状血管瘤 CT 平扫呈圆形或类圆形等或稍低密度影，病灶内部因合并纤维化、坏死或囊变可表现为更低密度区，形态不规则；MRI 平扫 T_1WI 多呈稍低信号，

T_2WI 呈显著高信号，即特征性的"灯泡征"；增强扫描瘤体呈"慢进慢出"的特征性强化，早期瘤周出现结节状、斑片状或环状强化，门静脉期对比剂自边缘向中心逐渐充填，病灶中央梗死区、血栓机化或纤维分隔无强化。

鉴别诊断：儿童期单发肝血管瘤须与肝母细胞瘤相鉴别，多发病灶应与肝转移瘤相鉴别。肝母细胞瘤 CT 平扫肿瘤呈低密度，有假包膜，增强后肿瘤的强化程度总是低于正常的肝实质，没有肝血管瘤"慢进慢出"、自边缘向中央逐渐强化的特点。肝转移瘤最常见的为神经母细胞瘤肝转移，CT 平扫大多数为多发低密度灶，呈"靶征"或"牛眼征"；T_1WI 上为低信号，T_2WI 上呈高信号，但 T_2WI 上其信号强度明显低于肝血管瘤，没有"灯泡征"；增强扫描瘤体周边常有环状强化，但无对比剂填充征象。

[临床分析]

血管瘤是儿童常见病、多发病，是以血管内皮细胞增生为主的真性血管瘤，可发生在人体的任何部位，女性多于男性，男女之比为 1：2 ~ 1：5。可分为毛细血管瘤、海绵状血管瘤、蔓状血管瘤、混合性血管瘤。血管瘤的生命周期分为增殖期、消退进行期、完全消退期 3 个阶段。肝脏血管瘤的临床表现十分不一样，可能很大但无症状，仅在偶然体检时发现；亦可能很小，可单个或多个，可合并或不合并心脏继发性改变。典型病例在出生后 1 ~ 16 周就出现充血性心力衰竭、肝大、贫血。本例患儿因发热而就诊，因其他疾病检查发现白细胞高、真菌相关检查高，考虑败血症、真菌感染。诊治过程并不顺利，最后影像学发现占位，故行手术，术中冷冻病理报告考虑肝脏海绵状血管瘤伴梗死。镜下在海绵状血管瘤边缘炎症明显，肿瘤中央梗死。手术后患儿的各项检查正常出院。诊断应依据临床、B 超、MRI 及病理综合诊断。肝脏血管瘤应与动静脉畸形及恶性肿瘤相鉴别。血管瘤的治疗方案应综合瘤体大小、部位、生长方式、是否有并发症及瘤体毗邻组织器官的特点来制订。临床上对于血管瘤的治疗近年来有较大改进：对于新生儿或 6 个月前的婴幼儿，一般来说先观察，而消退较慢的肿瘤可用药物治疗（糖皮质激素、抗癌药物、普萘洛尔等）；药物治疗不消退，或非手术治疗无效且影响功能，巨大或是特殊部位的可采用外科手术治疗。

（詹江华　罗喜荣　闫喆　陈欣　赵丽）

病例 055　下腹部肿物

[临床病例]

患儿，女，2岁。因发现下腹部肿块5天余入院。患儿入院前5天家长发现其下腹部有一肿物，偶诉腹痛，可自行缓解，无发热，无呕吐，无腹胀等不适，二便正常。体检：一般情况可；心肺（-），腹平软，不胀，未及胃肠型及蠕动波，左下腹部可及一约 5 cm×4 cm×3 cm 的肿物，质韧，无压痛及反跳痛，界限较清，活动度差，肠鸣音可。超声示：盆腔囊实性肿物。印象：盆腔肿块。行手术，术中于左侧腹膜外及腹壁肌层之间有一囊实性约 7 cm×6 cm×4 cm 的肿块，来源于腹膜外，行肿物全切术。根据病理结果术后给予长春新碱＋表柔比星＋环磷酰胺联合化疗。

[影像检查]

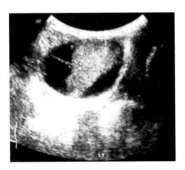

图 1　超声检查示盆腔内囊实性肿物，其内可见中等回声组织及无回声区，边界清楚，可见包膜，形态规则

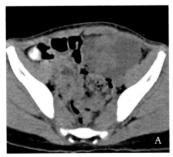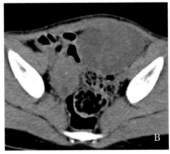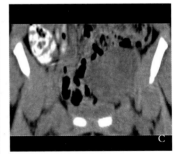

图 2　CT 平扫见肿物与下腹壁肌肉层相贴，呈囊实性，实性部分呈片絮状等密度，囊性部分呈低密度，病变边界较清楚，盆腔内肠管受压移位

[病理检查]

大体：近扁圆形肿物 4.8 cm×3.2 cm×1.3 cm，切面囊性，灰紫色（图 1）。

镜下：由形态一致的深染的未分化细胞组成，核圆形或椭圆形，染色质细腻，胞质少，瘤细胞弥漫分布，核分裂象易见，局部可见较多的 Homer-Wright 菊形团（图 2）。

免疫组化：Syn 阳性（图 3），CD99 阳性（图 4），S-100 阳性，NSE 阳性，NF 少量阳性，LCA 阴性，Desmin 阴性，CgA 阴性，Ki67 阳性约 30%。

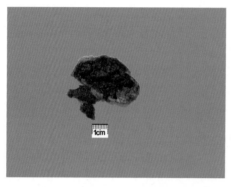

图 1　近扁圆形肿物 4.8 cm×3.2 cm×1.3 cm，切面囊性，灰紫色

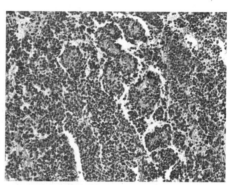

图 2　瘤细胞椭圆形，弥漫分布，可见多个 Homer-Wright 菊形团结构

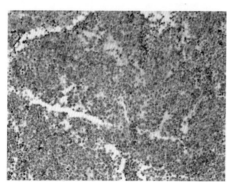

图 3　瘤细胞表达 Syn

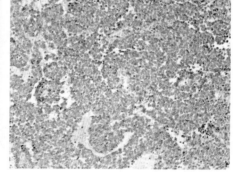

图 4　瘤细胞表达 CD99

[病理诊断]

（左盆腔壁）外周原始神经外胚层肿瘤。

[影像分析]

腹壁原始神经外胚层肿瘤的影像学表现为非特异性，通常表现为大的边界不清的软组织肿块，可有坏死或出血，钙化罕见，肿块压迫推移邻近结构，很少包绕血管，增强扫描呈均匀或非均匀强化。发生于胸壁或骨旁者可见溶骨性骨质破坏。

鉴别诊断：需与来源于腹壁的横纹肌肉瘤及来源于交感链的神经母细胞瘤相鉴

别。横纹肌肉瘤与腹壁原始神经外胚层肿瘤相鉴别较困难，两者均可表现为巨大的软组织肿块，增强后均呈絮状强化，而原始神经外胚层肿瘤的强化程度较明显。神经母细胞瘤表现为软组织包块，有明显的包绕推移邻近大血管，砂砾状钙化常见，伴发周围淋巴结转移多见。

[临床与病理分析]

外周原始神经外胚层肿瘤（peripheral primitive neuroectodermal tumour, pPNET）定义为一组圆形细胞肉瘤，有不同程度的神经分化，其与骨外尤文肉瘤和发生于儿童胸肺部的 Askin 属同一谱系的肿瘤（骨外尤文肉瘤/外周原始神经外胚层瘤家族），pPNET 光镜或免疫组化显示神经外胚层分化的肿瘤。pPNET 的发病年龄与骨外尤文肉瘤大致相同，好发于 35 岁以下的年轻人，但 40 岁以上也可见，以男性多见。发病部位主要见于脊柱中轴以外与神经走行相关的部位，常见于大腿和大腿上方（坐骨神经）、肩部（臂丛）和上肢（尺、桡及正中神经），部分位于眼眶及马尾，1/3 的病例紧密依附于大神经。大体 pPNET 呈结节状或分叶状，棕灰色，质软或脆，直径 < 10 cm，切面呈灰黄色或灰红色，常出血、坏死。镜下肿瘤由单一的圆形细胞组成，核圆形或椭圆形，核膜清晰，染色质细腻，胞质少或不规则空泡状，胞质内常含糖原；瘤细胞可形成玫瑰花样或 Homer-Wright 菊形团。免疫表型：几乎所有的 pPNET 瘤细胞膜表达 CD99，大部分表达 Vimentin，不同程度地表达 NSE、leu-7、Syn、NF 和 CgA 等神经标志物，少数病例表达 Keratin。90% ~ 95% 的 pPNET 存在染色体 t（11；22）（q24；q12）产生 EWS-FLI-1 融合基因。

鉴别诊断：①神经母细胞瘤的发病年龄较 pPNET 小，神经分化相对成熟，可见神经纤维网，不表达 CD99；②淋巴母细胞性淋巴瘤的瘤细胞中等大小，可见星空现象，无菊形团结构，瘤细胞表达 TdT，不表达神经来源性标记；③促结缔组织增生性小圆细胞肿瘤的瘤细胞呈巢状分布，瘤细胞巢之间为大量增生的致密纤维结缔组织，瘤细胞表达 AE1/AE3、EMA、Desmin、WT1，不表达 CD99，可检测 EWS-WT1 融合基因。

预后：PNET 侵袭性强，易转移，对放疗和化疗的敏感性不高，平均存活时间为 2 年。

（詹江华　宫济春　赵滨　王立英　赵林胜）

[临床病例]

患儿，男，6 岁。皮肤苍黄 6 年，右肾上腺区肿物 1 年入院。既往有遗传性球形红细胞增多症病史，脾功能亢进，曾多次输血治疗。入院查体：体温 36.3℃，呼吸 16 次 / 分，脉搏 88 次 / 分，血压 98/53 mmHg，神志清，反应可，皮肤苍黄，浅表淋巴结未及肿大，心肺 (−)，肝右肋下 6 cm，脾左肋下 16 cm。CT：右肾上腺肿物。入院查血常规：血红蛋白 42 g/L，红细胞 1.28×10^{12}/L，白细胞 4.0×10^9/L，血小板 76×10^9/L。肝肾功能正常。入院后行肾上腺肿物及脾切除术。出院时血常规：血红蛋白 78 g/L，红细胞 2.69×10^{12}/L，白细胞 9.8×10^9/L，血小板 619×10^9/L。

[病理检查]

大体：近圆形肿物 6.5 cm × 5.5 cm × 3.5 cm，包膜完整，于肿物一侧表面可见黄色片状肾上腺组织附着，肿物切面实性，紫红色，质软似血块样（图 1，图 2）。

镜下：肿物各阶段造血细胞弥漫增生，粒细胞、红细胞、巨核细胞系统均可见，有核红细胞成群分布，幼稚粒细胞及巨核细胞散在分布，（图 3，图 4）。肿物一侧可见正常的肾上腺组织。脾严重淤血，未见髓外造血。

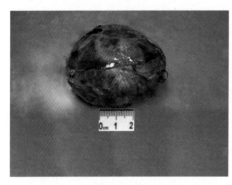

图 1　近圆形肿物，包膜完整

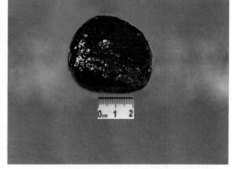

图 2　肿物切面实性，紫红色，质软似血块样

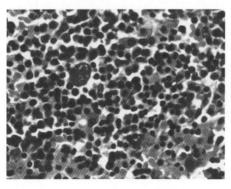

图 3　可见造血细胞三系增生

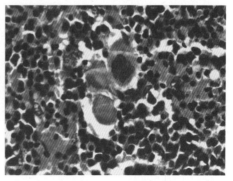

图 4　可见巨核细胞

[病理诊断]

（右肾上腺区）巨大髓外造血组织瘤样增生。

[临床与病理分析]

髓外造血（extramedullary hematopoiesis, EMH）是一个少见的病理表现，作为巨大的局部肿块形式表现更为罕见。EMH 是一种多能干细胞异常增殖生成血细胞的方式，可生成红细胞、白细胞和血小板。在胚胎发育期，造血在卵黄囊上进行，称之为中胚叶造血期；随后造血在肝脏和脾脏进行（肝脏造血），大约从第 7 个月开始骨髓开始产生血细胞（骨髓造血）。新生儿的全身骨髓均有造血功能；成人全身仅有 30% 的骨髓是具有造血功能的红骨髓，分布于长骨近心端以及骨盆、颅脑、肋骨和锥体这类扁短骨。当机体正常的造血功能破坏或者需求增加时，骨髓外的某些组织会产生造血功能，称之为 EMH。地中海贫血、镰状细胞性贫血和遗传性球形红细胞增多症常并发 EMH，以弥补骨髓造血功能的不足。骨髓造血功能的丧失也是产生 EMH 的重要原因，如缺铁性贫血、恶性贫血、真性红细胞增多症、骨髓纤维化、骨髓硬化以及各型白血病。本例由于遗传性球形红细胞增多症致溶血性贫血，引起 EMH。EMH 最常发生在脾、肝、淋巴结，发生在胸膜、肺、胃肠道、乳腺、皮肤、脑、脊椎旁、骶前、肾和肾上腺也有报道。本例发生在肾上腺区。临床上，EMH 通常无症状，发生在脾的 EMH 可有脾梗死，可出现疼痛；在胸膜可有胸腔积液；发生在脑的可依受累部位出现神经系统症状，如头疼、癫痫、偏瘫等。几乎所有的 EMH 患者都有脾大，其原因为脾 EMH 或脾功能亢进。本例脾大为后者。CT 平扫显示髓外造血灶的密度近似于肌肉组织的密度。

EMH 诊断：EMH 常无典型的临床症状，临床诊断较困难，易误诊为恶性肿瘤。X 线、CT 及 MRI 可作出影像学诊断，但容易误诊。其准确定性依赖于病理诊断。本病的组织学特点为造血细胞的弥漫增生，白细胞、红细胞、巨核细胞系统均可见，有时以某种成分增生为主。

鉴别诊断：①霍奇金淋巴瘤（Hodgkin lymfhoma, HL）：HL 常有明显的临床症状，浅表淋巴结多肿大，镜下可见单核或双核 RS 细胞背景为较多的成熟炎症细胞，并可有纤维组织增生；而 EMH 是各阶段不同种类的造血细胞增生，虽可见巨核细胞，但无明显的核仁，不同于 RS 细胞。②节细胞神经母细胞瘤：多见于儿童及少年，绝大多数＜ 10 岁，少见于成人，无贫血等血液系统疾病的表现，肿瘤一般有完整包膜、表面光滑。镜下见肿瘤由神经母细胞、不同分化的神经节细胞组成，免疫组织化学染色 NF、S-100 阳性。EMH 的发生机制目前还不明确，其学说有：A. 代偿：当骨髓造血不能满足机体需要，如溶血性贫血、骨髓纤维异常增生综合征、再生障碍性贫血、骨髓肿瘤性增生时，肝、脾、淋巴结及其他部位内处于冬眠状态的造血干细胞同时被异常刺激所激发产生 EMH；B. 由邻近的肋骨、椎骨骨髓组织直接扩散蔓延。

治疗：对于骨髓增生障碍患者的 EMH 可用化疗；小剂量的放疗使肿块减小；外科手术切除用于有症状的病例。EMH 是良性病变，预后良好。

（詹江华　宫济春　胡晓丽）　187

发现腹部肿物 2 周

[临床病例]

患儿，女，7 个月。于入院前 2 周无明显诱因家长发现其腹部有一肿物，就诊于我院门诊。体检：一般情况可；食欲佳，无黄疸，无呕吐，二便正常；腹部明显膨隆，可触及巨大肿物，大小约 10 cm × 11 cm × 8 cm，质韧，无压痛，腹水征阴性；肝脾触诊不清楚。B 超：腹腔实性占位。MRI：腹腔实性肿瘤；腹部肠管明显受压，向周围移位。印象：腹腔实性肿瘤。行手术，术中见肿物呈实性，外膜尚完整，侵犯左卵巢、子宫体，与右卵巢相粘连，并向下压迫膀胱及右输尿管，切除肿瘤、左卵巢、子宫体及左侧子宫圆韧带。术后 2 个月查 CT 腹盆腔又见多发性肿块。

[影像检查]

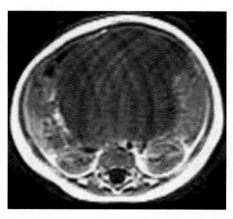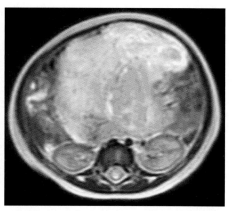

图 1　MRI 平扫轴面 T₁WI 显示腹盆腔内巨大肿　　图 2　MRI 平扫轴面 T₂WI 显示腹盆腔内巨大肿
　　　物，呈低信号，边界清晰，相邻肠管受压移位　　　　　物，其内信号不均匀，以高信号为主，边界清晰

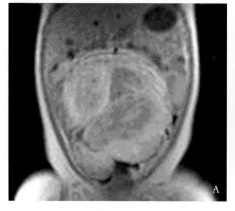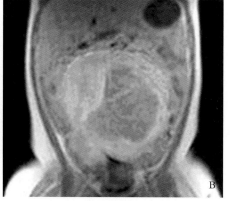

图 3　MRI 增强冠状面 T₁WI 显示腹盆腔内巨大肿物呈不均匀强化，内部可见不规则坏死区

[病理检查]

大体：近圆形肿物，14 cm×12 cm×9 cm，灰白色，表面尚光滑，无明显包膜；切面实性，灰白，质较韧，似编织状，局部半透明状（图 1）。

镜下：致密区梭形细胞密集，束状排列（图 2），核分裂象多；稀疏区于黏液样背景中瘤细胞松散排列，可见特征性波浪状核（图 3），局部可见较多胞质丰富红染的横纹肌母细胞（图 4）。

免疫组化：S-100 散在阳性、Desmin 散在阳性、Actin 阴性。

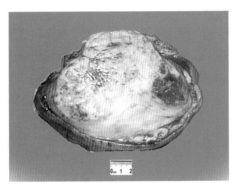

图 1　近圆形肿物，14 cm×12 cm×9 cm，切面实性，灰白，质较韧，似编织状，局部半透明状

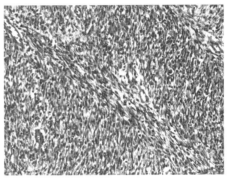

图 2　瘤细胞呈梭形，密集，束状排列

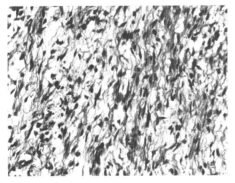

图 3　稀疏区于黏液样背景中可见特征性波浪状核

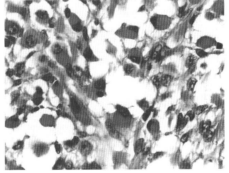

图 4　胞质丰富红染的横纹肌母细胞分化

[病理诊断]

（腹腔）恶性蝾螈瘤。

[病理分析]

恶性蝾螈瘤（malignant triton tumor, MTT）为恶性周围性神经鞘瘤（mlignant peripheral nerve sheath tumor, MPNST）伴横纹肌母细胞分化的肿瘤。MTT 可发生在任何年龄，平均年龄为 33 岁，偶见于儿童。MTT 为 MPNST 的一个亚型，大体与 MPNST 一致，常呈球形或纺锤形，直径大部分大于 5 cm，＞10 cm 常见，可有质硬的假包膜，与大或中等神经相连。切面奶油或灰白、均质，常伴灶性坏死和出血。MPNST 典型的组织

形态背景中见到确定的横纹肌母细胞成分则可确诊，MPNST 的组织形态表现为致密区与稀疏区不同比例存在；致密区梭形细胞密集，相互交叉呈束状，可见栅栏状、漩涡状；稀疏区可见波浪状核，可见水肿及黏液变性的间质；可见胞质丰富的横纹肌母细胞，呈圆形、带状或球拍状，胞质嗜伊红，有的可见明显的横纹。本例可见典型的致密区与稀疏区，局部见较多的横纹肌母细胞。免疫表型：大部分（50%～70%）表达 S-100、P53，部分表达 leu-7 和 MBP，肌母细胞表达 Desmin、Myoglobin。

鉴别诊断：①横纹肌肉瘤：瘤组织主要由未分化的圆形及梭形细胞构成，并有分化较好的横纹肌母细胞，但无神经成分特点，且发病年龄轻，免疫组化 S-100 为阴性。②恶性纤维组织细胞瘤：主要由梭形和圆形两种细胞组成。梭形细胞似纤维母细胞，核呈长梭形，细胞境界不清，胞质弱嗜酸性，并形成胶原纤维束；圆形细胞似组织细胞，境界清楚，胞质丰富或呈泡沫状，无横纹肌分化。免疫组化 S-100、Desmin 及 Myoglobin 均阴性。③神经鞘瘤及神经纤维瘤：瘤细胞的异型性小，核分裂象罕见，Ki67 指数为 1%，低于 MPNST 5%～65%，无横纹肌分化，Desmin 等肌源性标记阴性。

[影像分析]

恶性蝾螈瘤的影像学表现缺乏特征性，但影像学检查对于显示肿瘤的部位、大小以及是否累及肿瘤周围血管、实质脏器具有一定价值。MRI 平扫表现为腹盆腔内巨大肿物，在 T_1WI 上呈低信号、在 T_2WI 上呈高信号，其内信号不均匀，边界清晰，相邻的肠管及实质脏器呈受压改变；增强后肿物内部呈不均匀强化。

鉴别诊断：由于恶性蝾螈瘤的影像学表现缺乏特征性，因此与腹腔内横纹肌肉瘤、恶性纤维组织细胞瘤、恶性周围神经源性肿瘤等难以鉴别，其诊断主要依靠病理。

[临床分析]

蝾螈瘤是一种罕见的恶性肿瘤，由 Masson 在 1932 年首次报道。发病年龄从新生儿至 81 岁不等，男、女均可发生，主要见于成人，儿童极罕见。恶性蝾螈瘤好发于躯干、肢体近端、腹膜后和纵隔，肿瘤位置较深、固定，一般无症状或具疼痛和功能障碍。体腔内者有压迫症状或扪及肿块。患者多于无意中发现肿块，仅于肿块压迫神经、血管或内脏时症状明显，多在 CT 或 MRI 检查时证实为恶性肿瘤，针穿或手术切除后病理诊断证实为恶性蝾螈瘤。该例患儿年龄较小，除出现腹部肿块外无其他特异性症状，因此临床上术前很难作出诊断。恶性蝾螈瘤由于临床缺乏特异性，预后差，容易被忽视漏诊。蝾螈瘤的恶性程度高，属血源性播散，发展迅速，增长极快。治疗首先应当手术切除，包块切除后易复发，手术务必彻底，最好能扩大范围切除以免复发转移。另外再辅以放疗及化疗，但效果难以肯定。恶性蝾螈瘤的预后极差，尽管彻底的手术切除联合放、化疗，但再发率和转移率高，血行转移较多，淋巴转移少见，MTT 预后差，2 和 5 年存活率分别为 33% 和 12%。

（詹江华 罗喜荣 闫喆 陈欣 赵林胜）

病例 058 右枕部多发结节

[临床病例]

患儿，女，2岁。因发现右枕部肿物8月余入院。患儿于入院前8月余被家属发现右枕部可触及一硬结，如"玉米粒"大小，遂就诊于当地医院，无明确诊断，未予处理。后右枕部肿物逐渐增多，曾就诊于外院某医院，诊为"纤维瘤待诊"，此次为明确诊断入院。体检：一般情况可；右枕部可见数个小肿物，大小不等，无红肿，无破溃，质硬，活动度差，与周围组织界限清，无压痛。B超：右枕部皮下实性结节。行结节切除术。

手术所见：肿物位于头皮下，界限明显。

[病理检查]

大体：灰白色数块组织，无包膜，大小约3.0 cm×2.2 cm×0.7 cm，切面实性，灰白，质韧（图1）。

镜下：表现为胶原纤维背景中组织细胞增生，灶性淋巴细胞浸润（图2）；灶性的胶原纤维不同程度地变性及纤维素样坏死，围绕坏死灶增生的组织细胞呈栅栏状排列（图3），部分变性的胶原纤维增粗、均质化及深红染；阿尔新蓝染色黏蛋白沉积（+）（图4）。

免疫组化：CD68阳性、LCA灶性阳性、Vimentin阳性。

特殊染色：阿尔新蓝阳性。

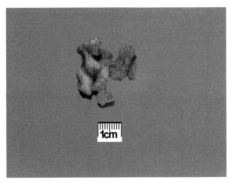

图1 灰白色数块组织，无包膜，共大3.0 cm× 2.2 cm×0.7 cm，切面实性，灰白，质韧

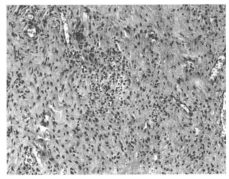

图2 胶原纤维背景中组织细胞增生，灶性淋巴细胞浸润

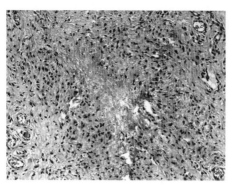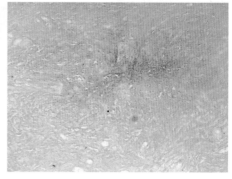

图3 胶原纤维纤维素样渐进性坏死灶，周围组织细胞呈栅栏状排列　　　图4 胶原纤维坏死灶阿尔新蓝染色显示黏蛋白沉积

[病理诊断]

（右枕后）环状肉芽肿。

[病理分析]

　　环状肉芽肿临床可分为局限型、巨大型、播散型、结节型和穿通型，其中结节型最为少见，主要发生于儿童，平均年龄为2~5岁，女性明显多于男性，女孩的发病率约为男孩的2倍；好发部位依次为小腿（特别是胫前）、手部、头皮。临床表现为好发部位的单个或多个皮下结节性肿物，大小多为0.5~2 cm，质硬，无压痛或轻压痛，活动度差，多个结节常呈环状排列，皮表呈正常肤色及淡红色，一般无自觉症状。镜下显著的病理特征：①栅栏状的坏死性肉芽肿；②胶原纤维不同程度的变性；③组织细胞增生及不同程度的淋巴细胞浸润；④黏蛋白沉积。本例符合以上病理改变。

　　鉴别诊断：①结核：结核为最常见的肉芽肿病变，但肉芽肿非纤维素样坏死，表现为彻底的干酪样坏死。②类风湿结节：类风湿结节与结节型环状肉芽肿的病理形态相似，均呈栅栏状肉芽肿改变，但后者在肉芽肿中央有黏蛋白沉积，前者为纤维蛋白样物质，且常有类风湿病病史及实验室检查抗链O阳性等改变。儿童如无类风湿病病史，首先考虑诊断环状肉芽肿。③类脂质渐进性坏死：类脂质渐进性坏死的典型病理改变也是栅栏状渐进性坏死性肉芽肿，有时不易与结节型环状肉芽肿相鉴别。类脂质渐进性坏死好发于老年妇女；结节型环状肉芽肿血管周围以淋巴细胞浸润为主，无浆细胞，血管常无改变。类脂质渐进性坏死的血管周围浸润细胞除淋巴细胞外，常有较多浆细胞，血管炎表现明显，血管内皮增生，血管壁增厚；环状肉芽肿常有黏蛋白沉积，类脂质渐进性坏死无黏蛋白沉积。④结节病：皮肤结节病的临床亦可表现为环状排列的结节性皮损，需要与结节型环状肉芽肿相鉴别。与环状肉芽肿镜下栅栏状的纤维素性坏死不同，结节病肉芽肿镜下为上皮样细胞细胞和巨细胞组成的境界清楚的结节，称之为非干酪性上皮样肉芽肿，无明显彻底的坏死；可见星状体；结节病常伴发系统性损害；无黏蛋白沉积。

环形肉芽肿（gmnuloma annulare, GA）是一种病因和发病机制尚不明确的发生于真皮或皮下组织以环状丘疹或结节性损害为特征的慢性皮肤病，有多种临床类型。诊断依据下列特征：皮疹初为肤色、粉红色小丘疹，渐向外扩展，形成环状皮损，也可相互融合成斑块；一般无异常感觉。若皮损局限、单发或多发，则诊断为局限型 GA；若皮损泛发，表现为数百个 1~2 mm 的丘疹，分别散在或融合成小环状损害，则诊断为泛发型 GA；主要发生在儿童的为皮下结节型，表现为坚实、肤色或粉红色的结节，无自觉症状。本例患儿即表现为无自觉症状的多发结节，开始诊断为淋巴腺炎症改变，在门诊进行治疗不见好转后进行组织切除活检。GA 在临床与病理上都需与多种疾病相鉴别，如类脂质渐进性坏死、类风湿结节、光线性肉芽肿等。当临床表现不典型时做病理检查，必要时行弹性纤维染色以确诊。本病的治疗方法较多，但尚无特效疗法。局限型以外用糖皮质激素、冷冻、手术切除为主；泛发型以系统用药为主，氯喹、氨苯砜、糖皮质激素及异维 A 酸可取得满意疗效，但部分停药后易复发。总之，环状肉芽肿是一种病因不明的良性炎症性皮肤病，临床特征不典型时应做活检，同时行全血细胞计数、血沉、血糖、抗核抗体、狼疮细胞、类风湿因子、X 线胸片等检查，以便于了解一些需与 GA 进行鉴别的系统性疾病的状况，利于作出正确诊断和制订适合病情的治疗方案。

预后：50%~75% 在 2 年内可自愈，复发病例亦表现为自限性过程。

（詹江华　宫济春　赵林胜）

[临床病例]

患儿，女，13岁。因腹痛伴腹胀1周入院。患儿于入院前1周自述左下腹剧烈腹痛，伴腹稍胀，无恶心、呕吐，后腹胀加重。就诊于当地医院行B超示囊性多房肿物。体检：一般情况可；腹胀，脐周下腹部可及一肿物约30 cm×25 cm大小，囊性，边界不清，无触痛。经影像学检查后行手术。术中见来源于左卵巢50 cm×40 cm×30 cm的囊实性较大肿物，穿刺抽出黏液约3000 ml后将肿物移出腹腔外，沿输卵管分离肿瘤完整切除。

[影像检查]

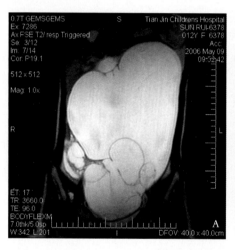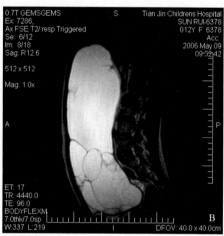

图1　MRI平扫 T_2WI 冠状面、矢状面图像显示腹盆腔被巨大长 T_2 信号肿物占据，呈大小不等的多发长 T_2 信号囊腔，并可见不规则线样稍短 T_2 信号分隔影像。病变周围肠管等结构均受压移位

[病理检查]

大体：不规则囊性肿物，大小为20 cm×17 cm×10 cm，包膜完整，切面多囊性，内含棕黄色黏稠状液体（图1）。

镜下：大小不等的囊腔，囊内被覆宫颈黏液上皮，部分上皮呈簇状生长，部分腺体上皮层数增加（图2，图3）。

免疫组化：CK7阳性、CK20阴性。

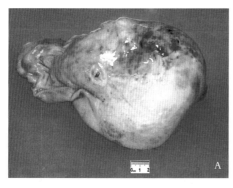
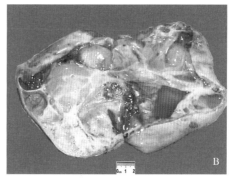

图 1　不规则囊性肿物，大小为 20 cm×17 cm×10 cm，包膜完整，切面多囊性，内含棕黄色黏稠状液体

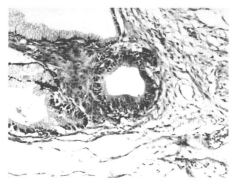

图 2　腺体上皮层数增加，极向稍紊乱

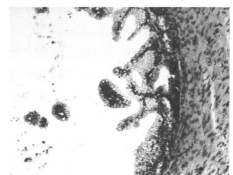

图 3　瘤细胞呈簇状生长

[病理诊断]

（左卵巢）交界性黏液性肿瘤。

[病理分析]

卵巢交界性黏液性肿瘤（mucinous borderline tumor, MBT）是一类介于黏液性囊腺瘤与黏液性癌之间的具有恶性潜能的卵巢肿瘤，瘤细胞增生、瘤细胞及组织结构异型性较囊腺瘤明显，但瘤细胞在微浸润范围内，不出现高度异型。MBT 的发病年龄为35～47 岁，根据被覆上皮类型分为肠型和宫颈内膜型，肠型常（95%）发生于单侧，平均直径为 17 cm，宫颈型的平均直径为 7～8 cm，13%～40% 发生于双侧；切面常多房性，囊内含透亮的胶冻样黏液，囊内壁大多光滑，部分可见天鹅绒样赘生物，偶见乳头。肠型 MBT 镜下为大小不等的囊和腺体，被覆复层肠型黏液上皮，上皮呈乳头状或绒毛状生长，可见较多的杯状细胞，轻至中度异型；宫颈内膜型 MBT 被覆宫颈黏液上皮及浆液型上皮，可混少量其他类型的上皮（子宫内膜样、鳞状上皮等），上皮复层化或簇状，腺体呈现复杂的分级乳头，轻到中度核异型，分裂象少见。本例大部分囊腔被覆上皮为单层宫颈内膜样上皮，局部囊腔部分上皮层数增加，部分簇状生长。

鉴别诊断：①良性黏液性肿瘤：腺上皮单层排列，核扁平，位于基底部，细胞无异型或仅有轻微的细胞复层或异型；②恶性黏液性肿瘤：明显的间质浸润，浸润超过微浸润范围，腺体呈复杂的乳头、筛状或排列紧密背靠背，间质稀少，细胞层次多大于 3 层，极性紊乱，细胞异型明显。

[影像分析]

卵巢黏液性囊腺瘤属于卵巢表面上皮 - 间质肿瘤，儿童较少见。影像学上瘤体较大，多为多房状改变，内含稀薄或黏稠的液体，故各房密度可略有差异，稍高为黏蛋白成分，也可伴有出血。黏液性囊腺瘤在 T_1WI 和 T_2WI 上均呈稍高信号，囊壁和内隔均较光滑，少呈乳头状改变。增强后囊腔内容物多无明显强化，囊壁、内隔可见强化。CT 及 MRI 能显示肿瘤发生恶变后引起的腹水、腹膜种植性转移、淋巴结转移和邻近结构的直接侵犯等征象。

鉴别诊断：卵巢黏液性囊腺瘤主要与卵巢囊性畸胎瘤相鉴别，后者多无多房状改变，多偏于盆腔一侧。本病与卵巢浆液性囊腺瘤相鉴别较困难，可依据 T_1WI 图像上的囊腔内信号强度作出初步判断。

[临床分析]

小儿卵巢肿瘤较成人少见，儿童及青少年时期的卵巢肿瘤占全身的 1% ~ 1.6%。小儿最常见的卵巢肿瘤是生殖细胞肿瘤，包括畸胎瘤、无性细胞瘤、内胚窦瘤、胚胎性癌等。临床表现可以有腹部包块、腹痛及消化道症状、内分泌症状以及全身症状。本例患儿肿瘤生长到如此巨大来院就诊实属罕见，分析该患儿体型较大，肥胖是其特点，容易掩盖其临床症状出现的时间造成临床延误诊断。

目前临床诊断依靠病史、临床查体，以及影像学检查。该肿瘤首选手术完整切除，尽可能多地保留卵巢组织；对于单侧肿瘤行单侧肿瘤切除术，双侧肿瘤主要行双侧肿瘤剔除术。可行术中冷冻切片检查，保留分化成熟的正常卵巢组织，维持分泌激素及排卵作用。尽管本患儿肿瘤巨大，且有部分扭转，先穿刺抽吸黏液后将肿瘤搬出腹腔外操作降低手术难度，将肿瘤完整剥除，保留部分正常的卵巢组织，维持其内分泌功能。术后门诊随访患儿的内分泌功能未见异常，生长发育情况未受到进一步影响。

预后：术后预后良好，10 年生存率为 96%。本例门诊随访 5 年，未见复发转移。

（詹江华　罗喜荣　闫喆　赵滨　赵林胜）

病例 060　腹股沟及睾丸肿物

[临床病例]

患儿，男，4岁。因发现右腹股沟及睾丸肿物20天入院。体检：一般情况可；腹平软，全腹无压痛，男童外阴，左侧阴囊内可及睾丸，右腹股沟处可及条索状肿物，表面略红，约5 cm×2 cm，有压痛，高于皮肤，界限尚清；右阴囊内可及睾丸肿物，表面不红，约3 cm×2 cm，无压痛，略高于阴囊表面，界限尚清。B超示：右睾丸低回声区，右侧腹股沟区多发实性结节。印象：右睾丸肿物，右腹股沟肿物。行手术，取睾丸肿物送病检，探查腹股沟，见肿物为肿大的淋巴结，质硬，暗青色，融合成团块，最大约大枣大小，切除肿大的淋巴结，总体积约4 cm×4 cm×3 cm。术后病理报告（右侧腹股沟）非霍奇金恶性淋巴瘤。（右睾丸）曲细精管组织之间可见瘤细胞浸润。

[病理检查]

大体：不整形组织4块，大小分别为5.5 cm×2 cm×1.7 cm、3.8 cm×2.7 cm×（0.7～1 cm）、3.5 cm×2.5 cm×2 cm 和 1.7 cm×1 cm×0.5 cm，切面实性，灰白色，可见出血、坏死（图1）。

镜下：淋巴结结构破坏，肿瘤细胞弥漫分布（图2），瘤细胞中等大小，大小较一致（图3），胞质稀少，界限不清，胞核圆形、卵圆形，核膜可见皱褶，核仁不明显，核染色质颗粒状，核分裂象多见（图4），局部可见"星空"现象。肿瘤侵犯周围脂肪组织及睾丸组织。

免疫组化：CD20 阳性、CD79a 阳性、CD3 散在阳性、CD45RO 散在阳性、TdT 阳性（图5）、CD10 散在阳性、Ki67 阳性约30%。

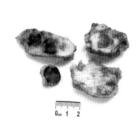

图1　不整形组织4块，切面实性，灰白色，可见出血、坏死

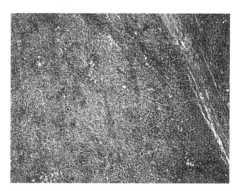

图2　淋巴结结构破坏，肿瘤细胞弥漫分布

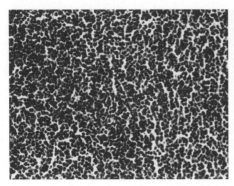
图 3　瘤细胞中等大小，大小较一致

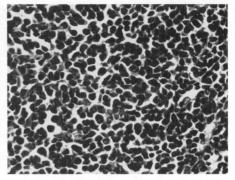
图 4　肿瘤细胞核圆形、卵圆形，核膜可见皱褶，核仁不明显，核染色质颗粒状，核分裂象多见

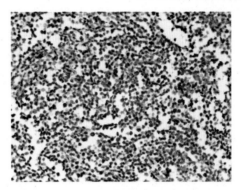
图 5　TdT 核染色阳性

[病理诊断]

（右腹股沟淋巴结、右睾丸）前驱 B 淋巴母细胞淋巴瘤。

[病理分析]

淋巴母细胞型淋巴瘤是小儿非霍奇金淋巴瘤（NHL）中最常见的类型。颈淋巴结肿大是本病最常见的表现。北京儿童医院的资料显示约 1/3 的病例表现为颈部淋巴结肿大，29.6% 的病例表现为纵膈肿物，17% 表现为腋下、腹股沟或全身浅表淋巴结肿大，16.8% 表现为皮下肿物。约半数患者肿瘤播散至骨髓和末梢血循环，最后发展成白血病。免疫学检查显示此型瘤细胞表现为胸腺皮质阶段淋巴细胞的特点，大部分患者表现为 T 细胞免疫表型，部分表现为非 T 非 B 型，少数为前驱 B 细胞型。

前驱 B 淋巴母细胞淋巴瘤（B-LBL）病理分析：大体，肿瘤为粉白色鱼肉样，质脆，肿瘤较大者其内可见出血、坏死。镜下，淋巴结结构破坏，肿瘤弥漫性分布，由大小较一致的圆形细胞构成，瘤细胞胞质稀少，核圆形或椭圆形，核膜不同程度卷曲，核染色质细点状，核仁通常不明显。大多数病例核分裂象多，部分病例可见灶性"星空"现象，但比 Burkitt 淋巴瘤少，且分布不均匀。免疫表型：B-LBL 中的淋巴母细胞呈 TdT、CD19 和 CD79a 阳性，多数病例中的淋巴母细胞也呈 CD10 和 CD24 阳性；CD20 和 CD22 的表达情况不定。遗传学：B-LBL 的细胞遗传学异常可分为亚二倍体、超二倍体 < 50、超二倍体 > 50、异位和假二倍体，这些发现对了解预后很重要，并可用以调节儿童病例的治疗方案。预后：B-LBL 的缓解率很高，中位生存时间约 60 个月。

鉴别诊断：儿童 B-LBL 主要应与 Burkitt 淋巴瘤相鉴别。散发性 Burkitt 淋巴瘤主要表现为腹部肿块，淋巴结受累多见于成人。镜下肿瘤细胞单一，中等大小，弥漫浸润，核圆形，染色质粗，胞质嗜碱性，常伴有脂质空泡，肿瘤增殖率很高，"星空"现象常见。免疫表型：表达 B 细胞相关抗原如 CD20、CD22、CD19 等，CD10 和 Bcl-6 也可阳性，不表达 TdT，Ki67 阳性接近 100%。由此可鉴别。

[临床分析]

儿童恶性淋巴瘤分为霍奇金病（Hodgkin disease, HD）和非霍奇金淋巴瘤（non-Hodgkin lymphoma, NHL）。NHL 为起源于淋巴结或结外淋巴组织的恶性肿瘤，约占儿童及青少年恶性肿瘤的 7%，并呈逐年上升的趋势。根据近年来的研究数据，其中 80% 为 NHL，男女比例约为 3.9 : 1，儿童 NHL 的治愈率为 70% ~ 90%。病理可分为前体 B、T 细胞来源，成熟 B 细胞来源，成熟 T、NK 细胞来源三类。临床表现与组织学亚型及疾病的分期有关，多为无痛性、进行性淋巴结肿大。但在儿童 NHL 中，全身症状和肿瘤侵犯周围组织引起的症状也十分常见，全身症状包括发热、消瘦、乏力和盗汗等。本例患儿因右腹股沟及睾丸肿物而就诊。诊断应以组织学检查为基础，进行免疫表型、染色体核型和分子方面的研究。临床上治疗原则为以化疗为主，放疗和手术治疗辅助；选择最合适的化疗方案；必须进行中枢神经系统的预防治疗。

（詹江华　宫济春　赵丽）

[临床病例]

患儿，女，14岁。因腹痛1天，伴发热、呕吐入院。患儿于入院前1天无明显诱因出现腹痛，为阵发性，伴恶心、呕吐，呕吐物为胃内容物，非喷射性，同时伴发热，38℃左右。体检：一般情况可；腹稍胀，未及胃肠型及蠕动波，无腹壁静脉曲张，全腹散在压痛、反跳痛及肌紧张，左腹部可及一囊实性肿物约10 cm×14 cm，活动可，有压痛，肝脏不大，脾脏未及肿大。B超提示右下腹囊实性肿物；CT：腹盆腔囊实性肿物，胸腔及腹盆腔积液。印象：腹部肿物、腹膜炎。行手术，抽取腹腔内脓性腹水1500 ml后，探查发现肿物来自于左卵巢，约22 cm×20 cm×16 cm，已破溃，根据肿物大小及破溃出的组织形态、肿块硬度综合考虑恶性程度大，行左卵巢、左输卵管及部分阔韧带切除术。

[影像检查]

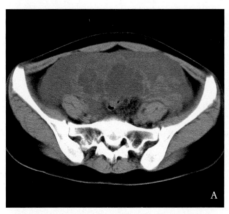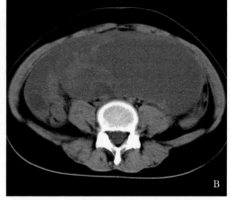

图1　CT平扫轴面显示盆腔内巨大囊实性肿物，边界较清晰，密度不均匀，可见多发不规则分隔影像

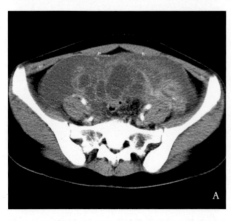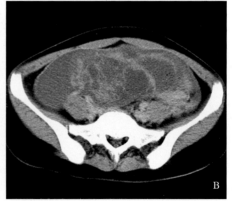

图2　CT增强轴面显示该肿块呈明显不均匀强化，其实性成分及囊内分隔可见强化，肿块与周围血管分界不清

[病理检查]

大体：椭圆形肿物 19 cm×16.5 cm×（6~7）cm，表面包膜大部分完整（图1），切面囊实性，内含淡黄色的稍黏稠状液体，实性部分 15 cm×11 cm×6 cm，质软，可见较多的出血、坏死，并可见散在大小不等的囊腔（图2）。

镜下：肿瘤由大小不等的囊腔及腺体组成（图3），被覆的上皮为复层增生的肠型黏液上皮，上皮呈簇状、乳头状生长，被覆上皮层次增多，细胞极性紊乱（图4）。肿瘤细胞胞质富于黏液，细胞核大，核浆比增大，核分裂易见，细胞异型明显（图5）。局部间质可见微浸润，腺腔内可见脱落的肿瘤细胞（图6）。

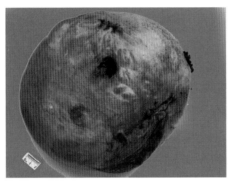

图1 椭圆形肿物，表面包膜大部分完整

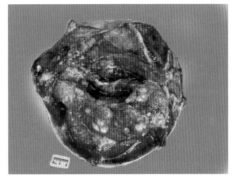

图2 切面囊实性，可见较多的出血、坏死，并可见散在大小不等的囊腔

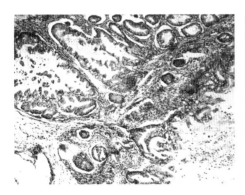

图3 肿瘤由大小不等的囊腔及腺体组成

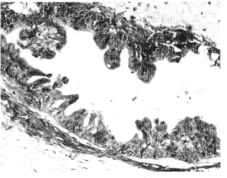

图4 被覆的上皮为复层增生的肠型黏液上皮，呈簇状、乳头状生长，层次增多，细胞极性紊乱

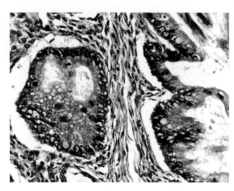
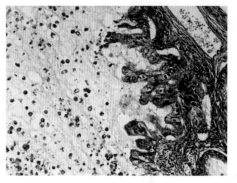

图 5　肿瘤内核分裂易见　　　　　　　图 6　腺腔内可见脱落的肿瘤细胞

[病理诊断]

（左）卵巢交界性黏液性囊腺瘤伴上皮内癌，有微浸。

[病理分析]

卵巢黏液性肿瘤是卵巢上皮性肿瘤的一种，其肿瘤细胞与宫颈的柱状上皮或胃肠道上皮类似，因此可分为肠型和宫颈内膜型，良性居多。该肿瘤有一突出的特点是肿瘤分化程度的异质性，在同一肿瘤甚至同一切片中可见良性、交界性、恶性成分混合存在。卵巢交界性黏液性肿瘤（MBT）是潜在低度恶性的肿瘤，多发生于育龄期妇女，平均年龄为 35~47 岁，肿瘤体积较大，平均为 17 cm，一般单侧发生，双侧发生的多为宫颈内膜型。镜下：①肠型 MBT：由大小不等的囊腔和腺体组成，被覆的上皮为复层增生的肠型黏液上皮，上皮呈簇状、绒毛样或腺内乳头状生长，被覆上皮复杂折叠。肿瘤细胞胞质富于黏液，细胞核轻 - 中度异型性。②宫颈内膜型 MBT：主要由宫颈型黏液上皮及浆液型上皮混合组成。常呈现出复杂的分级乳头，上皮细胞排列成复层或丛状。核异型轻 - 中度，分裂象不常见，有较多的中性粒细胞浸润。一般均无间质浸润或伴有微浸润，微浸润单一病灶的最大径 ≤ 5 mm，面积不超过 10 mm^2。MBT 还可以伴有上皮内癌，一般为局灶性，无间质浸润，其唯一的诊断标准为重度的细胞学异型性。

鉴别诊断：主要与黏液性腺癌相鉴别。黏液性腺癌有明显的间质浸润，浸润灶超过微浸润的上限；腺体呈复杂的乳头状、筛状或排列密集、背靠背，间质稀少或消失；肿瘤细胞层次增厚，极向紊乱，异型显著。

[影像分析]

卵巢黏液性囊腺瘤由于含黏蛋白成分，在 T_1WI 和 T_2WI 上均呈稍高信号，增强后囊壁和内隔可见强化。CT 及 MRI 能显示肿瘤发生恶变后引起的腹水、腹膜种植性转移、淋巴结转移和邻近结构的直接侵犯等征象。

鉴别诊断：卵巢黏液性囊腺瘤主要与起源于卵巢的囊性肿物相鉴别，最常见的是卵巢囊性畸胎瘤，多无多房状改变，多偏于盆腔一侧；单纯卵巢囊肿体积较小，单房者多见，无实性成分。另外，儿童患者还需与盆腔脓肿相鉴别，后者多为继发性感染造成的，如急性阑尾炎，CT表现为盆腔内单房或多房厚壁囊性包块，周围脂肪密度增高，增强后囊壁呈环形强化。

[临床分析]

小儿卵巢肿瘤较成人少见，儿童及青少年时期的卵巢肿瘤占全身的 1%～1.6%。小儿最常见的卵巢肿瘤是生殖细胞肿瘤，包括畸胎瘤、无性细胞瘤、内胚窦瘤、胚胎性癌等等。临床表现可以有腹部包块、腹痛及消化道症状、内分泌症状以及全身症状。本例患儿因间歇性腹痛伴发热、呕吐来院就诊；查体：全腹散在压痛、反跳痛及肌紧张，左腹部可及一囊实性肿物约 10 cm×14 cm，活动可，有压痛。目前临床诊断依靠病史、临床查体，以及影像学检查。良性肿瘤首选手术完整切除，尽可能多地保留卵巢组织；对于单侧良性肿瘤行单侧良性肿瘤切除术，双侧良性肿瘤主要行双侧肿瘤剔除术，恶性可做根治术，对于单侧的恶性卵巢肿瘤一般做患侧卵巢或附件切除。因该患儿术中的冷冻切片检查显示伴上皮内癌，有微浸，因此行左卵巢、左输卵管及部分阔韧带切除术，同时行术后化疗及定期复查。

（詹江华　宫济春　闫喆　陈欣　赵丽）

病例 061　阵发性腹痛伴发热、呕吐

[临床病例]

患儿，男，6个月。因发现腰背部肿物4个月入院。患儿入院前4个月被家属无意中发现腰背部有一肿物，当时未就诊，随患儿的生长发育肿物逐渐增大。体检：一般情况可；腰背正中部可触及一肿物，约3 cm×2.5 cm×1 cm大小，实性，质软，无触痛，稍可活动。B超：腰背部皮下实性肿块。CT：腰背部正中皮下软组织肿物。印象：腰背部肿物。行手术，术中见肿物无界限、无包膜，沿椎管筋膜表面予以切除。

[影像检查]

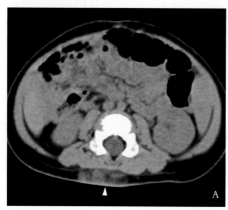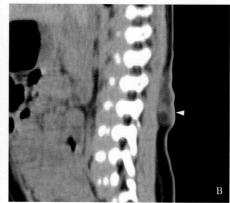

图1　CT平扫轴面及矢状面重建显示腰背部皮下脂肪层内软组织密度肿块，其内密度不均匀，可见散在脂肪密度影。病变边界清楚，与深部肌肉分界较清晰

[病理检查]

大体：带皮瓣组织7 cm×4.5 cm×0.8 cm，切面实性，淡黄色，未见明显的包膜。

镜下：肿瘤位于真皮深部及皮下，与周围正常组织界限不清，肿瘤中可见三种成分：较多成熟的脂肪组织、致密的纤维结缔组织和少数原始间叶组织（图1）。原始间叶组织由短梭形细胞组成，呈疏松的巢状或带状排列，含有较丰富的黏液性基质（图2）。

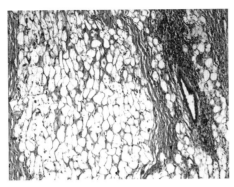

图 1　肿瘤由三种成分构成：成熟的脂肪、纤维　　图 2　原始间叶组织由短梭形细胞组成，呈带状
　　　　组织和原始间叶组织　　　　　　　　　　　　　排列，基质黏液样

[病理诊断]

（腰背部）婴儿纤维错构瘤。

[病理分析]

　　婴儿纤维性错构瘤多见于 2 岁以内的婴幼儿，25% 出生时即有，平均年龄为 10 个月，男：女约 2.4：1。好发于腋窝，其次为上臂、肩部、胸壁、背部和腹股沟。多表现为真皮深层或皮下生长迅速的孤立性结节，界限不清，可推动，少数病例可表现为多个散在的结节，平均直径为 3 ~ 5 cm。镜下：肿瘤由三种成分混合而成，常呈器官样排列。①致密的纤维组织：由比较成熟的纤维母细胞、肌纤维母细胞和胶原纤维组成，呈纵横交错的束状排列，常伸入脂肪组织内；②原始间叶组织：由幼稚的圆形、卵圆形、星状或短梭形细胞组成，呈疏松的漩涡状、巢状或带状排列，含有较丰富的黏液性基质；③成熟的脂肪组织：穿插于上述两种成分之间，可占据肿瘤的大部分，也可不明显。免疫组化：纤维组织和幼稚间叶组织均表达 Vimentin，肌纤维母细胞可不同程度地表达 Actin，Desmin 一般阴性。

　　鉴别诊断：①婴儿纤维瘤病：多发生在肌内，由束状排列的纤维母细胞和肌纤维母细胞组成，无器官样排列；②钙化性腱膜纤维瘤：患儿年龄偏大，多见于手掌，镜下含有散在的软骨小岛；③脂肪纤维瘤病：病变内含有大量的脂肪组织，常占到 50% 以上，在脂肪组织间可见束状纤维组织穿插，少数病例可伴有黏液样变性，不见原始间叶成分，由此可鉴别。

[影像分析]

　　婴儿纤维错构瘤的影像学表现取决于肿瘤所含纤维和脂肪组织的比例。CT 平扫纤维成分呈等或稍低密度，脂肪成分呈低密度；MRI 平扫脂肪成分在 T_1WI 及 T_2WI 上均呈高信号，压脂后信号减低，纤维成分呈低信号，病变与周围结构分界清楚。

　　鉴别诊断：需与纤维瘤及脂肪母细胞瘤相鉴别。纤维瘤不含脂肪成分，表现为界限清楚或模糊的实性肿块，CT 上呈等或低密度，MRI 表现多样，因细胞构成和胶原

病例 062　腰背部肿物

205

形成的状态不同，T_1WI 呈低或高信号、T_2WI 呈低至高信号不等，强化后可见不同程度的强化。脂肪母细胞瘤也可见纤维分隔，影像上表现为含脂肪和软组织的混杂密度肿块，需与本病相鉴别，然而脂肪母细胞瘤不常见于躯干，四肢和头颈部较常见，确诊需依靠组织病理学检查。

[临床分析]

婴儿纤维性错构瘤（fibrous hamartoma of infancy, FHI）是一种发生在婴幼儿的比较少见的皮下软组织良性肿瘤。1956 年 Reye 首次报道该病的发生情况，以后陆续有作者报道 FHI 的诊断和治疗情况，由于其发病率较低，因此多数都是个案报道。从总体的发病情况来看，FHI 多发生于 2 岁以内的婴幼儿，约 25% 出生时即有肿瘤的存在。肿瘤多为孤立性病变，生长较快，表现为皮下或真皮内的活动性肿物，偶见与下方筋膜粘连，累及骨骼肌者罕见。FHI 大部分发生于腋窝前皱襞或腋后皱襞，其次为上臂、肩部、大腿、腹股沟、背部和前臂，极少发生于手足。临床大多表现为皮下无痛性肿块，单发病灶与周围组织边界欠清，可突然进行性增大。影像学检查在诊断中有很大价值。目前最理想的影像检查方法为 MRI 检查，其能区分脂肪、纤维、血液等多种成分，并且能行多方位成像。超声也有一定的诊断意义，但特异性低。本病需与良性间叶瘤、婴儿纤维瘤病及恶性软组织肿瘤等相鉴别。

预后：本瘤为良性，复发率低，局部切除可治愈。

（詹江华　罗喜荣　赵滨　王立英　赵丽）

《小儿疑难病例临床与病理》

病例 063　排便困难

[临床病例]

患儿，男，8个月。因排便困难8个月及皮肤苍白2个月于2009年5月入院。患儿生后1天发现胎便未排出，就诊于当地医院，予以"开塞露"后胎便排出。后就诊于儿童医院，行钡灌肠造影诊断为"先天性巨结肠"，予以"扩肛治疗"，大便每1~2天1次，成形，细条状，入院前4个月家属自行停止"扩肛治疗"，于入院前8天患儿停止排便。患儿于入院前2个月被家属发现皮肤苍白，于当地医院就诊诊断为"贫血"，予以"贫血冲剂"，肤色稍改善。

查体：一般情况可。皮肤、巩膜苍白。腹胀明显，未见肠型及蠕动波，无压痛，指肛未查及狭窄环，拔指后有大便排出。钡灌肠：见直肠及乙状结肠明显狭窄，乙状结肠较长，其上肠管明显扩张，拔管后未见钡剂排出。由于肠管内压力较高，钡剂未能完全进入横结肠。印象：先天性巨结肠（长段型）。术中探查结肠，于降结肠乙状结肠交界处、降结肠、横结肠、升结肠取浆肌层送冷冻病理，回报未见神经节细胞，后将升结肠游离向下翻转远端封闭，末端回肠切断后松解至肛门水平。术后抗感染治疗。

[影像检查]

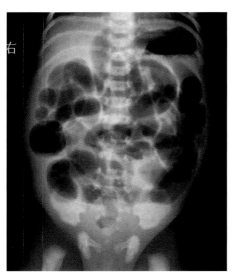

图1　腹部X线平片：小肠积气，呈低位小肠梗阻征象，邻近回盲部小肠扩张明显，但无明显的气液平面。结肠充气较少

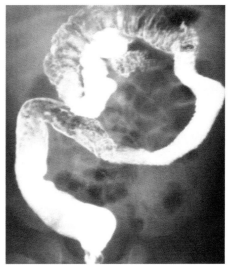

图2　钡灌肠造影：肠管管径略窄，与正常新生儿比较结肠缩短

[病理检查]

大体：肠管组织长 35 cm，直径 1~2 cm，僵硬（图 1）。

镜下：分别取乙状结肠、降结肠、横结肠脾曲、肝曲、升结肠肠壁黏膜下及肌间神经丛内均未见神经节细胞（图 2）。

回肠末端：肠壁黏膜下及肌间神经丛内可见神经节细胞。

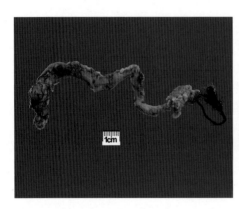 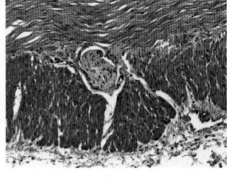

图 1　肠管组织长 35 cm，直径 1~2 cm，僵硬　　图 2　镜下肠壁肌间神经丛内粗大，未见神经节
　　　　　　　　　　　　　　　　　　　　　　　　　　　　细胞

[病理诊断]

全结肠型先天性巨结肠。

[病理分析]

通常先天性巨结肠是指结肠的一部分发生显著扩大或肥大。全结肠型先天性巨结肠（全结肠无神经节症）少见，此症实际上全部结肠无明显的扩张肥厚。多出现回肠末端肥厚扩张，因此称为全结肠无神经节症更妥。此病确诊靠手术中的病理组织检查，至少在升结肠、横结肠、乙状结肠 3 处取标本，证实肌间神经丛缺乏神经节细胞。

[影像分析]

①腹部 X 线平片表现为不同程度的小肠梗阻，且结肠充气不明显。

②钡灌肠表现为结肠各段普遍变细、变短。如对比剂反流进入小肠，可见受累段小肠变细；如对比剂通过变细的小肠进入扩张段，则更具特征性。

③结肠排空时间延迟，往往于钡灌肠后数日仍可见结肠内钡剂残留。

[临床分析]

先天性巨结肠（Hirschsprung disease, HD）又称先天性无神经节细胞症，是小儿外科最常见的先天性消化道畸形之一，发病率约为 20/10 万，男性患儿稍高于女性，且有一定的遗传易感性。HD 病因复杂，有关 HD 的确切病因仍不十分清楚，主要与肠神经节细胞的发育、移行、定植过程关系密切；目前研究较多的是与神经节亲神经营养因子（GDNF）和 RET 基因的突变关系密切。其诊断主要依据患儿的临床表现和相关钡灌肠检查结果。治疗方法目前主要是改良 Soave 手术，即经肛门直肠乙状结肠切除术。HD 的典型临床表现为间断性或进行性腹胀、排便困难，严重时出现不全肠梗阻表现，长时间不能正常进食又导致水、电解质失衡，合并肠炎后会发生局部及全身感染中毒性症状，甚至出现巨结肠危象。根据患儿的临床表现大多可作出初步诊断。下消化道钡剂造影的临床应用较为广泛，其诊断的敏感性和特异性较高，且可以明确病变部位、范围及肠管扩张程度，有助于与其他疾病的鉴别诊断，但明确诊断还需要直肠黏膜活检。手术目的是切除病变肠管，解除梗阻状态。治疗该病的手术方法较多，但手术的终极目标均为切除病变的痉挛肠管，使其余肠道恢复正常的生理功能，消除相关的临床症状。

（詹江华　宫济春　刘杨　胡晓丽）

病例 064　腹痛，发热

[临床病例]

患儿，女，4 岁。因发现腹部肿物 2 周入院。患儿入院前 2 周无明显诱因出现腹痛，不吐，发热 39℃，就诊于当地医院行 B 超检查，发现下腹部有一肿物，遂来我院就诊。体检：一般情况可；腹平软，未见肠型及蠕动波，肠鸣音存，无压痛、反跳痛及肌抵抗，全腹未及明显肿物。B 超示：左中、上腹腔多房性软组织肿物，考虑来自于肠系膜（淋巴管性肿物？）；MRI 示：左中、上腹部实性肿物，晚期不均匀强化，考虑来源于肠系膜的可能性大。印象：腹部肿物，肠系膜囊肿？行手术，术中见肿物位于小肠肠系膜，约 5 cm×5 cm×4 cm 大小，实性，色白，为乳糜样物质，仔细剥离后完整切除肿物。

[影像检查]

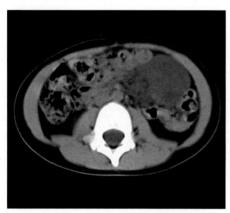

图 1　CT 平扫轴面显示左侧腹腔内囊性低密度包块，内部密度不均匀，与肠系膜关系密切，边界清晰

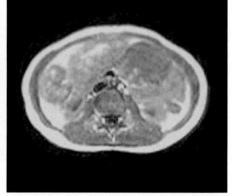

图 2　MRI 平扫轴面 T_1WI 显示左侧腹腔内囊性包块，呈不均匀低信号，内部散在短 T_1 信号影

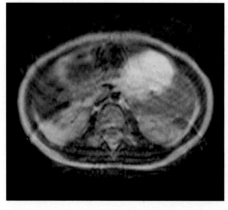

图 3　MRI 平扫轴面 T_2WI 显示左侧腹腔内囊性包块，呈高信号

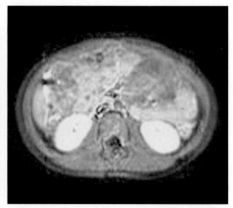

图 4　MRI 增强轴面 T_1WI 显示左侧腹腔内囊性包块边缘轻度强化，内部未见强化

[病理检查]

大体：近圆形肿物 4.5 cm×4 cm×4 cm，包膜菲薄，切面多囊性，蜂窝状，内含乳糜样液（图 1，图 2）。

镜下：见大小不等的囊腔，均内衬单层内皮细胞。腔隙内充满粉染蛋白性液体（图 3），部分可见淋巴细胞，偶见红细胞。

免疫组化：内皮细胞 CD31 阳性、D2-40 阳性（图 4）。

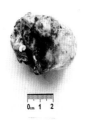

图 1　近圆形肿物 4.5 cm×4 cm×4 cm，包膜菲薄

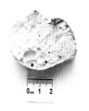

图 2　切面多囊性，蜂窝状，内含乳糜样液

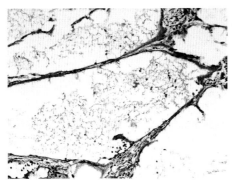

图 3　囊腔内衬内皮细胞

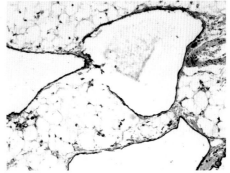

图 4　内皮细胞 D2-40 阳性

[病理诊断]

（肠系膜）淋巴管瘤。

[病理分析]

腹腔内淋巴管瘤较少见，最常见于肠系膜，其次为网膜、结肠系膜和腹膜后。肉眼所见常是界限清楚的多房性肿物，囊壁薄，半透明状或乳糜状。瘤体可较大，甚至超过 10 cm。镜下：囊腔大小不等，内衬单层内皮细胞，腔内充满蛋白性液体，可含有淋巴细胞或红细胞。在大的腔隙周围常见不完整的平滑肌，腔隙之间的间质由胶原纤维组成，可见灶性淋巴细胞聚集。

鉴别诊断：①血管瘤：淋巴管瘤伴出血时难与血管瘤相区分，淋巴管瘤常见淋巴小结，管腔不规则，间隔较大；②囊性间皮瘤：间皮瘤累及范围较大，由腺性腔隙组成，大小悬殊，与反应性增生的或正常的间皮常有移行关系；③胰腺微囊性腺瘤：由立方或低柱状上皮衬覆囊腔，腺腔不规则，间质有许多小血管，此不见于淋巴管瘤。

[影像分析]

肠系膜淋巴管瘤 CT 平扫显示下腹部单房或多房囊性肿块，呈圆形或椭圆形，大小不等，壁菲薄，多数为近水样低密度，蛋白成分较多或灶内出血未凝固时呈不规则略高密度灶；增强扫描分隔可强化，内容物无强化。继发性感染时，淋巴管瘤内可有气—液面等特征性表现。MRI 平扫显示肠系膜淋巴管瘤在 T_1WI 呈低、T_2WI 呈高信号，形态、大小和部位与 CT 所见类似。含较多的脂肪组织时，T_1WI 为高信号，STIR 序列可见脂肪抑制；增强扫描分隔可强化，内容物无强化。当合并有感染时，T_1WI 信号可增高，增强扫描可见壁增厚、信号偏高。

鉴别诊断：根据上述典型的影像学表现一般可明确诊断，但需与腹部其他囊性肿块相鉴别。大网膜囊肿表现为前腹壁下、腹壁与肠管间的巨大不规则近水样密度囊性肿块，密度均匀，无钙化，壁薄，边界清晰，囊内可见多房分隔。液体与腹腔脂肪间存在清晰界线，囊肿可占据整个腹腔，小肠向后及一侧或双侧移位，囊肿与前腹壁之间没有小肠间隔开。肠重复畸形多发生在婴儿或儿童期，大多在出生后 1 年左右发现，可位于消化管的任何部位，单房厚壁囊肿为其典型表现。

[临床分析]

肠系膜淋巴管瘤（mesenteric lymphangioma，ML）系先天性淋巴管发育畸形所致，多数学者认为它是一种由异常增生的淋巴管构成的良性肿瘤，以男性为多发，约 50% 的患儿出生时即存在，90% 的淋巴管瘤发生在 2 岁以前。体内任何含淋巴组织的部位均可发生淋巴管瘤，发生于腹腔的淋巴管瘤很少，其中以肠系膜和腹膜后占多数，常发生于小肠系膜。ML 生长缓慢，位置较深，临床表现不明显，无特异性，常无意间或体检发现腹腔占位。症状取决于肿块大小、位置及有无并发症发生，多数表现为伴发腹胀且缓慢生长的包块，肿块增大后囊内出血或继发性感染时可引起腹痛等表现。本例患儿即因受累部位的继发性症状腹痛就诊发现病变。本病术前确诊困难，缺乏特异性的临床表现，影像学技术如腹部彩超、CT 等可以显示与肠管关系紧密的多囊性或囊实性占位性病变，对肿块的定性和诊断有较大的帮助，明确诊断依赖病理学检查。尽管淋巴管瘤属良性肿瘤、病变发展缓慢，但因特殊位置，容易继发肠梗阻、肠扭转或急腹症而引起严重后果，因此诊断明确者应及时手术治疗。手术是肠系膜淋巴管瘤唯一的治疗方法。本病的手术方法为肿块摘除，呈浸润生长与肠管关系密切的应连带肠管切除，再行肠吻合术。ML 极少恶变，切除后复发率低，预后良好。

（詹江华　宫济春　闫喆　陈欣　胡晓丽）

病例 065 皮肤黄染、水肿

[临床病例]

患儿，女，53天。因皮肤黄染1月余，加重5天，水肿半天入院。患儿于入院前1月余（出生后3天）出现皮肤黄染，无加重及减轻；入院前5天突然加重，由颜面、躯干部渐及全身，持续至入院无消退；入院前半天出现双侧手背水肿，进行性加重，后波及双侧脚背，非指凹性，不伴发热，大便为黄色。入院后排白陶土样大便。体检：神志清，精神、反应可，呼吸平，无发绀，皮肤黄染，目测胆红素10 mg/dl，双侧手部可见红色皮疹，不伴痒痛，无脱屑，双侧手背及脚背水肿，非指凹性。前囟平软，颈软，浅表淋巴结未及肿大，咽充血，双肺呼吸音粗，未及干湿啰音，心音有力，律齐。腹稍胀，肝右肋下2 cm无压痛。查胆红素以结合胆红素升高为主。B超：双肾实质弥漫性病变，肝脏增大，胆囊未充盈。于肾内科治疗后，水肿不明显，泌尿系统感染得到控制，随转入普外科治疗。印象：黄疸原因待查（考虑梗阻性黄疸）、血管神经性水肿。行手术，术中行腹腔探查术、肝活检、胆道造影、胆囊造瘘术，术后给予胆道冲洗及保肝治疗。

[病理检查]

大体：黄绿色楔形肝组织一块，大小为0.5 cm×0.4 cm×0.3 cm。

镜下：肝小叶结构存在，肝细胞浊肿，部分肝细胞淤胆（图1），可见肝细胞点状坏死，少数毛细胆管内可见胆栓，个别汇管区稍增宽，纤维组织轻度增生，胆管未见明显增生，大部分汇管区胆管管腔闭塞（图2），汇管区可见淋巴细胞及少数中性粒细胞浸润。

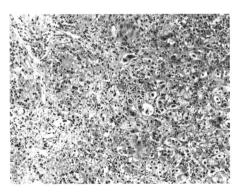
图1 肝细胞浊肿淤胆，毛细胆管可见胆栓

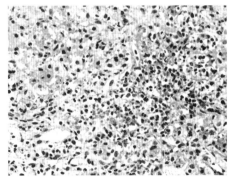
图2 汇管区胆管未见增生，大部分汇管区胆管管腔闭塞，可见炎症细胞浸润

[病理诊断]

（肝）符合胆道发育不良之肝脏病理改变。

胆道发育不良目前国内外尚缺乏明确的定义及诊断标准，Huang L 等认为胆道发育不良可能是炎症累及胆道，胆管上皮遭到破坏，发生纤维化致管腔狭窄，但未完全闭塞。有时这种病变可能逐渐好转，管腔增大，恢复通畅；有时炎症继续发展，可使整个胆道系统完全闭塞。胆道发育不良患儿术前表现为典型的梗阻性黄疸，因此单以临床表现及辅助检查难以与胆道闭锁相鉴别，确诊需要行胆道造影联合肝组织活检。其胆道形态及造影特点有：①胆囊多偏小，充盈差；②切开胆囊后可见黄色胆汁；③肝外胆道可显影，但纤细（≤2 mm）；④左、右肝管可显影，但肝内小胆管多显影不清晰。其镜下表现：肝细胞淤胆较明显，汇管区纤维化程度无或者轻，肝内小胆管减少或消失。

鉴别诊断：①肝外胆道闭锁：患儿以梗阻性黄疸为主要症状，并进行性加重，B 超可见肝门区纤维斑块、胆囊三联征等，镜下可见肝细胞淤胆，汇管区增宽、水肿，纤维组织增生较重，可见假小叶形成，胆管显著增生，以此可与胆道发育不良相鉴别。②浓缩胆栓综合征：其临床表现与胆道发育不良和肝外胆道闭锁几乎完全相同，但是没有胆道系统的器质性闭锁或狭窄。部分患儿经内科治疗可逐步恢复，经内科治疗无效的需行手术探查。术中可见胆囊发育较好，行胆囊置管冲洗胆道后可见黏稠状胆汁排出，胆道造影显示肝内外胆道通畅，肝活检显示肝组织病变轻微，无明显的纤维组织及胆管增生，由此可明确诊断。③婴儿肝炎综合征（IHS）：IHS 是婴儿时期胆汁淤积及持续性黄疸的另一主要原因，镜下肝细胞淤胆较重，可见肝细胞巨细胞变、汇管区炎症细胞浸润，纤维组织增生和胆管增生不明显。

预后：对于胆道发育严重不良、胆总管直径 < 1 mm 的患儿，若不治疗，很多患儿的预后类似于胆道闭锁。正如有学者认为，胆管发育不良与胆道闭锁可能为同一病因的不同表现形式，或胆道发育不良是胆道闭锁病程中的一个阶段，早期明确诊断后，行 Kasai 肝门肠吻合手术能提高治愈率。对于轻微胆道发育不良的患儿，胆道减压、灌洗可收到良好效果。胆管发育不良者，其出生后胆管发育是逐渐正常还是更加异常，临床发现均有可能，具体向哪个方向发展及机制如何，均有待于今后更加细致的临床研究，如术前、术后的肝脏病理学检查等。

[临床分析]

胆道闭锁是引起胆汁淤积症的主要原因，临床上应与婴肝综合征进行鉴别诊断。胆道发育不良也可引起胆汁淤积症，其术前诊断比较困难。目前的研究证实有以下几种情况可以引起胆道梗阻：①胆道闭锁即胆道发育中断，胆管在某一部位闭锁，胆汁无法引流到十二指肠内；②胆汁淤积即胆道造影显示胆道形态正常，伴有黏稠的胆汁分泌；③胆道发育不良即炎症累及肝外胆道，胆管上皮遭到破坏，发生纤维性变，管腔狭窄，但未完全闭塞。有时这种病变可能逐渐好转，管腔增大，恢复通畅；有时炎症继续发展，使整个胆道系统完全阻塞。而在以上畸形中，其中胆道闭锁和胆汁淤积的诊断容易明确，而关于婴幼儿胆道发育不良的诊断，国内外尚缺乏明确的定义及诊断标准。临床表现多为典型的梗阻性黄疸。

　　诊断主要依靠胆道造影及病理，其诊断依据有：①出生后早期即出现梗阻性黄疸并持续加重；②胆道造影：肝外胆管纤细≤2 mm，肝内胆管可有细微显影但不清晰，肠道有造影剂进入；③病理：肝细胞淤胆表现，伴有肝内小胆管减少或消失；④胆囊造瘘管可引流出少量胆汁。本例患儿因皮肤黄染而入院，入院后排白陶土样大便、腹胀、肝稍大，以上均为梗阻性黄疸的临床表现。该病主要要与胆道闭锁及胆汁淤积相鉴别，其病理结果可见肝内小胆管减少或消失，纤维化程度无或者轻，伴有肝内胆汁淤积的表现；明显有别于肝外胆道闭锁的小胆管增生性改变。临床上病情变化缓慢的术后可予患儿口服熊去氧胆酸胶囊、复方甘草酸苷片、茵栀黄颗粒，以增加胆汁分泌、保护肝脏细胞等药物对症治疗；若病情变化快的应给予外科手术治疗，包括胆囊造瘘术、肝移植等，有关具体的更好的治疗方法还有待于研究。

（詹江华　罗喜荣　赵丽）

病例065　皮肤黄染、水肿

[临床病例]

患儿，男，2个月。因大便颜色变白2个月入院。入院前2个月家长发现患儿大便颜色逐渐变白，尿颜色逐渐加深，全身皮肤变黄，于当地医院给予保肝利胆等治疗未见好转。体检：全身皮肤、巩膜黄染，神志清，呼吸平，发育正常，心肺(－)，腹膨隆，稍胀，未见肠型及蠕动波，全腹无明显压痛，无肌紧张及反跳痛，肝肋下4 cm，质韧，全腹未及明显肿物。B超：考虑胆囊充盈不良，肝大，脾肾未见异常。CT：肝大，肝门区囊性低密度影。印象：黄疸待查，胆道闭锁？行手术，术中进行肝活检、胆道造影及胆囊引流术，术后给以抗感染、利胆、保肝等治疗。

[病理检查]

大体：墨绿色楔形肝组织一块，大小为0.5 cm×0.4 cm×0.3 cm。

镜下：肝细胞浊肿、淤胆，部分肝细胞融合，汇管区增宽（图1），胆管增生显著（图2），毛细胆管及小叶间胆管内可见胆栓，纤维组织增生，可见假小叶形成（图3），汇管区可见多量炎症细胞浸润。

免疫组化：CK19胆管上皮阳性、Vimentin阳性。

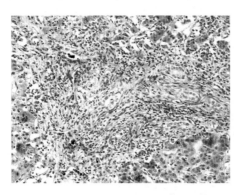
图1　肝细胞浊肿、淤胆，汇管区增宽

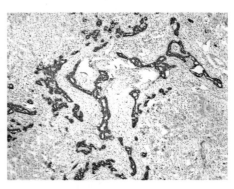
图2　CK19示汇管区胆管显著增生

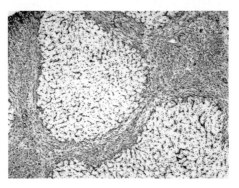
图3　Vimentin示纤维组织显著增生伴假小叶形成

[病理诊断]

（肝）符合肝外胆道闭锁。

[病理分析]

胆道闭锁（biliary atresia, BA）是发生于婴儿时期的一种少见的疾病，表现为进行性破坏性胆道炎症性病变，可迅速由肝外波及肝内胆道，常导致肝内外胆道不同程度的纤维化闭锁，最终导致肝硬化。欧美国家的发病率低，为1/（15 000～19 000）活产儿；亚洲的发病率明显增高，如日本为1/（9000～10 000）活产儿、中国台湾地区为1/（5400～5800）活产儿。发病无明显的性别差异。患儿的临床表现主要为梗阻性黄疸、陶土样大便、血清胆红素增高等。镜下：肝细胞浊肿、淤胆，可见嗜酸性坏死及巨细胞变，汇管区水肿、增宽，纤维组织增生，部分诊断较晚的患儿可见假小叶形成，胆管增生显著，汇管区可见急、慢性炎症细胞浸润，毛细胆管内及小叶间胆管内可见胆栓。

鉴别诊断：①婴儿肝炎综合征（IHS）：IHS是婴儿时期胆汁淤积及持续性黄疸的另一主要原因，临床表现与BA极其相似，镜下肝细胞淤胆较重，可见肝细胞巨细胞变，髓外造血，汇管区炎症细胞浸润，纤维组织增生和胆管增生不明显。②胆道发育不良：目前缺乏明确的定义及诊断标准，肝组织活检显示肝内淤胆表现，伴有肝内小胆管减少或消失，结合影像学检查可与BA相鉴别。③浓缩胆栓综合征：其临床表现与肝外胆道闭锁几乎完全相同，但是没有胆道系统的器质性闭锁或狭窄。部分患儿经内科治疗可逐步恢复，经内科治疗无效的需行手术探查。术中可见胆囊发育较好，行胆囊置管冲洗胆道后可见黏稠状胆汁排出，胆道造影显示肝内外胆道通畅，肝活检显示肝组织病变轻微，无明显的纤维组织及胆管增生，由此可明确诊断。④肝脏遗传代谢性疾病：种类繁多，发病机制复杂，检测手段有限，其临床表现与BA比较常无特异性，很多都需要行肝组织活检进行诊断。其中糖代谢和脂肪代谢障碍引起的代谢性肝病比较常见。例如糖原累积症的镜下主要病变是肝细胞的病变，表现为肝细胞肿胀、胞质空淡、核小，酷似植物细胞，PAS染色显示肝细胞中大量的PAS阳性物质。某些类型可以出现明显的纤维化，并发展为肝硬化，但是胆管的病变不明显，不会出现胆管的明显增生，由此可与BA进行鉴别。

预后：如果不行肝门肠吻合手术（Kasai术）重建胆汁引流，进行性肝纤维化最终会导致肝硬化、门脉高压及肝衰竭，患儿常在2岁以内死亡。实施Kasai术的患儿5年生存率约50%，10年生存率约30%。对于Kasai手术失败或失去Kasai手术机会的患儿，肝移植是根治的最佳手段。

[临床分析]

BA是小儿外科最严重的消化系统疾病之一，以肝内外胆管进行性炎症和纤维化梗阻为特征，从而导致胆汁淤积以及进行性的肝纤维化与肝硬化。1817年国际上首先报告1例伴白陶土样大便患儿，其发病原因尚不清楚，可能与先天性遗传因素、感染因素、炎症、免疫反应、母体因素、血管因素有关。BA 的发病情况女孩较男孩多，如果不进行治疗，患儿多数情况下在 2 岁内死亡。目前把 BA 分为三个基本型：Ⅰ型为胆总管闭锁、Ⅱ型为肝管闭锁、Ⅲ型为肝门部胆管闭锁，其中以Ⅲ型最常见。而Ⅲ型胆道闭锁临床定义为不可纠正型胆道闭锁，需要将肝门部解剖，部分患儿可以有胆汁流出肝外可以挽救患儿生命。胆道闭锁的临床表现多以黄疸、白陶土样大便、腹膨隆、肝大为主。BA 需早诊断、早治疗，治疗主要有 Kasai 手术及肝移植，若超过 3 个月不建议做 Kasai 手术。本例患儿因出生后大便颜色变白而就诊，伴全身皮肤、巩膜黄染。查体：腹膨隆、稍胀等。临床诊断依靠血生化、B 超，胆道造影可以大致考虑胆道闭锁的诊断；但应与新生儿肝炎及胆汁淤积综合征进行鉴别诊断，明确诊断需要以上检查结合病理来诊断。治疗上临床上以 Kasai 手术及肝移植为主，术后给予抗感染、利胆、保肝等治疗。BA 的预后和黄疸起始时间、治疗时患儿的日龄、术后胆管炎发生的次数及类型等相关联，其中手术日龄在 60 天以内者大多数术后可获得胆汁引流，另外Ⅰ型 BA 经过 Kasai 手术预后较其他类型的预后好。

（詹江华　赵丽）

[临床病例]

患儿，女，2 个月。因尿色加深 1 周，伴皮肤黄染、大便颜色变浅 5 日入院。体检：一般情况可；全身皮肤、巩膜黄染，心肺(-)，腹稍胀，未见肠型及蠕动波，全腹无明显压痛，无肌紧张及反跳痛，肝肋下 1 cm，质韧，全腹未及明显肿块。B 超示：胆囊充盈不良，胆道闭锁不除外，肝脏未见明显异常。CT：胆囊显示不清，肝内胆管稍增宽。印象：黄疸待查，胆道闭锁？行胆道探查手术，术中进行腹腔、胆囊及胆总管探查，见肝大，呈红棕色，考虑存在胆汁淤积；胆囊发育可，行胆道造影，胆汁顺利流入肠道；冲洗胆道后，行胆囊引流术，术后给予抗感染及止血等治疗。术后3 周再次行胆道造影检查证实肝内外胆管通畅，拔除胆囊引流管。

[病理检查]

大体：墨绿色楔形肝组织一块，大小为 0.5 cm × 0.4 cm × 0.3 cm。

镜下：肝小叶结构存在，肝细胞浊肿、稍淤胆，部分肝细胞融合（图 1），毛细胆管内可见胆栓，汇管区无明显增宽，胆管增生不明显（图 2），纤维组织增生不明显（图 3），肝实质及汇管区可见散在中性粒细胞及淋巴细胞浸润。

免疫组化：CK19 胆管阳性，Vimentin 汇管区少数阳性。

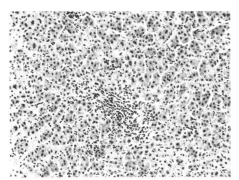

图 1　肝小叶结构存在，细胞浊肿，毛细胆管内可见胆栓

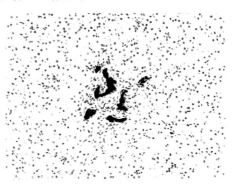

图 2　CK19 示汇管区胆管未见增生

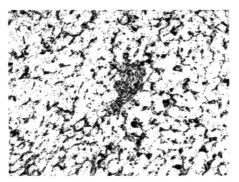

图 3　Vimentin 示纤维组织未见明显增生

[病理诊断]

（肝）可除外肝外胆道闭锁，结合临床考虑浓缩胆栓综合征。

[病理分析]

浓缩胆栓综合征也称胆汁黏稠症、新生儿胆汁淤积症，是新生儿及婴儿期梗阻性黄疸的常见原因之一，其发病病因多样，包括溶血性疾病、病毒感染、完全胃肠外营养等。特征为肝外胆管正常或纤细，胆囊及十二指肠内有少许胆汁或无胆汁存在，胆道周围有肿大的淋巴结，胆汁黏稠并有丝状胆栓。镜下：肝脏结构存在，肝细胞浊肿、淤胆，毛细胆管及小叶间胆管内可见胆栓，汇管区无明显水肿、增宽，纤维组织和胆管增生不明显，肝实质和汇管区可见急、慢性炎症细胞浸润。

鉴别诊断：①肝外胆道闭锁：患儿以梗阻性黄疸为主要症状，并进行性加重，B超可见肝门区纤维斑块、胆囊三联征等，镜下可见肝细胞淤胆，汇管区增宽、水肿，纤维组织增生重，可见假小叶形成，胆管显著增生，由此可与浓缩胆栓综合征鉴别。②胆道发育不良：目前缺乏明确的定义及诊断标准，肝组织活检显示肝细胞内淤胆表现，伴有肝内小胆管减少或消失，而浓缩胆栓综合征肝内胆管无明显增多或减少，由此可鉴别。③肝脏遗传代谢性疾病：种类繁多，发病机制复杂，检测手段有限，很多都需要行肝组织活检进行诊断。其中糖代谢和脂肪代谢障碍引起的代谢性肝病比较常见。例如糖原累积症镜下主要病变是肝细胞的病变，表现为肝细胞肿胀、胞质空淡、核小，酷似植物细胞，PAS染色显示肝细胞中大量的PAS阳性物质。某些类型可以出现明显的纤维化，并发展为肝硬化。

预后：单纯胆道冲洗，配合消炎、利胆、抗病毒治疗，可使绝大部分患儿得到治愈，预后良好。

[临床分析]

浓缩胆栓综合征是新生儿梗阻性黄疸的病因之一，主要因胆汁栓滞于肝外胆管系统，胆汁排出不畅，从而导致阻塞性黄疸的症状。该病主要有某些原因（新生儿期溶血性疾病、新生儿肝炎综合征等）引起的胆道梗阻性表现，术前临床上与胆道闭锁鉴别起来非常困难。曾经使用B超、MRI来鉴别这两种疾病，但是收效甚微。胆栓综合征的临床表现除了原发性疾病的表现外还表现为阻塞性黄疸的症状，患儿黄疸、粪便色泽变淡，重者可为白陶土样、尿色变深黄。本例患儿尿色加深1周，伴皮肤黄染5日，腹稍胀。临床诊断B超检查可见充盈不良的胆囊，生化检查证实以结合胆红素升高为主，胆汁酸、谷氨酰氨基转移酶升高，胆道造影可以明确胆栓综合征的诊断。治疗上胆栓综合征轻者无需治疗，重者可内科治疗，疗效不佳时外科行胆道冲洗术治疗，但若内科治疗时间过长，易造成不可逆性肝硬化。

（詹江华　赵丽）

病例 068 腹痛、恶心、呕吐、腹泻

[临床病例]

患儿，男，13 岁。主因腹痛 10 小时伴恶心、呕吐、腹泻入院。患儿入院前 10 小时无明显诱因出现腹痛，以上腹部明显，持续性，间断性加重。体检：一般情况可；腹平软，全腹散在压痛，以左上腹为著，腹部未及明显肿物，肝脾未及，无反跳痛、肌紧张，肠鸣音可。B 超示胰尾实性肿物，肝脾肾未见异常。血常规：WBC 8.26×10^9/L，N 80.5%，尿 AMY 353 U/L。根据患儿的病史、体征结合 CT 等检查，考虑胰腺囊腺瘤伴囊内出血的可能性大，瘤体与脾静脉、胃体关系密切，需行腹腔探查，术中行胰腺部分切除术。

[影像检查]

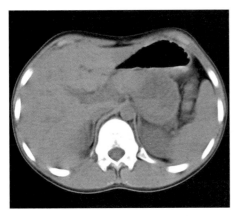

图 1 CT 平扫轴面显示胰尾部类圆形混杂密度包块，边界较清晰

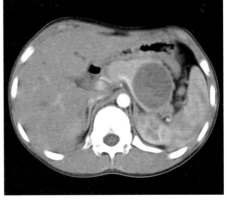

图 2 CT 增强轴面动脉期、延迟期图像显示肿物于早期强化程度略高于延迟期，其内可见不规则小片状无强化坏死区

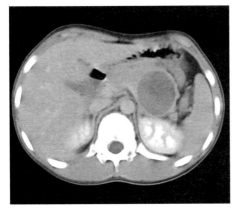

图 3 CT 增强轴面动脉期、延迟期图像显示肿物于早期强化程度略高于延迟期，其内可见不规则小片状无强化坏死区

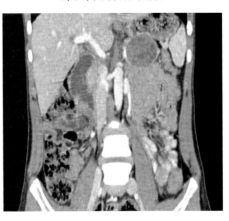

图 4 CT 增强冠状面 MPR 图像显示肿物与周围结构的毗邻关系

221

[病理检查]

大体：椭圆形肿物 8 cm×5.5 cm×4 cm，四周包绕胰腺样组织（图 1）。肿物切面黄褐色，可见坏死（图 2）。

镜下：瘤细胞中等大小，细胞核类似于正常胰岛细胞核；部分瘤细胞呈器官样分化，巢状分布，间质中可见非肿瘤性管状结构（图 3），内衬非肿瘤上皮细胞；部分瘤细胞片状生长（图 4），可见大片坏死区域，可见不规则小梁状结构残影（图 5）

免疫组化：Syn 阳性（图 6），NSE 阳性、CgA 阳性、NF 阴性、Ki67 阴性。

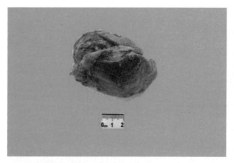

图 1 椭圆形肿物 8 cm×5.5 cm×4 cm，四周包绕胰腺样组织

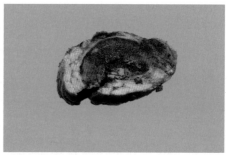

图 2 肿物切面黄褐色，可见坏死（图 2）

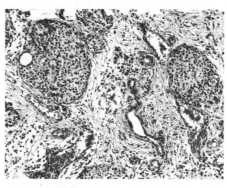

图 3 瘤细胞呈巢状生长，间质可见非肿瘤性小管

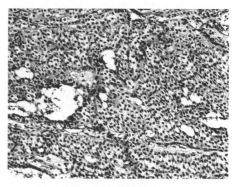

图 4 瘤细胞呈片状生长

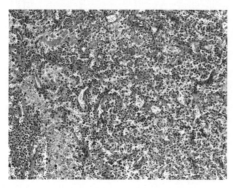

图 5 瘤细胞坏死，可见小梁状结构残影

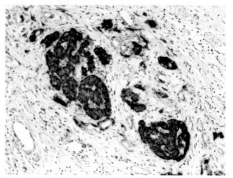

图 6 瘤细胞表达 Syn

[病理诊断]

无功能性胰腺内分泌肿瘤。

[病理分析]

无功能性胰腺内分泌肿瘤（non-functioning pancreatic endocrine tumor, NF-PET）定义为患者不伴有激素分泌引起的副肿瘤综合征的一类胰岛细胞瘤，这类肿瘤呈激素静止性，仅引起局部症状，但血中或组织切片仍可显示激素水平升高。NF-PET 可发生于任何年龄，罕见于儿童，发病年龄为 12～79 岁，平均发病年龄为 49.7 岁，男女比例为 1：1.15。2/3 的 NF-PET 发生于胰头，肉眼呈无包膜质软的红色或红棕色结节；较大的 NF-PET 可有纤维包膜，切面鱼肉状，部分肿瘤含较多纤维呈分叶状，可见囊性变，坏死程度文献报道不一，但较大肿瘤易见坏死及囊型变。镜下：NF-PET 呈典型的内分泌器官样分化，巢状生长方式最为常见，也可见梁状或脑回状形态。本例可见巢状、梁状及片状生长，多数瘤细胞中等量嗜双色至轻度嗜碱性、细颗粒状胞质，细胞核圆形或椭圆形，伴轻度不典型和胡椒盐状（粗块状）染色质，核分裂象少见。2003 年版 WHO 允许 10 个 /10 HPF（＞10/HPF 定为内分泌癌）。本例未见明显的核分裂，Ki67 标记为（-）。部分瘤细胞呈腺体分化，腺腔内衬肿瘤细胞与周围细胞不能区分。肿瘤的间质多少不一，可为单一小血管，也可为宽而透明变性的胶原；间质中可见非肿瘤性管状结构，内衬非内分泌细胞；部分肿瘤中见淀粉样基质及钙化。本例间质可见非肿瘤性上皮管状结构。NF-PET 有较多的形态学变异。嗜酸细胞性 NF-PET 瘤细胞胞质含丰富的颗粒状嗜酸性胞质（内含大量线粒体），胞核增大，中度非典型性，核仁明显；部分核呈多形性但仍含丰富的胞质，核分裂象不增加（与内分泌癌相区别），不显示差的预后；NF-PET 瘤细胞可发生透明变，胞质含多量透亮空泡，部分压迫核呈扇贝状。免疫学表型：NF-PET 表达内分泌分化标记，包括 Syn、CgA、CD56、NSE；可表达一种以上的肽类激素，包括胰多肽、胰岛素、胰高血糖素、5-HT、生长抑素、VIP 等；还可表达糖蛋白，包括 CEA、结肠癌相关蛋白 CA19.9。

鉴别诊断：①无功能性胰腺内分泌癌：胰腺内分泌癌的瘤细胞异型性更明显，核分裂象多见，＞10/HPF，MIB-1 或 Ki67 显示增殖指数＞10%；②转移性透明细胞癌：透明细胞型 NF-PET 需与转移性肾透明细胞癌相鉴别，肾透明细胞癌不表达内分泌标记；③微小腺瘤：形态与 NF-PET 一样，只是直径＜0.5 cm，临床为良性过程。

预后：NF-PET 的生物学编码为 1，为相对侵袭性肿瘤，有 65%～80% 的病例伴有侵袭性生长或转移，常见肿瘤切除后复发。术后的 5 年生存率为 65%，10 年生存率为 45%。

[影像分析]

无功能性胰岛细胞瘤因早期无明显的临床症状，故影像学发现肿块时多体积较大，常发生于胰腺体尾部。CT 平扫表现为以实体为主，可出现液化坏死而密度不均，约 1/5 的病灶内见结节样钙化。MR 平扫 T_1WI 为低信号、T_2WI 表现为高信号，信号强度可不均。增强检查肿块实质部分动脉期明显强化，囊变坏死区无明显强化。肿瘤侵犯周围组织结构和肝脏出现转移灶则提示病变恶性。

鉴别诊断：胰腺无功能胰岛细胞瘤需与胰母细胞瘤、胰腺实性假乳头状瘤、胰腺假性囊肿相鉴别。胰母细胞瘤为儿童期胰腺最常见的恶性肿瘤，瘤体一般较大，胰头、胰尾部多见。影像学表现为单发巨块或不规则分叶状肿块，中心常有囊变坏死。病变多为乏血供肿瘤，增强呈不均匀强化。肿瘤可破坏包膜侵犯胰腺和胰周组织，与邻近脏器间的脂肪间隙消失，可包绕腹膜后血管或经淋巴转移。胰腺实性假乳头状瘤是胰腺外分泌腺上皮性交界性肿瘤，有恶变潜能。胰体尾部好发，瘤体较大，多数伴有出血、坏死及囊变。影像学表现为胰腺内囊实性肿块，边界清晰，包膜完整，实性部分及包膜可钙化。增强检查动脉期实性部分呈轻度强化，静脉期强化更显著。胰腺假性囊肿多发生于炎症、外伤后。影像学表现为圆形或椭圆形均匀水样密度/信号病变，边界清楚，多为单房，壁薄，囊内容物无强化，合并感染时囊壁可强化。

[临床分析]

胰岛细胞瘤来源于胰岛内分泌细胞，无功能性胰岛细胞瘤则为更罕见，发病率占 1/20 万，约占胰岛细胞瘤的 15%，好发于中青年女性，与功能性胰岛细胞瘤相比较，在病理组织学上很难鉴别，多需要结合临床表现才能诊断。无功能性胰岛细胞瘤是指具有胰岛细胞的组织学特征而无特异性内分泌激素过多所致的临床综合征的肿瘤，其具有病程短、肿瘤体积大的特点，多位于全胰或胰头部，多为恶性，手术切除率低，预后生存期短。无功能性胰岛细胞瘤常无典型的临床症状，实验室检查常为阴性，就诊的主要原因为肿块增大引起的压迫症状或体检时发现。无功能性胰岛细胞瘤应与其他胰腺肿瘤相鉴别，胰腺癌好发于胰头，为乏血管性肿瘤，CT 可鉴别；囊腺瘤瘤体多表现为单个大囊或几个大囊，囊壁可有钙化，肿瘤强化程度不如胰岛细胞瘤，多为中老年女性发病；胰腺假性囊肿多有外伤病史或急性胰腺炎病史，多位于胰腺外周，囊壁较薄，增强扫描囊壁及囊内容物无强化；胰腺畸胎瘤除钙化外，肿瘤内常有多种成分存在。治疗无功能性胰岛细胞瘤的有效手段是彻底切除肿瘤，所以一旦确定诊断应积极手术。一般神经内分泌肿瘤对化疗不敏感，但无功能性胰岛细胞瘤对化疗反应性较好，特别是术后配合化疗可明显提高其生存率。

（王晓晔　董亮　闫喆　陈欣　赵林胜）

病例 069　反复肠套叠 3 次

[临床病例]

患儿，男，6 岁。因反复肠套叠 3 次，B 超示左上腹低回声肿块入院。患儿入院前 2 天无明显诱因出现肠套叠，并行空气灌肠复位成功，今 B 超示左上腹低回声肿块。体检：一般情况可；腹平软，全腹散在压痛，腹部未及明显肿物，无反跳痛，无肌紧张，肠鸣音可。B 超示左上腹低回声肿块，腹水。CT 示左上腹软组织密度肿块，与周围肠管关系密切。钡灌肠：结肠占位性病变。印象：腹部肿物待查，考虑肠源性肿物。行结肠镜检查：横结肠近脾区处可见 3 cm 左右的息肉样隆起性病变，基底位于系膜缘对侧，较广阔，故无法行结肠镜息肉切除术，遂转开腹，术中纵行劈开肿物附近结肠肠壁，将与肿物相连的部分肠壁及肿物切除。

[影像检查]

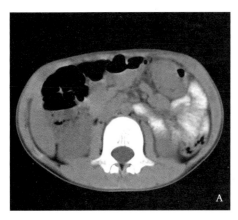 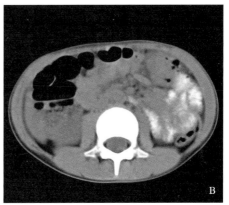

图 1　CT 平扫轴面显示左中腹肠腔内软组织密度包块，其与肠壁紧贴，病变密度较为均匀，周围肠管内少量气体影像

[病理检查]

大体：灰色卵圆形肿物 3.2 cm×3 cm×2.2 cm，切面实性，灰白色，质细（图 1）。

镜下：肿瘤细胞弥漫浸润肠壁全层，成分单一，瘤细胞大小、形态一致（图 2），胞核圆形或卵圆形，可见核仁，染色质粗，胞质少，嗜碱性，可见星空现象（图 3）。

免疫组化：CD20 阳性（图 4）、CD79a 阳性、CD45RO 散在阳性、CD3 散在阳性、CD68 阴性、TDT 阴性、MPO 阴性、Ki67 阳性＞95%（图 5）。

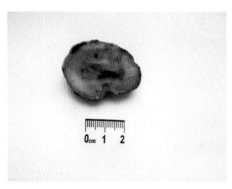

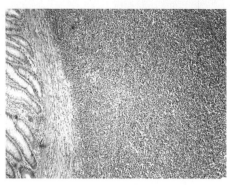

图 1　灰色卵圆形肿物 3.2 cm×3 cm×2.2 cm，切面实性，灰白色，质韧

图 2　肿瘤细胞弥漫浸润肠壁，成分单一，大小、形态一致

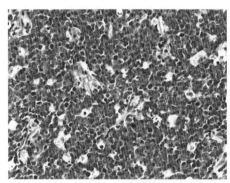

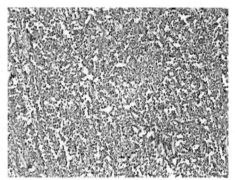

图 3　肿瘤中可见星空现象

图 4　CD20 染色呈弥漫阳性

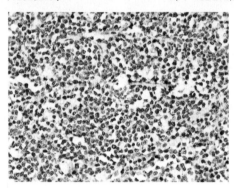

图 5　肿瘤增殖率高，Ki67 阳性率约 95%

[病理诊断]

（结肠）非霍奇金淋巴瘤，B 细胞来源，考虑为 Burkitt 淋巴瘤。

[病理分析]

Burkitt 淋巴瘤（Burkitt Lymphoma, BL）是一种高度侵袭性的淋巴瘤，最早在非洲发现。可分为三种临床变异型：地方性、散发性及免疫缺陷相关性。地方性发生在中洲一带，散发性见于世界各地，主要发生在儿童和青年，BL 占儿童淋巴瘤的 30%～50%，男女性别比为（2～3）：1。多数病例表现为腹部肿块，空肠、回肠是最常累及的部位、卵巢、肾脏、乳腺等也较常受累，淋巴结受累多见于成人。镜下肿瘤细胞弥漫浸润，成分单一，大小、形态一致，固定后细胞有时呈铺路石或镶嵌样排列。核圆形或卵圆形，直径相当于反应性组织细胞核的大小，有 3 ~ 5 个明显的核仁，染色质粗糙，核膜较厚。胞质中等量，嗜碱性，常伴有脂质空泡。核分裂象多见，细胞自发性死亡率高（凋亡）。"星空"现象常见，这是巨噬细胞吞噬凋亡的肿瘤细胞所致。BL 还可以出现一些变异型，例如浆细胞样分化的 BL、非典型 BL。其中非典型 BL 肿瘤细胞的大小、形态有明显的多形性，增殖指数要接近 100% 才能作出诊断。BL 表达 B 细胞相关抗原：CD20、CD79a、CD10、bcl-6 阳性，而 CD5、CD23、TdT、bcl-2 阴性。核增殖指数非常高，近 100% 的细胞呈 Ki67 阳性。本瘤具有独特的染色体改变，所有病例都有 MYC 异位 t（8；14）（q24；q32）。另外少见的异位还有 t（2；8）或 t（8；22）。

预后：地方性和散发性 BL 具有高度侵袭性，但也具有潜在的可治愈性。该肿瘤的倍增时间短、生长快，因此要尽早治疗。BL 预后不良的指标有：骨髓和中枢神经系统受累及、肿瘤 > 10 cm、LDH 血清水平高，对散发性 BL 尤为如此。通常采用高强度的联合化疗可以达到较好的治疗效果。

鉴别诊断：①MLAT：发生于结肠的 MALT 淋巴瘤包括低度恶性和侵袭型，肿瘤细胞中等大小，胞质发空，核不规则，细胞界限清楚，肿瘤细胞浸润并破坏邻近的腺体，形成淋巴上皮病变，免疫组化表达全 B 细胞抗原如 CD20、CD79a 等，bcl-2 阳性，不表达 CD10。②淋巴母细胞性淋巴瘤：淋巴母细胞性淋巴瘤的瘤细胞中等大小，弥漫分布，形态与 Burkitt 淋巴瘤相似，部分区域可见星空现象，但是肿瘤细胞核的染色质细，核多形性，并见核裂与扭曲的核，免疫组化表达 CD3 和 TdT 对鉴别有重要意义。③弥漫大 B 细胞淋巴瘤中心母细胞型：弥漫大 B 细胞淋巴瘤中心母细胞型的瘤细胞较大，常可见 2 ~ 3 个较大核仁，贴膜排列，瘤细胞表达 bcl-2，Ki67 指数不超过 80%。有时鉴别较为困难，需要荧光原位杂交（FISH）检测 MYC 基因易位来定性。④粒细胞肉瘤：本瘤多见于儿童，好发于眼眶和皮肤，肿瘤细胞胞质一般较丰富，嗜酸性，免疫组化 MPO 阳性、CD15 阳性。

[影像分析]

胃肠道淋巴瘤的 CT 表现较为多样，通常表现为腔内或腔内外软组织密度肿块，而致受累肠管不同程度狭窄。肠壁弥漫性或局限性浸润，也可出现结节状改变。病变质地较为均匀，边界较清晰，增强后呈轻中度强化。结肠淋巴瘤可引起肠套叠、肠瘘等并发症；因肿瘤内无纤维组织增生，很少继发梗阻征象。

鉴别诊断：结肠 Burkitt 淋巴瘤在儿童期主要与引起局限性肠壁增厚的疾病相鉴别。①过敏性紫癜：常见于学龄期儿童，病变多位于小肠，CT 表现为单发或多节段性肠壁水肿、增厚，病变肠壁轮廓模糊、增厚程度较轻、密度减低，肠腔不同程度狭窄；增强后病变肠壁轻度均匀强化，强化程度低于正常肠壁。②局限性肠炎：多呈节段性分布，与正常肠管分界清晰。晚期肠管僵硬伴肠腔不规则狭窄、假憩室形成。溃疡穿破肠壁可形成瘘道。

[临床分析]

　　肠道淋巴瘤好发于小肠，发生于结肠者约占 5%，以 60 ~ 70 岁多见，以 B 细胞为主，结肠淋巴瘤是较少见的结肠恶性肿瘤，易与其他结肠恶性肿瘤相混淆，术前易误诊。本病例患儿有反复肠套叠 3 次病史，以肠套叠为首发症状，掩盖了肿瘤性病变，易造成误诊，后结合 B 超及 CT 检查结果，考虑肠源性肿物诊断。结肠淋巴瘤来源于结肠肠壁淋巴组织内，沿黏膜下层浸润生长，病变小，位置深，易与炎症性肠病相混淆。结肠淋巴瘤在黏膜下呈息肉样结节状隆起，黏膜溃疡呈多形性，基底质软或韧，并覆盖厚而透明的白苔；而结肠癌的溃疡多较深较大，边缘不规则，覆盖污秽苔。其确诊和分型主要依赖于术后的病理结果，病理类型和临床分期是决定治疗原则和治疗方案的重要依据，也是影响预后的重要因素。CT 检查是目前临床上最常用的辅助检查，能够直接观察肠壁的厚度及其邻近结构的关系，较准确地反映淋巴瘤所致肠壁的病理变化。气钡灌肠对观察黏膜及黏膜下的早期病变有较大的实用价值，但不能发现肠腔外病变的侵及范围及程度。

（王晓晔　董亮　张琳　郑美敏　赵丽）

《小儿疑难病例临床与病理》

病例 070　嗜睡，呕吐

[临床病例]

患儿，女，2岁。主因嗜睡10天，伴呕吐2天而就诊。患儿10天前无明显诱因嗜睡，近2天饭后呕吐，呕吐物为胃内容物。在外院做CT检查示颅内占位性病变。查体：精神弱，反应差，无头部外伤，双瞳孔等大等圆，光反射存；心肺腹（-）。神经科检查：四肢活动对称，右侧肌力正常，肌张力正常；左侧肌力低，肌张力不高。右侧巴氏征阴性，左侧巴氏征阳性。实验室检查无阳性发现。

手术所见："U"形剪开硬膜翻向中线，见脑回变浅，向外膨出。在一无血管区切开3 cm脑皮质表面，分开脑组织见肿瘤呈灰红色，质韧，为囊实性，囊内有淡黄色液体，肿瘤大小约6 cm×6 cm×7 cm，分块切除。

[影像检查]

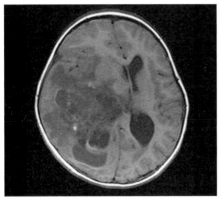

图1　MRI平扫轴位 T_1WI显示右侧大脑半球巨大的不规则形混杂信号肿物，主要累及右侧颞顶枕叶及右侧基底节丘脑区，呈囊实性，实性部分主要表现为稍低信号，其内可见散在大小不等的斑片状高信号，囊性部分呈较均匀的低信号，肿物周围可见大片水肿区，占位效应明显

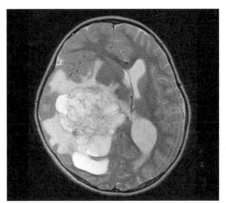

图2　MRI平扫轴位 T_2WI显示肿块呈不均匀的稍高信号，其内可见等及稍低信号分隔影，囊性部分呈高信号

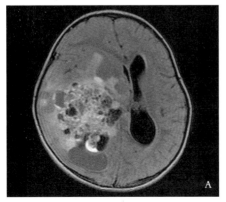

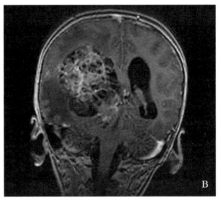

图3　MRI轴位及冠状位增强显示肿物实性部分呈明显的不均匀强化，分隔强化明显，局部呈"蜂窝状"改变

[病理检查]

大体：灰白色破碎组织一堆 4.5 cm×3 cm×1.5 cm，切面灰白色，质软细腻（图 1）。

镜下：肿瘤细胞呈假复层排列成迷路样、乳头状、腺管状，类似于原始神经管结构（图 2）；肿瘤细胞立方状到柱状、核卵圆形到长梭形，垂直于基底膜，染色质粗，可见多个核仁，核分裂象丰富，局部区域可见出血、坏死（图 3）。

免疫组化：Syn 阳性（图 4）、S-100 阴性、EMA 阴性、Ki67 阳性＞30%。

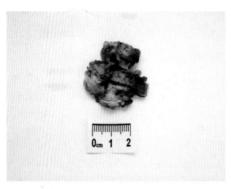

图 1 灰白色破碎组织一堆 4.5 cm×3 cm×1.5 cm，切面灰白色，质软细腻

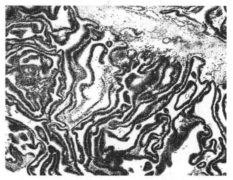

图 2 肿瘤细胞呈假复层排列成迷路样、乳头状、腺管状结构

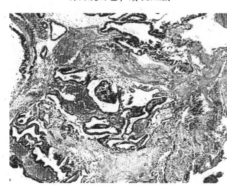

图 3 局部区域可见出血、坏死

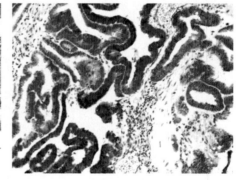

图 4 免疫组化：Syn 阳性

[病理诊断]

（右基底节区）髓上皮瘤。

[病理分析]

髓上皮瘤是罕见的恶性胚胎性大脑肿瘤，好发于 6 个月～5 岁的儿童，男、女发生率相似。最多累及大脑半球（几乎半数在侧脑室），其次为后颅窝之第四脑室和小脑，也可位于马尾、骶骨前区、中枢神经系统外的神经干和眼。镜下髓上皮瘤的诊断特点：①明确的假复层上皮排列成乳头样、腺管样，类似于原始神经管结构；②腔内面无纤毛或鞭毛小体，但可见散在的突出泡；③上皮下可见 PAS 阳性的基底膜。肿瘤细胞呈立方形或柱状，核卵圆形、梭形，与基底膜垂直，染色质粗，可见多个核仁。

核分裂象丰富，靠近腔面类似于早期发育的神经管。除神经上皮区域以外，均为密集的幼稚的未分化肿瘤细胞，核染色质多，核质比高。这些幼稚细胞表现为不同的分化，包括神经元、胶质、黑色素细胞、横纹肌，甚至软骨和骨等。免疫组化显示神经上皮成分 Vimentin 阳性，有报道 CK 和 EMA 也可出现阳性，而 GFAP、NSE 或 S-100 阴性；远离神经上皮成分区域，NSE、Syn、NF 随肿瘤神经分化增高而反应增强。

鉴别诊断：①髓母细胞瘤：是发生于小脑的恶性侵袭性胚胎性肿瘤，典型的髓母细胞瘤由高密度肿瘤细胞构成，瘤细胞核圆形、卵圆形，部分病例可见 Homer-Wright 菊形团。凋亡多见，可见栅栏状坏死，产生假腺样结构，因此需要与髓上皮瘤相鉴别。②室管膜母细胞瘤：其组织特点为致密的细胞伴大量特殊的菊形团，菊形团多层，形成向心性细胞层，中间有一小腔。面向腔面的细胞顶端可见细小的点状结构，相当于鞭毛小体。而髓上皮瘤虽然可含室管膜母细胞瘤型菊形团，但可见具有诊断特征的神经上皮，瘤细胞排列成管状、乳头状。③脉络丛癌：发生在有脉络丛的部位，即侧脑室、第三和第四脑室。与脉络丛乳头状瘤相比，肿瘤虽呈乳头状排列，但显示恶性特征，包括核多形性、核分裂象多见、核密度增高、乳头状结构不典型伴灶状瘤细胞坏死并常弥漫浸润脑组织。两者均可呈乳头状排列，但是脉络丛癌无髓上皮瘤神经外胚层不同分化阶段的细胞。

[影像分析]

髓上皮瘤的 CT 平扫表现多样，常为等或低密度，密度往往不均匀，可伴有钙化、囊变及出血，增强后可见不均匀强化，肿瘤体积一般巨大，占位效应明显。MRI 常表现为巨大且不规则的不均质肿块，占位效应及瘤周水肿常较显著，T_1WI 肿瘤常呈低信号，也可表现为等或部分高信号，T_2WI 呈高信号，由于其多的细胞构成常表现为弥散受限，在 DWI 序列呈高信号；增强后肿瘤呈明显的不均匀强化。由于髓上皮瘤的影像学具有多样性的表现，且其发生率极低，因此术前单凭影像学正确诊断比较困难。

鉴别诊断：位于大脑半球的髓上皮瘤通常需要与其他儿童期可发生在大脑半球的恶性肿瘤相鉴别，主要包括间变性室管膜瘤、多形性胶质母细胞瘤等。

[临床分析]

髓上皮瘤（medulloepithelioma, ME）是一种罕见的、高度恶性的中枢神经系统胚胎性肿瘤，WHO Ⅳ级。2000 年 WHO 中枢神经系统肿瘤分类中，将髓上皮瘤与幕上原始神经外胚层肿瘤（supratentorial primitive neurotodermal tumous, SPNET）并列归入胚胎性肿瘤中。2007 年 WHO 将 SPNET 改称为中枢神经系统 PNET，并将髓上皮瘤归入其下。另外，髓上皮瘤也可发生于眼球，睫状体为最常见的发生部位，但其与颅内髓上皮瘤相比恶性度较低，预后良好。

颅内髓上皮瘤起源于原始髓板和神经管的某种多能性干细胞，约 50% 可向星形细胞、少突胶质细胞、室管膜细胞、神经元以及其他（黑色素、间充质细胞等）进行异向分化。年龄分布对于髓上皮瘤的鉴别诊断很重要，常发生于婴幼儿，几乎所有病例均发生于 5 岁以内，大约半数发生在 2 岁以内。男、女发生率无明显差异。颅内髓上皮瘤可发生在整个神经轴上，与大多数胚胎性肿瘤好发于后颅窝（如髓母细胞瘤）不同，绝大多数髓上皮瘤发生在大脑半球深部近中线区，常位于脑室周围的区域，好发部位依次为颞叶、顶叶、枕叶以及额叶，也有发生于脑干、鞍上、松果体区、基底节丘脑区、小脑及椎管内的罕见报道。临床主要为颅内压增高的表现。髓上皮瘤的预后很差，确诊后的中为生存期为 5 个月。肿瘤可早期经脑脊液转移，软脑膜及颅外淋巴结转移多见于开颅术后，也有文献报道手术切除辅以放、化疗可延长生存期。本例为 2 岁女性，与文献报道相符。因肿瘤体积巨大，同时累及右侧颞顶枕叶及基底节区，较为少见，文献中未见类似报道。

预后：髓上皮瘤生长迅速，肉眼肿物全切可延长生存期，大部分患儿死于确诊后 1 年内。

（蔡春泉　张庆江　陈静　刘俊刚　赵丽）

《小儿疑难病例临床与病理》

病例 071　发热，前囟膨隆

[临床病例]

患儿，男，10 个月。足月，早产（双胎妊娠），出生后有缺氧窒息史。主因发热 3 天，前囟膨隆 1 天入院。患儿入院前 3 天出现发热，最高 40.5℃，予退热药可降至 38 ~ 39℃，无皮疹、抽搐；入院前 1 天发现前囟膨隆，无双眼上视等。体格检查：头围 46 cm，前囟未闭合、略膨隆、张力略高，双瞳孔等大等圆，对光反射存在；颈软；心肺（-）；腹不涨，肝脾未及；四肢活动正常，生理反射存，病理反射未引出。实验室检查无阳性发现。另一胞胎无异常。

手术所见：分开脑组织，见到"菜花样"肿物位于左侧脑室内，分块清除肿物，肿物质脆，血运丰富，肉眼全切肿物，手术顺利。术后复查头强化 CT：未见异常强化。术后 12 天出院。

[影像检查]

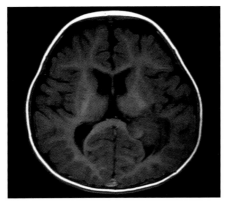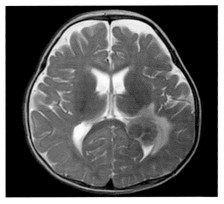

图 1　MR 平扫轴位 T$_1$WI 显示左侧侧脑室后角菜花状肿物，主要呈等信号

图 2　轴位 T$_2$WI 显示左侧侧脑室后角内实性肿块边缘尚清楚，呈等信号，周围脑实质内可见稍高信号水肿区

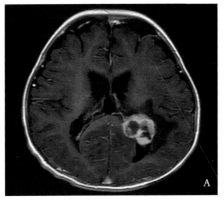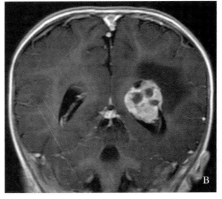

图 3　轴位及冠状位 T$_1$WI 增强显示肿块明显的不均匀强化，其内可见多发小片未强化区

[病理检查]

大体：灰白色破碎组织一堆，大小为 3 cm × 2.5 cm × 0.8 cm，切面灰白，局部淡黄，实性，质脆，可见出血、坏死。

镜下：可见乳头状结构，被覆上皮单层或多层，异型明显，核质比高（图 1）。部分区域瘤细胞呈片状，乳头结构消失（图 2）。可见片状出血、坏死。

免疫组化：CK 阳性（图 3），Vimentin 阳性（图 4），S-100 阳性，GFAP 灶状阳性，Ki67 阳性约 8%。

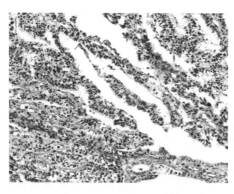

图 1　可见乳头状结构，被覆上皮单层或多层，异型明显

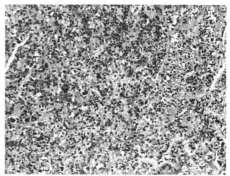

图 2　部分区域瘤细胞成片状，乳头不清

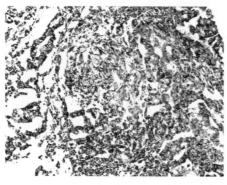

图 3　免疫组化：CK 阳性

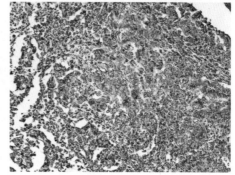

图 4　免疫组化：Vimentin 阳性

[病理诊断]

（左侧脑室）脉络丛癌（WHO Ⅲ级）。

[影像分析]

脉络丛癌具有侵袭性，可向周围脑组织呈浸润性生长，也可随脑脊液通路播散。CT 及 MRI 上通常脉络丛癌密度或信号不均匀，多伴有出血、囊变和坏死表现。CT 平扫表现为侧脑室内等或稍高密度肿块，少数病例肿瘤内可见钙化。肿瘤巨大时可出现囊变和坏死，出血较少见。肿瘤可突向周围脑实质，部分可见瘤周低密度环，为周围脑白质水肿，主要因为室管膜被肿瘤破坏所致。MRI 平扫肿瘤在 T_1WI 多呈等 - 稍

234

低信号、T_2WI 及 FLAIR 序列呈等 - 稍高信号；侵犯脑实质时，肿瘤周围脑实质内可见稍长 T_1、稍长 T_2 信号水肿区，边界模糊。肿瘤内钙化在各序列均呈低信号，囊变呈长 T_1、长 T_2 信号。有时可见肿瘤内部及边缘流空血管影像。增强检查肿瘤呈明显的不均匀强化，囊变坏死区无强化。MR 波谱显示肿瘤 Cho 峰升高，NAA 和 Cr 峰消失，并可出现乳酸峰。

鉴别诊断：脉络丛癌需要与好发于侧脑室的其他常见肿瘤相鉴别，主要包括脉络丛乳头状瘤、脑膜瘤、室管膜瘤，通常通过典型的影像学表现可予以鉴别。与间变性脉络丛乳头状瘤之间的鉴别有一定困难，则有赖于病理诊断。

[临床与病理分析]

脉络丛肿瘤起源于脑室内的脉络丛上皮细胞，好发于 1 岁的儿童；脉络丛乳头状瘤与脉络丛癌的比例为 5∶1；80% 的脉络丛癌发生于儿童，占脉络丛肿瘤的 20% ~ 40%。脉络丛乳头状瘤是良性肿瘤，缓慢生长，常引起脑脊液的流动障碍，手术切除可以治愈；脉络丛癌是恶性肿瘤，常侵及周围脑组织。脉络丛癌大体：与脉络丛乳头状瘤相似，质软易碎，常见坏死、出血。常见向脑室壁浸润生长并突向脑实质内。镜下：仍保留有乳头状瘤结构，但被覆上皮细胞异型明显，显示恶性特征，核多形性，核分裂象多见，核质比增大，核密度增高。上皮可单层，也可为多层甚至弥漫呈片状，丧失乳头状结构。上皮细胞及间质偶见黏液样改变，常见坏死、出血及浸润脑组织。免疫组化：表达 CK，S-100 阳性率比乳头状瘤低，20% 的病例 GFAP 阳性，EMA 阴性。

鉴别诊断：脉络丛癌需与转移癌相鉴别。脉络丛癌可见分化较好的乳头状结构，免疫组化表达 Vimentin、CK 和 S-100 有助于与其他转移癌相鉴别。罕见病例脉络丛癌由非典型透明细胞排列成实性结构，使诊断很困难。在这些病例，需要做电镜检查协助诊断。生物学行为可随脑脊液播散，种植于其他脑室或蛛网膜下腔，进而侵犯脑实质。

预后：脉络丛癌生长迅速，预后差，5 年存活率为 40%。

（蔡春泉　张庆江　刘俊刚　陈静　胡晓丽）

病例 071　发热，前囟膨隆

235

头围增大，精神不振

[临床病例]

患儿，女，4个月，试管婴儿。G_1P_1，足月，剖宫产，出生后无窒息史，羊水量正常。主因发现头围增大4天，精神不振而就诊。体格检查：头颅增大，头围42 cm，前囟未闭，大小约 3 cm×1 cm，张力高；双眼呈落日征。脑膜刺激征：颈强直阳性，Kernig征阳性，Brudzinski征阳性；余均阴性。实验室检查无阳性发现。经影像学检查后行手术。

手术所见：患儿先后分两次（间隔18天）进行右侧脑室及左侧脑室肿物切除术，分别取右顶枕及左顶枕切口 3 cm×3 cm×3 cm 的皮瓣，切开皮肤皮下至骨膜，反向内侧电钻线锯开颅，见颅骨菲薄，硬膜膨出颅板外约 2 cm，剪开硬膜，脑室针穿刺脑室放出清亮脑脊液约50 ml，沿穿刺孔分开脑皮质找到肿瘤，呈灰白色，菜花状生长，分块切除之。

[影像检查]

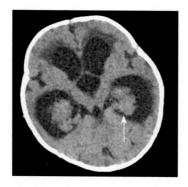

图1 CT平扫轴面显示双侧侧脑室三角区等密度肿块影（箭头），边缘不规则，密度不均匀。幕上脑室明显扩张，双侧侧脑室周围白质密度减低

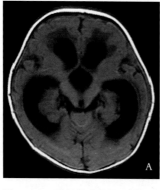 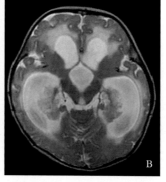

图2 MRI平扫轴面显示双侧侧脑室三角区 T_1WI 等—稍低信号、T_2WI等—稍高信号肿块影，信号略不均匀，肿块边缘不规则。幕上脑室明显扩张，双侧侧脑室周围可见斑片状稍长 T_1、稍长 T_2 信号，边界模糊

《小儿疑难病例临床与病理》

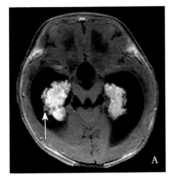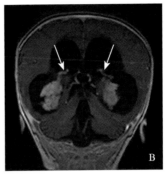

图 3　MRI 增强轴面、冠状面显示双侧侧脑室三角区肿块呈明显的均质性强化（箭头），并可见血管影与之相连

[病理检查]

大体：淡灰色破碎组织一堆，表面菜花状，5 cm×4 cm×2 cm（图 1），质脆，切面灰白淡灰色，未见出血、坏死。

镜下：肿瘤由无数的乳头组成，乳头表面被覆单层立方形或柱状上皮，细胞无异型，乳头中央为纤细的纤维血管束（图 2），无出血、坏死。

免疫组化：CK 阳性（图 3），Vimentin 阳性（图 4），S-100 阳性（图 5），GFAP 灶状阳性，Ki67 阳性＜1%，NSE 阴性，EMA 阴性。

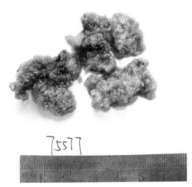

图 1　淡灰色破碎组织一堆，表面菜花状，5 cm×4 cm×2 cm

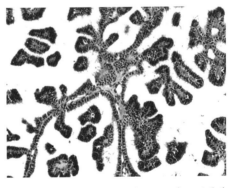

图 2　肿瘤由无数的乳头组成，乳头表面被覆单层立方形或柱状上皮，细胞无异型，乳头中央为纤细的纤维血管束

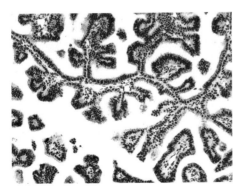

图 3　免疫组化：CK 阳性

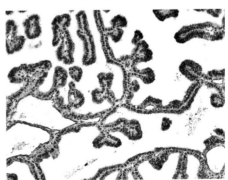

图 4　免疫组化：Vimentin 阳性

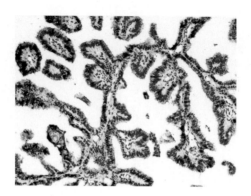

图 5　免疫组化：S-100 阳性

[病理诊断]

（右侧脑室）脉络丛乳头状瘤（WHO Ⅰ级）；（左侧脑室）脉络丛乳头状瘤（WHO Ⅰ级）。

[病理分析]

脉络丛乳头状瘤是良性肿瘤，缓慢生长，常引起脑脊液的流动障碍。肉眼：脉络丛乳头状瘤呈灰红色或灰紫色，菜花状，质实较脆。镜下：肿瘤由无数的乳头组成，酷似正常的脉络丛结构。乳头外被覆单层立方形至低柱状上皮围绕着纤细的纤维血管束。上皮无异型，游离缘不见纤毛。胞质粉染，核圆形或椭圆形，位于上皮基底部；核分裂象不多，不侵及脑组织，无坏死。免疫组化：表达 Vimentin、CK；S-100 90% 的病例表达，EMA 阴性；GFAP 25%～55% 阳性。生物学行为良性，但乳头偶可脱落，造成种植。

预后：手术可治愈。

[影像分析]

肿瘤边缘凹凸不平呈颗粒状，明显者形态似"菜花"。CT 平扫多呈较均质等或稍高密度，少数可有钙化、出血及囊变。MRI 表现为 T_1WI 等-稍低信号、T_2WI 等-稍高信号，信号较均匀；增强后明显的均一强化。脑积水为脉络丛乳头状瘤的另一特征，其原因可能为脑脊液循环通路受阻、肿瘤产生过多脑脊液或肿瘤出血造成蛛网膜粒粘连不能对脑脊液进行吸收所致。脑积水严重者，可见肿瘤浸泡于脑脊液中，常为侧脑室脉络丛乳头状瘤的表现。

鉴别诊断：侧脑室脉络丛乳头状瘤主要应该与脉络丛增生和脑膜瘤相鉴别。脉络丛增生通常表现为脉络丛体积的增大，但是并没有形成肿块样外形改变，而且也不会出现脑积水的继发性改变。发生在侧脑室的脑膜瘤主要位于侧脑室三角区，通常表现为类圆形肿块，边缘光滑，与脉络丛乳头状瘤表面分叶状的形态不同，脑膜瘤的 CT 表现为均匀的稍高密度，MRI 表现通常为 T_1WI 等信号、T_2WI 信号，增强检查明显的均匀强化。侧脑室脑膜瘤通常使侧脑室三角区局限性扩大，但不会出现脑积水改变。

[临床分析]

脉络丛乳头状瘤（choroid plexus papilloma, CPP）是一种少见的中枢神经系统良性肿瘤，起源于脉络丛的神经上皮细胞，生长较缓慢，WHO 为 I 级，预后良好。高达 20% 可发生恶变，向非典型脉络丛乳头状瘤或脉络丛癌转化。CPP 多见于儿童，是儿童期常见脑室肿瘤的重要组成，约占儿童期全部原发性脑肿瘤的 3%，占成人仅约 0.6%。在儿童中主要见于婴幼儿，约 86% 的 CPP 发生在 5 岁以下。男性多于女性。肿瘤在儿童中好发于侧脑室，而成人则多位于第四脑室。可发生在所有脉络丛存在的部位，依次为侧脑室（43%）、第四脑室（39%）、第三脑室（10%），亦可位于桥小脑角区（9%），罕见病例可位于鞍上区、大脑凸面等部位。位于桥小脑角区者认为是第四脑室内的脉络丛通过侧孔的直接延伸，而其他罕见部位则可能为胚胎残余的脉络丛组织异位生长所致。临床表现缺乏特征性，主要为脑积水所致的颅内高压和局灶性神经系统损害症状，可表现为头痛、呕吐、癫痫以及步态异常等，体格检查显示头围增大、反射异常以及视乳头水肿。

双侧 CPP 极其罕见，极少为家族性，先前的报道中不足 10 例，国内尚未见报道。研究发现，CPP 发生在同胞或者同卵双胞胎中曾被报道过两次，分析其与遗传因素有关，如 p53 变异及染色体 22 突变等。另外，CPP 患者中，其亲属可见出现其他类型的恶性肿瘤，关于这种巧合的遗传缺陷在一些文献中已有报道。对于双侧 CPP，主张两次手术的间隔为 3 周，若切除不完全，肿瘤可复发。另外，本例为试管婴儿，关于试管婴儿与如脉络丛乳头状瘤等先天性肿瘤发生的相关性尚未见相关报道。

诊断双侧脉络丛乳头状瘤，其重点应该与脉络丛绒毛状过度增生相鉴别。组织病理学对于这两种改变不能完全鉴别，而影像学可以作为有效的检查手段。综合脑积水、肿瘤表面分叶状表现以及均质性强化的特点，应高度怀疑脉络丛乳头状瘤。

（蔡春泉　张庆江　刘俊刚　陈静　胡晓丽）

间断性呕吐，双下肢无力，双眼内斜视

[临床病例]

患儿，女，1岁。主因间断性呕吐2个月，双下肢无力1个月，双眼内斜视1周入院。患儿于入院前2个月出现间断性呕吐，每天1次至多次不等，非喷射性，量不多。到我院就诊，以消化道疾病治疗，未见好转。于入院前1个月出现双下肢无力，不能扶之站立；于入院前1周出现双眼向内斜视。查体：发育正常，营养中等，神清，精神弱，头颅无畸形，前囟1.5 cm×1.5 cm，平软，双瞳孔等大等圆，对光反射存在；心肺腹（-），脊柱、四肢活动自如，双下肢肌力Ⅳ级。做头CT及MR检查考虑小脑肿瘤。

手术所见：于小脑左、右叶中间可及肿物6 cm×5 cm×4 cm，鱼肉状，质脆，与脑桥关系密切。

[影像检查]

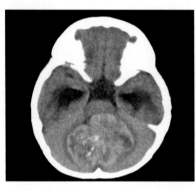

图1　CT平扫显示后颅窝中线区不规则形混杂密度肿块，其内可见小片钙化影，肿块边缘较清楚，双侧脑室颞角明显扩张

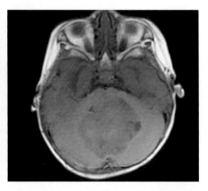

图2　MR平扫轴位T$_1$WI显示肿块主要以等信号为主，边缘及内部可见多发低信号区，第四脑室明显扩大，脑干明显受压变形

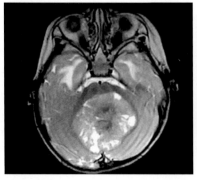

图3　MR平扫轴位T$_2$WI显示肿块呈等－稍高信号，其内信号不均匀，可见多发小片高信号影，肿块周围未见明显的水肿区

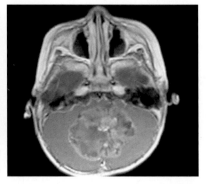

图4　MR增强轴位显示肿块呈轻－中度不均匀强化

《小儿疑难病例临床与病理》

[病理检查]

大体：灰色及灰白色破碎组织，大小为 4 cm×2.5 cm×1.2 cm，切面灰白色及部分淡黄色，质软易碎（图1）。

镜下：瘤细胞由致密的小圆形或卵圆形细胞组成，弥漫分布，核分裂易见，可见较多血管为中心的菊形团结构，菊形团周围的瘤细胞呈多层（图2），局部可见特征性的室管膜菊形团（图3），可见大片状坏死区。

免疫组化：Vimentin 阳性，GFAP 阳性（图4），S-100 阳性，Syn 少量阳性，NF 阴性，Ki67 阳性约 70%。

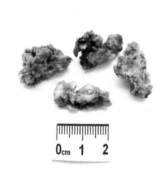

图1　灰色及灰白色破碎组织，共大 4 cm×2.5 cm ×1.2 cm，切面灰白色及部分淡黄色，质软易碎

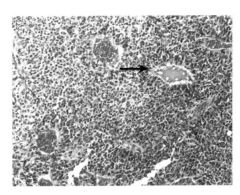

图2　以血管为中心的菊形团结构，菊形团周围细胞呈多层（箭头示）

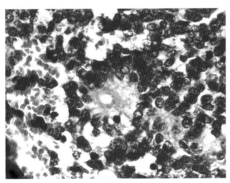

图3　高倍室管膜菊形团

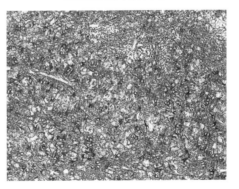

图4　瘤细胞表达 GFAP

[病理诊断]

（后颅窝）室管膜母细胞瘤（WHO Ⅳ级）。

[影像分析]

室管膜母细胞瘤的 CT 平扫表现为等-高密度，边界较清楚，肿瘤内部可见多发钙化影。MRI 平扫 T_1WI 多为等-稍低信号、T_2WI 呈等-稍高信号，信号多不均匀，多数病灶内可见囊变区，钙化在 T_1WI 及 T_2WI 序列均呈低信号。对于微小钙化的显示 CT 较 MRI 敏感。少数情况下，肿瘤内部可见出血，其密度及信号特点取决于出血所处的时期而表现不同。可出现肿瘤经脑脊液途径播散。增强检查肿瘤多呈不均匀强化。

鉴别诊断：室管膜母细胞瘤的影像表现无特异性，诊断时仍需与室管膜瘤、中枢神经系统原始神经外胚层肿瘤和少突胶质细胞瘤相鉴别，最终确诊依然需要依靠病理检查。

[临床与病理分析]

室管膜母细胞瘤（ependymoblastoma）是一种罕见的恶性胚胎性脑肿瘤，组织学以多层菊形团为特点，分级为 WHO Ⅳ 级。好发于新生儿或幼儿，多位于幕上与脑室的相关部位，其他部位如骶尾部、软脑膜也可发生。室管膜母细胞瘤的镜下特点为致密的未分化的神经外胚层细胞，瘤细胞呈小圆形或卵圆形，核染色质粗，核质比高，分裂象多见；菊形团腔面由大量的多层菊形团形成，可见特征性室管膜菊形团，菊形团多层，细胞核远离菊形团腔面，瘤细胞的顶端可见鞭毛小体（细小的点状结构），这些结构可形成明显的嗜酸性内衬膜。本例可见典型的室管膜母菊形团结构。免疫表型：瘤细胞表达 S-100、Vimentin、CK、GFAP。

鉴别诊断：①间变型室管膜瘤：室管膜母细胞瘤发生于 5 岁以下的幼儿，无栅状排列，无多核或巨核瘤细胞，无血管内皮细胞增生。间变型室管膜瘤可发生于任何年龄，有明显的血管周围假菊形团，真菊形团成为单层细胞组成，可见多核或巨核瘤细胞，微血管增生明显。②髓上皮瘤：髓上皮瘤可有室管膜母细胞瘤型菊形团，但瘤细胞假复层排列呈管状、迷路样、腔隙样或乳头状，周围有基底膜，呈原始髓管图象，有显著的纤维结缔组织间质；室管膜母细胞瘤无上述特点。③髓母细胞瘤：发生于小脑，瘤细胞呈卵圆形或胡萝卜形，瘤细胞无鞭毛小体，菊形团比室管膜母细胞瘤少，且为 Homer-Wright 型，无中空腔。

预后：室管膜母细胞瘤生长迅速，伴颅内扩散者的存活期为 6 ~ 12 个月。

（蔡春泉　张庆江　陈静　刘俊刚　赵林胜）

病例 074　双眼向左侧斜视，伴间断呕吐

[临床病例]

患儿，男，2 个月。发现双眼向左侧斜视 5 天，伴间断性呕吐入院。系 G_2P_2，足月，顺产，出生后无窒息史。于入院前 5 天家长发现双眼向左侧斜视，近 2 日间断性呕吐，呕吐物为内容物。体格检查：神志清，反应可，双眼左斜视，双瞳孔等大等圆，对光反射存；心肺腹(-)，四肢活动可。实验室检查均正常，经影像学检查后行开颅手术。

手术所见："Y"形剪开硬膜，见肿瘤呈灰白色、菜花状。

[影像检查]

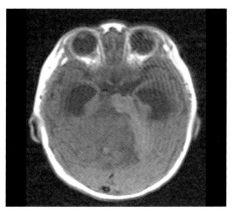

图 1　MR 平扫轴位 T_1WI 显示后颅窝偏右侧一不均匀的信号肿物影，主要呈等－稍低信号，其内可见多发类圆形低信号区。肿物边缘尚清楚，累及右侧小脑半球及小脑蚓部，第四脑室及脑干受压变形移位

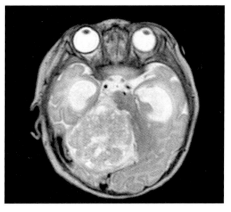

图 2　MR 平扫轴位 T_2WI 肿物呈等－稍高信号，其内多发大小不等的类圆形高信号区

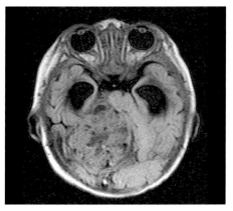

图 3　MR 平扫 FLAIR 显示肿物以等信号为主，其内可见多发囊变区

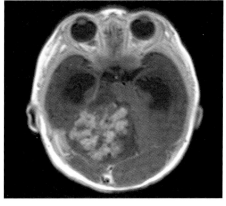

图 4　MR 增强轴位显示肿物呈明显的不均匀强化，形态呈菜花样，其内可见多发小圆形的未强化囊变、坏死区

[病理检查]

大体：不整形组织两块，大小分别为 5.5 cm×4 cm×2 cm 和 3 cm×3 cm×1.5 cm。未见包膜，切面实性，灰白色，可见微囊（图1）。

镜下：肿瘤内可见3个胚层衍化的成分，包括大量脑组织（图2）、脉络膜、鳞状上皮、皮肤附属器、软骨、骨、柱状上皮、横纹肌母细胞及多量原始神经管（在任一切片中＞3个低倍视野）（图3），各种成分混杂存在。

免疫组化：CK阳性、EMA阳性、Syn阳性（图4）、NF阳性、GFAP阳性、LCA散在阳性、Desmin少量阳性、Ki67阳性约10%。

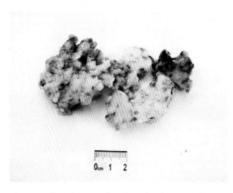

图1 不整形组织两块，未见包膜，切面实性，灰白色，可见微囊

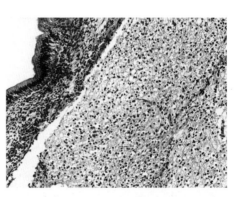

图2 肿瘤内可见多量脑组织及柱状上皮

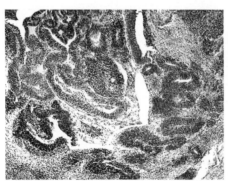

图3 肿瘤内可见大量原始神经管

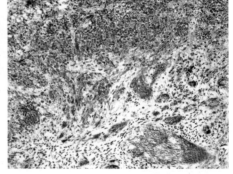

图4 Syn染色弥漫阳性

[病理诊断]

（后颅窝）未成熟畸胎瘤Ⅲ级。

[病理分析]

见病例32

[影像分析]

颅内畸胎瘤半数以上位于松果体区，约20%位于鞍上，也可见于后颅窝、中颅窝

及脑室内等部位。肿瘤大多边界清楚，有完整包膜，呈圆形或分叶状，恶变者边界不清并可伴有瘤周水肿。成熟畸胎瘤因其含有较特征性的骨或软骨、脂肪及软组织而较容易诊断，而未成熟畸胎瘤的钙化及脂肪成分少见。钙化在 CT 平扫呈高密度，而脂肪呈低密度，CT 值在 100 HU 左右。畸胎瘤的 MRI 表现的最大特点为信号不均匀，与肿瘤内的钙化、出血、囊变、脂肪等多种成分有关。钙化在 T_1WI 及 T_2WI 均呈低信号，当出现不全性钙化时也可表现为高信号；脂肪在 T_1WI 及 T_2WI 均呈高信号，脂肪抑制序列有助于确定脂肪成分的存在；囊变及坏死表现为 T_1WI 低信号、T_2WI 高信号；出血因其所处的时期不同，T_1WI 及 T_2WI 信号各具特点。增强后肿瘤囊性部分不强化，实性部分则为轻度强化或不强化，当出现显著强化时提示恶性度较高。

鉴别诊断：鉴别诊断应包括髓母细胞瘤、星形细胞瘤、室管膜瘤等后颅窝的常见肿瘤。

[临床分析]

畸胎瘤为中枢神经系统的罕见肿瘤，发生率仅为 0.5%～2%，来源于迷走的胚胎残余组织，由于胚胎 3～5 周时原始生殖细胞移行异常导致其在近中线区域残留所致，这种残瘤的原始生殖细胞是一种具有多向发展潜力的多能细胞，在多种不同因素的作用下即可转化为畸胎瘤。肿瘤半数以上位于松果体区，约 20% 位于鞍上，也可见于后颅窝、中颅窝及脑室内等部位。男性多于女性，主要见于 20 岁以下的青少年，尤以儿童多见，是 1 岁以下幼儿颅内常见的生殖细胞肿瘤，也是最常见的新生儿脑肿瘤，占 2 月龄婴儿脑肿瘤的 50%。临床症状多无特异性，与肿瘤位置有关。

2007 年 WHO 中枢神经系统肿瘤分类将畸胎瘤归为生殖细胞肿瘤，属于交界性或未定性肿瘤。畸胎瘤通常含有来源于外、中、内三个胚层的组织成分，即由骨、软骨、毛发、脂肪、脂质、上皮成分、肌肉组织及神经组织构成。按生物学行为分为良性和恶性，而良性与恶性之间没有绝对的界限，良性畸胎瘤有向恶性转化的可能性。按大体结构分为囊性和实性，囊性和实性并不完全独立存在，一般认为以囊性成分为主者多为良性、以实性成分为主者多为恶性。按组织分化程度又分为成熟型、未成熟型畸胎瘤，其中成熟型属于良性，未成熟型属于交界性或恶性。成熟畸胎瘤含有分化较好的外胚层、中胚层和内胚层成分，外胚层主要包括皮肤及其附属物、成熟的神经组织；中胚层包括软骨、骨、脂肪、纤维结缔组织、肌肉和间叶组织等；内胚层为腺管样结构，主要包括呼吸道和消化道上皮等。未成熟畸胎瘤的分化程度较差，包括起源于这 3 个胚层的更原始的成分，主要由幼稚的间充质、异型胚胎上皮和未成熟的原始神经组织组成。

肿瘤大多边界清楚，有完整的包膜，呈圆形或分叶状，恶变者边界不清并可伴有瘤周水肿。成熟畸胎瘤因其含有较特征性的骨或软骨、脂肪及软组织而较容易诊断，而未成熟畸胎瘤钙化及脂肪成分少见。

本例为 2 个月大的男婴，因肿瘤占据右侧后颅窝，第四脑室明显受压变窄，造成幕上脑室扩张积水而引起颅内压增高，同时肿瘤累及右侧桥臂，并明显推挤脑干变形移位，可能引起动眼神经受损，可以解释患儿呕吐及斜视的症状。本例表现为后颅窝

245

偏右侧明显的不均匀信号肿物，未见确切的钙化及脂肪信号，可见轻度的瘤周水肿，增强后呈明显的不均匀强化，其内可见多发小囊性未强化区，MRI 表现缺乏特征性。应包括的鉴别诊断有髓母细胞瘤、星形细胞瘤、室管膜瘤等后颅窝的常见肿瘤。因未成熟畸胎瘤的影像学表现缺乏特异性，其确诊还需结合病理学检查。另外，Sewarnura 等发现未成熟畸胎瘤患者血清和（或）脑脊液中的 AFP 和 HCG 水平升高，因此测定 AFP 和 HCG 等标记物可能有助于肿瘤的早期诊断。

（蔡春泉　张庆江　陈静　刘俊刚　赵丽）

病例 075 肢体活动障碍，感觉障碍，神经根性疼痛——椎管内肠源性囊肿

[临床病例]

本组患儿 6 例，男 4 例、女 2 例；年龄为 1 ~ 11 岁，平均为 4.6 岁；病程为 2 个月 ~ 3 年不等。

临床表现：①神经根性疼痛 4 例，其中以此为首发症状出现的 2 例；②感觉障碍 5 例，多表现为不同程度的节段性感觉障碍平面，常伴有肢体麻木；③肢体运动障碍 6 例，症状、体征均有进行性加重趋势，其中肌力 0 ~ Ⅰ 级者 2 例、Ⅱ ~ Ⅲ 级者 4 例；④括约肌功能障碍：有 2 例患儿有尿潴留、尿失禁及大便困难等括约肌功能障碍。经影像检查后行手术。

手术所见：本组 6 例均采取后正中入路囊肿神经显微外科切除术，术中见囊肿均位于髓外硬膜下，4 例囊液清亮，2 例浑浊、黏稠；6 例均位于脊髓腹侧。全切除、大部切除 5 例，部分切除 1 例。

[影像检查]

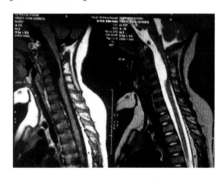 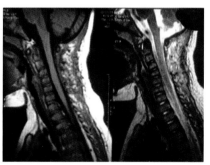

图 1　矢状位 MRI 显示颈$_{1~3}$椎体水平脊髓前方肿物，脊髓明显受压

图 2　同一患儿术后复查 MRI 显示原肿物影像消失，脊髓受压明显缓解

[病理检查]

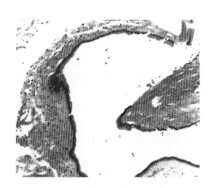

图 3　囊壁为纤维结缔组织其内被覆单层柱状上皮

[病理诊断]

（椎管内）镜下为纤维性囊壁内被覆柱状上皮，符合肠源性囊肿（图 3 ）。

[病理分析]

病理按囊壁组织学特点分为 3 型。Ⅰ型：内衬单层、假复层立方形或柱状上皮伴或不伴纤毛，胞核整齐排列于基底部，胞质富含糖蛋白和黏蛋白；Ⅱ型：除Ⅰ型外还有腺体、平滑肌、脂肪、软骨、神经节等；Ⅲ型：除Ⅱ型外还含有室管膜或神经胶质。本组 6 例均为Ⅰ型。

[影像分析]

CT 扫描可见椎管内边界清楚的低密度囊性占位，脊髓受压变扁。MRI 是本病的首选及最佳检查方法。肠源性囊肿通常为位于颈或上胸段椎管内髓外硬膜下脊髓腹侧正中的囊肿性病变，囊肿信号均匀且与脑脊液相似，囊壁菲薄，通常无强化效应；部分病例可见"脊髓嵌入征"。MRI 显示囊肿通常呈类圆形或椭圆形，长轴与脊髓走行方向一致，也可形态不规则。囊肿边缘光滑，对脊髓造成明显压迫，囊壁薄而均匀。T_1WI 囊肿的主要表现为等于或略高于脑脊液的低信号；T_2WI 呈等信号或与脑脊液相似的高信号，信号通常较均匀。信号强度取决于囊肿内容物的成分，少数可因含较多的蛋白质成分或囊内出血，在平扫 T_1WI 呈高信号或 T_2WI 低信号。典型的肠源性囊肿有特定的发病部位和发病年龄，结合 MRI 表现以及合并的先天性畸形情况，一般术前即可作出正确诊断。不典型者需与椎管内的其他囊性病变相鉴别：①蛛网膜囊肿：青年人多见，一般位于脊髓背侧髓外硬膜下或硬膜外，信号强度在各序列上均与脑脊液信号一致，无强化。一般不合并其他先天性畸形。②皮样和表皮样囊肿：好发于儿童，多位于腰骶部髓外硬膜下，信号多不均匀，大多数无强化，少数囊壁可见强化。常合并脊柱先天性畸形和背部皮肤异常。③囊性神经鞘瘤：一般沿神经根走形分布，典型的肿瘤呈哑铃状，通过扩大的椎间孔向硬膜外生长。病变信号不均，增强后囊壁及实性部分明显强化。④血管母细胞瘤：囊肿型血管母细胞瘤为髓内"囊肿壁结节"的表现，壁结节明显强化，继发性脊髓空洞症及异常流空血管影常见。⑤脂肪瘤：可发生于椎管内的任何节段，T_1WI 和 T_2WI 病灶均呈高信号，应用脂肪抑制序列后，病灶内的高信号明显被抑制；而蛋白含量高的肠源性囊肿的信号强度不受脂肪抑制序列的影响。

[临床分析]

儿童椎管内肠源性囊肿（intraspinal enterogenous cyst, ISEC）是神经外科临床上少见的先天性瘤样占位性病变，是内胚叶发育障碍所致的先天性疾病。Kubie 和 Fulton 于 1928 年首次报道了中枢神经系统内衬有消化管样细胞的囊肿。1979 年 WHO 将肠源性囊肿列为"其他畸形肿瘤和肿瘤样病变"，并定义为"囊肿由类似胃肠道的分泌黏液蛋白的上皮组成，通常在椎管内"。肠源性囊肿好发于颈胸段椎管内，常伴有其他发育畸形，如椎体异常及椎弓附件异常、胃肠道憩室或肠管畸形等，因此认为其发

《小儿疑难病例临床与病理》

生与消化道形成时脊索与原肠未完全分离有关。本组 6 例未见并发畸形。本症以 4~10 岁儿童多见，男性明显多于女性，本组的男女比 2：1。Kwork 报道肠源性囊肿约占椎管内肿瘤的 0.4%。

临床表现：临床表现与囊肿所在部位和性质相关。神经根受到囊肿压迫、刺激可导致根性疼痛，并多为首发表现，感觉障碍以受损平面以下的浅感觉减退为主，深感觉多不受影响。本组 4 例（4/6）患儿有神经根痛，5 例（5/6）患儿有感觉障碍，6 例（6/6）肢体运动障碍，2 例（2/6）括约肌功能障碍。囊肿的周期性破裂和囊液的吸收不平衡导致间歇性发热和症状反复，也是椎管内肠源性囊肿的重要特点。但本组未见此种情况，可能与 MRI 对该症的早期诊断有关。

合并其他畸形也是其特点，合并的畸形按部位分为两类：一类为消化、呼吸道畸形，包括肠异位、肠扭转、套叠、憩室，以及纵隔和呼吸道囊肿等；另一类为脊椎畸形，包括脊柱裂、半椎体、椎体融合、脊柱侧弯及后突畸形、脊髓纵裂等。本组未发现合并畸形，分析可能与本组例数较少有一定关系。

治疗和预后：肠源性囊肿为良性病变，对已有神经功能障碍者宜尽早手术，解除脊髓压迫。全切是减少复发的根本方法。对与脊髓和神经根粘连紧密的囊壁部分可保留，残余囊壁应小心电灼，彻底破坏其分泌功能。手术中应尽量避免囊内容物外溢，有作者认为囊内容物随脑脊液播散可导致术后复发。本组囊肿全切除 5 例（5/6），如此高的全切除率和神经显微外科器械的应用是密不可分的。1 例未完全切除是因为囊肿与脊髓粘连较紧，部分囊壁嵌入前正中裂，使完全剥离困难。多数患儿在囊肿切除后的短期内有明显的功能恢复，表现为肌力提高、感觉恢复等。本组治愈和好转 5 例（5/6），仅 1 例术后症状、体征未见明显缓解，分析其原因可能和确诊手术前病程过长有关。本病全切除后预后良好，我们不主张仅做囊液抽吸或囊壁部分切除，因为有文献报道此种处理术后囊肿易复发。

总之，以 MRI 为代表的现代影像学的发展使该症的早期诊断成为可能，而本症一经发现，应在脊髓出现不可逆性损害之前及早手术。

（蔡春泉　张庆江　赵滨　胡晓丽）

[临床病例]

患儿，女，2岁。主因间断性头痛、呕吐1个月，加重5天入院。查体：体温36.5℃，呼吸26次/分，心率95次/分，神志清、反应可，颈强直（+），神经系统检查未见异常。既往体健，否认外伤史。实验室检查：WBC 11.1×10^9/L，N 50%，RBC 3.97×10^{12}/L，HGB 103 g/L。行头颅CT显示后颅窝中线区囊性占位性病变，边界清晰（图1）。MRI显示后颅窝中线区囊性肿物，呈长T_1、长T_2信号，边界清晰，肿物后方紧邻窦汇，第四脑室受压，幕上脑室扩张积水（图2），增强后肿物边缘呈明显的线样强化（图3）。初步诊断为后颅窝肿物，拟手术治疗。备皮过程中发现患儿枕外隆突区头皮有一陷窝，类似于皮肤毛囊感染，触诊其周围可及头皮皮下索条状物致人字缝中断（图4）。术前讨论结合上述补充体征考虑枕部潜毛窦合并后颅窝皮样囊肿，窦道开口为枕外隆突区皮肤陷窝。

手术所见：枕部后正中入路，皮肤藏毛窦孔梭形切口，分离皮下潜毛窦窦道见皮下窦道经枕骨人字缝与颅内沟通。切除枕骨鳞部，开骨窗大小约4 cm×3 cm，剪开硬脑膜后，可见一多囊性肿物与窦道相沟通，外观呈黄色，肿物向前达第四脑室顶部，总体积约3 cm×3 cm×2 cm，穿刺抽出淡黄色脓性液体，清除混有毛发的皮脂，显微镜下完整切除囊壁，用阿米卡星生理盐水反复冲洗，防止术后局部脓肿形成或化学性脑膜炎，止血后关颅。脓液菌培养为表皮葡萄球菌。患儿术后静脉输液抗感染治疗，无发热现象发生，无颅内感染并发症，恢复良好，治愈出院。

[影像检查]

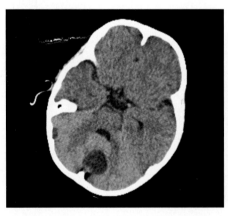

图1　头颅CT示后颅窝中线区囊性肿物

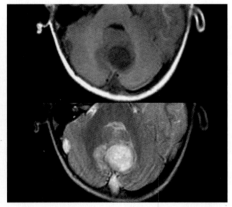

图2　头颅MRI平扫示后颅窝中线区囊性肿物，呈长T_1、长T_2信号，边界清晰，第四脑室受压

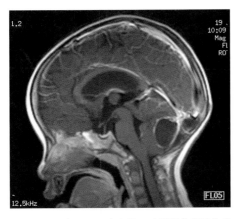
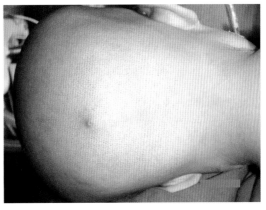

图 3 头颅增强 MRI 矢状位示后颅窝中线区囊性肿物，后方紧邻窦汇，增强后肿物边缘呈明显的线样强化

图 4 枕部头皮潜毛窦窦口

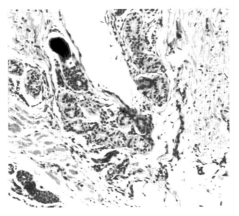

图 5 囊壁见皮肤附属器，被覆薄层鳞状上皮，囊内有少许角化物

[病理检查]

大体：囊性肿物，3 cm×3 cm×2 cm，内含皮脂样物和毛发。

镜下：囊壁见皮肤附属器，被覆薄层鳞状上皮，囊内有少许角化物（图 5）。

[病理诊断]

（后颅窝）皮样囊肿；皮肤窦道与颅内皮样囊肿相连，伴少量炎症细胞浸润。

[临床、影像与病理分析]

颅内皮样囊肿是较少见的起源于神经外胚层的先天性肿物，可发生于任何年龄，20 岁以下多见。常发生于中线或邻近中线部位，如鞍区、大脑基底面、松果体区和后颅窝。国外报道颅内皮样囊肿的发生率为 0.1%～0.7%，国内报道为 0.1%～0.24%。位于躯体中线区的潜毛窦是神经管背侧闭合时皮肤外胚层发育畸形所致，大多数窦道止

病例 076 间断性头痛、呕吐

251

于皮下组织，但某些窦道会延伸到颅脊柱轴而成为感染进入中枢神经系统的入口。发生在头部的潜毛窦以枕部多见，潜毛窦窦道的内腔为皮肤覆盖的纤维管，通过颅骨上的缺损延伸至后颅窝，窦道往往扩大形成肿块（皮样囊肿）。皮样囊肿囊内含有皮脂物质及毛发及囊壁有鳞状上皮与皮肤附属器。由于囊肿经皮肤窦道与外界相通，因此常易引起感染。随着囊肿不断增大，也可以压迫邻近的脑组织及颅内神经。皮样囊肿早期无明显的临床症状，当囊肿发生感染或压迫脑组织及神经时才产生相应的临床症状。CT 及 MRI 检查对皮样囊肿的诊断有一定的价值。皮样囊肿在 CT 上表现为低密度病灶，增强后一般无强化。在 MRI 上呈囊状灶，边界清晰，在 T_1WI 呈低、等或高信号，这种信号特点与囊内含有脂类物质有关，T_2WI 为高信号，增强后皮样囊肿无强化。颅骨缺损较小时，影像学检查不易发现。本病的临床表现无特异性，加之临床缺乏对本病的认识且潜毛窦窦口位于毛发内，体格检查时容易忽视，因此易造成误诊。手术为该病的主要治疗手段，术中用棉片保护周围脑组织，以防脓液、皮样囊肿碎屑及囊液溢入蛛网膜下腔引起化学性脑膜炎，有溢出时需及时吸尽；缝合硬脑膜前用大量阿米卡星生理盐水反复冲洗，洗尽残留内容物；术后给予抗生素治疗。

（蔡春泉　张庆江　胡晓丽）

病例 077   排便、排尿障碍，双下肢无力

[临床病例]

患儿，男，10个月。排便、排尿障碍33小时，双下肢无力9小时入院。患儿于入院前33小时家长发现其肛门处有大便，不能自行排出，并发现伴有尿潴留，每次排少量尿，下腹部略膨隆。入院前9小时发现患儿双下肢无力，不站、不走、不动，予痛刺激无反应。双上肢活动无异常，不伴抽搐，无口角歪斜、多汗、呛咳、声嘶，无呼吸困难。近3天有阵发性哭闹，难以安抚，精神、进食不佳。否认近期疫苗接种史。入院前半个月患儿自学步车上掉下，面部擦伤，当时肢体活动未见异常。查体：发育营养可，神志清，精神稍差，呼吸节律齐，无发绀。心肺（-），腹部平软，下腹部稍膨隆，可触及充盈膀胱，脊柱无畸形，双下肢肌张力低下，肌力0级，双上肢肌张力正常。肛门处有大便。布氏征阳性，其他病理反射未引出。影像检查示右侧腹膜后区肿物经椎间孔向椎管内延伸，脊髓明显受压，行手术治疗。

手术所见：见肿物位于脊髓硬膜外胸12～腰2长约2.5 cm，包膜完整，有神经根在其内生长，色质红，囊实性，囊液灰黄。

[影像检查]

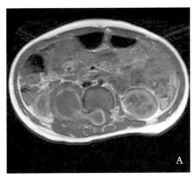 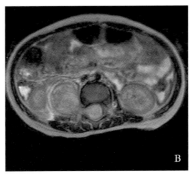

图1   MR平扫轴面T_1WI及T_2WI示右侧腹膜后区肿物经椎间孔向椎管内延伸，肿物中心呈稍长T_1、稍长T_2信号，周围可见短T_1信号环绕，脊髓明显受压

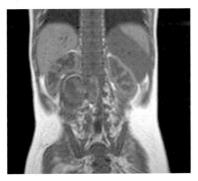 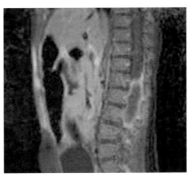

图2   MR平扫冠状面T_1WI显示病变位于右肾下方，右肾下缘受压。肿物经椎间孔向椎管内延伸

图3   MRI增强轴面T_1WI显示病变内部强化不明显，边缘可见环形强化

253

[病理检查]

大体：破碎的灰白色组织，2 cm×1.5 cm×1 cm，质糟脆。

镜下：肿瘤细胞散在或灶状分布，排列松散（图1），肿瘤细胞小，圆形或卵圆形，核深染，核仁不明显，胞质稀少（图2），其间可见纤细的纤维分隔，肿瘤内可见片状坏死区域，散在钙化。

免疫组化：NF阳性（图3）、S-100散在阳性、LCA阴性、CD99阴性。

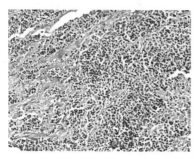 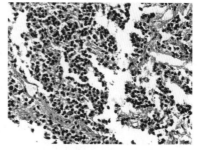

图1　肿瘤细胞散在或灶状分布，排列　　图2　肿瘤细胞小，圆形或卵圆形，核
　　　松散　　　　　　　　　　　　　　　　　深染，核仁不明显，胞质稀少

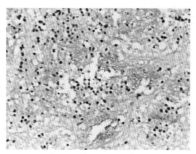

图3　NF神经丝染色阳性

[病理诊断]

（腹膜后及椎管内）神经母细胞瘤（分化差型）。

[影像分析]

儿童椎旁软组织的肿瘤经过椎间孔向椎管内侵犯，最常见的为神经母细胞瘤。首选MRI检查，病变在T_1WI上为等或低信号影，在T_2WI上为轻—中度的高信号影，增强后可有相对均匀的强化，肿瘤可合并出血和坏死而导致信号不均。在薄层T_1WI上可以显示侵袭性肿块呈哑铃形延伸，椎间孔扩大，邻近椎板和椎体可有骨质破坏。

鉴别诊断：需要与其他硬膜外肿瘤如淋巴瘤、白血病和转移瘤相鉴别。白血病和淋巴瘤的诊断往往需要结合临床、实验室检查进行综合判断。CT和MRI检查只能明确肿瘤的部位、范围等，有时可有椎体骨质破坏。白血病可以浸润至硬脊膜、脊髓和神经根，同时浸润脊髓血管壁，引起血栓、栓塞或出血，甚至脊髓软化。淋巴瘤累及椎管以硬膜外和硬膜囊受侵最为常见，常围绕硬膜囊及神经根生长，硬膜囊呈多节段的环形狭窄。有时肿瘤可经血管周围间隙侵犯脊髓实质，椎体骨质也可受累。转移瘤常伴有邻近骨质的破坏，在硬膜外出现软组织肿块，增强后肿块可有强化，临床上常有原发性肿瘤的病史，病程进展快，有助于明确诊断。

[临床与病理分析]

神经母细胞瘤是起源于肾上腺和交感神经系统的胚胎性肿瘤，也是2岁以前儿童最常见的颅外实体恶性肿瘤，约96%的病例10岁前发病。原发部位40%在肾上腺，25%在腹部，15%在胸部，5%在颈部和骨盆的交感神经节。大体：发生于肾上腺的神经母细胞瘤一般有包膜，直径1~10 cm，呈棕褐色，质软，可见出血、坏死。肾上腺外的神经母细胞瘤一般无包膜，界限不清，浸润性生长，可见囊性变。镜下：肿瘤主要由神经母细胞组成，完全或部分被纤细的纤维血管分割形成分叶状结构，间隔中含有S-100蛋白阳性的细长状施万母细胞；典型的神经母细胞呈圆形，有圆形或卵圆形核，胞质稀少；瘤细胞生成的轴索构成神经纤维网；可见Homer-Wright菊形团结构。

分化的神经母细胞具有由神经母细胞向节细胞分化过度的特点，即核分化（核变大，染色质离心性，单个明显的核仁）和胞质分化（染色质嗜酸性/双色性，细胞直径≥核直径的2倍以上）同步进行。

神经母细胞瘤可分为3个亚型：未分化型、分化差型和分化型。①未分化型：由未分化的神经母细胞组成，肿瘤中未见明显的神经纤维网和菊形团结构。一般需要借助免疫组化染色或遗传学分析明确诊断。②分化差型：最常见，多数肿瘤细胞为典型的神经母细胞，仅有少于5%的瘤细胞显示分化，肿瘤中有数量不等的神经纤维网和菊形团结构，分叶状结构明显。间隔中有施万母细胞。③分化型：肿瘤中有＞5%的肿瘤细胞显示分化的神经母细胞的特点，常见丰富的神经纤维网。免疫组化：神经源性标记物NSE、Syn、NF、CgA等阳性，S-100间隔中施万母细胞阳性，同时还要结合阴性对照和其他小圆细胞肿瘤标记物作出诊断。

鉴别诊断：①胚胎性横纹肌肉瘤：瘤细胞形态多样，由分化较为原始的星形细胞和小圆形细胞构成，肿瘤细胞弥漫分布，因此需要与未分化型神经母细胞瘤进行鉴别。在前者中可以找到不同分化阶段的横纹肌母细胞，且免疫组化染色肌源性标记物呈阳性表达，如Desmin、Myoglobin、MyoD1等。②促结缔组织增生性小圆细胞肿瘤：好发于儿童和青少年的腹腔和盆腔内，肿瘤呈多结节性生长，镜下由肿瘤细胞巢及其周围大量增生的纤维结缔组织组成，免疫组化显示肿瘤具有多向分化，包括CK、Vimentin、Desmin、NSE和WT1。

预后：根据临床分期、诊断时的年龄、组织病理学、MYCN、11q畸变和DNA倍体等综合判断预后。

（蔡春泉　张庆江　赵滨　王立英　赵丽）

左颞肿物

[临床病例]

患儿，女，1.5岁。左颞肿物3个月。入院前3个月患儿头部左侧不慎被拳头撞伤，伤后即出现该部位肿大，局部稍红，触之患儿无明显哭闹，肿物范围约 8 cm×8 cm×6 cm。查体：全身无黄染，浅表淋巴结未及肿大，头颅无畸形，前囟已闭，肿物位于左颞部，约 8 cm×6 cm×5 cm，质硬，无红肿，无破溃，无触痛，基底固定，眼球活动自如。心肺未见异常。腹平软，肝脾未及。脊柱四肢未见畸形。血常规：WBC $9.8×10^9$/L，Hgb 129 g/L，中性粒细胞35%，淋巴细胞58%，单核细胞4%，嗜酸性粒细胞3%，PLT $255×10^9$/L。做影像学检查后行肿物切除术。

[影像检查]

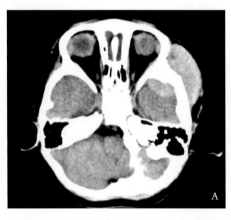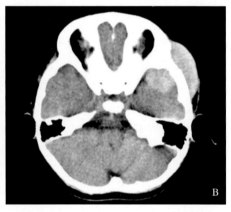

图 1　CT平扫脑实质窗显示左侧颞部跨颅板内外团块状高密度肿块影，密度较均匀，边缘较清楚，左侧颞叶呈受压改变

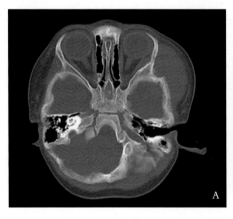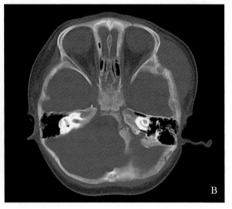

图 2　CT平扫骨窗显示左侧颞骨骨质不规则增厚，呈放射状或毛刷状改变

[病理检查]

大体：灰白色的不整形组织两块，一块 0.7 cm×0.5 cm×0.3 cm，另一块 0.2 cm×0.2 cm×0.1 cm。肿物灰白色，鱼肉样。

镜下：瘤细胞为弥漫分布的较一致的小细胞（图 1），大部分细胞核呈圆形或椭圆形，部分呈杆状、分叶状或不规则，核仁不明显（图 2）；胞质少到中等，似有颗粒。未见嗜酸性粒细胞。肿瘤之间可见散在成熟的骨骼肌。

免疫组化结果：MPO 弥漫阳性（图 3），CD3 阴性，CD20 阴性，Lysozyme 阴性，TDT 阴性，CD79a 阴性，Ki67 阳性约 70%，CD99 散在阳性，NF 阴性，S-100 阴性，Desmin 阴性。

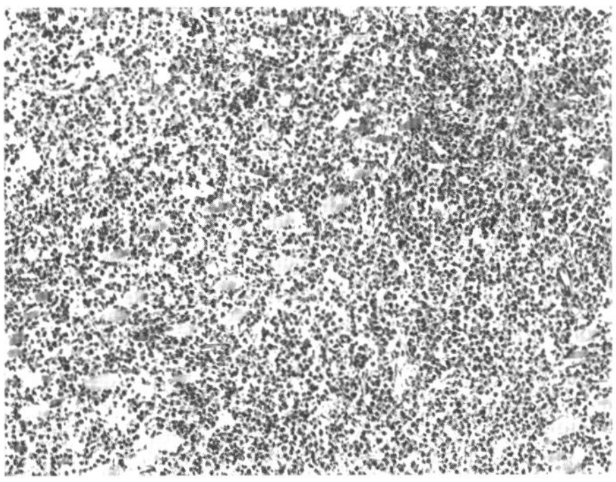

图 1　瘤细胞为弥漫分布的较一致的小细胞

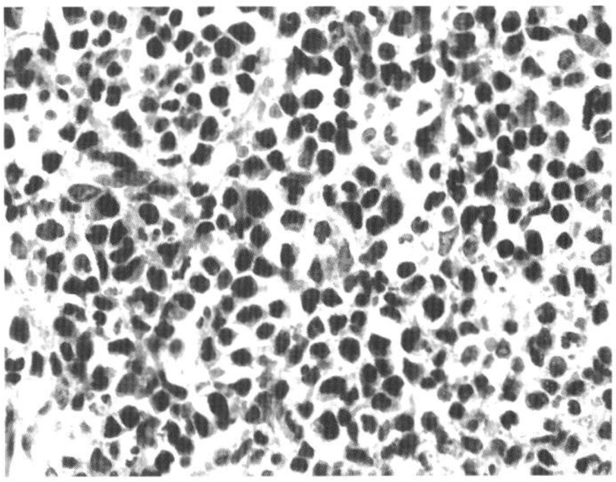

图 2　细胞核呈圆形或椭圆形，部分呈杆状、分叶状或不规则，核仁不明显

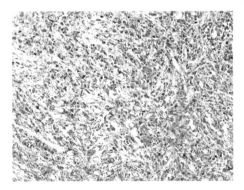

图 3　免疫组化：MPO 阳性

[病理诊断]

（左颞）粒细胞肉瘤。

[影像分析]

粒细胞肉瘤的 CT 平扫表现为梭形或团块状等或高密度肿块，边缘较清楚，肿块向颅内突出，呈梭形时类似于硬膜外血肿，肿瘤密度通常较均匀，无钙化、囊变、坏死及出血。邻近颅骨受累表现为颅板不规则增厚，并可见放射状或毛刷状骨质破坏，

随着病情发展，骨髓腔内可出血，呈虫蚀状、筛孔状骨质密度减低区，骨质破坏边缘模糊不清，通常没有硬化缘。MRI 平扫肿块于 T_1WI 呈低 - 等信号，于 T_2WI 呈低 - 高信号，信号可不均匀；增强后肿块明显强化，肿块周边可见血管影像。

鉴别诊断：颅内粒细胞肉瘤需要与颅内原发性淋巴瘤、脑膜瘤及脑脓肿相鉴别，通过 CT、MRI 平扫及增强检查通常可予以鉴别。伴有骨质破坏的颅内粒细胞肉瘤则需要与多发性骨髓瘤、骨转移瘤、朗格汉斯细胞组织细胞增生症及软骨肉瘤相鉴别。

[临床与病理分析]

粒细胞肉瘤（granulocytic sarcoma, GS）又称髓外髓系肿瘤，是发生于骨组织或髓外任何部位由原始粒细胞或不成熟粒细胞形成的肿瘤。以儿童和青年多见，无明显的性别差异。GS 扁平骨（颌骨和颅骨、胸骨、肋骨、椎骨、骨盆）、长骨、肝、脾、淋巴结、扁桃体、肾、肌肉、胃肠道、乳腺和皮肤等也可受累。本例发生在颞部，有相邻的颅骨破坏，并累及颅内。GS 的临床表现可先于 AML、CML、MPD、MDS 同时发生，或仅有单独的粒细胞肉瘤，骨髓正常。本例骨髓及外周血象均正常。病理特点：从原始粒细胞到分化较成熟的粒细胞。根据成熟程度不同，GS 分为 3 型：①原始细胞型：主要由原始粒细胞组成，核圆形或椭圆形，有明显的嗜酸性或嗜碱性核仁；②不成熟细胞型：由原始粒细胞及早幼粒细胞组成；③成熟细胞型：由早幼粒细胞及偏成熟中幼粒细胞组成，或以中幼粒细胞为主伴一些晚幼粒细胞。本例属不成熟细胞型。GS 的组织形态学不具特异性，HE 很难诊断，结合免疫组化可确诊，MPO 是敏感的抗体，此外 CD43、CD15、CD30、CD34、CD68 等也可有不同程度的表达。GS 的需与淋巴瘤、神经内分泌肿瘤、PNET、未分化癌、神经母细胞瘤、胚胎性横纹肌肉瘤相鉴别。本例的形态学及免疫组化染色支持 GS。

预后：发生于 MDS 或 MPD 的髓系肉瘤相当于急性病变。发生于 AML 者与白血病的预后相似，若为孤立病变而无白血病表现者，局部放疗可有较长的生存期。

（蔡春泉　张庆江　赵滨　王立英　胡晓丽）

双下肢运动障碍，排尿困难

[临床病例]

患儿，男，3岁。主因双下肢运动障碍1个月，排尿困难2天入院。患儿于入院前1个月突然双下肢不能行走，入院前2天患儿不能顺利排尿。查体：一般情况尚可，全身浅表淋巴结未触及，肝脾不大。脊柱外观正常，棘突叩击痛（－），右下肢肌力Ⅰ级，左下肢肌力Ⅱ级，双侧腹壁反射、提睾反射及膝-腱反射未引出，肛门反射减弱，病理反射未引出。MRI检查示：胸10～腰1椎体水平椎管内可见梭形软组织肿块影，肿块占据大半个椎管，脊髓受压明显，肿物均匀强化。于全麻下行硬脊膜外肿物切除术，术中以胸11为中心切开椎板，见肿物位于胸10～腰1椎体水平硬脊膜外脊髓背右侧，约6 cm×1.5 cm×1 cm，呈淡黄色鱼肉状，类似于脂肪液化的坏死组织，血运中等，环绕包裹椎管内硬膜及神经根管内口，部分与硬脊膜粘连，硬膜搏动消失。术中彻底切除肿瘤，硬脊膜囊搏动立即恢复。术后补充增强CT检查：肝、胆囊、脾、双肾及腹主动脉旁以及腹腔等处均未发现有肿大的淋巴结影像，补充检查骨髓象未见异常。术后2周双下肢肌力有所恢复，右下肢肌力Ⅲ级、左下肢肌力Ⅳ级，尿便正常。家属拒绝进一步治疗，自动出院。

[影像检查]

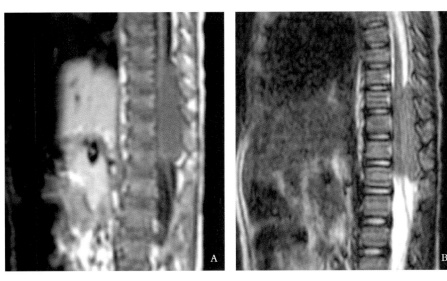

图1　MRI平扫矢状面T₁WI及T₂WI显示胸₁₀～腰₁椎体水平硬膜外肿块，呈等T₁、等T₂信号，
信号强度均匀，占位效应明显，硬脊膜被肿物掀起，蛛网膜下腔明显受压变窄

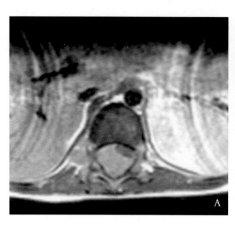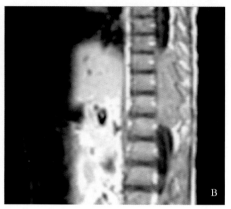

图 2　MRI 增强轴面、矢状面 T_1WI 显示肿块均匀强化，边界更加清晰，相邻的脊髓明显受压移位

[病理检查]

大体：不整形组织数块，共为 2 cm×1.8 cm×0.6 cm，大部为灰白色，局部似出血，质软，无包膜。

镜下：形态大小较为一致的小细胞弥漫浸润，散在星空现象，其中可见残存的脂肪空泡（图1），核分裂象易见，局部脂肪组织间可见瘤细胞弥漫浸润（图2）。

免疫组化：CD20 阳性（图3）、CD79a 阳性、TdT 阳性（图4）、CD99 阳性、NF 阴性、CD45RO 散在阳性。

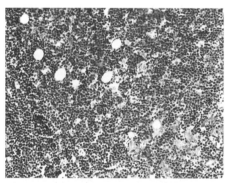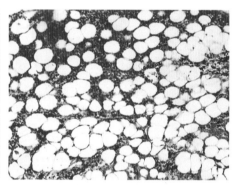

图 1　瘤细胞呈较为一致的小细胞弥漫分布，其间可见残存的脂肪空泡及星空现象　图 2　瘤细胞于脂肪间弥漫浸润

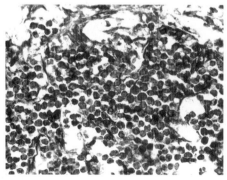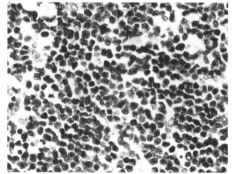

图 3　CD20 阳性　　　　　　　　　　　图 4　TdT 阳性

260

[病理诊断]

（胸 10 ~ 腰 1 椎骨水平硬膜外）前驱 B 淋巴母细胞淋巴瘤。

[影像分析]

椎管内淋巴瘤最常累及硬膜外间隙，表现为硬膜外肿块，信号均匀，边界清楚，增强后均匀强化，脊髓受压移位。肿瘤常围绕硬膜囊及神经根生长，硬膜囊呈多节段的环形狭窄。肿瘤也可通过椎间孔直接侵犯到椎旁，椎间孔扩大，椎体骨质也可受累。

鉴别诊断：需与白血病和转移瘤相鉴别。白血病细胞浸润硬脊膜表现为硬膜外肿块，增强后肿瘤均匀强化，邻近的硬脊膜增厚强化范围大于肿块，常同时伴有椎体骨质受累，表现为多发椎体骨髓腔异常信号。转移瘤临床上有原发性肿瘤的病史，病程进展快，常伴有邻近骨质的破坏，椎体压缩变扁，在硬膜外出现软组织肿块，可单发或多发，呈跳跃性，增强后肿块可有强化。

[临床与病理分析]

恶性淋巴瘤晚期发生硬脊膜外侵犯而出现脊髓压迫症状者并不少见，文献报道其发生率为 3.0% ~ 7.8%，而原发性椎管内硬脊膜外非霍奇金淋巴瘤（primary spinal epidural non-Hodgkin lymphoma, PSENHL）较为罕见，文献报道其发病率占非霍奇金淋巴瘤患者的 0.1% ~ 6.5%，以 50 ~ 70 岁好发，以男性多见。儿童发生 PSENHL 并不多见。

PSENHL 的病变部位以胸段多见，其次为腰骶段，颈段极少见。临床上最常见的首发症状为胸背痛或腰背痛，沿神经走向呈放射性疼痛，最终出现受损部位以下截瘫。从首发症状出现到脊髓压迫征出现的时间可为数天至 1 年，一般为 3 ~ 6 个月。绝大部分患者表现下肢硬瘫并且突然性加重，然后是浅表感觉丧失，最后影响括约肌功能，一旦切除肿瘤解除压迫，则其症状恢复很快，短期效果满意。本例符合上述特点。MRI 表现为连续多节段的硬膜外长梭形均质性等信号，T_1WI 呈低信号、T_2WI 等低或稍高信号，增强扫描可呈不同程度的均匀强化。椎板切除减压肿瘤切除，辅以术后的局部放疗和全身化疗措施是治 PSENHL 的主要手段。PSENHL 的预后取决于就诊时的临床分期和病理分型，但相对于继发性椎管内硬外恶性淋巴瘤的预后要好，5 年生存率可达 60% ~ 80% 以上。手术目的是最大限度地恢复脊髓功能，重建脊柱的稳定性，延长患儿的生命。

病理鉴别诊断：①前驱 T 淋巴母细胞淋巴瘤：T 细胞标记阳性；②霍奇金淋巴瘤：CD15 和 CD30 标记可识别 R-S 细胞；③粒细胞肉瘤：MPO 标记阳性；④尤文肉瘤 / 外周原始神经外胚层肿瘤：瘤细胞显示神经分化，可见菊形团结构，尤文肉瘤表达 CD99，外周原始神经外胚层肿瘤表达 Syn、NSE、S-100 等标记阳性。临床上本症需要与硬脊膜外脓肿、硬脊膜外血肿及转移瘤等相关疾患相鉴别，椎管内硬膜外间隙的原发性恶性淋巴瘤发生率较低，缺少特异性的临床表现，术前诊断较为困难，但 MRI 的表现特点可为诊断提供帮助。

（蔡春泉　张庆江　赵滨　王立英　赵林胜）

[临床病例]

患儿，男，23 天。出生后发现背部肿物至今入院。出生后即发现胸背部肿物，逐渐增大，无破溃，无液体流出。查体：胸背部可见肿物生长，形状呈尿道下裂之阴茎及阴囊形状，基底部左侧皮肤色红，无感染，无渗出。其余胸、腹、脊柱四肢未见异常。会阴部检查：男性外阴，外观无畸形。

[影像检查]

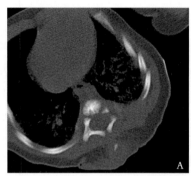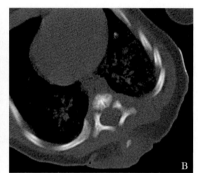

图1 CT平扫轴面显示背部皮下软组织密度肿块，其内可见小骨块影像，病变与背部肌肉相连，与椎管内未见确切沟通

[病理检查]

大体：似阴茎及阴囊样组织，阴茎长 2 cm、直径 1.5 cm，有包皮及海绵体样物。阴囊样组织大 3 cm×3 cm×1 cm。未及睾丸（图1，图2）。

镜下：见致密结缔组织下大量的不规则的血窦，血窦彼此相通连，血窦之间是富含平滑肌的结缔组织小梁，符合阴茎海绵体组织（图3，图4）。无尿道海绵体。

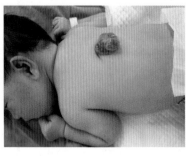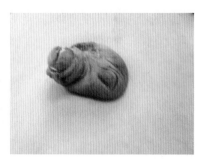

图1 患儿的胸背部肿物　　　　　　图2 肿物似阴茎及阴囊

《小儿疑难病例临床与病理》

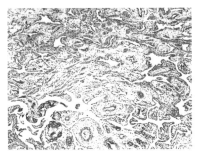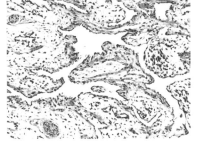

图 3　大量的不规则的血窦，血窦彼此　　图 4　血窦之间是富含平滑肌的结缔组
　　　相通连　　　　　　　　　　　　　　织小梁，符合阴茎海绵体组织

[病理诊断]

背部副阴茎。

[影像分析]

本病主要与背部脊髓脊膜膨出及畸胎瘤相鉴别。背部脊髓脊膜膨出 MRI 可显示背部肿块与椎管内脊髓相连续，伴有脊柱闭合不全。畸胎瘤不能形成真正的器官系统，其内仅有零星的骨质。

[临床与病理分析]

双阴茎畸形是一种罕见的外生殖器畸形，发生率约 1／500 万。有 4 种学说解释重复阴茎的形成：①胚胎期双侧阴茎始基融合不全或未能融合；②是一种返祖现象；③正如多指（趾）畸形一样，是一种轻度的个体重复现象；④是类似于连体畸胎中的畸胎结构。这些学说尚不能充分解释发病机制。双阴茎畸形分为分叉型、完全分离型及异位阴茎 3 种。报道多为在正常阴茎（主阴茎）附近有副阴茎，副阴茎大小可从一个小的附属体到大如正常的阴茎。常合并其他外生殖器畸形，如重复尿道、尿道下裂、阴茎阴囊转位、蹼状阴茎、肛门闭锁等。本例副阴茎在胸背部，为异位型阴茎，更为罕见。根据临床表现诊断，检查可包括逆行膀胱造影及排泄性造影以了解尿路是否异常。本例因发生位置特殊，需排除脊膜膨出，影像学检查予以排除。治疗以切除副阴茎为主。

（张庆江　王立英　赵滨　胡晓丽）

独坐、行走不稳半个月

[临床病例]

患儿，女，15个月。因独坐、行走不稳半个月入院。患儿于入院前半个月无明显诱因家长发现其独坐、行走时双下肢抖动、无力，来我院就诊。头CT示后颅窝肿物伴出血。入院查体：一般情况可，发育正常，营养中等，神志清，精神可。头颅无畸形，前囟0.8 cm×0.8 cm，平软，双瞳孔等大等圆，对光反射存。心肺（-），腹软，肝脾未及。四肢可活动，肌力Ⅲ级，肌张力稍低。

手术所见：肿瘤位于后颅窝，大小为4 cm×4 cm×4 cm，质软，与周围粘连，血运丰富。完整切除肿物。术后化疗。

[影像检查]

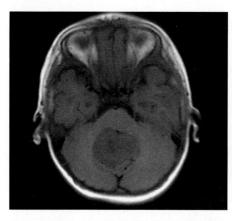

图1 MR平扫T₁WI轴位显示肿物呈等－稍低信号，肿瘤突入第四脑室内，第四脑室明显受压变形

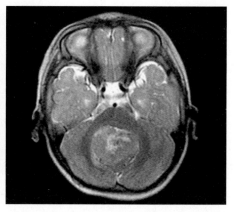

图2 T₂WI轴面显示肿物呈混杂高信号，以等信号为主，其内可见液化坏死区

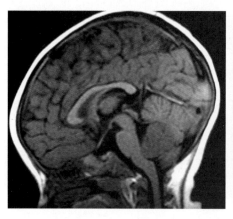

图3 MR平扫T₁WI轴位矢状位显示后颅窝中线区实性肿物，以等信号为主，边界较清晰，肿瘤填塞第四脑室，相邻脑干轻度受压

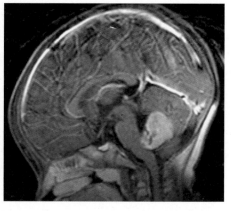

图4 增强T₁WI矢状位显示肿物明显强化，其内可见小片未强化区

大体：近卵圆形肿物，大小为 3.5 cm × 2.8 cm × 2 cm，表面有筋膜，局部 2 cm × 2 cm 处无筋膜（图 1），切面实性，灰白色，质较细，似有黏液。

镜下：小圆形或椭圆形瘤细胞弥漫分布（图 2）；局部可见神经元分化区，其中瘤细胞分化为胞质丰富的神经节样细胞及神经毡背景（图 3）；偶见多核瘤巨细胞；局部坏死，间质血管明显增生，部分增生内皮细胞聚集成团（图 4）。

免疫组化：Syn 灶性阳性，GFAP 小灶性阳性，S-100 小灶性阳性，CD99 阴性。

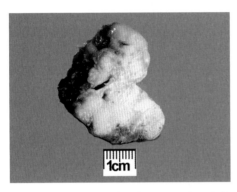

图 1　近卵圆形肿物，表面有筋膜，局部无筋膜

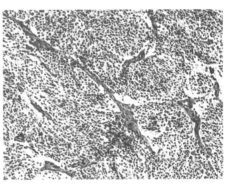

图 2　均一小圆形或椭圆形瘤细胞弥漫分布

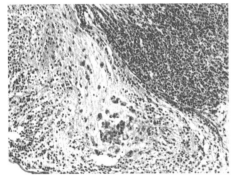

图 3　神经元分化区，胞质丰富的神经节样细胞及神经毡背景

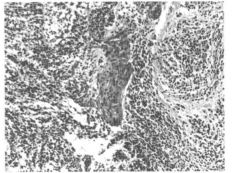

图 4　血管内皮细胞增生，聚集呈团

病例 081　独坐、行走不稳半个月

[病理诊断]

（颅后窝）髓母细胞瘤（WHO Ⅳ级）。

[影像分析]

髓母细胞瘤的 CT 平扫表现为位于小脑蚓部边界清楚的高或等密度肿块，肿瘤内有钙化、囊变、坏死及出血，因此肿瘤的实质部分密度常不均匀。20% 的肿瘤可见钙化，钙化呈斑片状。增强后表现为均匀或不均匀的明显强化，极少数病例可无强化。MRI 于 T₁WI 矢状成像对确定肿瘤起源很重要，显示肿瘤与脑干和小脑的关系，肿瘤

侵入第四脑室的情况更容易在矢状面显示。MRI 比 CT 可更好地显示肿瘤部位和成分。MRI 于 T_1WI 表现为均匀团块，相对灰质为轻或中度低信号；T_2WI 显示肿瘤为均匀的稍高信号。出血、钙化、坏死在 MRI 上表现为不均匀信号。增强 MRI 肿瘤呈不均匀强化。增强对确定肿瘤范围有帮助，术前肿瘤周围脑膜强化通常提示有肿瘤侵犯。髓母细胞瘤有复发或转移至硬脑膜和蛛网膜的可能性，肿瘤也可在数月或数年后发现转移。

鉴别诊断：需要与小脑星形细胞瘤、室管膜瘤、成血管细胞瘤等多种后颅窝肿瘤相鉴别。

[临床与病理分析]

髓母细胞瘤（medulloblastoma）是定位于小脑的 PNET，78% 发生于儿童，占儿童颅内肿瘤的 22%。大多数患儿的髓母细胞瘤起源于蚓部并突入第四脑室，患儿常表现共济失调、步态不稳、颅内压高的症状（头痛、呕吐）。大体为灰红色、质软、鱼肉样，可呈黏液状或黏鼻涕状，可见大块出血。镜下：经典型：瘤细胞密集，瘤细胞核圆形或椭圆形，染色质多，核深染，胞质少，分裂象多，可见典型的 Homer-Wright 菊形团，间质成分少，可见血管增生、钙化、出血及坏死。神经母细胞菊形团典型但非必需，本例为经典型，未见 Homer-Wright 菊形团。促纤维增生型：肿瘤结节状，无网织纤维区的瘤细胞形成结节状（苍白岛）。结节内细胞密度低，核大小一致；结节周围大量网状纤维形成细胞，网织纤维丰富，瘤细胞密度高，核不规则。髓母细胞瘤伴大量的结节和神经元分化：结节内瘤细胞核大小一致，纤维背景瘤细胞呈流水状排列，可见成熟的节细胞。大细胞髓母细胞瘤：占髓母细胞瘤的 4%，瘤细胞核大，核仁明显，核分裂多见，胞质多于经典型，常见大片坏死。此型侵袭性高、预后差。免疫组化：瘤细胞表达 Syn，灶性表达 NSE、GFAP，分化区表达 NF。

鉴别诊断：①髓肌母细胞瘤：大部分为髓母细胞瘤的组织学形态，局部可见肌源性分化。免疫组化 Desmin 阳性。②黑色素髓母细胞瘤：髓母细胞瘤的组织学形态中含有灶性黑色素细胞，黑色素细胞常呈上皮样排列呈管状、乳头状或簇状。黑色素细胞 S-100 阳性，HMB45、EMA 和 CK 阴性。

预后：5 年生存率为 50%～70%，＜3 岁、大细胞型、切除不完全则预后差。

（蔡春泉　张庆江　刘俊刚　陈静　赵林胜）

《小儿疑难病例临床与病理》

病例 082　头痛伴右手抽动

[临床病例]

患儿，女，2岁。头痛2个月并逐渐加重伴右手抽动1周入院。体检：神清，反应可，前囟已闭合，双瞳孔等大等圆，对光反应灵敏，颈软，舌居中。双侧肢体肌力正常，双侧巴氏征阴性、布氏征阴性。头颅CT示左额占位性病变。脑血管造影未见异常。临床考虑"胶质瘤"行手术切除。术中见左额顶部硬膜张力较高，探查左额颞顶部可见一较大的肿瘤，淡粉色，约2 cm×2.5 cm×2 cm，质地尚软，边界尚清，血供丰富。切除肿瘤送检。术后复查CT见肿瘤切除完整，患儿家属拒绝行术后放、化疗。

[影像检查]

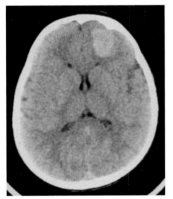 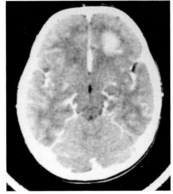 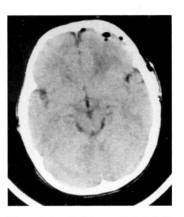

图1　CT平扫轴面显示左额叶一高密度占位影，约2 cm×2.5 cm×2 cm大小　　图2　增强CT轴面显示肿物明显的均匀强化　　图3　术后2天复查CT显示肿物影消失

[病理检查]

大体：灰白色不整形组织2块，分别为3 cm×2 cm×1 cm和3.5 cm×2.5 cm×1 cm，切面实性，灰白暗紫相间。

镜下：大部分瘤细胞似脑膜皮细胞异常增生，细胞大，呈圆形或椭圆形，边界不清，似合体细胞（图1），胞质丰富淡染均质，核圆，染色质少，可见小核仁，细胞呈同心团巢（图2）；部分瘤细胞胞质丰富红染，胞质内可见包涵体，胞核偏位，可见核仁，呈灶状分布（图3，图4）。局部侵及脑组织和硬脑膜。

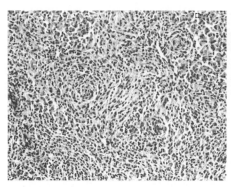

图1　瘤细胞似脑膜皮细胞异常增生，细胞大，
呈圆形或椭圆形，边界不清，似合体细胞

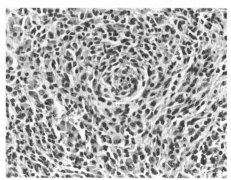

图2　细胞呈同心团巢

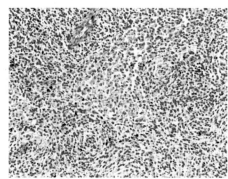

图3　部分瘤细胞胞质丰富红染，胞核偏位，呈
灶状分布

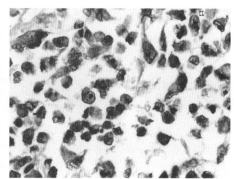

图4　瘤细胞胞质丰富红染，胞质内可见包涵
体，胞核偏位，可见核仁

[病理诊断]

（左额）横纹肌样型脑膜瘤侵及脑组织，WHO Ⅱ～Ⅲ级。

[病理分析]

大部分脑膜瘤质韧或硬，边界清，有时分叶状，与硬脑膜广泛附着，常压迫脑组织，很少侵及脑组织。本例有脑组织侵犯。伴高生长指数和（或）脑组织浸润的任何脑膜瘤亚型归为 WHO Ⅱ～Ⅲ级。脑膜瘤分为许多亚型：脑膜皮细胞型，纤维型，过度型，砂粒体型，血管瘤型，微囊型，分泌型，富于淋巴浆细胞型，化生型脑膜瘤为低复发和低进展危险性的脑膜瘤，WHO Ⅰ型。非典型，透明细胞型，脊索样，横纹肌样型，乳头状，间变型及伴高生长指数和（或）脑浸润的任何脑膜瘤亚型为高复发和高进展危险性的脑膜瘤，WHO Ⅱ～Ⅲ级。本例镜下表现为脑膜皮型脑膜瘤及灶状横纹肌样型的特点，有浸润脑组织，故为 WHO Ⅱ～Ⅲ级。此型脑膜瘤需与转移的鳞状细胞癌相鉴别，鳞癌常发生在成人，镜下鳞癌有明确的癌巢，主质与间质界限明显，细胞异型明显，核仁明显，核分裂象多见，棘细胞之间有细胞间桥。横纹肌样细胞需与横纹肌肉瘤相鉴别，但横纹肌样型脑膜瘤有同心团巢的特点，而后者没有此特点。

[影像分析]

本例为横纹肌样型脑膜瘤，WHO 分级为 Ⅱ～Ⅲ 级，与良性脑膜瘤相比具有侵袭性，通常与邻近的脑组织分界不清。横纹肌样型脑膜瘤的 CT 多表现为等 - 稍高密度，边缘较清楚，通常密度较均匀，肿瘤内部及边缘有时可出现囊变。当肿瘤位于静脉窦附近时可因为影响局部血管回流而引起瘤周水肿。肿瘤以基底附着于硬膜、颅骨，凸向脑内生长，常伴有邻近骨质增生、吸收变薄，恶性度较高时可出现邻近骨质破坏。MRI 检查在 T_1WI 表现为等 - 稍高信号、T_2WI 呈等 - 稍高信号。增强检查通常肿瘤呈均匀一致强化，并可出现硬膜尾征；非典型脑膜瘤及间变性（恶性）脑膜瘤强化可不均匀。

鉴别诊断：CT 检查时应该与脑出血相鉴别，根据临床症状，脑出血患者大多起病急骤，剧烈头痛，其次脑实质内出血周围常可见水肿区环绕，而脑膜瘤常边缘清楚，无瘤周水肿，另外通过随诊复查随着脑出血逐渐吸收也可以与之相鉴别。还需要与胶质瘤相鉴别，胶质瘤为脑实质内肿瘤，CT 和 MRI 检查通常密度 / 信号不均匀，增强检查可出现不均匀强化，肿瘤周围有不同程度的瘤周水肿。

[临床分析]

1991 年 Kepes 等首次指出在脑膜瘤中发现具有横纹肌样特征的细胞，并于 1998 年首次报道了 4 例具有横纹肌样特征的脑膜瘤。同年 12 月，Perry 等首次明确提出了"横纹肌样脑膜瘤"这一概念，并将横纹肌样脑膜瘤定义为具有横纹肌样细胞的脑膜瘤。WHO（1999）神经系统肿瘤分类中确定其来源于蛛网膜上皮细胞。因其有较高的侵袭性，所以与乳头状脑膜瘤、间变性细胞脑膜瘤相似，属恶性脑膜瘤（WHO 分级为 Ⅲ 级）。结合文献，横纹肌样脑膜瘤的发病年龄在 12～73 岁，平均为 45.6 岁，以 19 岁以上好发，无明显的性别差异。肿瘤部位以矢状窦旁居多，其次是后颅窝和大脑凸面。本例横纹肌样脑膜瘤位于左额叶，从年龄、临床表现和影像学资料诊断横纹肌样脑膜瘤非常困难，易误诊为胶质瘤。该病发展迅速、短病程，常表现出浸润硬脑膜和破坏颅底骨质、脑神经及容易复发等恶性生物学行为是其特点。诊断横纹肌样脑膜瘤需要病理学检查并结合免疫组化染色。文献报道 15 例具有横纹肌样特征的脑膜瘤（包括 6 例系脑膜瘤术后复发才表现出明显的横纹肌样形态的患者）中有 87% 的患者至少复发 1 次，首次手术至死亡的中位时间为 5.8 年，病理检查首次发现有横纹肌样细胞特征的患者的中位生存时间则为 3.1 年。该肿瘤对放、化疗效果欠佳。本例病例提示即使对于儿童，也不应该忽视脑膜瘤，尤其是少见病理类型的脑膜瘤的诊断。

（蔡春泉　张庆江　刘俊刚　陈静　胡晓丽）

双下肢瘫伴二便失禁

[临床病例]

患儿,男,3岁。无明显原因进行性双下肢乏力1个月,双下肢瘫伴二便失禁3天入院。查体:一般情况尚可,脊柱外观正常,无活动障碍,棘突叩击痛(-),脐平面以下痛觉丧失,肛门松弛,肛门反射消失。双下肢生理、病理反射未引出,双下肢肌力0级。影像检查发现椎管内肿物,入院后第5天全麻下行椎管内探查术及肿物切除术,术中以 L_1 椎体脊突为中心切开椎板,见肿物位于 T_{12} ~ L_3 椎体水平硬脊膜外脊髓背左侧,约6 cm × 1.5 cm × 1 cm,呈淡黄色烂鱼肉状,类似于脂肪液化坏死组织,并伴有刺鼻恶臭,血运较差,环绕包裹椎管内硬膜及神经根管内口,部分与硬脊膜粘连,硬膜搏动消失。术中快速冷冻病理提示恶性肿瘤,彻底切除肉眼所见的肿瘤组织,硬脊膜囊搏动立即恢复。手术2周后双下肢肌力有所恢复,右下肢肌力Ⅲ级、左下肢肌力Ⅱ级,二便失禁较术前无改善。家属拒绝进一步正规治疗,自动出院。术后电话随访6个月后患儿死亡,家属口述当地医院诊断患儿的死亡原因为肿物多发肺转移伴胸腔积液导致的呼吸衰竭。

[影像检查]

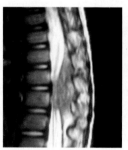 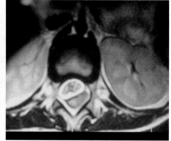

图1　MRI平扫矢状面　　　　图2　MRI平扫轴面

图1、图2为 T_2WI 显示腰1~2椎体水平椎管内一梭形稍短 T_2 信号肿物
影,边界清晰,内部信号不均匀,同层面脊髓及硬膜囊明显受压

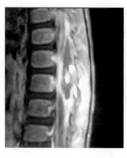 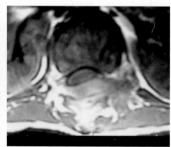

图3　MRI增强矢状面　　　　图4　MRI增强轴面

图3、图4为 T_1WI 显示病变呈不均匀强化,边缘强化明显,其内部可见斑
片状强化

[病理检查]

大体：灰黄色不整形组织两块，共为 1 cm×0.8 cm×0.5 cm。

镜下：肿瘤由单一的紧密成片的小圆细胞构成（图 1），核圆形，部分不规则，染色质细腻，似粉尘样。有少量的透亮或嗜酸性胞质，胞膜不清。间质有结缔组织增生。

免疫组化：Vimentin 阳性，CD99 阳性（图 2），Syn 阳性，Desmin 阴性，LCA 阴性，CK 阴性，NF 阴性，CgA 阴性。

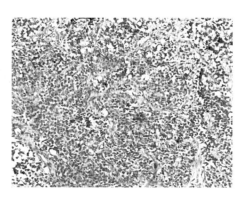
图 1　由单一的紧密成片的小圆细胞构成

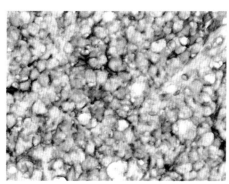
图 2　免疫组化：CD99 阳性

[病理诊断]

（椎管内硬膜外）外周原始神经外胚叶肿瘤（pPNET）。

[病理分析]

PNET 是圆细胞肉瘤，显示不同程度的神经内胚层分化。大体：肿瘤实体呈粉白色，质软，似脑组织，常有大片出血、坏死、囊性变，囊内见"脓"样物。镜下：瘤细胞呈小圆形，弥漫分布，被纤维组织分隔成片块状，细胞边界不清，胞质稀少或呈不规则的小空泡状，PAS 染色阳性，可被淀粉酶消化。核圆形或不规则，可见小核仁。有些病例可见 Homer-Wright 菊形团结构。免疫组化：CD99 特异性的膜表达；不同程度地表达 NSE、Leu-7 和 Syn；S-100 蛋白、NF、CgA 常为阴性。细胞遗传学：大部分患者有 t（11；22）（q24；12）染色体异位。

鉴别诊断：①转移性神经母细胞瘤：肿瘤内可见神经纤维丝，多有钙化灶。CD99 阴性。②腺泡状横纹肌肉瘤：可见到嗜伊红色的横纹肌母细胞。Desmin 和 Myogenin 等肌源性标记阳性。③转移性小细胞癌：年龄大，表达 CK20 及神经内分泌标记。④淋巴母细胞淋巴瘤：瘤细胞表达 TdT、CD3 或 CD20。

预后：目前存活率可达 41%。

[影像分析]

椎管内 PNET 较少见，影像学表现缺乏特异性，表现为椎管内硬膜外软组织肿块，由于出血、坏死密度和信号不均匀，增强后实性成分可见明显强化。脊髓受压移位。无骨质破坏时病变边界规则，邻近骨质可局限性凹陷缺损，也可造成骨侵蚀破坏和硬化。

鉴别诊断：PNET 的影像学表现缺乏特异性，与其他硬膜外肿瘤如淋巴瘤和转移瘤的鉴别较困难。淋巴瘤累及椎管以硬膜外和硬膜囊受侵最为常见，有时肿瘤可经血管周围间隙侵犯脊髓实质，椎体骨质也可受累，确诊需结合病理及免疫组化检查。转移瘤常伴有邻近骨质的破坏，在硬膜外出现软组织肿块，增强后肿块可有强化，临床上常有原发性肿瘤的病史，病程进展快，有助于明确诊断。

[临床分析]

原始神经外胚层肿瘤（primitive neuroectodermal tumor，PNET）的临床特点：最常见的临床症状是病变部位疼痛和出现包块，常有发热、贫血、白细胞增多和血沉加快。是恶性程度极高的小圆细胞肿瘤，其特征为可重复的交互易位 t（11；22）（q24；q12），并不同程度地显示有形态学、免疫组织化学、超微结构及组织培养神经外胚层分化的表现。自 1973 年 Hart 和 Earle 首先提出颅内 PNET 至今，关于其命名一直存在争论，随着免疫组化技术和分子生物学研究的不断进展，不少概念和相关问题也逐渐得以明确和解决。cPNET 包括发病率最高的后颅窝髓母细胞瘤及幕上的室管膜母细胞瘤、松果体母细胞瘤、神经母细胞瘤、髓上皮细胞瘤等；外周 PNET（pPNET）多发生于儿童，成人少见，年龄在 3～45 岁，男女比例为 1：3～1：4，最常见的为发生于胸壁的 Askin 肿瘤及一些源于脊柱旁、躯干、后腹膜、盆腔和四肢的小圆细胞肿瘤。pPNET 的主要临床表现为生长迅速伴有疼痛性的肿块以及肿块所引起的压迫症状和骨质破坏时的疼痛。本例表现为脊髓压迫症状。

治疗及预后：目前文献报道显示，pPNET 的预后较差，其 5 年生存率为 45%，死亡率为 70%～77%，在过去的 10 多年中采用化疗、手术治疗及放射治疗的联合应用，使患者的生存率明显提高。其中，骨 pPNET 对于化疗和放射治疗很敏感。pPNET 最常转移的部位是肺、骨骼、肝脏，本例患儿即死于肿瘤多发肺转移伴胸腔积液导致的呼吸衰竭。总之，虽然运用联合化疗、大剂量放疗加手术治疗可延长 PNET 患者的生存期，但笔者认为 pPNET，尤其对于儿童患者来讲预后很差。但如能早期发现、及时治疗，仍能改善患儿的生存质量。

（蔡春泉　张庆江　赵滨　王立英　胡晓丽）

《小儿疑难病例临床与病理》

病例 084 行走不稳 10 天，进行性加重

[临床病例]

患儿，男，2岁。因行走不稳10天，进行性加重入院。患儿于10余天前因发热按病毒感染治疗4天后热退。入院前10天家长发现其行走不稳，进行性加重，双手拾物时双上肢抖动，伴间断性呕吐，呈喷射性，量不多，与进食无明显的相关性。行头CT检查示颅内占位性病变。发病以来，患儿精神、食欲欠佳，下地活动减少，体重无明显变化，二便正常。体格检查：发育正常，营养中等，神志清，精神可。前囟已闭，双瞳孔等大等圆，颈无抵抗，心肺（-），腹平软，肝脾未及。四肢肌力Ⅳ级，双侧巴氏征阳性。经影像学检查后行颅内手术。

[影像检查]

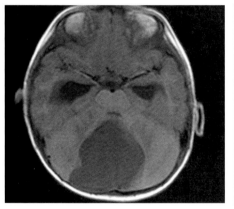

图1　MRI平扫轴位T₁WI显示后颅窝中线区肿块呈低信号，边缘较清楚，脑桥及第四脑室受压变形

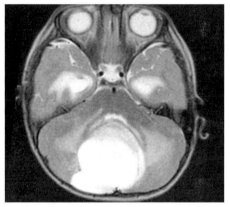

图2　MRI平扫轴位T₂WI显示后颅窝中线区肿块呈高信号，双侧小脑半球可见稍高信号的水肿区，边界模糊；双侧侧脑室颞角增宽，其周围可见稍高信号的水肿区

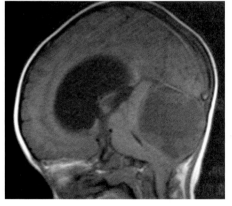

图3　MRI平扫矢状位T₁WI显示后颅窝肿块占位效应明显，向前压迫第四脑室及脑干，肿块边缘局部可见片状的不均匀等信号区

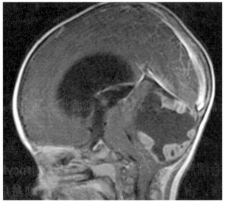

图4　MRI增强轴位显示后颅窝中线区肿块局部边缘多发明显的不均匀强化结节，余未见强化

273

[病理检查]

大体：灰色不整形组织，呈片状，8.2 cm×（4.0～5.0）cm×1.0 cm 大小，一侧有筋膜，一侧似胶冻样，质松软（图1）。

镜下：见致密区含 Rosenthal 纤维的梭形细胞和疏松区含原浆型星形细胞的组成（图2），致密区细胞胞核向一侧或两侧发出单极或双极的胶质纤维突起，使细胞呈毛发样。致密区见胡萝卜状均质红染的嗜伊红棒状结构（Rosenthal 纤维）（图3），疏松区可见多个微囊。

免疫组化：GFAP 阳性（图4），Ki67 阴性。

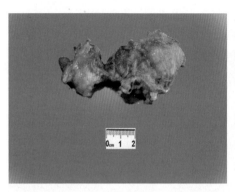

图1　灰色不整形组织，一侧似胶冻样，质松软

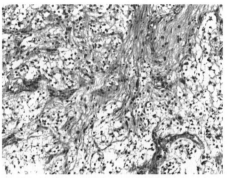

图2　见致密区含梭形细胞和疏松区含原浆型星形细胞组成

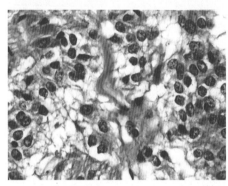

图3　致密区内见 Rosenthal 纤维

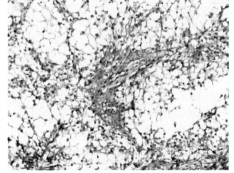

图4　免疫组化：GFAP 阳性

[病理诊断]

（后颅窝）毛细胞星形细胞瘤（WHO Ⅰ级）。

[临床与病理分析]

毛细胞星形细胞瘤（pilocytic astrocytoma, PA）是好发于儿童和青少年的低级别胶质瘤，占 10% 的大脑和 85% 的小脑星形细胞瘤。好发于 20 岁前，无明显的性别差异。常见于小脑、视神经、脑干，临床上表现为头痛、呕吐、视力减退、步态不稳、行动笨拙等。大体：肿瘤质地不一，稍硬或稍软，灰粉或胶冻状，大多数肿瘤有瘤内囊。镜下：肿瘤由细胞致密区和疏松区构成，致密区瘤细胞胞核向一侧或两侧发出单极或双极的胶质纤维突起，细胞呈毛发样，常含 Rosenthal 纤维；疏松区细胞稀少，为原浆星形细胞，细胞无突起，其中常见微囊。

鉴别诊断：①成年型毛细胞星形细胞瘤：见于成人大脑半球和脑干的梭形细胞瘤，组织学上相当于 WHO Ⅱ级；②听神经鞘瘤：Antoni A 型鞘细胞区可相似于毛发样星形细胞区，但 Antoni A 区可见细胞核呈栅栏状排列，细胞及突起 GFAP 呈阴性。

预后：本瘤生长缓慢，仅为灶状浸润，切除后可治愈；仅偶见恶变为间变性星形细胞瘤的报道。本例随访 10 年无复发。

（蔡春泉　张庆江　陈静　刘俊刚　胡晓丽）

病例 084　行走不稳 10 天，进行性加重

[临床病例]

患儿，女，5 个月。因发现左肾异常入院。患儿母亲于分娩前行 B 超检查查出患儿 "左肾积水"，患儿出生后曾多次就诊于当地医院，行 B 超检查诊断 "左肾积水"，未予明确处理，本次为手术诊治目的来我院就诊。体检：发育正常，神志清，反应可；全腹平软，不胀，未见胃肠型及蠕动波，全腹无明显压痛，肌紧张阴性，反跳痛阴性，未触及明显包块。B 超示左肾积水，左输尿管扩张。影像学检查为左侧肾窝内未见正常的肾脏影像，可见一多房囊性肿块影。术前诊断为左肾多囊性发育不良，行手术治疗，施行左侧肾切除术，手术顺利。

手术记录：探查左肾为多囊伴透明状，无正常的肾脏外观，大小约为 5 cm×6 cm×4 cm，游离后未见输尿管组织，肾蒂血管细小，完整切除左肾。

[影像检查]

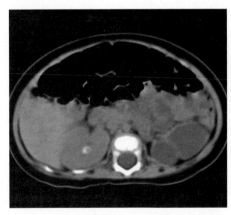
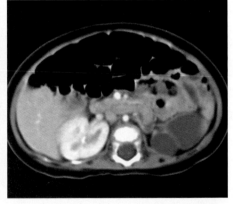

图 1　CT 平扫轴面显示左侧肾窝内未见正常的肾脏影像，可见一多房囊性肿块影，边界清晰

图 2　CT 增强轴面及冠状面重建显示左侧肾窝内多房囊性肿块未见明显强化，分隔可见轻度强化

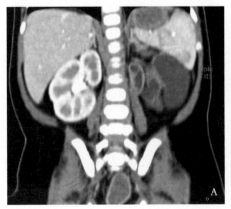
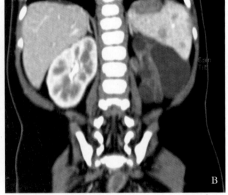

图 3　CT 增强轴面及冠状面重建显示左侧肾窝内多房囊性肿块未见明显强化，分隔可见轻度强化

[病理检查]

大体：囊性肿物，多囊，5.2 cm×3.8 cm×3 cm（图1）。切面囊性，内含清亮的液体，囊壁菲薄（图2）。

镜下：囊壁被覆扁平上皮及柱状上皮，囊壁间隔纤维组织内可见胚芽组织（图3）及未成熟的肾小管（图4）和肾小球。

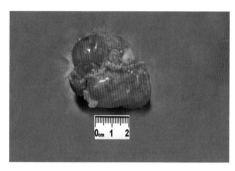

图1 囊性肿物，多囊，5.2 cm×3.8 cm×3 cm

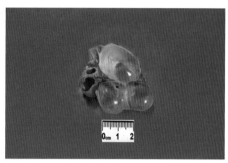

图2 切面囊性，内含清亮的淡黄色液体，囊壁菲薄

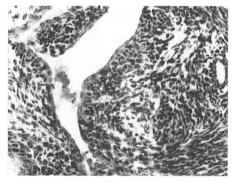

图3 囊壁衬扁平上皮，可见胚芽成分

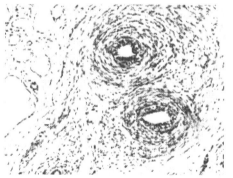

图4 可见未成熟的肾小管结构

[病理诊断]

（左肾）部分分化性囊性肾母细胞瘤。

[影像分析]

囊性肾母细胞瘤的影像学表现缺乏特异性，CT平扫表现为占据一侧肾脏部分或全部的单房囊性病变，囊内有较厚的软组织影，囊壁较厚且不规则。CT增强囊肿内液体无明显强化，囊内软组织及囊壁轻度强化，强化程度弱于正常的肾脏组织。

鉴别诊断：囊性肾母细胞瘤以囊性成分为主，应与肾囊肿、多囊性肾发育不良、先天性多囊肾等疾病相鉴别。

[临床与病理分析]

部分分化性囊性肾母细胞瘤与肾母细胞瘤相同，来自于后肾胚芽组织，属肾母细胞瘤的一种少见特殊亚型。1975 年 Brown 首次使用此术语。临床：本病多发生在幼儿，年龄多小于 24 个月，临床呈良性经过，手术切除后可治愈。病理：肿瘤发生于肾的一极或占据整个肾脏，由多数大小不等的囊腔构成，囊壁薄，囊内壁光滑，囊腔内充满淡黄色液体，无膨胀性实性结节突入。镜检：囊内衬扁平、立方及鞋钉样上皮细胞或缺乏内衬上皮囊，囊壁内见胚芽细胞及不成熟的间叶组织，在肾胚芽组织中混有各种不同分化的肾小球、肾小管及横纹肌、软骨、纤维及脂肪组织等。诊断：1998 年 Eble 和 Bonsib 提出了较完善的诊断方案。①患者多为 2 岁以下的幼儿；②肿块由纤维假被膜环绕；③瘤体全部由囊及间隔构成，间隔内无膨胀性实性结节；④囊内衬扁平、立方及鞋钉样上皮细胞；⑤间隔内含有类似于肾小管的上皮结构；⑥间隔内含芽基、胚胎的间质及上皮成分。

鉴别诊断：囊性部分分化型肾母细胞瘤应与多房性肾囊肿相鉴别，但后者的囊壁间隔为成熟的纤维组织构成，看不到胚芽组织、不成熟的腺管及肾小球样结构。

预后：手术切除可治愈。

（徐国栋　陈子英　闫喆　陈欣　胡晓丽）

病例 086 血尿 1 周——右肾肿物

[临床病例]

患儿，女，11 个月。因发现血尿 1 周入院。患儿母亲于入院前 1 周偶然发现患儿尿呈暗红色，患儿无任何不适，无排尿疼痛，无脓尿，无尿频、尿急，无腹痛等症状。B 超示：右肾低回声肿物。增强 CT 提示：考虑右侧实性肿物伴不均匀强化。体检：发育正常，神志清，反应可，心肺阴性，腹稍胀，未见胃肠型及蠕动波，腹部未触及明显包块，未及压痛，肝脾未及，双肾区叩击痛阴性，肠鸣音存在。患儿入院后给予长春新碱 0.5 mg 化疗 3 次，施行右肾肿瘤切除术、腹膜后淋巴结清扫术。

手术所见：术中见肿物表面有较完整的包膜，沿肿物表面游离，见肿物来源于右肾，色白、黑、紫相间，质韧，考虑肿瘤组织已侵犯大部分肾组织，决定全切。游离肿物内侧，找到肾蒂并仔细游离结扎切断；再继续游离该肿物并将其拖出切口完整切除，观察肿物包膜完整（台下测量大小约 6 cm×6 cm×5 cm）；继续向下游离输尿管，在盆腔水平结扎切断输尿管；仔细探查肾蒂及主动脉旁有数个肿大的淋巴结，给予清扫切除送检病理，后继续清扫肾周脂肪囊组织送检。

[影像检查]

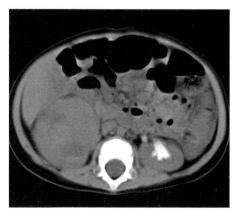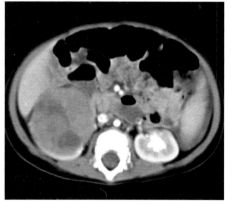

图 1 CT 平扫轴面显示右肾实质内软组织密度为主肿块，其内可见片状低密度区　　图 2 增强 CT 检查轴面显示右肾内肿块呈明显的不均匀强化，实性成分有延迟强化趋势

279

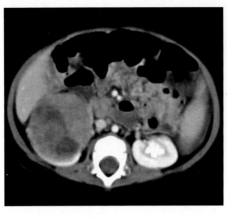

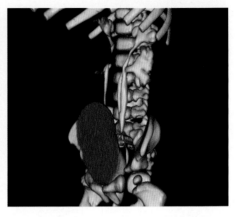

图3 增强CT检查轴面显示右肾内肿块呈明显的不均匀强化，实性成分有延迟强化趋势

图4 增强CT检查冠状面VR三维重组图像显示右侧肾盂受压变形，左肾具有双肾盂、双输尿管，为左侧重复肾、重复输尿管畸形

[病理检查]

大体：近椭圆形肾组织，7 cm×6 cm×6.5 cm（图1）；切面见一肿物，实性，灰白，与肾组织界限不清，局部出血（图2）。

镜下：瘤组织呈片状排列，可见坏死。瘤细胞为一致的大多边形，胞质丰富，于胞质内可见一红染的圆形包涵体（图3），胞核偏向细胞一端，呈泡状，可见明显的核仁（图4）。

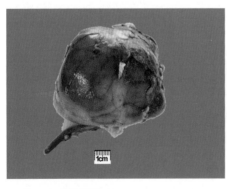

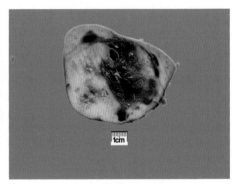

图1 近椭圆形肾组织，7 cm×6 cm×6.5 cm

图2 切面见一肿物，与肾组织界限不清，实性，灰白，局部出血

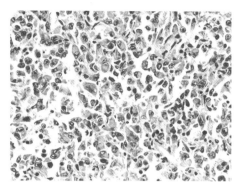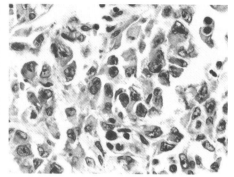

图 3　瘤细胞为一致的大多边形，胞质丰富，于胞　图 4　胞核偏向细胞一端，呈泡状，可见明显的核仁
　　　　质内可见一红染的圆形包涵体

[病理诊断]

（右肾）恶性横纹肌样瘤。淋巴结三枚。瘤侵犯（1/3）。

免疫组化：Vimentin 阳性，EMA 阳性，INI1 阴性，Myogenin 阴性，Desmin 阴性，CK 阴性，S-100 阴性，WT_1 阴性，Ki67 阳性约 30%。

[影像分析]

肾恶性横纹肌样瘤的 CT 平扫呈混杂密度，瘤体内常伴有出血、坏死，瘤体边缘区常见点状及线条状钙化，残肾实质内常见卫星灶。肿瘤于 T_1WI 呈不均匀等或略高信号，其间混有低信号灶；T_2WI 呈不均匀等信号。增强后呈不均匀强化，出血、坏死区无强化。文献报道 70% 的肿瘤合并包膜下新月形出血（积液），在其他肾肿瘤中很少见，较具特征性。合并颅内转移瘤或原发性肿瘤为本病的另一特征性表现，原发性肿瘤常位于后颅窝中线旁区。此外，还常见肺、肝、骨多发结节性转移灶。鉴别诊断：肾恶性横纹肌样瘤主要与肾母细胞瘤相鉴别。肾母细胞瘤的发病高峰年龄相对较晚，且钙化率及病灶转移率均明显低于肾恶性横纹肌肉瘤。肾母细胞瘤多发生于肾脏一端，以肾上极多见，有假包膜，多呈膨胀性生长而非浸润性生长，可见"新月形"残肾强化，通常无包膜下积液表现。

[临床与病理分析]

1978 年 Beckwith 和 Palmer 首次报道一种细胞形态与肌母细胞类似、核仁明显、嗜酸性胞质丰富、其内常有淡嗜酸性包涵体的婴幼儿肾恶性肿瘤。1981 年 Haas 等经超微结构观察该肿瘤既无肌母细胞分化的证据，又无肾母细胞的特征，是独立的肿瘤，命名为横纹肌样瘤（rhabdoid tumor, RT）。20 年来，RT 的报道逐渐增加，发现广泛存在于不同年龄和性别的人体多种器官中。Parham 等报道 42 例肾外恶性横纹肌样瘤，发病年龄在 3 周～50 岁，中位年龄为 20 个月。发生在肾脏的 MRT 约占所有儿童肾肿瘤的 2%，平均年龄为 11 个月，约 80% 的患儿在 2 岁以内。3 岁以上诊断此病应慎重，5 岁以上基本不诊断。大体：肿瘤较大，直径 3～17 cm，切面粉红色鱼肉状，常伴有出血、坏死，部分病例有假囊肿形成。肿瘤边界不清，呈浸润性生长，而肾母细胞瘤因膨胀性生长有假包膜。镜下：组织形态酷似横纹肌肉瘤，瘤细胞形态单一，呈圆形或多边形，胞质丰富，呈横纹肌样，但找不到横纹，核旁有一淡嗜酸性的均匀透明的球形包涵体，核偏于细胞一端，圆形，有异型，核膜清楚，染色质呈空泡状，有明显的核仁。瘤细胞弥漫排列。电镜：细胞核旁见长 10 nm 的微丝呈漩涡状和束状排列，不见肌微丝、Z 带及外板等。免疫组化：Vimentin 阳性，CK、EMA 可阳性，Desmin、CD34、Myoglobin 阴性；此肿瘤不表达 INI1，其他肿瘤如横纹肌肉瘤、PNET、透明细胞肉瘤、肾母细胞瘤、未分化肉瘤等均表达阳性。本例除细胞形态是典型的横纹肌样瘤外，INI1 阴性，结合其他免疫组化染色可排除肌源性、神经性、淋巴、肾母细胞瘤。

治疗和预后：MRT 为高度恶性，临床表现为侵袭型，病程迅猛，预后凶险，死亡率高，80% 以上在诊断 2 年之内死亡。治疗首选手术切除，联合化疗。

（徐国栋　陈子英　闫喆　陈欣　胡晓丽）

病例 087　右上腹疼痛1天

[临床病例]

患儿，男，8岁。因腹痛1日入院。患儿于入院前1日活动后出现右上腹疼痛，呈持续性，无恶心、呕吐，在当地医院就诊，行B超检查示右肾占位性病变，为求进一步诊治来我院就诊，门诊以"右肾母细胞瘤"收入院。体检：一般情况可，腹平坦，右上腹可触及一肿物，大小约11 cm × 9 cm，表面光滑，活动差，无压痛。B超示右腹膜后囊实性肿物。

手术所见：肿物位于右上腹腹膜后，将肠管向内、下推移。切开肿物表面后腹膜，锐性电刀游离该肿物，肿物向后腹膜粘连生长明显。从表面向其内侧游离，分别结扎肾蒂动静脉，后再行电刀游离四周，完整切除右肾肿物。见肿物（包括残留肾）约14 cm × 10 cm × 9 cm大小，表面包膜完整，实性。将伤面残余的脂肪组织清除，肾蒂周围未触及明显肿大的淋巴结。探查腹腔于腹膜后主动脉旁从上到下弥漫直径为0.5~2 cm的淋巴结，分别取7个送病理检查。

[影像检查]

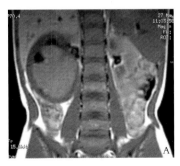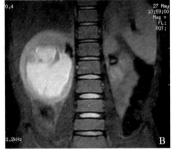

图1　MRI平扫冠状面T₁WI及T₂WI图像显示右肾的正常形态消失，中央髓质区可见稍短T₁、长T₂信号为主包块，边界尚清晰

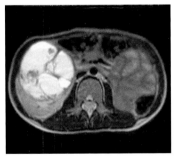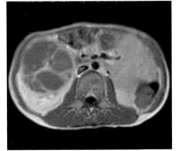

图2　MRI平扫轴面T₂WI图像显示右肾肿块内多发不规则线样短T₂信号分隔影像

图3　MRI增强轴面T₁WI图像显示该肿块边缘及分隔呈明显强化，囊性成分未见明显强化，部分肾盏受压变形

[病理检查]

大体：近椭圆形肿物 12 cm×9 cm×7 cm，包膜尚完整（图1）。一侧仅剩少许正常的肾组织，大小约 5 cm×3 cm×3.5 cm，切面实性，灰白，鱼肉样（图2）。

镜下：瘤细胞呈巢状或条索状排列，间质有树枝状血管将其分隔（图3）。瘤细胞较小，细胞界限不清，胞质呈空泡状。核大小一致，呈圆形或卵圆形，染色质细，核仁不明显，核分裂象少见（图4）。

免疫组化：Vimentin 阳性（图5），CD34 阴性，S-100 阴性，LCA 阴性，EMA 阴性，CK 阴性，Desmin 阴性，WT_1 阴性。

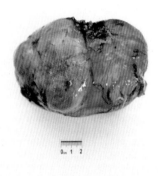

图1 近椭圆形肿物、近卵圆形肾组织，12 cm×9 cm×7 cm，表面包膜完整

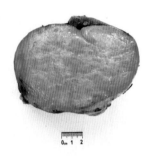

图2 切面实性，灰白，鱼肉样

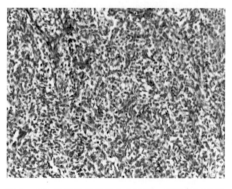

图3 瘤细胞呈巢状或条索状排列，间质有树枝状血管将其分隔。瘤细胞较小，细胞界限不清，胞质呈空泡状

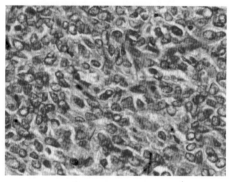

图4 核大小一致，呈圆形或卵圆形，染色质细，核仁不明显

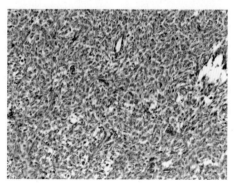

图5 免疫组化：Vimentin 阳性

[病理诊断]

（右肾）透明细胞肉瘤。淋巴结未见转移 0/7。

[病理分析]

透明细胞肉瘤可无假包膜呈浸润性生长，切面均质，常见囊性变。镜下典型的图像见本例。此肿瘤可呈现不典型图像变型，与预后无意义。上皮样型易误诊为肾母细胞瘤，但上皮性标记物为阴性；神经鞘瘤样型瘤细胞灶状呈栅栏状排列，但纤维血管间隔不明显，与神经鞘瘤易相鉴别；黏液样及硬化型仍保留了经典型血管的特征；囊状型可构成主要的特征；血管扩张型可形似血管外皮瘤；奇异细胞型形似间变性肉瘤，易误诊。免疫组化：Vimentin 阳性，CK 阴性，神经及肌源性标记为阴性，WT1 阴性。

本病应与下列肿瘤鉴别：①以胚芽为主型的肾母细胞瘤：肾透明细胞肉瘤与以胚芽为主型的肾母细胞瘤在临床和组织结构上有相同之处，但肾透明细胞肉瘤成分单一，瘤细胞弥漫，间质富于血管，瘤细胞仅 Vimentin 呈阳性表达。而以胚芽为主型的肾母细胞瘤结构多样，除弥漫的瘤细胞外，尚可见原始的肾小管和肾胚芽形成。瘤细胞 Vimentin、CK 阳性。②中胚叶肾瘤：细胞呈梭形，似纤维肉瘤。③肾透明细胞癌：肾透明细胞癌是肾细胞癌中最常见的组织学类型。瘤细胞胞质透亮，间质血管丰富，形态上与肾透明细胞肉瘤相似。但透明细胞癌多见于成年男性，好发于肾上极。瘤组织结构比较复杂，瘤细胞可呈实性团块、条索状、腺管状或乳头状。瘤细胞体积大，多边形，轮廓清。核小而深染或多形性，核分裂象易见。瘤细胞中总是可以找到多少不等的胞质呈颗粒状、伊红染色的细胞。瘤细胞对 Vimentin、CK 阳性。这些有别于肾透明细胞肉瘤。

[影像分析]

肾透明细胞肉瘤的 CT 平扫呈等或稍低密度，钙化多见，呈散在的斑点状或斑片状钙化，MRI 呈稍长 T_1、长 T_2 信号。肿瘤实性部分呈中等强化，增强动脉期即可见点状、条状血管影像；部分病例因瘤体内存在多发层状液化坏死区可呈虎斑状条纹样强化。具有特征性的是早期易发生骨转移，表现为溶骨破坏或成骨性改变，故常称为"骨转移性肾肿瘤"。

鉴别诊断：肾透明细胞肉瘤与肾母细胞瘤间的鉴别诊断相对较困难。肾母细胞瘤是儿童最常见的肾脏肿瘤，发病高峰年龄稍晚于肾透明细胞肉瘤，瘤体较大，囊变坏死多见且强化不均，可见较为特异的"新月形"残肾强化表现。钙化率及转移复发率明显低于肾透明细胞肉瘤。

[临床分析]

肾透明细胞肉瘤过去曾作为肾母细胞瘤中的一个亚型。1970 年 Kidd 首次描述了这一病变，认为其形态学与肾母细胞瘤有差别。Hsueh 等报道虽然肾透明细胞肉瘤可以出现与肾母细胞瘤相似的胰岛素样生长因子，但是没有 WT1 基因转录因子，p53 基因突变罕见，所以肾透明细胞肉瘤与肾母细胞瘤存在着不同的病变过程。随着研究的深入，学者们一致认为肾透明细胞肉瘤是不同于肾母细胞瘤的一种具有特殊的临床病理特点的恶性肿瘤。肾透明细胞肉瘤是极少见且特殊的肿瘤，占儿童肾肿瘤的 3% ~ 5%，男女比例为 2:1，诊断时的平均年龄为 36 个月，由于好发生骨转移，故也称为儿童骨转移肾肿瘤。肾透明细胞肉瘤极少在出生后的头 6 个月内诊断，高峰在出生后的第 2 ~ 3 年，以后其发病率迅速减低，青春期及年轻人中有个例报告。肿瘤为单侧性，至今尚无双侧肾发病的报道，该肿瘤以易发生骨转移为特点，又称为儿童骨转移性肾肿瘤，最常见的骨转移部位为颅骨，其次为脊柱、骨盆和肋骨，其他部位有肺、肝、软组织和淋巴结等。主要症状为腹部包块及肉眼血尿。影像学上缺乏特征性，与肾母细胞瘤、肾结核、错构瘤不易相鉴别，诊断有赖于病理学特征。

生物学行为特点：①转移灶的分布远比肾母细胞瘤广泛。②必须进行比肾母细胞瘤更为长期的密切随访。③治疗后复发的病变可出现一些具有欺骗性的表现，显示分化好的纤维瘤病或黏液瘤。伴有肾透明细胞肉瘤病史的儿童体内任何部位的肿物，在被证实为其他病变以前均应视作可能的转移灶。④复发在原发性肿瘤Ⅰ或Ⅱ期的患者中并不少见，这意味着隐匿性转移灶在诊断时已经发生。

肾透明细胞肉瘤的恶性程度高，预后与诊断年龄、肿瘤分期、是否使用多柔比星治疗以及肿瘤的坏死程度有关。儿童肾透明细胞肉瘤的总体效果比肾母细胞瘤差，复发率和病死率均较高，几乎没有长期生存者，大部分于 2 年内死于骨转移。治疗宜采取外科手术、化疗和放疗的联合治疗，最近有研究发现化疗方案中加用多柔比星治疗后可显著提高患者的生存率，生存率已由原来的 20% 上升到 70%。大部分患者死于骨转移，也可转移到脑、软组织、肺、肝和淋巴结。

（徐国栋　陈子英　闫喆　陈欣　胡晓丽）

《小儿疑难病例临床与病理》

病例 088　上腹部不适

[临床病例]

患儿，男，10 岁。因查体发现左肾异常 10 余天入院。患儿入院前 10 余天因胃部不适查体，行 B 超发现左肾下极中强回声，占位待排，遂就诊于当地医院，行增强 CT 示：左肾多发囊肿、左肾结石、左肾内不规则密度影——恶性占位性病变，考虑肾肿瘤的可能性大。为求进一步诊治来我院，门诊以"左肾肿瘤"收入院。体检：发育正常，神志清，反应可；腹平，不胀，未见胃肠型及蠕动波，全腹无压痛，未触及包块，肠鸣音存在。B 超示：左肾下极实性占位待排。

手术所见：于肾中、下部取 1 cm 的切口，肾皮质内取少许组织送检快速冷冻病理。病理报告提示肿瘤，完整切除左肾（肿瘤），清除肾周脂肪囊，于肾蒂及主动脉旁仔细探查未发现淋巴结。

[影像检查]

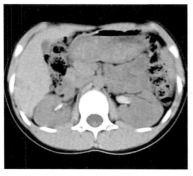

图 1　CT 平扫轴面显示左肾体积略增大，左肾髓质区见不均匀的软组织密度肿块，边界欠清晰

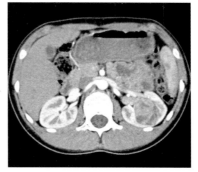

图 2　增强 CT 轴面动脉期显示肿块呈明显的不均匀强化，其内可见多发片状无强化的坏死区，病变向左侧肾盂内延伸

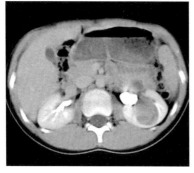

图 3　增强 CT 轴面延迟期显示肿块强化程度较早期明显减低

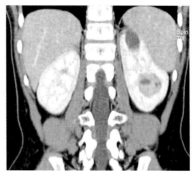

图 4　增强 CT 冠状面 MPR 重组图像显示肿块位于左肾中、下部，左肾上极可见一类圆形的无强化囊性病变

大体：肾组织 9.5 cm×4.5 cm×4 cm，距一端 3 cm 处可见一肿物，直径 2.5 cm（图1），压迫肾盂。切面实性，灰白色，质脆，可见微囊，与周围肾组织界限清（图2）。

镜下：瘤细胞排列成片状和腺管样结构（图3），瘤细胞体积较大，多边形，胞质丰富，多数充满嗜酸性颗粒，部分细胞胞质透亮，异型性明显，管状排列分化好的瘤细胞于管腔侧可见刷状缘样结构（图4），局部见囊腔，囊腔内充满粉染液（图5）。

免疫表型：Vimentin 阳性，CK 散在阳性，S-100 阴性，HMB45 阴性。

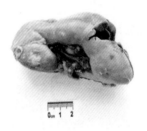

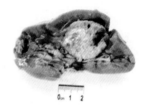

图1　肾组织 9.5 cm×4.5 cm×4 cm，距一端 3 cm 处可见一肿物，直径 2.5 cm（缺损为取术中冷冻处）

图2　切面实性，灰白色，质脆，可见微囊，与周围肾组织界线清

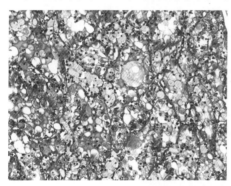

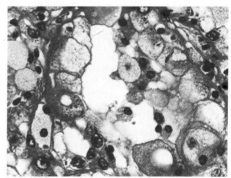

图3　瘤细胞排列成腺管样结构

图4　腺管管状分化瘤细胞于管腔侧可见刷状缘样结构

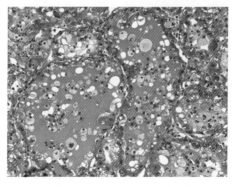

图5　泡巢状和腺泡状结构扩张可形成大小不等的囊腔

[病理诊断]

（左肾）透明细胞性肾细胞癌（2级）。

[病理分析]

透明细胞性肾细胞癌是来源于近曲小管上皮的恶性肿瘤，为肾脏最常见的恶性肿瘤，好发于老年人，以男性多见，平均发病年龄为61岁，儿童罕见；临床表现为血尿、肾区疼痛、肿块。肿瘤的平均直径为7 cm，界限清楚，因瘤细胞中含丰富的脂质，肿瘤切面常呈黄色，易见出血、坏死及囊性变，可见钙化。镜下的组织学形态多样，最常见的为泡巢状和腺泡状结构，间质血管丰富，瘤细胞巢瘤细胞间的薄壁血管组成网状间隔，泡巢状和腺泡状结构扩张可形成大小不等的囊腔，囊腔内充满粉染液，间质血管丰富，常见出血坏死，可见钙盐沉积；瘤细胞呈立方形或多边形，部分细胞为胞质丰富、透亮的透明细胞，部分细胞胞质内充满嗜酸性的颗粒细胞，不同病例的透明细胞和颗粒细胞比例不同。瘤细胞表达低分子量CK、Vimentin、MUC1、MUC3；多数肾细胞癌标记抗原、CD10和EMA表达阳性；高分子量CK阴性。

鉴别诊断：①嫌色细胞癌：嫌色细胞癌呈单一的实性巢状排列，瘤细胞膜厚，似植物细胞壁，核周有空晕，Hale胶状铁染色阳性，高分子量CK阳性、Vimentin阴性。②透明细胞肉瘤：透明细胞肉瘤多发生于儿童，但多排列弥漫，无器官样结构，间质内树枝状或鸡爪状血管。免疫标记：CK阴性，Vimentin阳性。③软组织透明细胞肉瘤：无腺管样结构，呈肉瘤样结构。免疫标记：S-100阳性，HMB45阳性。

[影像分析]

肾细胞癌在影像学上瘤体相对小，往往欠规则，无明显的包膜显示。CT检查常显示肿瘤密度不均匀，伴有不规则的囊变坏死区，增强后呈明显的不均匀强化，且早期的强化程度高于延迟期。瘤体内及其转移性病灶中出现钙化常可提示本病。

鉴别诊断：儿童肾细胞癌主要与肾母细胞瘤、肾透明细胞肉瘤及肾恶性横纹肌样瘤相鉴别。肾母细胞瘤是儿童最常见的肾脏肿瘤，发病的高峰年龄为3~4岁。影像学上两者很难区分，肾母细胞瘤瘤体相对较大，囊变坏死多见且强化不均，强化程度略低于肾细胞癌，"新月形"残肾强化为其CT、MRI上的特征性表现。肾透明细胞肉瘤的发病高峰年龄为2~3岁，肿瘤多位于肾髓质中央，无包膜但边界清楚，常导致集合系统受压变形，CT平扫呈等或稍低密度，MRI呈稍长T_1长T_2信号，增强后呈中度不均匀强化。早期易发生骨转移，又称"骨转移性肾肿瘤"，且有较高的复发率。肾恶性横纹肌样瘤的发病年龄多小于2岁，瘤体体积大，主要位于肾脏中心部，累及肾门且侵犯肾髓质及集合系统，无包膜，瘤体边缘区可见点状及线条状钙化，坏死、出血多见，增强后呈不均匀强化，70%的肿瘤有新月形的包膜下出血，常伴有远处转移。

[临床分析]

肾细胞癌（renal cell carcinoma, RCC）是泌尿系统最常见的原发性恶性肿瘤，占肾恶性肿瘤的 75%～85%。据国内外的统计资料表明，肾细胞癌在我国的发病率占成年人恶性肿瘤的 1%～3%、国外占 3%，是临床第五大常见恶性肿瘤，但儿童的肾癌发生率非常低，约占儿童肾恶性肿瘤的 7% 以下、占肾癌的 2% 左右。据文献报道，年龄最大者为 13 岁，最小者为 2 岁，平均年龄为 8 岁。临床上少有典型的肾癌三联征（腹痛、血尿及腹部包块）的表现，以血尿为首发症状多见，少有腹部包块及腹痛表现。5 岁以下的儿童肾癌与肾母细胞瘤的术前鉴别困难，目前多根据症状区分，前者以血尿多见，后者以腹部包块多见。与该病相鉴别的疾病主要为肾母细胞瘤、肾囊肿、肾结核及肾错构瘤等。

预后：透明细胞性肾细胞癌与核分级有关，10 倍物镜下，1 级：细胞核大小如成熟的淋巴细胞，无核仁，染色质的微细结构不清；2 级：细胞核染色质细颗粒状，核仁不明显；3 级：细胞核核仁易见；4 级：细胞核具有多形性，染色质增多，一个或多个大核仁。分级越高，预后越差。

（徐国栋　陈子英　闫喆　陈欣　赵林胜）

[临床病例]

患儿，男，2 个月。因发现腹部膨隆近 10 日入院。患儿出生后即被家属发现腹部略膨隆，当时未引起注意。于入院前 10 日患儿腹部膨隆明显，且有加重趋势，于入院前 3 天来我院就诊。查 B 超示左侧腹膜后实性占位，为进一步诊治收入院。体检：发育正常，神志清，反应可；腹胀明显，腹壁静脉明显曲张，左侧中腹部可触及肿物，大小约 10 cm×14 cm，质硬，不可活动，压痛阳性。入院后查 MRI：左侧腹膜后肾脏区域可见一边界较清晰的巨大实性肿物影，于 T$_2$WI 以不规则稍高信号为主，T$_1$WI 为偏低信号，内部散在不规则的高信号区。肿物约为 10.9 cm×11.9 cm×12.4 cm 大小，并超越中线区。左肾盂显示不清，脾、肝脏有受压改变。右肾形态及信号未见异常。增强：左侧腹膜后的病变形态、位置显示更加清晰，病变内部可见不均匀强化，左侧残余肾实质呈新月形强化。肿物与腹主动脉及下腔静脉关系密切，并推挤异位。右肾未见异常的强化影。印象：左侧腹膜后巨大的实性肿物——考虑肾母细胞瘤、中胚叶肾瘤。行左肾肿瘤切除术。

手术所见：左腹膜后可见巨大的肿瘤，约 15 cm×12 cm×10 cm，表面光滑，包膜完整，质中等，稍可活动，与周围组织无明显粘连，包膜表面血管扩张，切开后腹膜，沿肿瘤表面游离较易，于肿瘤后近肾蒂血管区可见肿瘤内有凝血块。清除凝血块，离断肾下极及肿瘤下极输尿管，肿瘤上极与肾上腺分离，依次游离肾蒂血管离断后给予双重结扎。

[病理检查]

大体：肿物位于肾内，几乎占据整个肾实质，15 cm×12 cm×10 cm，表面包膜完整（图 1）；切面实性，质软细腻，灰白、淡黄色，可见出血、坏死（图 2）。

镜下：肿瘤由一致的致密的小梭形细胞构成，核分裂象多见，排列成片状（图 3）。局部呈舌状侵犯肾实质（图 4）。有侵犯肾门。

免疫组化：Vimentin 阳性，Desmin 阴性，S-100 阴性，CD34 阴性。

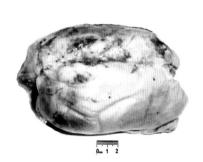

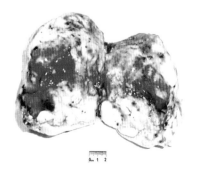

图 1 肿物位于肾内，几乎占据整个肾实质，15 cm ×12 cm×10 cm，表面包膜完整

图 2 切面实性，质软细腻，灰白、淡黄色，可见 出血、坏死

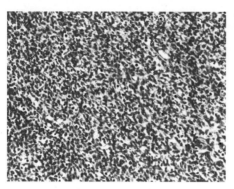
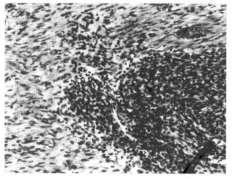

图3 肿瘤由一致的致密的小梭形细胞构成，核分裂象多见，排列成片状　　　　图4 局部呈舌状侵犯肾实质

[病理诊断]

（左肾）先天性中胚叶肾瘤 - 细胞型。

[病理分析]

先天性胚叶肾瘤（congenital mesoblastic nephroma, CMN）是一种少见的发生于婴儿的低度恶性的纤维母细胞性肿瘤，最早于 1967 年被发现并命名，曾被命名为胎儿间叶性错构瘤（fetal mesenchymal hamartoma）、平滑肌样错构瘤（leiomyomatous hamartoma）和肾平滑肌瘤（renal leiomyoma），发病率约 1/500 000，是 3 个月内的婴幼儿常见的肿瘤，1/3 至半数病例在出生后的第 1 周被发现，几乎不发生于 2 岁以上的儿童，约占儿童原发性肾肿瘤的 3%，是发生于婴儿肾和肾窦的低度恶性的纤维母细胞性肿瘤。镜下特点：肿瘤均由一致的梭形细胞组成，大部分区域肿瘤细胞密集呈束状或编织状排列，间质内见丰富的胶原；肿瘤细胞胞质呈淡红色，细胞界限不清楚，细胞核细长，核仁不明显，核分裂象可见 3 ~ 5 个 /10 高倍视野。组织学有 2 种表现：经典型和细胞型。经典型表现为交错排列的梭形细胞，核分裂指数变化比较大（0 ~ 8 个 /10 HPF），肿瘤呈推压式或浸润性生长，累及周围肾组织，可见软骨岛及肾小管萎缩；细胞型则表现为高细胞密度，细胞呈短梭形或卵圆形，富于核分裂（8 ~ 30 个 /10 HPF），可伴囊性变、坏死和出血，两者的发生率相近；兼有 2 种成分的混合型。瘤细胞表达 Vimentin、SMA；CK、EMA、Des、CD34 和 NSE 等上皮及神经标记均阴性。

鉴别诊断：①肾母细胞瘤：肾母细胞瘤通常具有假包膜，可见到幼稚的肾小管和肾小球。肾母细胞瘤瘤细胞可表达 WT1。②透明细胞肉瘤：肾透明细胞肉瘤极少在出生后的头 6 个月内被诊断，高峰在出生后的第 2 ~ 3 年。瘤细胞呈巢状或条索状排列，间质有树枝状血管将其分隔。瘤细胞较小，细胞界限不清，胞质呈空泡状。核大小一致，呈圆形或卵圆形，染色质细，核仁不明显，核分裂象少见。中胚叶肾瘤细胞呈梭形。③横纹肌样瘤：横纹肌样瘤有明显的核仁、细胞内包涵体。横纹肌样瘤表达 CK、EMA 等，且 INI-1 阴性可鉴别。④神经鞘肿瘤：在肾脏极为罕见。肿瘤细胞表达 S-100。

[临床分析]

先天性中胚叶肾瘤好发于新生儿或婴儿早期。国外报道 CMN 62% 在 3 个月以前的新生儿中发现，大约 90% 在 1 岁内发现，男、女的发病率相当，仅少数病例可发生于年长儿童及成人。本病以腹部肿块为主要临床表现，个别患者由于肿瘤产生前列腺素 E 而导致高钙血症，部分患者可伴有羊水过多及早产史。B 超及 CT 均可发现肾脏内肿物，IVU 检查肾盂挤压变形。因临床与 Wilms 瘤难以鉴别，当新生儿及婴儿早期尤其是早产儿、曾伴羊水过多的患儿患单侧肾肿瘤、肿瘤巨大而化疗无明显缩小者应考虑为 CMN。国外研究表明 6 个月以内的婴儿肾肿瘤中，20% ~ 70% 为 CMN，但正确诊断有赖于病理确诊。CMN 由形态单一的梭形细胞组成，无胚芽性病灶及骨骼肌成分；而 Wilms 瘤由未分化肾胚芽组织（幼稚肾小球或肾小管样结构）的间叶和上皮组织构成，虽然可以以梭形细胞为主，但一定混有少量的幼稚胚芽性成分，常见骨骼肌成分。

虽然 CMN 有复发或转移病例的报道，但大部分学者认为它是一种良性病变；细胞型可具有潜在的侵袭行为，但预后良好。由于 CMN 能通过单纯肾瘤切除而治愈，故不主张早期使用辅助治疗。随着分子遗传学的进展，国外学者发现细胞型 CMN 与先天性纤维肉瘤都有 t（12；15）（p13；q25）染色体移位，提示两者可能具有共同的病因；并且研究表明细胞型对化疗有一定的敏感性，因此主张对复发或不能完全切除的细胞型 CMN 辅以化学疗法，可以提高患者的治愈率。

该患儿家长因肿瘤巨大曾想放弃手术，后经告知 3 个月以下的患儿有可能是中胚叶肾瘤，当然也有肾母细胞瘤的可能性，家长同意手术。现已术后 10 年，患儿一切正常，肿瘤没有复发。

（徐国栋　陈子英　胡晓丽）

[临床病例]

患儿，女，5 岁。因红色尿 1 天入院。患儿入院前 1 天排红色尿（具体颜色不详），全程均匀一致性，无血丝、血块，无泡沫，无沉渣及絮状物；偶有尿痛，无尿急、尿频及排尿困难，无多饮、多尿、夜尿增多、尿量减少。为求进一步诊治收入院。体检：发育正常，神志清，反应可。咽红，扁桃腺Ⅰ度肿大；双肺呼吸音粗，心（-）；腹软，肾区无叩击痛；四肢活动可；尿道口无红肿及分泌物。尿常规示：BLD（++++），RBC（++++），Pro（+++）。入院诊断"血尿原因待查：急性肾小球肾炎？"患儿入院后行 B 超检查示左肾实性占位。转入外科，完善各项术前检查后行手术治疗，施行左肾肿瘤切除术、腹膜后清扫术。

手术所见：左肾周围组织粘连明显但包膜完整，肾周游离，根据 CT 影像提示左肾上极病变明显，则取左肾上极少量组织送检快速冰冷病理，结果提示为肾恶性肿瘤，决定给予左肾（肿瘤）切除。仔细游离左肾，发现表面被膜广泛散在黑色坏死样斑点，触之囊肿感，软硬不均，肾蒂部仔细游离后部分丝线结扎切断。继续游离后半部分肾肿瘤粘连区给予完整切除，其输尿管在切口尽量低处结扎切断。肾周围脂肪囊组织给予清扫切除，未发现明显增大的淋巴结组织。手术顺利。

[影像检查]

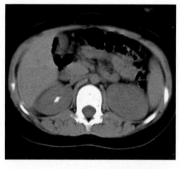

图 1　CT 平扫轴面显示左肾上极类圆形等密度肿块，与正常肾实质分界不清

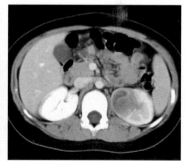

图 2　CT 增强轴面显示左肾上极肿块轻度强化，边界欠清，部分肾盏破坏

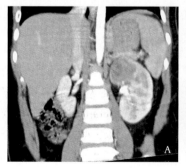
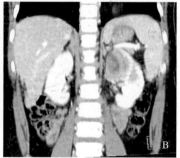

图 3　CT 增强冠状面重建显示左肾上极肿块轻度强化，边界欠清

[病理检查]

大体：送检肾组织 9 cm×（4.5～5.5）cm×3.5 cm，表面被膜完整（图 1）。肿物位于肾上极，直径 2.5 cm，与肾组织界限清，切面为灰白色，可见出血，部分坏死囊性变（图 2）。

镜下：肿瘤细胞弥漫分布，细胞异型性明显，在瘤组织中可见原始肾小管状结构（图 3）。可见瘤巨细胞，并可见多极核分裂象（图 4）。

免疫组化：Vimentin 阳性、CK 阳性、DES 阴性、WT_1 阳性。

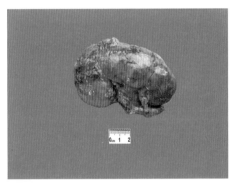

图 1　肾组织 9 cm×（4.5～5.5）cm×3.5 cm，表面被膜完整

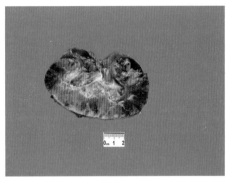

图 2　切面可见肿物与肾组织界限清，肿物大部分灰白色，可见部分出血、坏死、囊性变

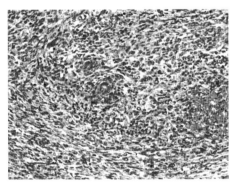

图 3　肿瘤细胞弥漫分布，细胞异型性明显，见原始小管结构

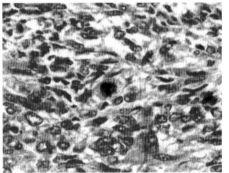

图 4　多级核分裂象

[病理诊断]

（左肾）间变型肾母细胞瘤。

[病理分析]

肾母细胞瘤（nephroblastoma, NB）又叫 Wilms 瘤，为来源于肾胚基的恶性胚胎性肿瘤，再现肾脏的发生过程。大体多为单中心的球形或椭圆形肿物，占据肾脏一极，约 10% 的肿瘤呈多中心，直径 3～25 cm，周围纤维性假包膜，与周围肾组织分界清楚，切面灰白、均质，部分较大肿瘤可出现出血、坏死及囊性变。镜下由不同比例的未分化的胚芽组织、上皮成分和间叶成分组成。根据不同成分所占的比例，分为

胚芽型、上皮型、间质型及混合型。胚芽细胞小，排列紧密、核质比例大，胞质少，核圆形或椭圆形，核染色质略粗，核分裂象多见，可见多个较小的不明显的核仁；胚芽细胞的排列方式有弥漫型和器官样型，弥漫型的特点为形态单一、较分散的片状胚芽细胞，器官样型的特点为黏液样间质背景中界限清楚的胚芽细胞巢，胚芽细胞巢呈条索状或结节状，相互连接，形成蛇状或缎带样。上皮成分管状分化，常呈菊形团样结构，为未成熟的肾小管；可有异源性上皮，最常见的为黏液上皮和鳞状上皮。多数标本中可出现不成熟的黏液样或梭形间质细胞，横纹肌分化为最常见的异源性成分。约5%的肾母细胞瘤发生间变，2岁内罕见，5岁患者的间变发生率为13%，间变瘤细胞细胞核增大，染色质增多，直径为非间变细胞的3倍，多极或明显的多倍体核分裂象。根据间变瘤细胞分布分为局部间变型和弥漫性间变型，局部间变指肾脏原发瘤中仅见一个或少数边界清楚的间变细胞聚集区。任何不符合局部间变类型的都定义为弥漫间变型。对于Ⅱ~Ⅳ期的肾母细胞瘤，弥漫性间变型提示预后不良，需要更积极的治疗方案。免疫表型：胚芽和早期分化的原始上皮表达WT1，胚芽细胞表达Vimentin，灶状NSE、Desmin和CK表达。

鉴别诊断：①先天性中胚层肾细胞肿瘤：先天性中胚层肾细胞肿瘤瘤细胞围绕的肾小球和肾小管出现胚胎性化生，可与肾母细胞瘤的小管或乳头状成分相混淆。与肾母细胞瘤不同，先天性中胚层肾细胞肿瘤多发生与3个月以内的幼儿，90%发生于1岁以内，10%发生于1岁以后，>2岁罕见。多数肾母细胞瘤出现多极分化的特点，组织结构多样，而先天性中胚层肾细胞肿瘤不出现胚芽病灶，无骨骼肌分化。②透明细胞肉瘤：常具有分布一致的分枝状血管间隔，或称为鸡爪样血管，瘤细胞胞质缺乏明显的界限，含有细胞外黏多糖小泡；胚芽型肾母细胞瘤的血管结构类似，但瘤细胞较致密，染色质较粗，可出现多相分化；透明细胞肉瘤不出现骨骼肌分化。③横纹肌样瘤：横纹肌样瘤细胞核大、泡状，核仁明显，胞质内有嗜酸性包涵体；肾母细胞瘤的胚芽成分可含有相似的胞质包涵体，但其他肾源性特征（如上皮分化）在多数情况下有助于鉴别。④神经母细胞瘤或原始神经上皮肿瘤：胚芽型肾母细胞瘤早期分化的原始小管可与神经母细胞瘤或原始神经上皮肿瘤中的Homer-Right菊形团相混淆，原始小管中围绕腔隙整齐排列的细胞呈单层，而神经母细胞的Homer-Right菊形团围绕中心排列较随意，中央为神经纤维。神经源性标记可资鉴别。

[影像分析]

肾母细胞瘤可发生在肾脏的任何部位，肾上极较多，呈圆形的混杂密度包块，边界较清晰。肾实质及收集系统常受压变形、分离。肿瘤易发生坏死、出血、囊变，少数可见钙化。若肿瘤突破假包膜，瘤体轮廓变得不规则或肾周脂肪模糊、肾筋膜增厚，肿瘤可侵入肾窦、肾内淋巴管和血管，侵犯肾盂、输尿管及远侧尿路。同时腹膜后淋巴结可肿大，肾静脉及下腔静脉受侵，形成瘤栓，表现为低密度结节灶。增强扫描肾母细胞瘤瘤体呈不均匀强化，坏死和囊变区不强化，肿瘤包膜可强化，破坏受压的残肾可明显强化，呈新月形、半环形，具有一定特征。肾母细胞瘤在MR上表现为T_1WI等或稍低信号、T_2WI稍高或高信号；瘤体较大时内部信号不均匀，坏死或囊变

区在 T_2WI 信号更高；有出血者 T_1WI 呈局灶性高信号。肿瘤的完整包膜显示为线样环形等信号。增强扫描瘤体强化不均匀，其程度明显低于周围正常的肾组织，残肾明显强化呈新月形、半环形。

鉴别诊断：肾母细胞瘤在 CT 和 MRI 上最关键的表现是患肾失去正常形态、残缺不全，以及特定的瘤体征象，结合其临床、发病年龄及发病率，诊断一般不难。但需要与儿童的其他肾脏恶性肿瘤相鉴别。肾透明细胞肉瘤是一种独特的高度恶性的儿童肾脏肿瘤，预后差，好发于 3~5 岁的幼儿，瘤体较大，钙化多见，呈散在的斑点状或斑片状钙化，具有特征性的是早期易发生骨转移，表现为溶骨破坏或成骨性改变，故常称为"骨转移性肾肿瘤"，而肾母细胞瘤出现骨骼转移极为罕见。肾细胞癌在儿童 6 岁前罕见，影像学上与肾母细胞瘤很难区别，但瘤体往往欠规则，无明显的包膜显示。肾恶性横纹肌样瘤较少见，多在婴儿期发病，以男孩多见。影像学表现为肿瘤较大，且位于肾中心并侵犯肾门，肿瘤实质呈分叶状，常伴有出血、坏死和新月形包膜下积（血）液，但为非特异性，与肾母细胞瘤很难相区别。

[临床分析]

肾母细胞瘤是最常见的腹部恶性肿瘤，其发病率在小儿腹部肿瘤中占首位。肿瘤主要发生在出生后的最初 5 年内，特别多见于 2~4 岁。左、右侧的发病数相近，3%~10% 为双侧性，或同时或相继发生。男、女性别几乎无差别，但多数报告中男性略多于女性。个别病例发生于成人。1899 年德国医师 Max Wilms 首先报告此病，后以该姓氏命名而为人们所熟知。近代称为肾母细胞瘤（nephroblastoma），因从胚胎发生上由后肾发展而成，且肿瘤由极其类似于肾母细胞的成分所组成。

肾母细胞瘤主要有以下临床表现：

①腹部肿块。早期无症状，腹部肿物常为首发症状，占 90% 以上，多在为患儿洗澡时偶然发现。典型的症状是虚弱的婴幼儿腹部有大肿块"罗汉肚"，肿块质地坚硬，表面可有结节，无明显压痛，晚期肿块固定不动。②腰痛或腹痛。约 1/3 的病例有腰部或腹部疼痛，可表现为局部不适甚或绞痛，可能因肿瘤内出血所致。如急性疼痛伴有发热、腹部肿物、贫血、高血压，常为肿瘤肾包膜下出血。肿瘤腹腔内破裂可表现为急腹症。③血尿。不常见，可在病程晚期出现，一般肉眼不能发现，但 75% 的病例可有镜下血尿。④消瘦、贫血面容和不规则发热。⑤高血压。见于成年患者及部分病儿，主要因肾组织受压、肾素分泌过多所致。⑥先天性虹膜缺乏。发生率约为 1.4%，又称为无虹膜 - 肾母细胞瘤综合征。⑦其他症状，如消化道可出现恶心、呕吐、腹胀等梗阻症状；或有下肢水肿、腹水及精索静脉曲张，系肿瘤压迫下腔静脉所致。

治疗方法：结合肿瘤的分期与组织病理学分类，可采用相应的化疗方案。

（徐国栋　陈子英　闫喆　陈欣　赵林胜）

左肾肿物1年，血尿1个月

[临床病例]

　　患儿，男，1岁6个月。因B超查出左肾肿物1年，血尿1个月入院。患儿于出生后6个月因三鹿奶粉事件行B超检查时发现左肾肿物，无明显不适，1个月前发现肉眼血尿。B超示肿物较初查时增大。体检：一般情况可，体温36.2℃，脉搏96次/分，呼吸22次/分，血压100/60 mmHg。腹平软，无压痛，左腹部可及5 cm×6 cm的肿物，质中等。血常规：白细胞$11.8×10^9$/L，中性粒细胞26%，淋巴细胞71%，单核细胞3%，血红蛋白128 g/L，血小板$351×10^9$/L。行手术，术中于左肾中部可触及肿物5 cm×4.5 cm×4 cm，无法单纯切除肿物，故行左肾切除。

[影像检查]

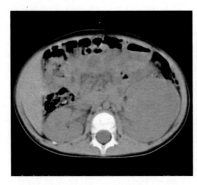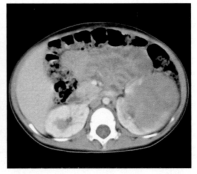

图1　CT平扫轴面显示左肾显著增大，形态不规整，密度不均匀；右肾轮廓清晰，密度均匀

图2　CT增强轴面、冠状面重建显示左肾实质内实性肿物呈不均匀强化，边界较清晰，残存左肾实质强化良好，左侧肾盂受压、移位；右肾实质内可见多发性结节影，边界较清晰，强化较正常肾实质低

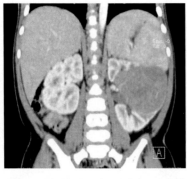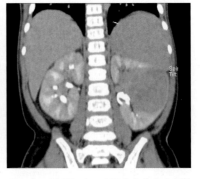

图3　CT增强轴面、冠状面重建显示左肾实质内实性肿物呈不均匀强化，边界较清晰，残存左肾实质强化良好，左侧肾盂受压、移位；右肾实质内可见多发性结节影，边界较清晰，强化较正常肾实质低

图4　CT增强轴面、冠状面重建显示左肾实质内实性肿物呈不均匀强化，边界较清晰，残存左肾实质强化良好，左侧肾盂受压、移位；右肾实质内可见多发性结节影，边界较清晰，强化较正常肾实质低

《小儿疑难病例临床与病理》

[病理检查]

大体：肾脏组织 9 cm × 5 cm × 3 cm，表面包膜完整，于肾脏中部隆起；切面于肾皮质内可见三个相融合的结节状肿物，共大为 4.5 cm × 3.5 cm × 2.5 cm，与周围组织界限清，有包膜，切面灰白色，可见数个微囊（图1，图2）。

镜下：肿瘤由未分化的胚芽组织、上皮成分及间叶成分组成，以上皮成分为主，排列成菊形团样结构（图3，图4）。肿瘤内可见部分囊状分化的肾母细胞瘤成分，囊壁内也可见上述三种成分（图5）。在正常肾皮质内可见多灶状后肾胚基组织，其间有不成熟肾小管（图6，图7）。输尿管断端未见瘤细胞。

免疫组化：胚芽成分 Vimentin 阳性，上皮成分 EMA 阳性，WT1 瘤细胞阳性，Ki67 阳性约 10%。

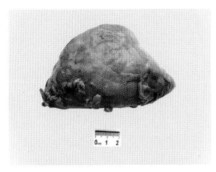

图1 肾表面包膜完整，肾中部隆起

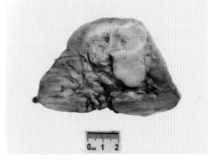

图2 切面肾脏中皮质侧可见融合结节，与周围肾皮质界限清

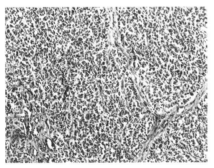

图3 肾母细胞瘤，以上皮为主型

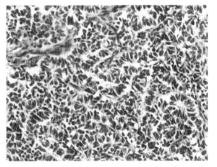

图4 肾母细胞瘤，以上皮为主型

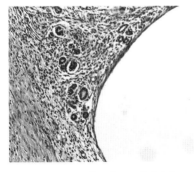

图5 可见囊状肾母细胞瘤成分

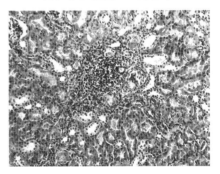

图6 肾实质中混有灶状原始肾小管、胚芽组织

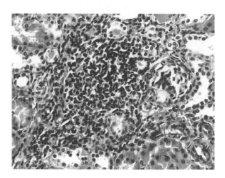

图7　肾实质中混有灶状原始肾小管、胚芽组织

[病理诊断]

（左肾）肾母细胞瘤病合并肾母细胞瘤。

[影像分析]

双侧肾母细胞瘤病的 CT 平扫可显示双肾呈弥漫性增大或不对称性增大，边界不规则或边界不清，合并多发性大病灶时往往与多囊肾表现相似，表现为双肾多发低密度结节或肿块，边界清晰，大小不等。此病也可表现为孤立的病灶，直径可达 2 cm。CT 增强显示为双肾多发低密度病变无强化，常位于肾脏边缘或包膜下。

鉴别诊断：双侧肾母细胞瘤病主要与肾母细胞瘤相鉴别。肾母细胞瘤多较大，直径通常大于 3 cm；而双侧肾母细胞瘤病常位于肾脏边缘或包膜下，经常使肾脏变形。但单发的肾母细胞瘤病与肾母细胞瘤难以相鉴别，必须借助组织学检查才能作出明确诊断。

[临床与病理分析]

肾脏的发生始于第 4 胎周，在第 34~36 胎周已完全形成，中间中胚叶依次分化形成前肾、中肾与后肾，只有后肾最终形成成熟的功能性肾脏。肾母细胞瘤病（nephroblastomatosis, NS）是肾源性残余为病理特征的肾脏发生学异常。肾源性残余（nephrogenic rests）是指 34~36 周胎儿肾脏停止发育后仍持续存在的、灶状异常的、可发展成肾母细胞瘤的胚胎细胞巢（后肾胚基）。肾母细胞瘤（nephroblastoma）很可能是由持续存在的后肾胚基发展而来的，早期胚基消失障碍导致肾源性残余，后者产生进一步遗传学变化，最后发展成肾母细胞瘤。有报道将 NS 视为肾母细胞瘤的瘤前病变。NS 由 Hou 和 Holman 于 1961 年首次命名，他们报道 1 例 32 周早产儿的肾脏病变，肉眼观察肾呈分叶状，但仍保留肾外形，切面示肾皮、髓质分界不清；镜下见肾结构像 14~16 周的胎儿肾脏，诊断为"肾母细胞瘤病"。1990 年 Beckwith 进行了详细的描述和分类：根据肾源性残余与肾小叶的位置分为小叶外周型、小叶内型、混合型和全小叶型；根据肾源性残余生物活性分为静止期、成熟期、增生期、瘤变期及退化期。2004 年版（WHO）泌尿生殖系统肿瘤病理分类将肾源性残余分为叶周型（perilobar nephrogenic rests, PLNR）、叶内型（intralobar nephrogenic rests, ILNR）。

PLNR 边界清楚但没有包膜，位于肾小叶的周围。镜下由幼稚的小管和胚芽组成，间质稀少或硬化，小管内覆单层柱状上皮，如果增殖时，其形态变大呈卵圆形，常呈多灶。PLNR 可静止存在，多数退化形成废弃残余，即肾小管周围的瘢痕，也可过度生长形成增生的肾源性残余，此时几乎不可能与肾母细胞瘤相鉴别。PLNR 伴发肾母细胞瘤者呈半球形膨胀性生长，肾母细胞瘤成分周围有纤维性包膜使之与周围肾源性残余和正常肾组织分隔。本例属于 PLNR 型合并肾母细胞瘤，肾源性残余呈多灶分布在肾小叶周边，边界较清楚，发展成的肿瘤成分有纤维性包膜与肾源性残余和正常肾组织分隔。ILNR 主要位于肾叶中央区，边界不清，由间叶组织、胚芽和上皮性小管构成，间质常明显，常单灶，与 PLNR 相似，ILNR 的转归也可呈静止状态、退化和增生。肾母细胞瘤伴叶内型肾源性残余者有纤维性假包膜将之与残余分隔。弥漫增生的 NS 发生肾母细胞瘤的可能性大，Duarte 等报道 52 例中 24 例发生肾母细胞瘤，其中 11 例发生 2 个或更多的肾母细胞瘤灶。NS 患儿常以无痛性腹部包块就诊或因其他疾病影像学检查时偶然发现。影像学检查可诊断，如本例 CT 发现左肾肿物、右肾多个结节。

肾母细胞瘤病合并肾母细胞瘤：肉眼观察正常肾实质、紧邻肾母细胞瘤或残留肾实质内有实性灰白色、质均不规则、大小不一、未见假包膜的病变；镜下于除肾母细胞瘤外的肾皮质内见多个后肾胚基灶，但未见有假包膜。本例既有有纤维包膜的肿瘤性病变，还有正常肾组织内无包膜的多灶性后肾残余病变，故诊断为肾母细胞瘤病合并肾母细胞瘤。

鉴别诊断：①肾母细胞瘤：NS 幼稚的肾残余呈多灶状，直接紧邻正常的肾组织，或病灶中混有正常的肾组织；而肾母细胞瘤与正常的肾组织被纤维性被膜分开。②先天性中胚叶肾瘤：多为 < 1 岁的婴幼儿，为形态一致的类似于婴儿纤维肉瘤的梭形细胞肿瘤，肿瘤边界呈推压式；而 NS 由幼稚胚芽、上皮和间叶成分组成。③肾发育不良：由杂乱无序排列、发育不良的肾小球和肾小管组成；而 NS 是灶状分布的幼稚的后肾胚基。

治疗及预后：①化疗：NS 大多为多结节病变，一般主张先行化疗，多用长春新碱、放线菌素 D 治疗 18 周。同时密切监测结节的变化，如果处于病变变小或休眠状态，化疗后可定期随查；如有增大可能，则已发展成肾母细胞瘤。②手术切除：化疗无效即行局部结节切除，尽量多地保留功能性肾单位，避免损伤肾盂、肾盏。有报道肿瘤切除后行高温腹腔内化疗以消除残余病灶，且效果良好。如出现肾功能不全可透析，甚至做肾移植。

此患儿术后给予化疗，后因化疗反应较重，家属自行停止化疗。术后 2 年 4 个月患儿因右肾肿物增大致肾衰竭死亡。

（徐国栋　陈子英　闫喆　陈欣　胡晓丽）

[临床病例]

患儿，男，2岁。因发现生长发育异常半年入院。患儿于入院前半年发现阴茎增粗增长，逐渐加重；入院前2个月出现全身多毛，面部出现痤疮，生长发育较同龄儿增快，食欲极佳，力量较同龄儿大，脾气较暴躁，为进一步诊治收入院。患儿病情平稳，体温不高，不咳，大小便未见异常，无头痛、头晕，无多饮、多尿。体检：一般情况可，T 37℃，脉搏100次/分，呼吸25次/分，血压100/60 mmHg。患儿生长发育较同龄儿增快，四肢、躯干的肌肉发育较同龄儿发达，无满月脸及水牛背，面部可见痤疮，身体多毛，阴茎增粗增长，周径7 cm，长8 cm，躯干102 cm，上部量61 cm，头围51.5 cm，胸围60 cm，腹围63.5 cm，臂长104 cm。B超发现右侧肾上腺区有占位性病变，MRI显示右侧肾上腺区实性肿块。

入院印象：右肾上腺肿物，假性性早熟。完善各项术前检查后行后腹膜内镜下右肾上腺肿瘤切除术。

手术所见：肿物位于右肾上腺，为结节状且与周围组织粘连明显，以后内方为著。肿物完整切除，约5 cm×5 cm，包膜完整，实性。

[影像检查]

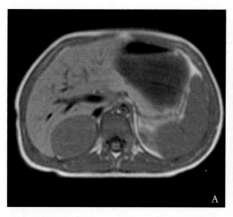 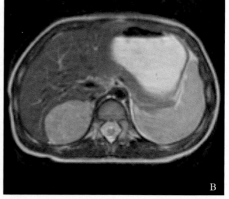

图1　MRI平扫轴面T_1WI及T_2WI显示右侧肾上腺区实性肿块，呈等T_1、长T_2信号，信号较均匀，边界清楚

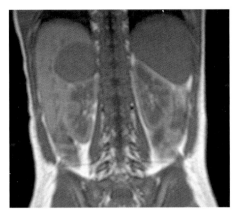
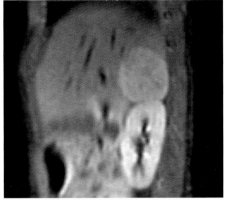

图2　MRI平扫冠状面T₁WI显示肝下缘及右肾　图3　MRI增强矢状面T₁WI显示肿瘤强化较
　　　上缘受压，未见侵犯征象　　　　　　　　　　　均匀

[病理检查]

大体：肿物5.5 cm×4 cm×2 cm，包膜完整，切面实性，灰黄色（图1）。

镜下：肿瘤细胞呈弥漫成片分布，瘤细胞密集，胞质丰富，嗜酸性（图2），细胞核增大，染色质粗糙，核仁明显，可见核内包涵体（图3），偶见核分裂。肿瘤细胞核异型明显（图4），可见多核巨细胞，瘤细胞被纤细的窦隙网状结构分割，局部可见坏死。

免疫组化：Vimentin阳性（图4），CK阳性，CGA弱阳性，Ki67阳性约10%。

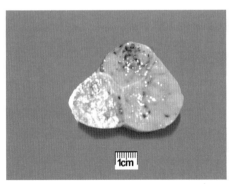
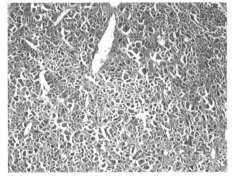

图1　肿物5.5 cm×4 cm×2 cm，包膜完整，切　图2　肿瘤细胞呈弥漫分布，瘤细胞密集（HE4×）
　　　面实性，灰黄色

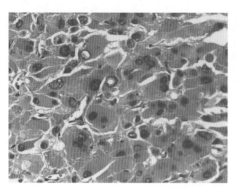 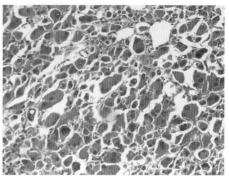

图 3　肿瘤细胞胞质丰富，嗜酸性，细胞核增
大，染色质粗糙，核仁明显，可见核内包涵体

图 4　肿瘤细胞异型明显

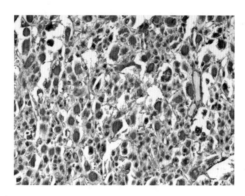

图 5　Vimentin 染色阳性

［病理诊断］

（右肾上腺）皮质癌。

［病理分析］

肾上腺皮质癌（ACC）为罕见的恶性肿瘤。与成人不同，儿童 ACC 多为有功能性肿瘤，临床表现多为单纯的男性化、Cushing 综合征或两者混合的内分泌症状。肿瘤体积较大，常在 20 g 以上，具有包膜，表面结节状或分叶状，淡黄色或灰黄色，常见出血、坏死。分化好的肾上腺皮质癌的组织结构和细胞形态与正常肾上腺皮质相似；分化较低的癌细胞多呈片状或条索状排列，并被纤细的窦隙网状结构分割，癌细胞密集，胞质丰富，嗜酸性或泡状透明，核异型性从无到高度多形性，核质比增大，核分裂象从罕见至每个高倍视野有几个，容易见到不典型的核分裂。常见多核巨细胞，核仁明显，可见核内包涵体。间质血管丰富，常见灶状坏死、出血。儿童 ACC 由于病例稀少，目前尚无统一的病理诊断标准。有专家认为：儿童 ACC 的诊断中，在无远处转移及浸润的情况下，肿瘤的重量（＞ 300 g）是首要的因素，此外透明细胞稀少、病理性核分裂、静脉及包膜的浸润是判定恶性的重要指标。免疫组化：Vimentin 强阳性，NSE、Syn 阳性，CK 部分呈弱阳性，EMA、CEA、CgA 阴性，Ki67 阳性细胞＞

2% 提示肿瘤具有侵袭性或潜在恶性。

鉴别诊断：①肾上腺皮质腺瘤：直径一般小于 5 cm，无明显坏死，无包膜及血管侵犯，核分裂象罕见；肾上腺皮质癌则多见出血、坏死，可见包膜血管侵犯，核分裂象 > 2 个 /10 HPF，Ki67 增殖指数在 5% ~ 20%，可见多核瘤巨细胞、较大的核仁及核内包涵体。②嗜铬细胞瘤：嗜铬细胞瘤呈巢状或不规则束状排列，细胞大小不一致，较少透明细胞，胞质嗜碱性。嗜铬染色阳性，脂肪染色阴性，免疫组化 CgA、Syn 染色阳性，支持细胞 S-100 蛋白阳性。电镜下可见神经内分泌颗粒，可区别于肾上腺皮质癌。③肾细胞癌：肾上腺皮质癌如浸润邻近的肾组织，此时光镜下易与肾细胞癌相混淆。但肾细胞癌可见腺样结构，免疫组化 EMA 阳性、Vimentin 阴性；而肾上腺皮质癌未见腺样结构，免疫组化 Vimentin 强阳性。

[影像分析]

CT 平扫较大的肿瘤密度不均匀，可见坏死、出血及钙化。增强后延迟扫描肿瘤实性成分的强化持续时间较长；MRI 显示肿瘤相对于肝脏呈 T_1 等或稍低信号、T_2 高信号，肿瘤内出血呈 T_1、T_2 高信号。在化学位移成像序列由于胞质内脂质而表现为均匀信号丢失。MR 显示肿瘤侵犯血管方面优于 CT，肾动脉、主动脉、下腔静脉受压移位，也可形成瘤栓。大多数肿瘤就诊时有局部浸润及远距离转移。

鉴别诊断：鉴别诊断应包括神经母细胞瘤和嗜铬细胞瘤。神经母细胞瘤的发生率远远高于肾上腺皮质癌，两者的生长方式不同，前者表现为包绕血管、跨越中线及向神经孔侵犯。嗜铬细胞瘤为另一种肾上腺髓质肿瘤，可见于年长儿。髓质肿瘤可根据实验室检查血液和尿液中的儿茶酚胺水平升高，以及间碘苄胍（MIBG）扫描局部放射性药物摄取升高而与肾上腺皮质肿瘤相鉴别。

[临床分析]

儿童肾上腺皮质癌是一种罕见的疾病，其流行病学、临床特点等与成人肾上腺皮质癌明显不同。在儿童所有的恶性肿瘤中，肾上腺皮质癌约占 0.2%。0 ~ 4 岁是一个发病高峰，在 0 ~ 4 岁儿童肾上腺皮质癌的发病率约为千万分之 4，4 ~ 14 岁的发病率下降到百万分之 0.1。肾上腺皮质癌的发生率有性别差异，多见于女孩，男女发病率之比大约 1：2.2。因病例较少，临床表现没有特异性，给临床诊断及治疗带来了困难。随着 B 超、CT 及 MRI 等现代影像医学检查手段的广泛应用，使肾上腺皮质癌的诊断率明显提高。B 超是诊断本病的常用检查，特别对无特异性症状的门诊患者，常常是 B 超首先发现肾上腺区有占位性病变，然后住院进一步诊治。CT 检查定位准确，并能提示与周围器官的关系，但在肿瘤较大或较小时诊断困难。肾上腺皮质癌的临床症状多不典型，大体可分为有内分泌紊乱与无内分泌紊乱（无功能）肿瘤两类。临床上部分患者呈现混合型激素分泌异常，约占肾上腺皮质癌患儿的 35%。有内分泌紊乱表现者多以库欣综合征合并女性男性化为最主要的表现，性征异常及原发性醛固酮增多症者相对少见。无功能肾上腺皮质癌起病多缓慢，症状表现各异。

手术治疗是肾上腺皮质癌唯一有效的治疗方法。对于孤立肿瘤，一定要切除到正常组织，能在首次手术中完整切除者效果良好；如远处转移癌为孤立性转移灶，可分别切除。化疗主要有 *op*-DDD（双氯苯二氯乙烷），可破坏肾上腺皮质，使肿瘤缩小，但有严重的消化道反应等副作用，有人认为疗效满意。氨鲁米特也可明显抑制肾上腺皮质激素的合成，但不能使肿瘤缩小，副作用也较大。也可用多柔比星、氟尿嘧啶等抗癌药。但化疗仅能缓解患者的症状，不能治愈，也不能延长患者的存活时间。

鉴别诊断：①肾上腺皮质腺瘤：为发生在肾上腺皮质球状带并能分泌醛固酮的良性腺瘤，称醛固酮瘤。是原发性醛固酮增多症中最常见的一种，约占原醛症的 65%，以肾上腺单个肿瘤多见。醛固酮瘤的体积一般较小，< 5 cm，平均直径为 1.8 cm，重量多数为 3 ~ 5 g。瘤体呈圆形或卵圆形，边界清楚，有完整的包膜。肿瘤切面黄色。②肾上腺嗜铬细胞瘤：嗜铬细胞瘤为起源于神经外胚层嗜铬组织的肿瘤，主要分泌儿茶酚胺，某些患者可因长期高血压致严重的心、脑、肾损害或因突发严重的高血压而导致危象，危及生命。但如能及时、早期获得诊断和治疗，是一种可治愈的继发性高血压。

（徐国栋　陈子英　赵滨　王立英　赵丽）

病例 093　间断性左上腹疼痛

[临床病例]

患儿，女，14 岁。主因间断性腹痛 20 天，加重 1 周入院，患儿于入院前 20 天无明显诱因发现腹部疼痛，为阵发性左上腹疼痛，不伴恶心、呕吐，当时未予任何诊治。于入院前 1 周患儿腹痛加重，不伴恶心、呕吐，经 CT 及 MRI 检查示"左腹膜后肿瘤"，为求进一步诊治收入院。体检：发育正常，营养中等，神志清，精神可，心肺阴性。腹部稍胀，未见胃肠型及蠕动波，左上腹可触及肿物，大小约 8 cm×10 cm，压痛明显，边界不清，波动感阳性。

手术所见：肿物已将结肠推向内侧，在结肠旁沟切开后腹膜，见肿物包膜完整，表面较光滑，体积巨大。沿肿物表面锐性分离，由前面向内侧逐渐分离（因体积巨大，操作困难，给予延长皮肤 2 cm），逐渐将肿物托起后，发现肿物有单独较粗的血管供应，将肾压向后下方，肾呈扁片状且与肿物相连的肾皮质和肿物融合无分界，肾蒂血管走行于肿物浅表组织中，因此决定肿物与肾一同切除。游离肾蒂血管及肿物供应血管，肿物静脉粗大明显，直径近 2 cm，分别给予结扎，后继续游离肿物后及后上侧，将其完整切除。仔细检查主动脉旁及肾周无肿大的淋巴结，充分止血。

[影像检查]

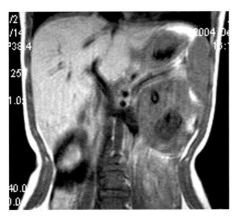 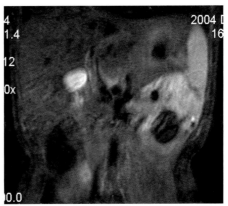

图 1　MRI 平扫冠状面 T_1WI 显示左侧腹膜后区混杂信号肿块，边界不清晰，与左侧肾脏前唇紧密相邻，左肾部分肾皮质显示不清。肿块内可见脂肪信号及较大的流空信号

图 2　MRI 平扫冠状面 FSE-IR 序列显示左侧腹膜后区混杂信号肿块，内部可见不规则的低信号区

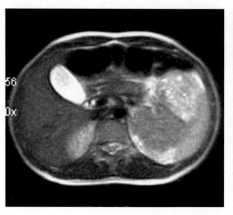 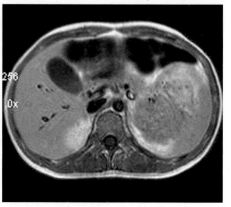

图 3　MRI 平扫轴面 T$_2$WI 显示肿块呈不均匀等　　　图 4　MRI 增强轴面 T1WI 显示肿块呈不均匀强
　　　　高信号　　　　　　　　　　　　　　　　　　　　　化，肿块内见一直径约 2.5 cm 的血窦区（未强化）

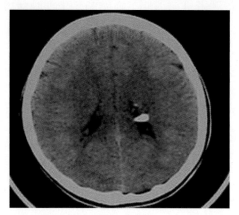

图 5　头颅 CT 显示双侧侧脑室室管膜下多发性
钙化结节

[病理检查]

大体：扁圆形肿物 12 cm×11 cm×7.5 cm，一侧为肾组织，10 cm×6 cm×4 cm，肿物大部有包膜（图 1）。切面实性，灰黄色，可见出血、坏死（图 2）。

镜下：肿瘤由不规则的厚壁血管（图 3）、平滑肌（图 4）和成熟的脂肪组织（图 5）组成。

免疫组化：HMB45 阳性，CD34 血管内皮阳性，SMA 阳性。

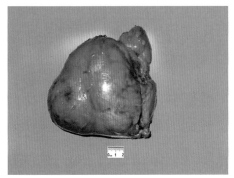

图 1　扁圆形肿物 12 cm×11 cm×7.5 cm，一侧为肾组织，10 cm×6 cm×4 cm，大部有包膜

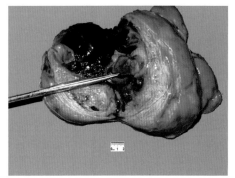

图 2　切面实性，灰黄色，可见出血、坏死，范围直径为 5.5 cm

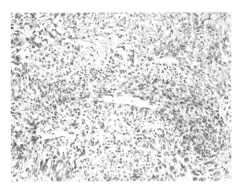

图 3　不规则的厚壁血管

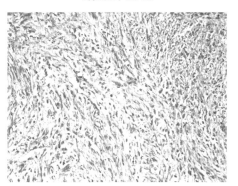

图 4　梭形的平滑肌组织

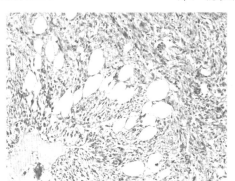

图 5　成熟的脂肪组织

[病理诊断]

（左肾）血管平滑肌脂肪瘤。

[病理分析]

　　血管平滑肌脂肪瘤的组织学表现为良性，但具有侵袭性生长。肿瘤发生于肾皮质或髓质。镜下：肿瘤由多少不等的成熟脂肪组织、梭形和上皮样平滑肌细胞以及不规则的厚壁血管组成，三种成分的比例可有很大差别。免疫组化：HMB45 阳性，平滑肌

标记阳性，也可有 CD68、NSE、S-100、ER、PR 表达；无上皮表达。

[影像分析]

肾血管平滑肌脂肪瘤因其所含血管、脂肪、平滑肌的比例不同，因此影像学表现可有一定出入。腹部 CT 平扫显示肿瘤内的平滑肌密度与肾实质类似，脂肪呈低密度，因此肿瘤常呈混杂密度；增强后平滑肌成分强化而脂肪成分不强化，可形成鲜明对比。腹部 MR 也显示肿瘤呈混杂信号，瘤体内可见脂肪信号影及血管流空信号，为其特征性表现。

鉴别诊断：肾血管平滑肌脂肪瘤中含有明显的脂肪成分，且与结节性硬化症关系密切，是鉴别诊断的关键。但如果合并出血或含脂肪成分较少时，则难以与其他肾脏肿瘤相鉴别。

[临床分析]

肾血管平滑肌脂肪瘤（RAML）又称肾错构瘤，是一种少见的肾脏良性间叶性肿瘤。临床上肿物大小不同，可单发或双侧，可同时有结节性硬化症。此系常染色体显性基因，是遗传的家族性疾病，80% 的患者脸部有蝴蝶状皮脂腺瘤，其他器官如脑、眼、骨、心、肺亦有病变。大脑发育迟缓、智力差、有癫痫发作，多为双肾多发病源。

结节性硬化症（tuberous sclerosis complex, TSC）又称 Burneville 病，是一种常染色体显性遗传性疾病，儿童多见，发病率为 1/50 000～1/10 000，50% 的患者有家族史，另 50% 为散发病例。有研究显示有两个基因与该病有关，TSC_1 基因位于 9q34，TSC_2 基因位于 16p13。临床有癫痫发作、智力低下及颜面部皮脂腺瘤三大典型症状，常多器官多系统发生，以脑、皮肤、内脏多发错构瘤为特征。结节性硬化症中枢神经系统病变的病理改变包括皮质结节、室管膜下神经胶质结节、室管膜下巨型星形细胞瘤。结节性硬化症的 MR 和 CT 均表现为两侧侧脑室室管膜下多发结节状异常信号和高密度影，其内多同时伴有钙化，其余脑质和皮质下也可见散在结节状或片状异常信号。

RAML：主要表现为腰部酸痛、胀痛或隐痛，血尿，自发性破裂出血可伴突发腰部持续剧痛，部分病例可无自觉症状而由体检发现肿物。B 超和 CT 检查是常用和理想的检查方法，其特征性表现是 B 超检查中的强光团和 CT 检查中的低密度影像，据此可对大多数 RAML 作出明确诊断。主要基于肿瘤内的脂肪组织成分作出诊断，但当肿瘤成分以平滑肌为主时或发生明显的囊性变时，术前难以与真性肿瘤相区别，仍需病理确诊。

鉴别诊断：①实质脏器破裂：表现突发性腹痛、反跳痛及腹肌紧张，严重出血而导致休克，易与肾错构瘤破裂出血相混淆，但出血前已有原发性脏器病变如肝癌、肝海绵状血管瘤等；外伤或剧烈活动常为出血的诱因；无血尿表现。尿路造影肾盂、肾盏形态正常；超声检查肾脏为正常声像。②肾细胞癌：也表现为腰痛、腰腹肿块及血尿，但无痛性、间歇性肉眼血尿更明显。发现腰腹部肿块往往较晚，因肿瘤破裂出血所致休克和急腹症者甚为少见。超声检查往往呈低回声或不均匀回声；肾动脉造影实质期可见肾影增大及造影剂聚积；尿路造影肾盂、肾盏多有破坏表现。③肾母细胞瘤：其主要临床表现亦为进行性增大的腹部肿块，但多发生于儿童，病情进展迅速且伴恶病质表现。超声检查呈细小散在的低回声光点；尿路造影肾盂、肾盏有明显破坏或缺失；肾动脉造影实质期可见肾影增大及造影剂聚积。④多囊肾：腹部肿块和腰痛与本病相似，但其病程进展缓慢，血尿、高血压及肾功损害均较明显。尿路造影示双肾影增大，边缘不规则，肾盏伸长、变形；超声检查肾实质内多发的圆形无回声暗区。

外科手术治疗仍为该瘤的有效治疗方法，包括肾切除、保留肾单位部分性肾加肿物切除、单纯肿物剜除。术前不明确诊断或考虑肾癌病例最好术中行快速病理检查。非典型性 RAML 应长期随访观察，如出现核异型性、核分裂象易见，侵犯邻近组织及远处转移，应考虑恶性 RAML 或 RAML 肉瘤变的可能性，应按恶性处理。

（徐国栋　蔡春泉　闫喆　陈欣　胡晓丽）

[临床病例]

患儿，男，9个月。因发现右阴囊肿大4~5个月入院。患儿入院前4~5个月发现右阴囊肿大，开始枣样大小，于入院前1个月渐增大，近日增大迅速，查B超示右阴囊内囊实性肿物，为求手术治疗收入院。体检：发育正常，神志清，反应可。男性外阴，右侧阴囊内可及约6 cm×3 cm×3 cm大小的囊实性肿块，有压痛，边界清，肿块下方可及睾丸样物。B超示：右阴囊内实性肿瘤，双睾丸未见异常。印象：右阴囊肿物。行右阴囊内肿物及右睾丸切除术。

[病理检查]

大体：近卵圆形肿物6 cm×3.8 cm×3.2 cm，表面包膜完整，切面实性，灰白色，质细似鱼肉样（图1）。

镜下：低倍下可见肿瘤由致密区和疏松区组成，致密区瘤细胞密集（图2），细胞分化原始，呈星状，胞质少，局部可见分化瘤细胞，胞质丰富，红染（图3）；部分相对致密区瘤细胞呈梭形，羽毛状排列；疏松区于黏液样背景中瘤细胞散在分布（图4）。

免疫组化：Desmin 阳性（图5），CD99 阳性，NF 阴性，S-100 阴性，ACT 阴性。

《小儿疑难病例临床与病理》

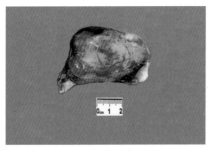

图1　近卵圆形肿物6 cm×3.8 cm×3.2 cm，表面包膜完整，切面实性，灰白色，质细似鱼肉样

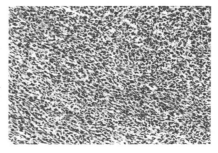

图2　致密区瘤细胞密集，细胞小，呈星状，胞质少

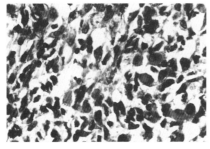

图3　可见分化瘤细胞，胞质丰富，红染

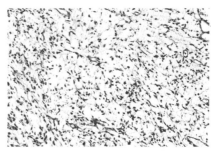

图4　疏松区于黏液样背景中瘤细胞散在分布

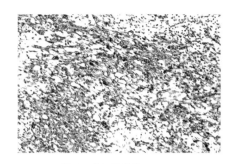

图 5 瘤细胞表达 Desmin

[病理诊断]

（右阴囊）胚胎性横纹肌肉瘤。

[病理分析]

胚胎性横纹肌肉瘤（embryonal rhabdomyosarcoma）的好发部位为头颈部、泌尿生殖道和盆腔腹膜后。肉眼：肿物与周围组织界限不清，质地硬或软，切面灰白色或灰红色，鱼肉样，常有出血、坏死、囊性变；葡萄状亚型呈葡萄状或息肉状。镜下：胚胎性横纹肌肉瘤在形态上和生物学上再现胚胎性横纹肌的原始间叶性肿瘤，由原始的小圆形细胞和不同分化程度的横纹肌母细胞以不同比例组成。原始的细胞呈星状细胞，胞质少，浅嗜双染，胞核圆形或椭圆形，居中；随着瘤细胞分化，胞质逐渐增多，嗜酸性增强，细胞增大，细胞形态可呈现梭形、带状、蝌蚪形、蜘蛛状，有时部分瘤细胞胞浆内可见横纹。这些胞质丰富、强嗜酸性的瘤细胞更具诊断意义。胚胎性横纹肌肉瘤的组织学结构形同于胚胎性肌肉，瘤细胞排列可疏密不等，不同病例的疏松区和致密区含量不同，疏松区黏液背景中散在分布横纹肌母细胞，瘤细胞较小，胞质少难以分辨，可见嗜酸性线状胞质，核分裂象较少，有时可见瘤细胞聚集于血管；致密区含有紧密排列的梭形细胞。胚胎性横纹肌肉瘤包括梭形细胞横纹肌肉瘤、葡萄状横纹肌肉瘤、间变性横纹肌肉瘤3个特殊亚型。梭形细胞横纹肌肉瘤梭形的瘤细胞形成类似于纤维组织细胞瘤的席纹状结构或神经纤维瘤的波纹状结构；葡萄状胚胎性横纹肌肉瘤的组织学较疏松，息肉样结节中有丰富的疏松黏液样间质，表面上皮下含特有的生发层结构——由2~4层紧邻上皮的圆形或短梭形、胞质少的瘤细胞呈线形致密排列形成；间变性横纹肌肉瘤含有较多大而核深染的异型性细胞。免疫表型：瘤细胞表达 Desmin、Myoglobin、MyoD1、Myogenin、WT1。

鉴别诊断：主要与小圆细胞肿瘤和以梭形细胞为主的肿瘤相鉴别。①神经母细胞瘤：好发与5岁以下的儿童，多位于肾上腺或交感神经链分布区，实验室检查尿儿茶酚胺及代谢产物增高；肿瘤背景为疏松的神经纤维网，瘤细胞小、圆形，胞质少，部分瘤细胞胞质向一侧突起延伸，围绕一中心形成菊形团结构。瘤细胞表达 NSE、Syn、NF。②Ewing 肉瘤/外周原始神经外胚层肿瘤：好发于儿童和青少年，多位于四肢长骨的骨干，其次为骨盆和肋骨。肿瘤由分叶状或片状分布的单一的小圆细胞组成，可见玫瑰花结样或菊形团结构。瘤细胞 NSE 等神经标志物阳性，但还表达 CD99 和 Vimentin。遗传学显示染色体异位 t（11；22）（q24；q12）和 EWS-FLI1 融合基因。③恶性横纹肌样瘤：好发于儿童肾脏，瘤细胞由排列松散的多边形或椭圆形细胞组成，胞质丰富，常含 PAS 阳性的包涵体，核大、偏位、空泡状、核仁明显。瘤细胞表达 CK 和 Vimentin，不表达 Desmin。④促结缔组织增生性小圆细胞肿瘤：好发于儿童和青少年腹腔和盆腔，肿瘤呈多结节状，生长方式与间皮瘤相似。镜下瘤细胞巢和周围大量增生的纤维结缔组织组成，瘤细胞多向性分化，表达 AE1/AE3、Vimentin、Desmin、NSE 和 WT$_1$，其中 Vimentin 和 Desmin 核旁特征性点状阳性，不表达 Myogenin 和 MyoD1。⑤淋巴瘤：瘤细胞表达淋巴细胞源性标记（LCA、T 或 B 细胞或淋巴母细胞标记），不表达肌源性标记。⑥黑色素瘤：由小痣样细胞组成的恶性黑色素瘤偶可误诊为横纹肌肉瘤，瘤细胞可见黑色素颗粒，表达 HMB45、S-100。⑦小细胞癌或未分化癌：多见于老年人，表达上皮性标记（AE1/AE3、EMA）、神经内分泌标记（CgA、Syn 和 NSE）和 CD56，不表达 Desmin、MSA 和 Myogenin。

[临床分析]

横纹肌肉瘤是起源于横纹肌细胞或向横纹肌细胞分化的一种间叶细胞恶性肿瘤，为儿童软组织肉瘤中最常见的一种。胚胎性横纹肌肉瘤约占横纹肌肉瘤的 2/3，好发于婴幼儿及青春前期。主要症状为痛性或无痛性肿块，皮肤表面红肿，皮温高，多转移至腹膜后淋巴结及所属区域的淋巴结，晚期多伴有血行转移。从肿瘤发生学角度讲，除提睾肌外，睾丸及周围附睾等附属器官均无横纹肌组织。横纹肌肉瘤可发生在无横纹肌组织的部位，由不同分化程度的横纹肌母细胞组成。该肿瘤病程短，肿瘤生长较快时恶性程度高，易局部浸润或经淋巴及血行转移，可有皮肤破溃、出血，较早经血管和淋巴管转移，质硬，就诊时多数肿块固定。1980 年 Mierau GW 报道 31 例儿童患者中仅 1 例直径大约 20 cm，目前国内尚无较大睾丸横纹肌肉瘤的报告。总结国内外报道睾丸及睾丸旁的横纹肌肉瘤约 60 例，肿瘤特点多为起始阴囊内肿物较小增长缓慢，无特殊症状未引起重视，多自发现后的 2～12 个月肿瘤迅速增长就诊。从组织学角度，肿瘤组织增长迅速，周围区域血流丰富，中间有相对分散的坏死组织，出现中心区供血不足现象，存在转移的可能性会增大。临床上应警惕睾丸及附睾的肿物，必要时行穿刺活检，早期发现，尽早手术。

目前该病的诊断主要依赖术后病理及免疫组化检查，实验室及影像学检查只作为辅助检查与筛查手段。该肿瘤体积较大、结构模糊，很难鉴别其来源于睾丸、附睾及周围组织，而患者自发病始当地医院 B 超发现在右侧睾丸上极附近有一粒花生米大小的肿物，因此认为该肿瘤原发于睾丸。该病情进展隐匿迅速，影像学表现及体征不典型，以致误诊为睾丸炎和睾丸血肿。该病还应与睾丸卵黄囊瘤肉瘤样型相鉴别，两者的临床表现相似，均无明显症状；而肉瘤样型卵黄囊瘤较少见，以梭形细胞密集为主要特点，起源于生殖细胞的胚胎性卵黄囊瘤很可能是肉瘤样细胞向横纹肌母细胞演化的结果。血激素水平均有一定程度的变化，其中血 AFP 阳性率占 90%。对阴囊内增长迅速的无痛性包块要提高警惕，应想到本病的可能性。

根治性睾丸切除术辅以放、化疗的综合治疗是泌尿系统横纹肌肉瘤的标准治疗方案。高位根治性切除加腹膜后淋巴结清扫可降低局部复发率。

　　预后：与临床分期、分化程度、年龄和生长部位及大小有关，发生于幼儿、< 5 cm、无转移、能完整切除者预后较好。

（徐国栋　陈子英　赵林胜）

[临床病例]

患儿，女，1岁6个月。因发现右肾肿物9天入院。患儿入院前9天因"发热，咳嗽"于我院内科就诊，查B超意外发现右肾囊性肿物，后到外科门诊就诊，查CT示右肾肿物。此次为求进一步诊治收入院。患儿自发病以来未曾给予药物治疗，无尿频、尿急、尿痛，近日无排血尿、脓尿，大便正常，无体重下降。体检：发育正常，神志清，反应可；心肺（－）；腹平软，未及包块，肝脾未及肿大，腹无明显压痛；无肌紧张及反跳痛。B超：右肾囊性肿物。完善各项术前检查后行手术治疗，施行右肾活检及右肾肿物切除术。

手术所见：肾大小约7cm×4cm×3cm，质地较硬，局部色泽暗红。分别取肾上、中、下部肾皮质及皮质下囊性组织送快速冷冻病理检查，回报肾多囊性病变伴感染。结合术中见肾广泛囊性变，囊肿下有浑浊液体，考虑该肾无保留价值，给予肾（肿物）切除。

[影像检查]

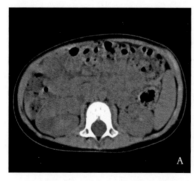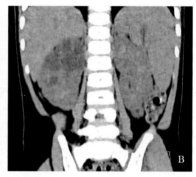

图1　CT平扫轴面及冠状面重建显示右肾轮廓增大，右肾实质内多房囊性低密度影，边界清楚，内部密度欠均匀

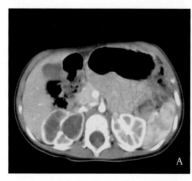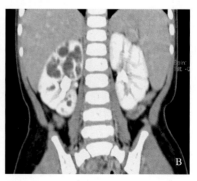

图2　CT增强轴面及冠状位面重建显示右肾轮廓增大，右肾实质内多房囊性低密度影未见明显强化，囊壁可见强化且不规则

[病理检查]

大体：肾组织大小为 7 cm×4 cm×3 cm，切面多囊性，囊腔大小不等，囊内可见淡黄色的稍浑浊液体（图1）。

镜下：肾脏皮髓质结构存在，部分肾小管扩张，以集合管为著（图2），囊腔被覆单层扁平状或立方状上皮（图3），部分囊腔内可见粉染液体，囊壁间有压迫萎缩的肾实质和炎性肉芽组织及瘢痕组织（图4），肾小球和肾间质内可见炎症细胞浸润。

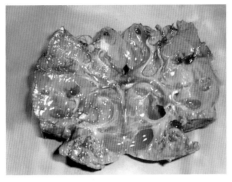

图1 肾组织，切面多囊性，囊腔大小不等，其内含有淡黄色的稍浑浊液体

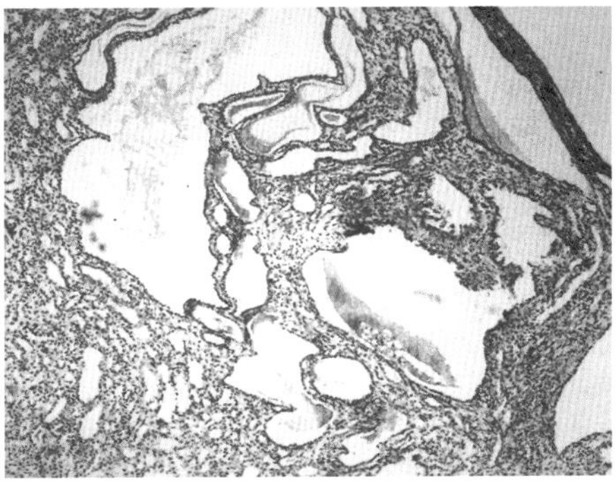

图2 肾组织内部分肾小管扩张，以集合管为著

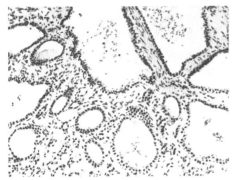

图3 囊腔被覆单层扁平状或立方状上皮

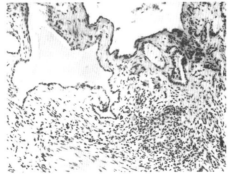

图4 部分囊腔内可见粉染液体，囊壁间有炎性肉芽组织及瘢痕组织

[病理诊断]

（右）多囊肾继发感染。

[病理分析]

肾脏囊肿性疾病是由于各段肾小管及集合管发育异常进而扩张造成的，部分是由于后天因素继发的，包括集合管扩张的肾囊肿病（婴儿型多囊肾等）、近端小管扩张的肾囊肿病（结节性硬化症等）、多节段小管扩张的肾囊肿病（成人型多囊肾、幼儿期的成人型多囊肾）等。成人型多囊肾是常染色体显性遗传病（ADP-KD），患者初期常保留大部分正常肾组织，随着囊肿增多、增大，继发感染逐渐加重，一般在50岁左右出现肾衰竭。大体：肾脏膨大，表面多数圆形、半圆形泡状突起，切面可见大小不等的囊

腔。镜下：囊肿壁被覆单层扁平状或立方状上皮，腔内有黄色透明或血性液体，可见胶冻样物及脓性渗出物。囊壁间有压迫萎缩的肾实质和炎性肉芽组织及瘢痕组织。扩张的囊腔来自于各段肾小管和集合管。

鉴别诊断：①多囊性肾发育不良：肾脏体积增大、外形不规则，囊肿来源于扩张的肾小管，通常位于肾的周边，囊肿之间是原始的肾曲管、肾小球和分枝状的集合管。囊肿相互交通，化生性软骨常分布于肾周边，在一些病例中有未分化的细胞团。②婴儿型多囊肾：常染色体隐性遗传的肾囊肿病，除肾发育异常外，常合并肝、胰等内脏的纤维化及囊肿。大体：双侧肾弥漫肿大，切面可见弥漫的针尖至绿豆大的小囊腔，使全肾呈海绵状。镜下：囊腔被覆单层立方状或扁平状上皮，囊腔结缔组织不多，并夹杂有正常的肾小球和肾小管。

[影像分析]

CT 平扫显示肾脏形态增大，肾实质内分布大小不等的囊状低密度影，形态不规整。增强后肾实质囊性低密度影内部无明显强化，囊壁可强化且菲薄，如继发感染囊壁可增厚且不规则。MRI 显示肾实质内多发长 T_1、长 T_2 液体信号影，边界清楚。

鉴别诊断：本病需要结合发病年龄、家族病史及遗传学检查确诊。本病应与多囊性肾发育不良和髓质海绵肾相鉴别。多囊性肾发育不良表现为肾实质的正常皮髓质结构消失，代之以大小不等的囊性病变，与先天性多囊肾容易相鉴别。髓质海绵肾为肾小管发育异常所致，肾小管呈小囊样扩张，肾髓质内可见钙化。髓质海绵肾的囊性病变都发生在髓质部分且可合并钙化，与先天性多囊肾容易相鉴别。

[临床分析]

多囊肾（polycystic kidney）又名 Potter（Ⅰ）综合征、Perlmann 综合征、先天性肾囊肿瘤病、囊胞肾、双侧肾发育不全综合征、多囊肾、肾脏良性多房性囊瘤、多囊病。本症临床并不少见，常于青中年时期被发现，也可在任何年龄发病，为多囊肾的常见类型。

多囊肾的病因是基因缺失：其中成年型多囊肾常是 16 号染色体的基因缺失，偶然是由 4 号染色体的基因缺失，是外显率为 100% 的显性遗传。因此，单亲的染色体缺失将使其子女有 50% 的可能性遗传该疾病。婴儿型多囊肾是常染色体隐性遗传，父母双方均有该病的基因改变才能使其子女发病，发病概率为 25%。

本病的发病机制未明，现有学说有：①多囊肾可能是由 Bowman 囊或由肾曲小管扩张而成，系由后肾胚芽发育而成的肾小球、肾曲小管与 Wolffian 管发育而成的集合管之间的沟通受到障碍的缘故，而囊肿则是异常增大的肾单位，称为巨肾单位。②由于很多临时性的后肾单位不能正常萎缩，一部分肾单位发生局部缩窄及分节，因而形成大小不同的囊肿。③肾脏的血液循环分布不正常，造成肾实质退变。④分泌部（来源于肾组织的肾曲小管及部分肾小球）与排泄部（来源于输尿管芽的集合管、肾盂等）在发育时期彼此失去联系，分泌部成为盲端，其分泌物无从排出，故形成多数囊肿。⑤机械性因素如胎儿时期局部炎症引起排泄管纤维阻塞，或由于管型及不溶解性钙盐阻塞使尿液不畅引起肾小管扩大的结果。

成年型多囊肾一般在成年早期出现症状，常以血尿、高血压或肾功能不全发病，腹部触诊可发现较大的多囊肾。肾功能多呈缓慢进行性减退，高血压、梗阻或肾盂肾炎是加速肾功能损害的重要原因。常染色体隐性遗传型（婴儿型）多囊肾发病于婴儿期，临床较罕见，多在婴儿期死亡，极少数轻症者可活到成年。本病的贫血程度常较其他原因引起的尿毒症贫血轻，其原因是肾脏的囊肿一般能生成促红细胞生成素。

多囊肾的临床表现主要有：①肾脏的体积增大：两侧肾的病变进展不对称，大小有差异，至晚期两肾可占满整个腹腔，肾表面布有很多囊肿，使肾形不规则、凹凸不平、质地较硬。②肾区疼痛：为其重要症状，常为腰背部压迫感或钝痛，也有剧痛，有时为腹痛。疼痛可因体力活动、行走时间过长、久坐等而加剧，卧床后可减轻。肾内出血、结石移动或感染也是突发剧痛的原因。③血尿：约半数患者呈镜下血尿，可有发作性肉眼血尿，此系囊肿壁血管破裂所致。出血多时血凝块通过输尿管可引起绞痛。血尿常伴有白细胞尿及蛋白尿，尿蛋白量少，一般不超过 1.0 g/d。肾内感染时脓尿明显、血尿加重、腰痛伴发热。④高血压：在血清肌酐未增高之前，约半数出现高血压，这与囊肿压迫周围组织、激活肾素 - 血管紧张素 - 醛固酮系统有关。出现高血压者囊肿增长较快，可直接影响预后。⑤肾功能不全：本病最终发展为肾功能不全，部分病例在青少年期即出现肾衰竭。⑥多囊肝：中年发现的 ADPKD 患者约半数有多囊肝，60 岁以后约 70%。一般认为其发展较慢，且较多囊肾晚 10 年左右。其囊肿是由迷路胆管扩张而成的。此外，胰腺及卵巢也可发生囊肿，结肠憩室的并发率较高。⑦脑底动脉环血管瘤：并发此血管瘤者为 10%～40%，常因血管瘤破裂、脑出血进一步检查被发现。此外，胸主动脉瘤及心瓣膜病（如瓣膜关闭不全及脱垂）也较常见。

在鉴别诊断方面，本病须与单纯性肾囊肿、孤立性多房囊肿等多发性单纯囊肿、肾结核、肝或肾棘球蚴病、肾肿瘤、肾盂积水、慢性肾炎、肾盂肾炎以及腹腔内的其他器官囊肿等相鉴别。发生血尿者须与新生物、肾结石等引起血尿的其他疾病进行鉴别。

本病尚无特异的治疗方法，主要是控制血压和感染能有效延缓肾衰竭的进展。对不宜手术的病例给予对症治疗，肾功能不全患者的处理与慢性肾衰竭的治疗相同，肾绞痛发作可用各种镇痛药，并发感染时用抗生素治疗。

多囊肾患者的肾功能呈渐进性减退，在无降压治疗时，同一家族的患者在相似的年龄段均进入终末肾衰竭（ESRD）。由于尚无有效的预防方法，防治肾脏并发症和维持肾功能是主要的预防目的。对本病患者应避免近身接触性活动，尤其是碰撞、挤压，以防囊肿破裂。应积极对症及支持治疗，控制高血压、预防尿路感染、防治肾结石等并发症发生，尽量延长患者的正常生存期。

（徐国栋　陈子英　闫喆　陈欣　赵丽）

[临床病例]

患儿，男，4 天。因联体畸形入院。体检：体重共 3 kg。正常侧婴儿无明显的外部畸形，其胸骨柄的下方剑突部至脐的上方有一畸形体与之相连（图 1）。畸形体（寄生体）仅有四肢、腹部、臀部、男性外生殖器，有尿从阴茎自主排出。寄生体与正常侧婴儿相连接处长 12.0 cm、宽 5.5 cm、周长 30.0 cm，连接处两腹腔相通。寄生体四肢无自主运动，对刺激无反应，能做被动关节运动。由于寄生体重量导致正常侧婴儿仰卧位时呼吸困难。超声心动示正常侧婴儿房间隔缺损；动脉导管未闭。入院后 4 个月再查，房间隔缺损已消失和动脉导管已闭，心功能基本正常。染色体为 46XY。

手术所见：入院后 4 个半月行分离手术，术中发现正常侧婴儿肝脏下缘有两套肠管，一套为正常侧婴儿肠道，未见明显异常，在此肠管腹侧面还有一套肠管，突向寄生体，两套肠管不相通。寄生体的营养血管来自于正常侧婴儿的肝脏下缘（系腹主动脉分支），予以结扎，完整切除寄生体，修整腹壁。术后 4 天开始喂奶，2 周拆线，3 周出院，出院时体重 6.09 kg。

[影像检查]

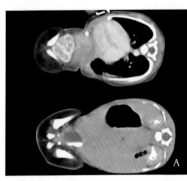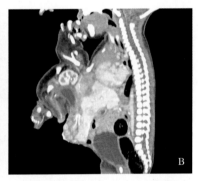

图 1　增强 CT 轴面及矢状面重建显示寄主体腹侧寄生体内可见肾脏及膀胱影像，
寄生体与寄主体肝脏间有软组织及血管相连

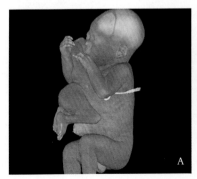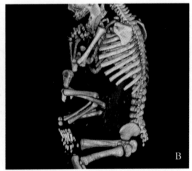

图 2　CT 平扫 VR 重建图像显示寄生体四肢及骨盆影像，其四肢骨骼及肌肉均较
成熟

《小儿疑难病例临床与病理》

[病理检查]

大体：正常侧婴儿无明显的外部畸形，其胸骨柄的下方剑突部至脐的上方有一寄生体与之相连（图1）。寄生体重943 g，无头，无胸腔，无脊柱，有四肢、腹部、臀部、外生殖器（有阴茎，阴囊内无睾丸），无肛门；双上肢上臂直径左3.7 cm，右3.5 cm；前臂直径左2.3 cm，右2.0 cm；双手共9个手指，左手5指、右手4指；双大腿直径左5.0 cm，右5.2 cm；小腿直径左2.7 cm，右2.5 cm；双腿屈曲状，双足各有5个脚趾。四肢横切面仅见皮肤、脂肪和骨组织，未见肌肉和神经。腹腔内有肠管约50 cm（包括小肠、阑尾、结肠）（图2），一端为盲端，另一端终止于骶前，直径0.7～1.0 cm，肠壁厚0.2～0.3 cm，肠管可见多处狭窄。肠管后面见一肾脏3.5 cm×2.0 cm×1.5 cm，连有输尿管和膀胱。

镜下：①四肢：从外到内依次为皮肤（表皮和真皮）、成熟脂肪、筋膜和骨组织，其间可见血管，未见肌肉和神经组织；②肠道：可见肠壁各层，有小肠、阑尾和结肠，肠壁淋巴组织稀少；③肾脏：可见皮质、髓质、肾盂、肾盏，皮质肾小球内的细胞较小而致密。

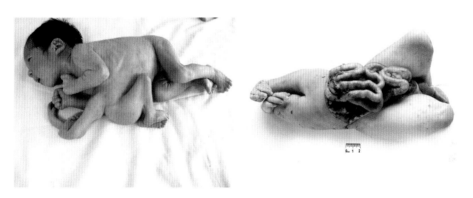

图1 正常侧婴儿无明显的外部畸形，其胸骨柄的下方剑突部至脐的上方有一寄生体与之相连　图2 腹腔内有肠管约50 cm（包括小肠、阑尾、结肠）

[病理诊断]

上腹部不对称联体畸形。

[影像分析]

联体畸形的形状与寄主体的某部分具有相似的组织结构，血液供应来自于寄主体，可有类似于脊椎椎体、长骨的骨骼结构存在。CT增强检查可显示寄生体的组织、器官的血管情况，与寄主体的联系，三维重建可多方位观察，指导临床制订手术切除方案。MRI的软组织分辨率高，可更好地观察寄生体的组织、器官情况，同时不用对比剂即可显示流空血管，了解寄生体的血供情况；并且MRI可多平面、多方位扫描，有助于定位诊断。

鉴别诊断：本病通过外观及影像学表现综合诊断不难，一般无需鉴别。影像学检查主要了解寄生体的组织、器官的血管情况，与寄生体的联系，为临床指导制订手术切除方案。

[临床分析]

联体双胎是罕见的畸形之一，其发生率为新生儿的 1/10 万 ~ 1/5 万，分为对称性和不对称性两种类型。不对称联体双胎极其罕见，占新生儿的（1~2）/百万。这种畸形以不完全形成的双胎为特征，寄生体附着在正常侧婴儿（自养体）的区域，可附着在上腹部、头部、髋骨等。不对称联体男性占优势，这与对称性联体不同。上腹部不对称联体双胎（epigastric heteropagus twins, EHT）常常附着在自养体的左或右上腹。本例是在上腹中部。2000 年，有学者复习 14 例 EHT 病例，影像学、X 线、B 超、CT、MRI 和超声心动检查很重要，因为可以较准确地判断双胎的解剖学变异，帮助外科决定手术路径和切割策略。EHT 的寄生体血供可来自于肝脏、乳内动脉、脐血管等。本例血供来自于腹主动脉的分支。与对称性联体双胎不同，EHT 通常不共同享用肠道或其他器官。本病例有两套单独的肠道和泌尿系统。不对称联体双胎的另一个重要特征是寄生体肢体缺乏骨骼肌和神经系统，这个特征几乎存在于所有的病例中。

不对称联体双胎的病因不明，一种假设为不对称联体双胎来自于单合子胚泡，在大约孕 2 周由于不完全卵裂所致。支持点为所有的研究资料显示此畸形均为相同的性别。另一种学说是两个受精卵的融合，局部缺血性萎缩导致此畸形。另外，有报道不同时排卵也是导致此畸形的原因，开始植入的胚胎妨碍了另一个胚胎的运动，两个胚胎在子宫的相同位置植入，第二个胚胎与第一个胚胎融合并失去血供，因缺血导致其发育障碍。

不对称联体畸形是较罕见的复杂畸形，手术应根据联体部位及内脏相联的情况具体而定。有学者认为，对于不对称联体畸形，为保证正常儿存活，无内脏器官相联的患儿应尽早做分离手术，避免因出现肺炎等严重的并发症而失去分离的时机。

（胡博　戴春娟　赵滨　王立英　胡晓丽）

病例 097　出生 5 天腹胀、呕吐

[临床病例]

患儿，男，5 天。因腹胀 1 天伴呕吐入院。患儿 G1P1，足月剖宫产，产后无窒息史，吃奶可，胎便正常。出生后第 3 天出现奶后呕吐，共呕吐 3 次，非喷射性，呕吐物为黄色液体，量较多。于出生后 4 天患儿出现哭闹，伴腹胀，体温不高。于当地医院对症治疗，查 X 线平片示消化道穿孔，遂于出生后 5 天转入我院。体格检查：发育良好，营养中等，神志清，精神、反应弱，呼吸促，口周无明显发绀。双肺呼吸音粗，未闻及明显的痰鸣音。心音有力，各瓣膜听诊区未闻及明显的杂音。腹胀，腹壁不红，未见肠型及蠕动波，全腹压痛阳性，无明显的反跳痛、肌紧张。未及明显的包块，移动性浊音阴性，肠鸣音弱。男童外阴，外观无明显异常。外院立位腹平片示消化道穿孔。初步诊断：消化道穿孔。行急症开腹探查手术。

手术所见：腹腔内左结肠旁沟大量脓苔附着，腹腔内大量黄色的黏稠物渗出。肝脏及脾脏表面亦有大量脓苔附着，探查小肠、结肠未见明确穿孔，胃底至胃大弯处胃壁肌层缺如，可见薄如纸状黏膜，血运差，胃大弯处可见 4 cm×5 cm 大小的穿孔，穿孔延伸至脾胃韧带，切除胃底至胃大弯处血运极差的黏膜，将胃后壁肌层及胃前壁正常的肌层组织行全层内翻吻合，并予以间断浆肌层加固两层。幽门管长约 1.5 cm，直径约 1.0 cm，苍白、水肿，肥厚明显，予以纵行切开幽门环肌，分离环肌，使黏膜膨出。手术顺利。

[影像检查]

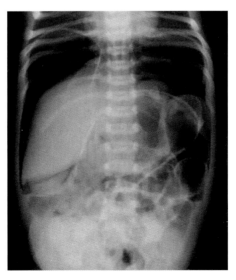

图 1　腹平片显示大量气腹，胃泡内气体较少

[病理检查]

大体：囊皮样组织2块，其一3.0 cm×2.0 cm×（0.1~0.3）cm，另一2.5 cm×1.5 cm×（0.2~0.3）cm（图1）。

镜下：胃黏膜层与黏膜下层附着于纤维性浆膜层胃壁，黏膜层出血，全层散在炎症细胞浸润，未见胃壁肌层（图2）；部分黏膜层脱落，纤维性壁层坏死（图3）。

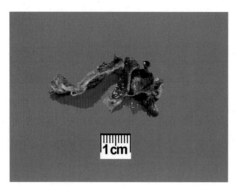

图1　囊皮样组织2块，3.0 cm×2.0 cm×（0.1~0.3）cm和2.5 cm×1.5 cm×（0.2~0.3）cm

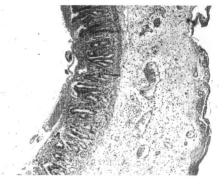

图2　胃黏膜层与黏膜下层附着于纤维性浆膜层胃壁，未见肌层

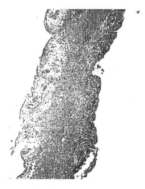

图3　黏膜层脱落，胃壁坏死

[病理诊断]

（胃底至胃大弯处）胃壁肌层发育不全。

[病理分析]

胃先天性发育异常疾病少见：主要包括先天性贲门缺如、先天性幽门狭窄、胃重复、先天性胃憩室、胃的胰腺及肠黏膜异位、胃肌层发育不全。胃肌层发育不全尤其罕见，发育不全指胚胎原基结构发育受阻所致的器官成形不全或完全不发育，导致相应器官不同程度的功能障碍。胃肌层发育不全导致局部肌层缺如，黏膜层与黏膜下层直接附着于浆膜层，在局部应力作用下易导致局部胃壁坏死、穿孔等并发症。

鉴别诊断：先天性胃憩室。胃憩室局部胃壁变薄，但正常的三层肌组织存在。

[影像分析]

本病为胃肌层缺损，多发生在胃大弯上段。胃内压力过大使浆膜、肌层缺损部位黏膜破裂，造成胃穿孔。无特征性的影像学表现。当新生儿出现特发性气腹时应考虑本病。本病确诊需剖腹探查或尸体解剖。

[临床分析]

胃壁肌层发育不全：是新生儿自发性胃穿孔的最常见的病因，临床上少见，无明显的前驱症状，可有正常的排胎便史，常在出生后 3~5 天发病，起病急，突然出现急腹症表现，拒奶，呕吐，呕吐物为黄绿色或咖啡色，哭声低，精神萎靡，进行性腹胀，呼吸困难，青紫，晚期可出现腹膜炎表现，腹腔穿刺可吸出气体或脓汁、粪便等。

鉴别诊断：肠穿孔（坏死性小肠结肠炎）。肠穿孔是指肠管病变穿透肠管壁导致肠内容物溢出至腹膜腔的过程，是肠道疾病的严重并发症之一，引起严重的弥漫性腹膜炎，主要表现为剧烈腹痛、腹胀、腹膜炎等症状、体征，严重可导致休克和死亡。

（胡博　戴春娟　刘杨　赵林胜）

病例 097　出生 5 天腹胀、呕吐

[临床病例]

患儿，男，10 天。因呕吐 9 天入院。患儿 G1P1，孕 39^{+7} 周，顺产，无宫内窘迫及产后无窒息史。出生后 2 小时首次喂养，吃奶可；出生后 8 小时首排胎便，2 天转黄。母乳喂养，吸吮有力，吃奶可。于出生后 1 天患儿出现奶后呕吐，呕吐物为黄绿色或黄色液体，无咖啡样物质，呕吐呈喷射性，于进食 1~2 小时后出现，每日 5~6 次；有排便，2~3 次/日，黄色软便，无发热，无抽搐。于当地医院治疗无缓解，遂转入我院。体格检查：发育良好，营养中等，神志清，精神、反应可，呼吸平稳，无明显的发绀。双肺呼吸音粗，未闻及明显的痰鸣音。心音有力，各瓣膜听诊区未闻及明显的杂音。腹不胀，腹壁不红，未见肠型及蠕动波，全腹无压痛，无反跳痛、肌紧张，未及明显的包块，移动性浊音阴性，肠鸣音弱。男童外阴，外观无明显异常。

初步诊断：呕吐待查：肠旋转不良、十二指肠狭窄、环状胰腺。入院后行上消化道造影示十二指肠空肠曲处钡剂通过受阻，可见频繁的逆蠕动，近端十二指肠轻度扩展，考虑肠旋转不良，故行手术探查。术中见肠系膜顺时针方向旋转 180°，故行 Ladd 术。

手术所见：见肠系膜顺时针方向旋转 180°，予以手法复位，十二指肠前膜状粘连严重，十二指肠受压呈粗细变异，充分松解十二指肠前粘连，见胃内容物可顺利通过十二指肠，探查胰腺形态正常，距空肠起始部 40 cm 处，于肠壁对系膜缘可见一浆膜下胰腺样组织，约 3 cm×1 cm 大小，切除该段异常小肠约 5 cm，行肠吻合术。切除肿物送病理。

[病理检查]

大体：肠管组织长 3.7 cm，直径 0.8~1.0 cm。于一侧浆膜面可见一扁的不规则隆起，切面肠腔内也可见隆起，共大 1.8 cm×0.4 cm×0.5 cm（图 1）。

镜下：胰腺腺泡呈分叶状，位于肠壁黏膜下及肠壁肌间，可见胰腺导管，未见胰岛组织（图 2）。

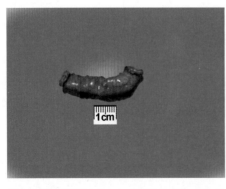

图 1　肠管组织长 3.7 cm，直径 0.8~1.0 cm。于一侧浆膜面可见一扁的不规则隆起，切面肠腔内也可见隆起，共大 1.8 cm×0.4 cm×0.5 cm

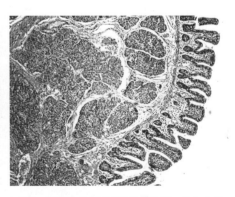

图 2　胰腺位于黏膜下及肠壁肌间，呈分叶状

[病理诊断]

（距屈氏韧带 40 cm 处小肠）异位胰腺。

[病理分析]

胰腺组织异位于十二指肠最为常见，其次为空肠、回肠、麦克尔憩室、胃。异位胰腺可异位于肠壁各层，以黏膜下层（53%）最为多见。镜下可见两种构型，一种主要为胰腺腺泡和导管，另一种主要为胰腺导管和平滑肌组织，大部分病例为两种构型不同比例的混合。本例主要为胰腺腺泡和少量导管。

[临床分析]

异位胰腺主要与以下疾病相鉴别：①肠旋转不良：肠旋转不良是新生儿肠梗阻的较常见的原因之一，患儿于出生后 24 小时内有正常的胎粪排出，初起喂奶经过亦良好，一般在第 3～5 天突然出现大量胆汁性呕吐。由于十二指肠的受压程度不同，可表现为部分或完全梗阻。部分梗阻时间歇性呕吐，呕吐物含胆汁，腹部并不饱胀，无阳性体征；完全梗阻时则呕吐持续而频繁，伴有脱水、消瘦及便秘，若并发肠扭转，则症状更为严重，呕吐咖啡样液或呕血、便血，提示已发生肠绞窄。肠坏死或穿孔时可出现腹膜炎、高热、脱水等中毒性休克的症状。上消化道造影考虑肠旋转不良，故需手术明确诊断。②十二指肠狭窄：其临床症状与肠旋转不良非常酷似，呕吐物均含有胆汁，如狭窄不严重，内容物可部分通过十二指肠，出生后早期呕吐症状可不明显，但随患儿进食量的增加呕吐逐渐加重，上消化道造影可提示十二指肠降段或水平段的不全梗阻，术前很难与肠旋转不良及环状胰腺相鉴别，需手术证实诊断。③环状胰腺：胰腺组织在十二指肠呈环状或钳状压迫十二指肠而出现临床症状。如环状胰腺压迫在壶腹部水平或及近端，呕吐胃内容物或咖啡样物；如压迫在壶腹部远端，则为胆汁性呕吐。由于胰腺组织压迫十二指肠的程度不同，其呕吐的严重程度亦不同。术前很难与肠旋转不良及十二指肠狭窄相鉴别，需手术证实诊断。

（胡博　戴春娟　赵林胜）

[临床病例]

患儿，女，2个月。母亲孕期检查时就发现胎儿腹腔占位性病变。其母孕38周产前检查发现胎儿腹腔占位性病变，出生后多次行B超检查均提示患儿腹腔占位。患儿出生后母乳喂养，吃奶好，排便正常，无腹胀、腹痛及呕吐等症状，为行手术治疗收入院。体格检查：发育良好，营养中等，神志清，精神、反应可，呼吸平，无发绀。双肺呼吸音粗，未闻及明显的痰鸣音。心音有力，各瓣膜听诊区未闻及明显的杂音。腹平软，未见肠型及蠕动波，无压痛、反跳痛、肌紧张，未及明显的包块，移动性浊音阴性，肠鸣音存。女童外阴，外观无明显异常。B超示右中腹实性肿块。初步诊断：腹部肿物-畸胎瘤？择期行肿物切除术。

手术所见：术中探查右下腹类圆形的实性肿物，约2.5 cm×2.5 cm，与肿物相伴一阑尾形态的肿物，该肿物与末端回肠3 cm呈膜状粘连，并与阑尾尖端粘连，回盲部可见黄豆样大小的淋巴结，探查双侧卵巢及子宫未见异常，完整切除肿物及与之相伴的阑尾样形态的肿物，并切除回盲处一淋巴结送病理。

[影像检查]

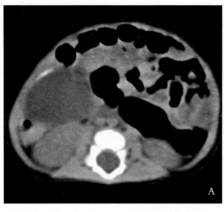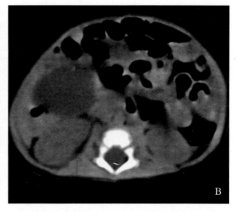

图1　CT平扫轴面显示右中腹腹腔内低密度包块，密度较均匀，其边缘可见线样高密度影。病变边界较清晰

[病理检查]

大体：卵圆形肿物 2.2 cm×1.8 cm×1.6 cm，一侧连一条索状组织，长 1.5 cm、直径 0.5 cm（图 1），切面囊性，内含灰红色的坏死样物（图 2）。

镜下：肿物边缘处可见始基卵泡（图 3），中央大部为出血、坏死组织（图 4），较多钙化及异物巨细胞反应。

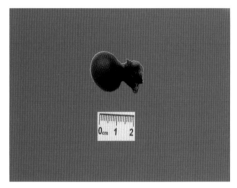

图 1　卵圆形肿物 2.2 cm×1.8 cm×1.6 cm

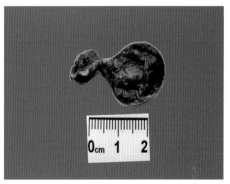

图 2　切面囊性，内含灰红色的坏死样物

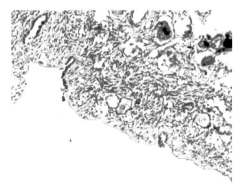

图 3　肿物边缘处可见始基卵泡

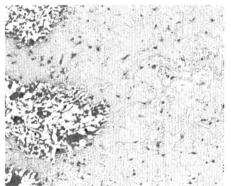

图 4　肿物大部为出血、钙化

[病理诊断]

（右中下腹肠系膜）额外卵巢伴坏死钙化。

[影像分析]

额外卵巢在影像学上多表现为囊性，CT 平扫呈低密度改变，MRI 平扫呈长 T_1、长 T_2 信号，信号较均匀，边界较清晰。另外，额外卵巢可发生纤维瘤、成熟性畸胎瘤、囊腺瘤等。

鉴别诊断：肠系膜额外卵巢主要与肠系膜囊肿相鉴别。后者也称为肠系膜淋巴管瘤，多发生于空回肠系膜缘，可为单房或多房，囊壁及分隔菲薄，呈圆形或椭圆形，大小不等，与肠腔不相通。囊内多呈均匀水样低密度信号；增强后肿物边界显示更加清晰，囊肿壁及其分隔轻度强化，液性成分无强化。单房者与额外卵巢相鉴别有困难。

[临床与病理分析]

额外卵巢是指位于正常卵巢之外一定距离并与正常卵巢不相连的卵巢组织，具有类似于正常卵巢的结构与功能。额外卵巢可单个或几个，直径从几毫米至正常卵巢大小，大多位于腹腔和盆腔。

额外卵巢的诊断标准：①有正常位置的卵巢；②与正常位置的卵巢分开，两者间无直接联系或以韧带相连；③必须有卵巢滤泡成分。对照标准，本病例为额外卵巢。

鉴别诊断：①副卵巢：是指位于正常卵巢附近或与正常卵巢相连的卵巢组织，常见于阔韧带后叶内或以蒂悬挂于阔韧带后叶，也可直接或通过韧带与正常卵巢相连。②畸胎瘤：多来源于生殖细胞，此类肿瘤如果较小或无功能，通常无特异性的临床表现，X线摄片上可见高度钙化的牙齿及骨骼影像，在超声图上常可见面团征、壁立乳头征及液体分层等图像，有些畸胎瘤可分泌AFP，有助于此疾病的诊断，最终诊断依靠病理。③神经母细胞瘤：神经母细胞瘤是儿童常见的实性肿瘤，主要起源于肾上腺，多见于肾上腺或后腹膜脊柱两侧。影像学所示的肿块中常有钙化灶，许多神经母细胞瘤产生儿茶酚胺，可测得患儿尿中的儿茶酚胺代谢产物同型香酸（HVA）、香草基杏仁酸（VMA）增高助诊，需病理明确诊断。④肠系膜囊肿：肠系膜囊肿系肠系膜淋巴管膨大、囊肿化。囊肿较小时一般无症状和体征；囊肿增大到一定程度时，则出现腹部肿块、腹胀及腹痛等临床表现，个别患者可因囊肿破裂而形成腹水。

治疗：手术切除。

（胡博　戴春娟　闫喆　陈欣　胡晓丽）

《小儿疑难病例临床与病理》

330

[临床病例]

　　患儿，男，29天。因其母孕期发现胎儿腹膜后肿物入院。患儿第1胎第1产，孕 40^{+4} 周剖宫产，出生后无窒息史。孕40周孕检查B超发现胎儿腹膜后肿物，出生后1个月再次复查B超示腹膜后肿物。患儿出生后混合喂养，吃奶可，偶有溢奶，非喷射性，呕吐物为进食奶，无黄绿色或咖啡色液体。体格检查：发育良好，营养中等，神志清，精神、反应可，呼吸平稳，无发绀。双肺呼吸音粗，未闻及明显的痰鸣音。心音有力，各瓣膜听诊区未闻及明显的杂音。腹平软，腹壁不红，未见肠型及蠕动波，全腹无压痛，无反跳痛、肌紧张，未及明显的包块，移动性浊音阴性，肠鸣音存。男童外阴，外观无明显异常。B超：左肾上方可见 4.2 cm×3.7 cm 大小的不均匀中等无回声肿块，无回声区呈多房状；肿块边缘清，左肾上极明显受压，肿块内部未见强光斑，未见明显的血流信号。择期行左肾上腺肿物切除术。

　　手术所见：左肾外观正常，左肾上方肿物约 4.0 cm×4.0 cm×3.0 cm，包膜完整，囊性，与周围组织轻度粘连，仔细轻柔剥离肿物，完整切除。

[影像检查]

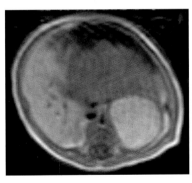

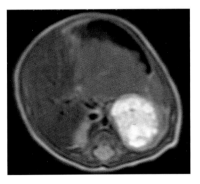

图1　MRI平扫轴面 T_1WI 显示左侧肾上腺区稍高信号包块，边界清晰，包块内高信号为囊肿合并出血所致

图2　MRI平扫轴面 T_2WI 显示左侧肾上腺区稍高信号包块，其内信号不均匀

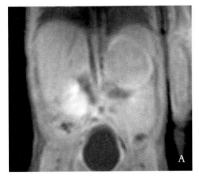

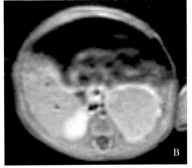

图3　MRI增强轴面、冠状面 T_1WI 显示左侧肾上腺区包块边缘环形强化，囊壁较厚且不规则

[病理检查]

大体：近卵圆形肿物，4.5 cm×4 cm×2.5 cm，包膜完整（图 1），切面囊性，内含血液，似海绵样（图 2）。

镜下：肿瘤内见大量出血，局部见瘤细胞，瘤细胞位于肾上腺髓质，呈簇状分布，瘤细胞小，胞核不规则，染色质深，未见明显的核仁，胞质少（图 3），细胞之间可见神经纤维丝，未见菊形团（图 4）。未见神经节细胞。

免疫组化：CgA 阳性，Syn 阳性（图 5），S-100 阴性。

Fish 检测：N-myc 基因无扩增。

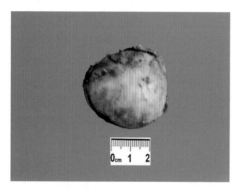

图 1　近卵圆形肿物，4.5 cm×4 cm×2.5 cm，包膜完整

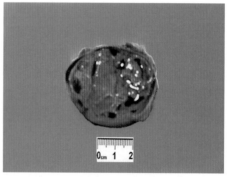

图 2　切面囊性，内含血液，似海绵样

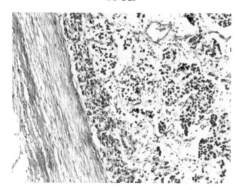

图 3　肿瘤位于肾上腺髓质，瘤细胞小，呈簇状，胞核深染

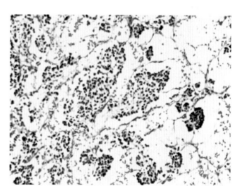

图 4　细胞之间可见少量的神经纤维丝，未见神经节细胞

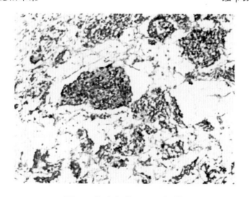

图 5　免疫组化：Syn 阳性

[病理诊断]

（左肾上腺）原位囊性神经母细胞瘤。

[病理分析]

胚胎组织的发育、分化与儿童胚胎性肿瘤密切相关，特别是在神经母细胞瘤中，瘤细胞的自然退化、成熟特点使得新生儿原位神经母细胞瘤的发病率高出儿童的40倍；在儿童期也可见到神经母细胞瘤转化成神经节细胞瘤的过程，其形态变化的特点与肾上腺髓质、交感神经节细胞的胚胎分化成熟的形态改变相类似。有学者在对死于其他原因的成熟胎儿或新生儿的尸检中发现神经母细胞结节残留，称为原位神经母细胞瘤（neuroblastoma in situ）。在形态学上与典型的神经母细胞瘤相同，只是体积小无转移。原位神经母细胞瘤的检出率比临床发现的新生儿神经母细胞瘤高出40倍，且3个月以上的婴儿未见原位神经母细胞瘤，说明部分病例在出生后数月发生了自然退化。现在有人把1岁以下、疾病早期、肿瘤局限于原发部位，N-myc基因无扩增的称为原位神经母细胞瘤。有报道许多产前诊断出的神经母细胞瘤显示良好的预后倾向，85%仅接受手术切除。产前诊断出的神经母细胞瘤90%以上位于肾上腺，且囊性比例较高（44%）。囊性瘤多见于原位神经母细胞瘤，而在出生后诊断的病例中罕见，有学者认为囊性瘤代表了退化的一个阶段。几乎所有的囊性瘤都表现出与原位神经母细胞瘤一样的组织学特征，瘤细胞小集落状，有完整的包膜，而不是呈播散状。在自然消退率较高的产前诊断出的神经母细胞瘤中，大多数具有良好的组织学特征，16例被检查者中无1例N-myc基因扩增。

[影像分析]

儿童肾上腺囊肿少见，临床常为偶然发现。典型的影像学表现为均匀的囊性低密度肿块或长T_1、长T_2信号肿块，边界清晰，增强后无强化。囊内有出血或囊内容物蛋白含量较高时，肿块密度可有增高，或在T_1WI上呈高信号。本例患儿囊肿壁较厚，增强后呈环形强化，提示有实性肿瘤成分。

鉴别诊断：儿童肾上腺囊肿较为少见，应与神经节细胞瘤相鉴别。神经节细胞瘤表现为均匀密度或信号肿块，边界清晰，增强后肿瘤呈轻度强化，可与囊肿相鉴别。

[临床分析]

临床肾上腺肿物常见的是：①腹膜后神经母细胞瘤：神经母细胞瘤是儿童常见的实性肿瘤，主要起源于肾上腺，多见于肾上腺或后腹膜脊柱两侧。影像学所示的肿块中常有钙化灶，许多神经母细胞瘤产生儿茶酚胺，可测得患儿尿中的儿茶酚胺代谢产物同型香酸（HVA）、香草基杏仁酸（VMA）增高助诊，待病理回报以明确诊断。②畸胎瘤：来源于生殖细胞，此类肿瘤如果较小或无功能，通常无特异性的临床表现，X线摄片上可见高度钙化的牙齿及骨骼影像，在超声图上常可见面团征、壁立乳头征及液体分层等图像，有些畸胎瘤可分泌AFP，有助于此疾病的诊断。③肾上腺嗜铬细胞瘤：肾上腺是体内重要的内分泌器官，某一部位发生肿瘤，相应部位的激素就会过度分泌，引起一系列和激素过度分泌相关的临床症状，如高血压、低血钾及内分泌改变，需 B 超、CT 和 MBI 等做肿瘤定位的检查，便可明确诊断。

本例患儿随访 6 年，肿瘤无复发及转移。

（胡博　戴春娟　闫喆　陈欣　胡晓丽）

病例 101　腹胀，右上腹囊性肿物

[临床病例]

患儿，女，1岁。因腹胀5个月，加重2周入院。患儿于入院前5个月无明显诱因出现腹胀，曾就诊于当地医院行B超检查示右上腹囊性肿物，未予治疗，随患儿生长发育，腹胀渐重；无恶心、呕吐、腹痛、发热等症状。体格检查：发育良好，营养中等，神志清，精神、反应可，呼吸平，无发绀。双肺呼吸音粗，未闻及明显的痰鸣音。心音有力，各瓣膜听诊区未闻及明显的杂音。腹胀，腹壁不红，未见肠型及蠕动波，无压痛、反跳痛、肌紧张，上腹可及质硬肿物，边界不清，活动度差，无明显的触痛，移动性浊音阴性，肠鸣音存。女童外阴，外观无明显异常。B超示右中、上腹巨大的囊性肿块。影像学检查显示肝内巨大的低信号肿块。行肿物切除术。

手术所见：见右肝脏多房囊性肿物，约20 cm×10 cm×15 cm，肿物位于肝脏脏侧，肿物与周围组织无明显粘连。自肝脏脏侧切开肿物，见肿物为多分隔囊性肿物，囊液呈淡黄色的清亮液体，抽取少量液体送培养，分离肿物并切除，剥离囊膜送病理，冲洗腹腔，探查肠管无异常。切取3枚肠系膜淋巴结送检，切除肿物送病理。

[影像检查]

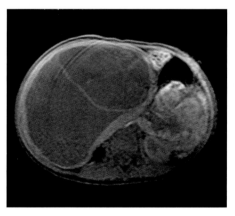 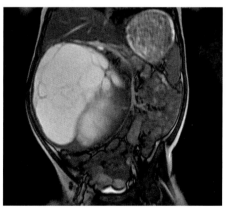

图1　MRI平扫T$_1$WI轴面显示肝内巨大的低信号肿块，内部可见等T$_1$信号分隔　　图2　MRI平扫T$_2$WI冠状面显示病变占据整个肝脏，边界清晰，内部可见多发性等T$_2$信号分隔而呈现多发囊性改变

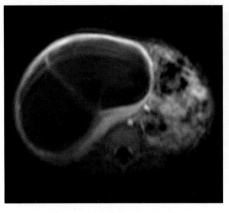
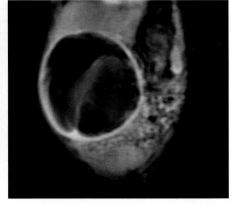

图 3　MRI 增强 T₁WI 轴面显示肿块囊性成分未
见强化，分隔呈线样强化，周围肝实质明显强化

图 4　MRI 增强 T₁WI 冠状面显示肝脏肿块主要
位于肝右叶下缘，邻近肠管等组织结构受压移位

[病理检查]

大体：囊性肿物，12 cm × 8 cm × 6 cm，切面囊性，内含淡黄色的清亮液体（图 1）。

镜下：大小不等扩张的淋巴管，管壁厚薄不均，管壁被覆扁平内皮（图 2），边缘可见肝组织，与肝组织分界不清（图 3）。

免疫组化：D2-40 阳性（图 4）、GLUT₁ 阴性。

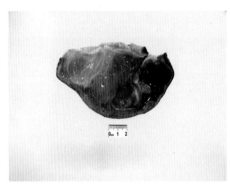

图 1　囊性肿物，12 cm×8 cm×6 cm，切面囊
性，内含淡黄色液体

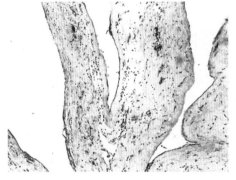

图 2　淋巴管壁厚薄不均，管壁被覆扁平内皮

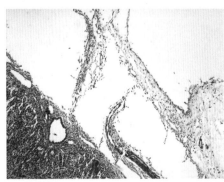

图 3　与肝组织分界不清

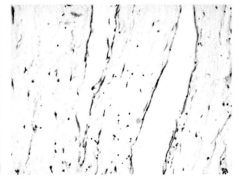

图 4　管壁被覆扁平内皮表达 D2-40

《小儿疑难病例临床与病理》

[病理诊断]

（肝脏）淋巴管瘤。

[影像分析]

淋巴管瘤 CT 平扫可见肝实质内单发或多发薄壁囊状低密度肿块，呈圆形或类圆形，与正常肝组织分界清楚，内见分隔影像。MRI 检查肿块于 T_1WI 上呈低信号、T_2WI 呈高信号，边缘清晰，呈多房囊状。增强后囊腔内容物无强化，分隔可有强化，边界更清楚。

鉴别诊断：肝脏淋巴管瘤需与肝脏单房或多房囊性肿物相鉴别，常见的有肝脏间叶性错构瘤，后者囊腔内分隔多是厚薄不均，不同于淋巴管瘤囊内分隔厚薄均一。

[病理及临床分析]

淋巴管瘤是一种海绵状或囊状扩张的淋巴管组成的良性肿瘤，常发生于出生时或 1 岁以内，分为海绵状和囊状。囊状淋巴管瘤多发生于颈部、腋窝、腹股沟、腹膜后间隙；海绵状常发生于身体任何部位，以躯干、肢体、肠系膜及脏器多见。临床表现为局限的无痛性肿块，质软，有波动感。大体：多囊性或海绵状肿物，囊内含水性或乳糜状液体。镜下：大小不等的扩张的淋巴管，管壁被覆扁平内皮，管腔内含有蛋白性液体和淋巴细胞，有时有红细胞，周围可有淋巴组织，较大的腔隙周围常可见不连续的平滑肌，间质可见纤维化和灶性淋巴细胞聚集，有时见肥大细胞和含铁血黄素。淋巴管内皮细胞表达 CD31、CD34、D2-40 及 F Ⅷ -rAG。

鉴别诊断：①海绵状血管瘤：管腔内红细胞少或丢失时需与海绵状淋巴管瘤相鉴别，海绵状血管瘤间质无淋巴细胞聚集，D2-40 血管瘤内皮细胞阴性。②畸胎瘤：多来源于生殖细胞，此类肿瘤如果较小或无功能，通常无特异性的临床表现，X 线摄片上可见高度钙化的牙齿及骨骼影像，在超声图上常可见面团征、壁立乳头征及液体分层等图像，有些畸胎瘤可分泌 AFP，有助于此疾病的诊断。③肠系膜囊肿：肠系膜囊肿系肠系膜淋巴管膨大、囊肿化。囊肿较小时一般无症状和体征；囊肿增大到一定程度时，则出现腹部肿块、腹胀及腹痛等临床表现，个别患者可因囊肿破裂而形成腹水。

（胡博　戴春娟　闫喆　陈欣　赵林胜）

[临床病例]

　　患儿，男，6个月。因发现左小腿进行性肿胀1个月入院。患儿1个月前曾从床上坠地，伤后1周发现左小腿后部肿胀，逐渐加重，无明显发热，无局部压痛，曾于当地医院就诊后口服抗感染药物治疗无明显好转，门诊以"左小腿肿胀待查"收入病房。体检：左小腿后部肿大明显，张力较高，可触及皮下一肿块，大小约8.0 cm×6.0 cm，无明显触痛，无波动感，肿物可推动，表面未及血管搏动。血常规：白细胞10.6×10⁹/L。X线检查：左小腿软组织明显肿胀，腓骨可见骨质破坏，骨干弯曲，骨膜增厚，胫骨可见骨膜增生。磁共振平扫：左小腿后侧可见一边界不清晰的实性软组织密度肿物，肿物与周围肌肉组织界线不清，相邻腓骨有受压改变，骨髓腔变窄；胫骨骨质未见破坏。磁共振增强扫描：肿物呈现明显的不均一强化，肿物内部见血管影像，胫腓骨骨髓腔内未见异常的强化影。行手术切除，术中见左小腿后侧肌肉层内一实性肿物，外观呈现鱼肉状，无包膜，与周围肌肉组织界线不清，血运丰富，取活检。

[影像检查]

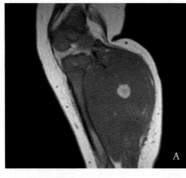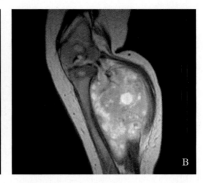

图1　MRI平扫矢状面T₁WI及T₂WI显示小腿后方巨大的实性肿物，T₁WI以等信号为主，T₂WI为等、高混杂信号，其内信号不均匀，可见散在出血及坏死，胫骨受压变形

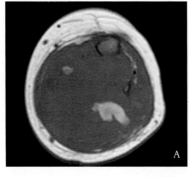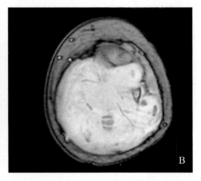

图2　MRI平扫轴面T₁WI及PDWI压脂像显示胫腓骨受压，肿瘤边界较清楚，内部可见多发血管流空影像

[病理检查]

大体：灰白色鱼肉状组织，1.5 cm × 1 cm × 1 cm。

镜下：肿瘤由梭形细胞构成，瘤细胞丰富，呈条束状或鱼骨样排列（图1），核深染，肿瘤细胞无明显的多形性（图2），核分裂易见（图3）。瘤细胞间可见少数胶原纤维，肿瘤内可见出血、坏死，与周围组织分界不清。

免疫组化染色：Vimentin 阳性（图4），Desmin 阴性，F Ⅷ阴性，S-100 阴性，EMA 阴性。

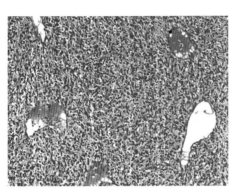

图1　肿瘤由梭形细胞构成，瘤细胞丰富，呈条束状或鱼骨样排列

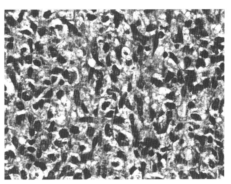

图2　肿瘤细胞核深染，瘤细胞无多形性

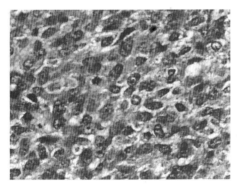

图3　肿瘤细胞的分裂活性明显

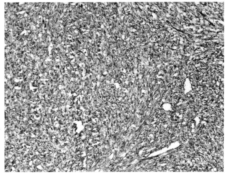

图4　Vimentin 染色阳性

[病理诊断]

（左小腿）婴儿型 / 先天性纤维肉瘤。

[病理分析]

婴儿型 / 先天性纤维肉瘤（IFS/CFS）在组织学上与典型的成年型纤维肉瘤十分相似，但在生物学行为上与成年型纤维肉瘤有很大差异，其自然病程与纤维瘤病类似，可局部复发，但极少发生远处转移。绝大多数（30% ~ 100%）发生在1岁以内，其

中约 1/3（36%～80%）为先天性，2 岁以后发生的罕见。以男性略多。最常见的发病部位是四肢末端表浅和深部软组织，约占全部病例的 61%；其次为躯干和头颈部。大体：肿瘤与周围分界不清，分叶状，直径 2～30 cm，切面灰白色或淡红色。镜下：典型的 IFS/CFS 是一种细胞非常丰富的肿瘤，由交织条束状或鱼骨样排列的梭形细胞组成，核深染，肿瘤细胞没有多形性，一般无巨细胞，细胞的分裂活性明显。细胞之间可见多少不等的胶原纤维；少数病例由较为原始的小圆形或卵圆形细胞组成，仅在局部区域显示纤维母细胞性分化。肿瘤中可见出血、坏死，可伴有营养不良性钙化。大多数病例的间质内可见慢性炎症细胞浸润，以淋巴细胞为主，可有局灶髓外造血，间质可伴有黏液样变性。肿瘤的局部区域可见到所谓的血管外皮瘤样排列结构。免疫组化：瘤细胞主要表达 Vimentin，33% 的病例表达 SMA，29% 表达 MAS，一般不表达 Desmin、CD34、FX Ⅲa。遗传学：大多数 IFS/CFS 有 t（12；15）（p13；q26）染色体异位。

预后：5 年生存率为 84%，病死率为 4%～25%，局部复发率为 5%～50%，极少发生远处转移。

鉴别诊断：①单相纤维型滑膜肉瘤：是滑膜肉瘤中最常见的一种类型，也最容易被误诊。镜下肿瘤主要由交织短条束状或漩涡状排列的梭形成纤维细胞样细胞组成，与 IFS/CFS 类似，但滑膜肉瘤表达 AE1/AE3、EMA 等；RT-PCR 或 FISH 可检测出 SYT-SSX，由此可鉴别，因此在诊断时首先要考虑到该疾病的可能性。②婴儿纤维瘤病：由排列紊乱的小细胞或短梭形细胞组成，部分区域富于细胞，梭形或胖梭形，偶见核分裂象，也称为侵袭性婴儿纤维瘤病，有时难与 IFS/CFS 相鉴别。但 IFS/CFS 的细胞更为丰富，常交错排列成束状或鱼骨样，细胞的分裂活性明显，由此可鉴别。

[影像分析]

婴儿型纤维肉瘤的影像学表现缺乏特异性，常表现为较大的实性肿块，呈分叶状，CT 呈等或稍低密度，MRI 上肿块在 T_1WI 呈等、低信号，T_2WI 呈高信号，肿瘤内血供丰富，可见血管流空信号，肿瘤常伴出血坏死而信号不均匀，增强后可见明显的强化。邻近骨质常发生变形，骨质破坏不常见。

鉴别诊断：需与其他软组织恶性肿瘤如横纹肌肉瘤、周围型原始神经外胚层肿瘤相鉴别。儿童软组织恶性肿瘤的影像学表现缺乏特异性，鉴别诊断较困难，往往需结合病理及免疫组化鉴别。横纹肌肉瘤在 CT 上肿瘤密度稍低于肌肉，由于出血、坏死可致密度不均匀，T_1WI 以低信号为主、T_2WI 呈高信号，增强后肿瘤呈不均匀强化。肿瘤附近可见转移性淋巴结肿大。原始神经外胚层肿瘤的恶性程度高，早期可出现骨、肺及肝转移。影像上常表现为大的边界不清的软组织肿块，CT 上病变实性成分的密度稍低于肌肉，可见出血及囊变坏死区。MRI 平扫 T_1WI 肿瘤与肌肉呈等信号、T_2WI 及 STIR 呈不均匀高信号，增强后可见不同程度的强化。发生于骨旁者可见溶骨性骨质破坏。

［临床分析］

先天性及婴儿型纤维肉瘤（congenital infantile fibrosarcoma）指发生于 5 岁以下，特别是 1 岁以内的纤维肉瘤。肿物发现的中位年龄为 3 个月，少数发生于妊娠期。是婴幼儿少见的软组织恶性肿瘤，好发于四肢远端，其次为躯干和头颈部，其他少见的部位有肠系膜、腹膜后、骶尾部、肩部及胸壁等部位，还可以发生于内脏如肺、心脏、回肠、空肠等。最常见的转移部位为肺，其他还有肾上腺和肝。虽然组织学形态表现为恶性，但临床生物学行为较好，除局部易复发外，甚少转移。

20 世纪 80 年代先天性纤维肉瘤的首选治疗方法为外科根治性切除，此后则采用术前行辅助化疗加外科手术切除，对术后有肿物残留的再实施术后化疗。随着采用单纯性化疗成功病例的增多，有学者认为除非外科手术能完整切除肿物而不造成任何肢体残缺，否则应先尝试化疗。一组 56 例的病例分析结果发现，先天性纤维肉瘤化疗的敏感率为 75%，其中长春新碱的有效率为 71%。在存活的患者中，单纯手术切除者占 45%，单纯化疗占 6%，手术加化疗占 46%，手术加化疗及放疗占 2%。倘若肿物的生长速度较快、体积较大、包绕了重要的血管神经，导致一期手术无法根治性切除肿物，加上大部分患儿的年龄非常小，对化疗的耐受程度低，药物的毒副作用大，以及化疗药物的选择及效果存在个体差异，仍有许多患者无法避免截肢。

肿瘤的预后与发生部位有关，位于四肢远端的远处转移率及死亡率（8% 和 5%）均明显低于肿物位于中轴线者（26% 和 10%），一般 5 年生存率为 84%~93%。文献报道有少数婴儿型纤维肉瘤有自行消退的现象。总体来说，婴儿型纤维肉瘤的临床生物学行为相对较好，即使复发或转移的病例，仍有治愈的可能。由于有部分婴儿型纤维肉瘤发生于胎儿期，故加强产前筛查特别重要，一旦发现肿物，可行细针穿刺活检明确诊断，必要时及时终止妊娠。对无法终止妊娠的患者应加强孕期监测，警惕胎儿因肿瘤破裂引起致命性出血及胎粪性腹膜炎。

（杜晓杰　田志刚　赵滨　王立英　赵丽）

341

[临床病例]

患儿，女，1 岁 6 个月。因发现右足第 2 趾肿物 15 个月入院。患儿于出生后 3 个月在右足第 2 趾背侧出现一谷粒大小的皮疹，此后逐渐增大并明显高于皮肤表面。发病期间无发热、体重减轻等全身症状；第 2 趾局部无明显不适。体检：一般情况良好，右足第 2 趾中节背侧可见一鲜红色的半球状肿物，大小约 2.4 cm × 2.2 cm × 1.5 cm，质韧，活动度差，表面无破溃，肿物基底与皮肤紧密贴附，趾间关节屈伸活动轻度受限。X 线检查：右足第 2 趾趾骨未见异常。行手术切除。

手术所见：肿物基底与深部趾伸肌腱腱鞘粘连，切除肿物及部分腱鞘，缝合伤口。术后 2 个月手术部位肿物复发，于术后 6 个月再次行手术切除肿物。目前随访 14 个月，肿物未再复发。

[病理检查]

大体：灰白色的半圆形肿物，大小为 0.8 cm × 0.5 cm × 0.4 cm。一侧表面被覆皮肤，切面实性，灰白色，质地较韧，与周围界限不清。

镜下：表皮未见明显异常，瘤组织位于真皮层，紧贴表皮基底层（图 1）。瘤细胞梭形呈束状或片状排列，瘤细胞之间有数量不等的细胞外胶原，部分瘤细胞胞质内近细胞核处可见嗜伊红包涵体（图 2）。Masson 染色瘤细胞胞质呈绿色，包涵体呈深红色（图 3）。

免疫组化：瘤细胞包括包涵体 SMA 阳性（图 4）。

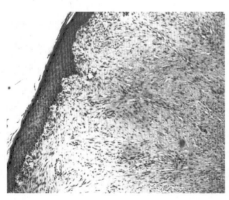

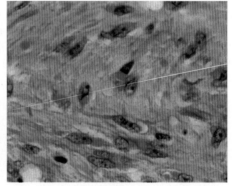

图 1　表皮未见明显异常，瘤组织位于真皮层，紧贴表皮基底层，瘤细胞梭形呈束状或片状排列

图 2　部分瘤细胞胞质内近细胞核处可见嗜伊红包涵体

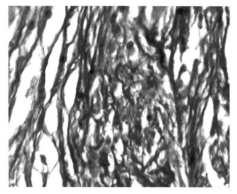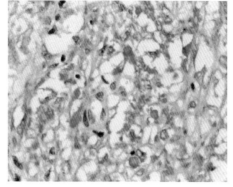

图 3　Masson 染色瘤细胞胞质呈绿色，包涵体深　　图 4　部分瘤细胞包括包涵体 SMA 阳性
　　　　红色

[病理诊断]

（右足第二趾）包涵体性纤维瘤病。

[临床及病理分析]

包涵体性纤维瘤病（inclusion body fibromatosis, IBF）也称婴儿指 / 趾纤维瘤病或婴儿指 / 趾纤维瘤，由 Reye 于 1965 年首次报道并命名为复发性幼儿指趾纤维瘤。该病相对少见，发病率约占儿童和青少年纤维母细胞 - 肌纤维母细胞性肿瘤的 2.5%。该病主要发生在指 / 趾背侧，但第 1、第 5 指趾很少受累，发生于其他部位如手臂和乳腺软组织少见。组织来源为纤维母细胞和肌纤维母细胞。

临床表现：90% 的 IBF 患者出生时或出生后至 1 岁前发病，约 1/3 的患儿出生时即有病变，少数可发生于儿童、青少年；多为单发，个别病例同时或先后累及 1 个及 1 个以上的指/趾。无性别差异。表现为指/趾骨和指/趾间关节圆顶状肿胀，一般小于 2 cm，表面皮肤紧张发亮，偶尔侵蚀骨。病理学上肿瘤无包膜，切面呈均匀的白色或褐色。镜检：肿瘤细胞大小一致，呈梭形细胞伴程度不等的细胞外胶原，胞质内可见大小不等的嗜酸性包涵体，该特征对 IBF 具有诊断意义。Masson 染色包涵体呈红色。免疫表型梭形瘤细胞及其包涵体均表达 Vimentin 和 SMA。皮损多位于指/趾部伸侧或旁侧，直径 0.4 ~ 6.0 cm。本例发生在脚趾第 2 趾。病理表现典型。该病需和婴幼儿纤维瘤病、瘢痕疙瘩、婴儿腱膜纤维瘤、跟腱纤维瘤、婴儿纤维性错构瘤、先天性婴儿纤维肉瘤等相鉴别，主要鉴别为患儿年龄、发病部位及特异性的包涵体。

本病属于良性肿瘤，60% 复发。本例复发 1 次。瘤体也具有可自行缩小甚至消退的特点，因此一般采取以保守治疗为主，即使影响关节活动和畸形亦不能广泛外科切除。

（杜晓杰　田志刚　胡晓丽）

343

[临床病例]

患儿，女，8岁。因发现左手虎口区肿物1周入院。患儿于1周前无明显诱因发现左手掌侧虎口区皮下肿物，不伴发热、疼痛及手指活动障碍，1周以来肿物大小无明显变化。体检：一般情况良好，左手掌侧虎口区皮下可触及肿物，大小约3cm×2cm×1cm，质硬，活动度差，边界清楚，无压痛；局部皮肤无红肿，掌指关节及指间关节活动未见异常。磁共振平扫检查：左手第1、第2掌骨间等T_1、长T_2信号肿物，其内信号欠均匀，病变边界较清楚，周围肌肉及掌侧肌腱受压移位，掌骨骨髓腔内未见异常信号。行手术切除，术中见肿物呈实性，位于虎口区肌肉层内，质硬，外观呈灰黄色鱼肉样，无完整包膜，但有相对清楚的界线，切除肿物后送病理。

[影像检查]

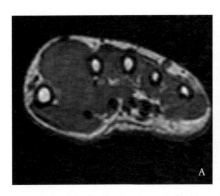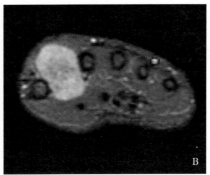

图1　MRI平扫轴面T_1WI及STIR序列显示左手第1、第2掌骨间实性肿块，T_1WI呈等信号，STIR序列为等、低混杂信号，病变边界清楚

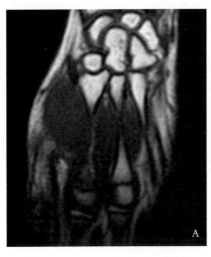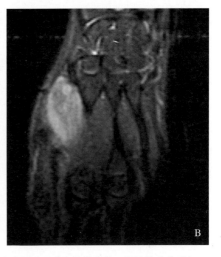

图2　MRI平扫冠轴面T_1WI及T_2WI压脂序列显示病变边界清楚，邻近骨质受压

《小儿疑难病例临床与病理》

[病理检查]

大体：近卵圆形肿物，大小约 3 cm×2 cm×1.8 cm，表面似有包膜，切面实性、灰白、质韧。

镜下：肿瘤细胞排列成实性巢状，（图1），肿瘤细胞巢之间为纤维性间质，部分间质玻璃样变性（图2），肿瘤细胞圆形、卵圆形，核深染，核分裂象易见，胞质较丰富，淡粉染或透明，可见少数胞质嗜伊红色的横纹肌母细胞（图3）。

免疫组化：Desmin 阳性（图4）、SMA 阴性、Syn 阴性、NSE 阴性、LCA 阴性、HMB45 阴性、S-100 阴性、Ki67 阳性局部约 10%。

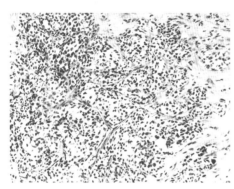

图1　肿瘤细胞排列成实性巢状

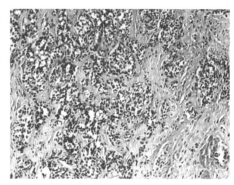

图2　肿瘤细胞巢之间为纤维性间质，部分间质玻璃样变性

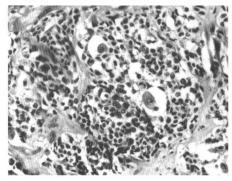

图3　肿瘤细胞圆形、卵圆形，核深染，胞质较丰富，淡粉染或透明，散在少数横纹肌母细胞

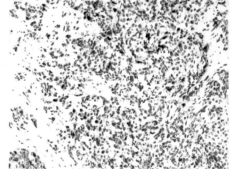

图4　Desmin 染色阳性

[病理诊断]

（虎口）腺泡状横纹肌肉瘤。

[病理分析]

腺泡状横纹肌肉瘤是一种原始小圆细胞恶性肿瘤，部分肿瘤细胞显示骨骼肌分化，组织学上以肿瘤细胞形成腺泡状结构为特征。发病率仅次于胚胎性横纹肌肉瘤；

345

可发生于任何年龄，多见于青少年，男女的发病率大致相等。最常见的发病部位是四肢。主要有三种组织学亚型：经典型、实体型（包括透明细胞变型）、胚胎性 - 腺泡状混合型。镜下：①经典型：肿瘤细胞排列成巢状和片状，巢中央的肿瘤细胞因坏死、退变而脱落，形成特征性的腺泡状结构，腺泡之间为纤维血管性间隔。肿瘤细胞呈圆形、卵圆形、核深染、核分裂象易见，胞质稀少，与非霍奇金淋巴瘤或 PNET 的肿瘤细胞相似。约 30% 的病例中可见散在的胞质嗜伊红色的横纹肌母细胞，多呈带状或梭形。常见由横纹肌母细胞性分化的多核巨细胞。②实体型：由实性的肿瘤细胞巢组成，缺乏纤维血管间隔，横纹肌母细胞数量较少。有时肿瘤细胞的胞质丰富，因含糖原而淡染或透明，类似于软组织透明细胞肉瘤。③胚胎性 - 腺泡状混合型：除典型的腺泡状区域以外，局部区域显示胚胎性横纹肌肉瘤的形态。免疫组化：肿瘤细胞表达 Desmin、Myogenin、MyoD1。

预后：腺泡状横纹肌肉瘤是一种高度恶性的肿瘤，比胚胎性横纹肌肉瘤更具侵袭性，早期即可发生区域淋巴结转移和远处转移。

鉴别诊断：①骨外尤文肉瘤或外周原始神经外胚层瘤：肿瘤细胞亦呈圆形、卵圆形、核深染、胞质少，但可见到典型的菊形团结构。免疫组化：CD99 阳性，不表达 Desmin 和 Myogenin。②非霍奇金淋巴瘤：瘤细胞表达相关的淋巴细胞性标记。③软组织透明细胞肉瘤：又称为软组织恶性黑色素瘤，主要与实体型中的透明细胞变型腺泡状横纹肌肉瘤相鉴别，前者表达 HMB45 和 S-100，不表达 Desmin 和 Myogenin 等肌源性标记物。④腺泡状软组织肉瘤：肿瘤中可见丰富的血窦样毛细血管网，形成特殊的器官样结构，肿瘤细胞胞质丰富。

[影像分析]

软组织横纹肌肉瘤的影像学表现缺乏特异性，CT 上肿瘤密度略低于周围肌肉密度，由于出血、坏死常致肿瘤密度不均，肿瘤分化程度及生长方式不同，边界可清楚或模糊，增强后肿瘤呈不均匀强化，坏死区无强化，坏死区周边明显强化。MRI 上肿块在 T_1WI 呈等信号、T_2WI 呈高信号，肿瘤常伴出血、坏死而信号不均匀，增强后可见不均匀强化。邻近骨质常发生变形，骨质破坏不常见，若发生骨质破坏则预后较差。肿瘤附近可见转移性淋巴结肿大。

鉴别诊断：需与其他软组织恶性肿瘤如周围型原始神经外胚层肿瘤、纤维肉瘤、恶性纤维组织细胞瘤等相鉴别。儿童软组织恶性肿瘤的影像学表现缺乏特异性，鉴别诊断较困难，往往需结合病理及免疫组化鉴别。

[临床分析]

横纹肌肉瘤是一种具有骨骼肌分化倾向的原始间叶性恶性肿瘤，是儿童软组织肉瘤中最常见的一种恶性肿瘤，占儿童所有恶性肿瘤的 4% ~ 8%，占儿童所有实体性恶性肿瘤的 10% ~ 12%。该瘤可发生于人体各部位，无横纹肌的部位也可发生，以头颈部和泌尿生殖器官最易发生，其次为四肢、躯干、腹膜后，少见部位有胆道、肺、肾、大网膜等。

横纹肌肉瘤具有局部浸润性，多早期就已扩散，经血液或淋巴道转移，除区域淋巴结转移外，经血流可侵犯骨、骨髓和肺，较少见的有肝、脑及乳腺转移，且横纹肌肉瘤的临床表现无特异性，所以多数患儿就诊时肿瘤已经有邻近组织甚至远处广泛转移。CT、MRI 可以评价肿瘤的范围、大小，有助于明确病灶范围及周围浸润程度，对评价肿瘤的残余及复发具有意义，可作为定位诊断和选择术式的重要依据。横纹肌肉瘤的确诊主要依靠病理检查，组织学表现多为小圆细胞瘤，其诊断基于识别横纹肌母细胞，尤其带横纹者，对于一些瘤细胞分化差或未分化、不易与其他肿瘤相鉴别的病例，可行免疫组化检查，有助于确定组织来源和明确诊断。

不同部位的横纹肌肉瘤其手术切除方式、手术范围会有不同。在影响儿童横纹肌肉瘤预后的因素中，肿瘤是否完整切除是治疗预后相关的重要因素，手术后残留病灶的数量与横纹肌肉瘤患者的生存率有密切的关系。因此肿瘤获得广泛切除，即无肿瘤的镜下和肉眼残留，对于提高生存率具有重要的意义。随着治疗观念和技术的不断进步，儿童横纹肌肉瘤的年生存率已经从不足 10% 提高到 70% 左右。包括系统的化疗、联合手术或放疗，或者类似于加强肿瘤局部控制的多模式的综合治疗方法已经确立。这种多模式的综合治疗能提高肿瘤的完整切除率，并尽可能地保留功能和局部组织的外观上的完整。如果横纹肌肉瘤对于化疗和放疗敏感，可在新辅助放化疗后再行手术。新辅助化疗的目的是为了能提高肿瘤的完整切除率，减少术后的并发症。国际横纹肌肉瘤协作组和国际儿童肿瘤恶性间叶组织肿瘤的临床试验结果显示，新辅助放化疗后再行手术的治疗模式优于直接手术或放疗的治疗模式。

（杜晓杰　田志刚　赵滨　王立英　赵丽）

右上臂肿胀疼痛、发热

[临床病例]

患儿，男，2岁6个月。主因右上臂疼痛4天伴发热1天入院。患儿于入院前4天右上臂轻微外伤后出现疼痛，次日于当地医院行局部按摩治疗后疼痛无缓解，并出现右上臂肿胀症状，为进一步诊治收入病房。入院查体：体温37.7℃，一般情况可，右肩、腕关节活动无明显受限，右上臂下端至肘部软组织肿胀，压痛（+），皮温高，肘关节处于屈曲位，通性屈伸活动受限。血常规：白细胞 $15.6 \times 10^9/L$。影像学检查：右肱骨中段骨质密度增高，其内可见透光区，局部骨皮质增厚及骨膜增生，呈分层状及放射状，肱骨中段可见 Codman 三角，考虑肱骨恶性肿瘤。入院后急症行左肱骨探查活检术，术中见肱骨骨膜组织水肿、增厚，有浮动感，于骨皮质开窗后见骨髓腔内有淡黄色稠脓苔，取局部组织送病理及细菌培养。术后细菌培养（-）。患儿于术后1周拒绝进一步治疗出院，离院后失访。

[影像检查]

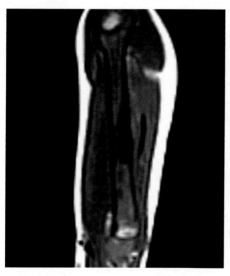 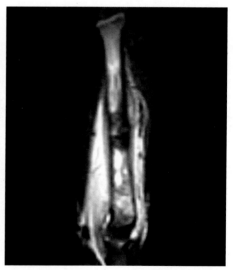

图1 MRI平扫矢状面 T_1WI 显示左肱骨骨干内斑片状长 T_1 信号病灶

图2 MRI平扫矢状面 T_2WI 脂肪抑制序列显示左肱骨信号混杂，长 T_2 信号中夹杂短 T_2 信号，骨皮质完整；左上臂软组织广泛肿胀，呈长 T_2 信号

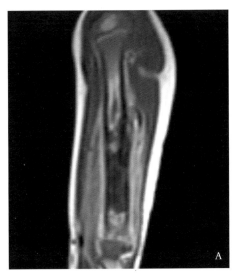
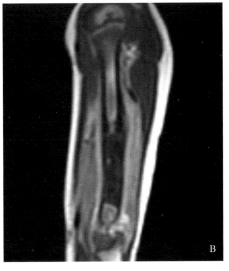

图3 MRI增强矢状面 T₁WI 显示上述肱骨病变呈不均匀强化,周围的软组织肿块明显强化

[病理检查]

大体:破碎组织一堆,2 cm×2 cm×0.5 cm,大部分为软组织,灰白色;骨组织2块,如黄豆大。

镜下:肿瘤由单一的小圆细胞构成,大部分弥漫分布(图1),局部似呈巢状,肿瘤细胞巢间可见纤细的纤维间隔(图2)。肿瘤细胞呈圆形,裸核状,胞质稀少,核圆形,染色质细腻,核仁不明显(图3),局部可见出血、坏死。

免疫组化:CD99 阳性(图4)、Vimentin 阳性、Syn 阳性、NSE 阳性、LCA 阴性。

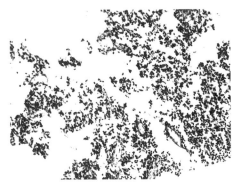
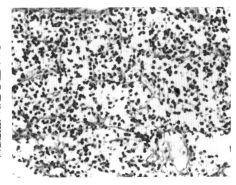

图1 肿瘤由单一的小圆细胞构成,弥漫分布

图2 肿瘤局部似呈巢状,瘤细胞巢间可见纤细的纤维间隔

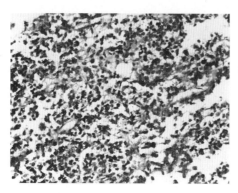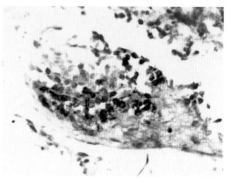

图 3　肿瘤细胞呈圆形，胞质稀少，核圆形，染色质细腻，核仁不明显

图 4　CD99 阳性

[病理诊断]

（肱骨）小圆细胞恶性肿瘤，考虑 pPNET。

[病理分析]

原始神经外胚层肿瘤（PNET）大体呈棕灰色，常有出血、坏死。镜下：肿瘤形态多样，大部分病例由单一的小圆细胞构成，弥漫分布或呈分叶状结构，核圆形，染色质细腻，少量透明或嗜酸性胞质，包膜不清楚。部分肿瘤的瘤细胞较大，有明显核仁。有的病例有 Homer-Wright 菊形团。坏死常见，残存的肿瘤细胞常围绕在血管周围。免疫组化：几乎所有的肿瘤均表达 CD99，大部分肿瘤表达 Vimentin；NSE、S-100、NF、GFAP、Syn、CgA 等神经标记物的表达结果不确定。支持 PNET 的主要证据是有菊形团形成及两项或两项以上的神经标记物阳性。

预后：pPNET 的发病率低，恶性程度高，预后差。肿瘤的原发部位、手术方式可以影响 pPNET 患者的总生存率，术后放疗有可能提高根治术及姑息术后患者的生存期。

鉴别诊断：①神经母细胞瘤：肿瘤细胞弥漫成片排列，细胞圆形、卵圆形，胞质少，多数肿瘤中可找到 Homer-Wright 菊形团，分化的神经母细胞瘤中可见到神经毡背景及神经节细胞，免疫组化显示神经源性标记物阳性，而 CD99、Vimentin 阴性，由此可以和 PNET 鉴别。②淋巴瘤：肿瘤细胞弥漫分布，无菊形团结构，免疫组化可见鉴别。③小细胞骨肉瘤：由小细胞及产生的骨样基质组成。肿瘤细胞圆形或短梭形，胞核为圆形或椭圆形，染色质粗细不等，彩带状的骨样基质总能看到，免疫组化 CD99、Vimentin 阳性，但是无菊形团结构，不表达神经源性标记物。

[影像分析]

X 线平片为首选检查方法，显示骨干溶骨性破坏病灶，边缘无硬化，可见明显的骨膜反应，肿瘤突破骨膜形成 Codman 三角。CT 表现为骨干中央的侵蚀性破坏区，伴有"洋葱皮样"骨膜反应。骨髓腔呈弥漫性骨质疏松及虫噬性破坏，边界不清。骨皮质呈筛孔样缺损。肿瘤突破骨膜可见放射状骨针。周围软组织肿块较大，与骨破坏区不成比例。增强后病灶边缘呈环状强化，内部不均匀强化。MRI 于 T_1WI 见肿瘤呈低信号、T_2WI 呈不均匀高信号，骨皮质信号不规则中断，骨膜反应呈等 T_1、短 T_2 信号，周围软组织肿块多呈长 T_1、长 T_2 信号。增强后肿瘤明显不均匀强化。MRI 对肿瘤的侵犯范围比 CT 和 X 线平片敏感，能早期发现病变。鉴别诊断：本病需与尤文肉瘤、急性骨髓炎、神经母细胞瘤骨转移相鉴别。尤文肉瘤与 PNET 起源相同，影像学表现相似，单凭影像难以鉴别。急性骨髓炎起病急，局部和全身症状显著，典型的影像学表现结合临床与实验室检查可资鉴别。神经母细胞瘤骨转移为多发性病灶，原发性肿瘤是重要的鉴别诊断依据。

[临床分析]

原始神经外胚层肿瘤（primitive neuroectodermal tumor, PNET）是一组罕见的发生于中枢、交感神经系统及其以外的神经嵴衍生的具有多向分化潜能的小圆细胞恶性肿瘤，分为中枢性 PNET（central PNET, cPNET）和外周性（peripheral PNET, pPNET）。cPNET 多发生于颅内及椎管内；pPNET 是指发生于中枢和交感神经系统以外的 PNET，pPNET 多见于软组织、骨、盆腔、胸壁和肺等部位，发病率很低。遗传学研究表明尤文肉瘤与 pPNET 有着相似的染色体移位，约 85% 的尤文肉瘤 /pPNET 可见 t（11；22）（q24；q12）染色体异位而形成的 EWS-ELI1 融合基因，10%～15% 可见 t（21；22）（q22；q12）染色体变异形成的 EWS-ERG 融合基因。WHO 软组织肿瘤分类（2002 年）中将尤文肉瘤与 pPNET 归为一类。目前认为尤文肉瘤与 pPNET 均来源于神经嵴细胞的小圆细胞，统称为尤文肉瘤 /pPNET，与神经上皮瘤、Askin 肿瘤等同属于"尤文肉瘤家族"（Ewing sarcoma family of tumors, ESFT），其临床表现、免疫组织化学及细胞分子学特征相似，主要区别在于细胞的分化程度。各年龄段均可发病，儿童和青少年是高发人群，男性多于女性。尤文肉瘤瘤细胞较为原始，无或缺乏神经分化证据，而 pPNET 免疫组化染色神经标志物染色阳性。尤文肉瘤更多见于长骨，而 pPENT 更多见于周围软组织。

pPNET 在临床和影像学方面均无特异性表现，位于骨质的 pPNET 起源于骨髓腔内，影像学主要表现为骨质破坏及周围软组织明显肿胀，骨质破坏区少见骨膜反应，部分病例可见骨质硬化。临床主要表现为局部肿块，部分患者伴有疼痛症状。诊断的主要依据为病理组织学检查。PNET 极易发生复发和转移，最常见的转移部位是肺和骨，也可转移至肝、脑等部位。pPNET 的恶性程度高，治疗方法包括手术、放疗、化疗相结合的综合治疗方案。目前推荐的治疗模式为尽可能地完全性切除肿瘤，辅以放疗和化疗的综合治疗模式。PNET 的预后不理想，多数患者在确诊后的 2～3 年内死亡，其中 1 年内死亡的病例占多数，肿瘤已发生转移的患者其平均生存时间不到 6 个月。

（杜晓杰　田志刚　赵滨　王立英　赵丽）

发热，步态不稳——朗格汉斯细胞组织细胞增生症

[临床病例]

患儿，女，15个月。主因间断性发热5天，走路步态异常20余天入院。查体：一般情况可，右大腿肿胀，局部皮肤颜色正常，触痛（+），右足拒绝触地，右下肢活动受限。血常规：白细胞 8.37×10^9/L，中性粒细胞 35.7%。X线：右股骨中、上段骨干增粗，股骨外侧骨皮质增厚，形态不规整，其内可见多发性不规则低密度透亮区。住院2天出现干咳症状，查胸部X线片提示双肺纹理增粗，考虑为"肺炎"，予以抗感染治疗10天后咳嗽症状好转，复查X线片提示纹理增粗较前好转。手术行右股骨病变组织活检术，术中见股骨近端肌肉、骨膜无水肿，骨皮质局部无明显隆起，表面光滑，骨髓腔内有脓苔样组织。术后查头颅X线片：左侧额顶部颅骨多发性不规则密度减低区，边界欠规整。

[影像检查]

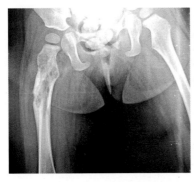
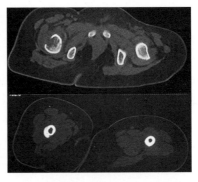

图1 X线平片显示右股骨近端骨髓腔溶骨性骨质破坏，外侧骨皮质破坏伴层状骨膜反应、Codman三角

图2 CT平扫轴面骨窗显示右股骨近端骨髓腔溶骨性骨质破坏，骨皮质中断，远端可见厚的骨膜反应

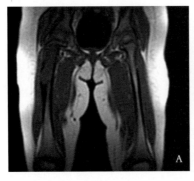
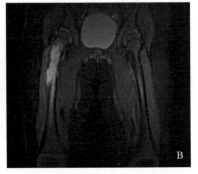

图3 MRI平扫冠状面 T_1WI 及 T_2WI 显示右股骨近端骨髓腔内病变呈等 T_1、长 T_2 信号，信号较均匀，边界较清楚，股骨干外侧可见骨膜反应。周围软组织信号未见异常

《小儿疑难病例临床与病理》

［病理检查］

大体：脓苔样组织 1.2 cm×0.5 cm×0.3 cm。

镜下：见朗格汉斯细胞、中性粒细胞、嗜酸性粒细胞、淋巴细胞、浆细胞疏松排列；朗格汉斯细胞（肿瘤细胞）呈散在或灶状分布，核具有核沟，呈折叠状或咖啡豆样，胞质粉染，细胞界限不清（图 1）；局部可见多核巨细胞（图 2）。

免疫组化：CD1a 阳性（图 3）。

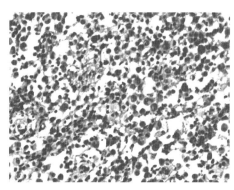

图 1　于疏松排列的炎症背景中（中性粒细胞、嗜酸性粒细胞、淋巴细胞、浆细胞）可见灶状分布的朗格汉斯细胞，细胞核呈咖啡豆样

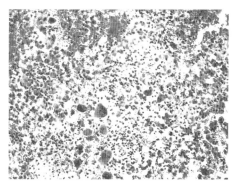

图 2　可见多核巨细胞

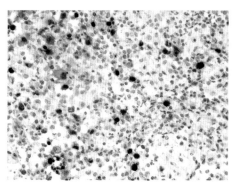

图 3　瘤细胞表达 CD1a 阳性

［病理诊断］

（右股骨）朗格汉斯细胞组织细胞增生症。

［病理分析］

镜下表现：典型的朗格汉斯细胞最具有特征性的改变是核呈折叠状、锯齿状或分叶状，可见核沟，核染色质细，核仁不明显，核分裂象少见（0～1 个 /10 HPF），细胞质中等量、嗜酸性。多量增生的朗格汉斯细胞组织细胞呈疏松网状或巢状排列，偶尔也可呈单个分布的朗格汉斯细胞组织细胞，周围常可见数量不等的嗜酸性粒细胞，可呈灶片状分布，即所谓的嗜酸细胞脓肿；其次为淋巴细胞，呈灶状分布在朗格汉斯

细胞周围，病变周边部位尤其多见；亦可见中性粒细胞，部分区域可见多核巨细胞。免疫表型：朗格汉斯细胞 CD1a、S-100、CD68 和 Langerin 阳性，电镜下细胞内找到 Birbeck 颗粒。

鉴别诊断：①骨髓炎：骨髓炎中常见浆细胞以及死骨成分，但在骨朗格汉斯细胞组织细胞增生症中并不多见；②幼年黄色肉芽肿：常表现为孤立性皮肤病变，但也可累及包括骨组织在内的其他器官，增生的组织细胞 CD68 阳性，而 CD1a 和 S-100 为阴性。

预后：多数孤立性骨朗格汉斯细胞组织细胞增生症预后良好，但可有少数病例复发。

[影像分析]

朗格汉斯细胞组织细胞增生症骨骼病变的 X 线平片为首选检查方法，急性期病变进展迅速，呈侵袭性，边界不清，表现为骨髓腔溶骨性破坏，骨内膜受累时边缘呈"扇贝样"，骨皮质破坏，骨膜反应呈单层或板层样，进一步加重形成 Codman 三角、软组织肿块；慢性期或恢复期病变边界清楚，可出现硬化边，病变范围缩小或消失。CT 扫描显示骨质破坏范围，骨皮质中断、破坏，软组织肿块较好；MRI 对骨髓腔及软组织病变的显示较敏感，表现为骨髓腔内 T_1WI 稍低信号、T_2WI 高信号，边界较清楚，但其诊断的特异性较低。

鉴别诊断：急性期病变进展迅速，呈侵袭性，边界不清，与恶性肿瘤如 Ewing 肉瘤或感染的鉴别困难。但骨髓炎的全身症状明显，在骨破坏的同时即有骨质增生，骨破坏区内可见死骨，软组织肿胀明显。Ewing 肉瘤的骨质破坏范围更广，骨膜反应呈葱皮样，可见放射状骨针，通常软组织肿块较巨大。朗格汉斯细胞组织细胞增生症最常累及颅骨，怀疑本病时可行颅骨平片，发现多发骨质破坏可帮助鉴别诊断。

[临床分析]

朗格汉斯细胞组织细胞增生症（Langerhans cell histiocytosis, LCH）是朗格汉斯细胞（Langerhans cell, LC）克隆性增生和聚集，导致脏器浸润所致的一组疾病。本病发病率低，多发生于儿童时期，尤以婴幼儿时期多见，有报道 2 岁以下发病占 46.9%。男性发病多于女性。部分病例会造成器官功能受损，甚至死亡。LCH 累及的器官众多、部位广泛，病理特征一致但临床表现多样，其中骨骼受累者最多，亦有皮肤、肝脏、肺、脾脏、淋巴结、耳、眼、垂体、口腔、胸腺及骨髓等器官受累。病变可侵犯任何骨骼，尤其多见于扁平骨，颅骨侵犯比较多见，骨骼多部位受累多于单部位受累。2 岁以下小儿多脏器功能衰竭及并发支气管肺炎常见，但近年来有研究表明诊断时年龄不影响生存率，而多器官受累和受累器官功能损害对预后有明显影响。影像学检查结合临床表现有助于早期诊断及评估预后。X 线检查是临床诊断 LCH 及分期的首选检查方法，病变累及骨骼系统特别是颅骨时，X 线检查表现为边界较清晰锐利的局限性骨质虫蚀样破坏，病灶边缘无骨膜反应和骨质增生硬化。LCH 的颅骨病变在 CT 及 MRI 可有特征性表现。CT 表现为局限性或多发性溶骨性骨质缺损，边界清晰，周围无破坏，伴有软组织肿块；MR 示板障破坏累及颅骨内外板，伴软组织肿块，病变部位呈长 T_1、长 T_2 信号，增强后强化明显。当 LCH 累及胸腹部时，X 线检查可见两侧中、上肺野结节状和网状结节状影，轻微者 X 线仅表现为两肺纹理增粗，CT 薄层扫描有助于发现早期的多发性小结节伴囊样灶等改变。腹部表现主要为肝脾大、门静脉周围结节状病灶、肝内外胆管扩张等。

LCH 确诊需结合临床表现、影像学检查和病理活检，治疗目前主张化疗等联合治疗，预后尚满意。

（杜晓杰　田志刚　赵滨　王立英　赵林胜）

[临床病例]

患儿，男，3 岁 7 个月。因发现右耳垂部黑色肿物半年，进行性增大入院。患儿半年前无明显诱因被家长发现右耳垂部黑色片状肿物，无破溃，无不适，随患儿生长发育进行性增大，速度较快。体检：右耳垂部可见体表肿物，高出体表，呈赘生状，黑色，无破溃，无触痛，边界清晰，大小约 0.5 cm（高）× 0.3 cm（根部直径）。印象：右耳垂部黑痣。手术治疗，术中行楔形切除。肉眼所见无残余，完全切除。

[病理检查]

大体：患儿右耳垂部可见一肿物，高出表皮，黑色，0.5 cm × 0.3 cm × 0.4 cm（图 1）。

镜下：瘤细胞大部分布在真皮层，较大，胞界清楚，多边形，异型明显（图 2）；核大，圆形或不规则形，染色质粗而松散，核呈空泡状；可见嗜酸性的大核仁（图 3）；胞质丰富、淡染或嗜酸性，可见黑色素颗粒。瘤细胞排列成巢状或弥漫分布，表皮内瘤细胞呈派杰样浸润（图 4），并侵犯皮肤附属器。

免疫组化：S-100 阳性，HMB45 阳性，Ki67 阳性约 15%。

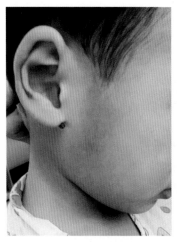
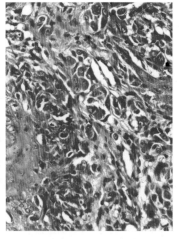

图 1　肿物位于右耳垂   图 2　细胞较大，胞界清楚，多边形，异型明显

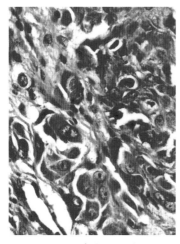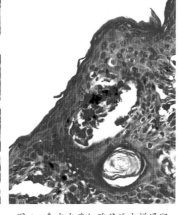

图3 可见嗜酸性的大核仁　　　图4 表皮内瘤细胞呈派杰样浸润

[病理诊断]

（右耳垂）儿童黑色素瘤。

[病理分析]

儿童黑色素瘤是恶性肿瘤，发生于青春期前，年龄不超过18岁。儿童黑色素瘤的发生率极低，占所有黑色素瘤的0.4%。

鉴别诊断：主要与色素痣和良性幼年型黑色素瘤（spitz nevus）相鉴别。①交界痣：表皮及其下延的上皮脚的基底细胞层与真皮之间被增生的痣细胞团取代，并与表皮相连，形成所谓的"滴落现象"。痣细胞可为立方形或梭形，有些为透明细胞，胞质内含有色素，核圆形或椭圆形，核分裂少。②皮内痣：真皮浅层有巢状或索状排列的痣细胞团，痣细胞呈立方形、上皮样，有色素。痣细胞团周围有胶原纤维束。真皮上部的痣细胞巢中含中等量的黑色素，下部痣细胞很少含黑色素。皮内痣的深部细胞可呈梭形，为束状排列，覆盖皮内痣的表皮一般正常或受压变薄。③混合痣：为皮内痣与交界痣的混合存在。④ Spitz nevus：组织结构似色素痣。瘤细胞主要分布在表皮基底层、真皮浅层和中层。瘤细胞有四种形态，即梭形细胞、上皮样细胞、圆形细胞和多核巨细胞。梭形细胞常呈巢状或漩涡状排列，与表皮相垂直；上皮样细胞呈腺泡状、条索状或围绕血管排列；圆形细胞与痣细胞相似，常出现在痣的深部；多核巨细胞数量不等。瘤组织可向深层浸润，瘤细胞胞质中的色素较少或无。越往深层细胞越小，而儿童黑色素瘤无此特点。真皮层内见大量炎症细胞浸润。覆盖瘤细胞的表皮变薄。本例年龄3岁时发现肿物，且肿物较小，也无恶性黑色素瘤常见的边界不清、色素不均，只有病变隆起，易误诊为良性病变。

[临床分析]

　　黑色素细胞来源于外胚层的神经棘细胞，分布于皮肤基底层、毛囊、黏膜等处。黑痣是由黑色素细胞巢状排列形成的皮肤良性病变，黑痣从发病年龄上分为先天性黑痣和后天性黑痣。先天性黑痣是指出生或出生后 6 个月内即出现的黑痣，各种类型的先天性黑痣均有恶变的可能性；后天性黑痣仅有交界痣和复合痣中的交界成分有恶变的可能性。Spitz nevus 是良性的，但如果出现非典型病变时偶尔可发生转移。

　　恶性黑色素瘤是一种高度恶性的肿瘤，多发生于成人，儿童罕见。儿童黑色素瘤占所有黑色素瘤的 1% ~ 4%，占儿童肿瘤的 3%，近年来发病率呈现上升趋势。最常见的原发部位为肢端、易摩擦的部位 [包括手掌、足底、指（趾）端、甲下等]。儿童黑色素瘤的病因尚未明确，目前认为系环境因素和遗传因素均共同作用导致的。环境因素比如长时间的紫外线暴露照射等，有学者认为儿童黑色素痣是否发生恶变与黑痣大小密切相关，先天性巨痣应警惕恶变可能。提示黑痣恶变的临床特征是迅速变大，出现破溃、出血，周边出现卫星灶、形成可以触及的结节样凸起等。临床上一般用 ABCDE 标准（不对称性、边界不清、色素不匀、直径大、病变隆起）。儿童黑色素瘤还可以伴有疼痛或瘙痒，一般不发生在 2 岁以下，诊断标准与成人相同。

　　儿童黑色素瘤的治疗手术切除仍然是主要手段。对于手术切除原发性病灶周围正常皮肤范围的界定尚未有统一的标准。1991 年，WHO 黑色素瘤研究组指出，病灶厚度 < 1 mm，不论手术切缘是多少，均无复发；厚度 1 ~ 2 mm，切缘为 1 与 3 cm 的患者有复发率的差异，而无生存期的差异。物理治疗可选择冷冻治疗，黑色素瘤细胞在约 -7℃ 即遭到冷冻损伤而破坏，同时冷冻造成的局部血液供应的减慢、微循环的阻塞，进一步导致细胞缺血缺氧甚至死亡，在一定程度上既杀死了瘤细胞也阻滞了瘤细胞向远处的转移。表层的黑色素细胞对于有淋巴结转移或远处转移的患儿，术后应辅助放疗、化疗、生物靶向治疗等。目前没有统一的标准，相关的资料仍然缺乏。

（左海亮　胡晓丽）

病例 108　出生后发现牙龈肿物

[临床病例]

　　患儿，女，1天。因出生后发现牙龈肿物入院。患儿为第一胎、第一产，足月剖宫产。查体：口腔内下颌部齿槽嵴近正中处外侧见一息肉样肿物，有蒂连于牙龈，肿物表面色泽红润，与口腔内齿槽嵴外侧的口腔黏膜色泽一致，表面无破溃，肿物外形不规则，似捣蒜锤样，大小约 3.5 cm×3.5 cm×2.0 cm，质韧，实性。下颌 CT 回报：口腔部软组织密度肿物，上颌骨、下颌骨骨质未见异常。印象：牙龈肿物。

　　手术所见：肿物蒂部连于下颌骨齿槽嵴外侧，基底较宽，约 0.4 cm×0.4 cm。自肿物基底部行梭形切口，完整切除，未缝合。术中见肿物性质为软组织肿物，与周围正常组织无明显区别，肿物未侵及骨质。伤口予肾上腺素盐水纱布压迫止血，止血彻底，出血不多。

[影像检查]

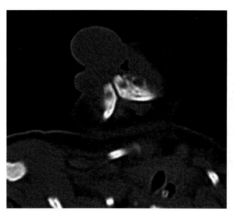

图1　CT平扫轴位显示口唇部下颌骨前方类圆形的低密度肿物影，边缘清楚，密度均匀，邻近下颌骨骨质结构完整，未见骨质破坏

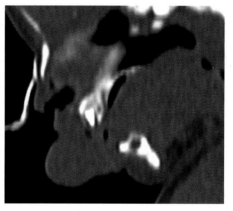

图2　CT平扫矢状位重建显示口唇部肿物向前突出

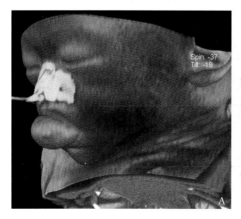
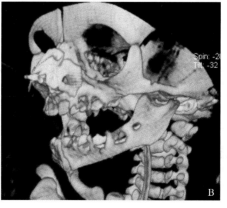

图3　CT平扫三维重建显示口唇部肿物呈类圆形，边缘清楚，突出于口外，上、下颌骨的骨质结构完整

[病理检查]

大体：卵圆形肿物，灰白色，2.5 cm×2.2 cm×1.7 cm（图 1），切面实性，灰黄色。

镜下：可见椭圆形、多边形的瘤细胞镶嵌排列，细胞边界清晰，胞质丰富，充满嗜酸性细小颗粒（图 2），间质小血管丰富，散在淋巴细胞浸润。

免疫组化：S-100 散在阳性（图 3）。

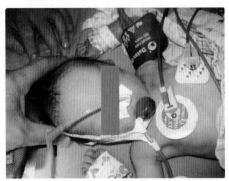
图 1 卵圆形肿物，灰白色，2.5 cm×2.2 cm×1.7 cm

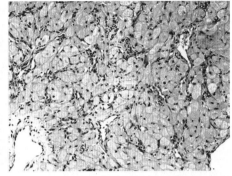
图 2 椭圆形、多边形的瘤细胞镶嵌排列，细胞边界清晰，胞质丰富红染细颗粒状

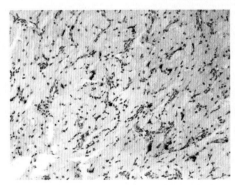
图 3 S-100 散在阳性

[病理诊断]

先天性牙龈瘤。

[病理分析]

先天性牙龈瘤是一种罕见的好发于新生儿的口腔病变，以女孩多见，好发部位为切牙牙槽黏膜。大体为圆形或椭圆形肿物，可有蒂，部分分叶状。

镜下瘤细胞大，圆形或多边形，片状排列；胞质丰富红染细颗粒状，似颗粒细胞瘤瘤细胞。间质少，血管丰富。

鉴别诊断：颗粒细胞瘤好发于舌，表面上皮常呈假上皮瘤样增生。

预后：为良性肿瘤，切除后不复发。

[影像分析]

先天性牙龈瘤的影像学表现无特异性。CT平扫表现为口唇部低密度或软组织密度肿块，边缘通常较清楚，密度较均匀，肿块内无低密度囊性变、坏死区及高密度钙化或出血。肿块突出于口腔外，通过蒂与上、下颌骨齿槽脊外侧相连，通常蒂于CT检查不能清楚显示。先天性牙龈瘤通常不会造成上、下颌骨的骨质破坏，上、下颌骨的骨质结构完整，咬合关系良好。增强检查肿块无强化或轻度强化。

鉴别诊断：主要需要与牙源性囊肿、造釉细胞瘤相鉴别，通常通过口唇部密度均匀的肿块，邻近上、下颌骨的骨质以及牙结构完整，无骨质破坏等表现予以鉴别。

[临床分析]

先天性牙龈瘤（congenital epulis）又称先天性颗粒细胞瘤（congenital granular cell tumor）或者先天性颗粒细胞牙龈瘤（congenital granular cell epulis）。先天性牙龈瘤与成人发生的牙龈瘤（epulis）仅发病部位相似，其临床表现、预后均差异显著。成人牙龈瘤的发病机制比较的明确是炎性反应增生物，但先天性牙龈瘤的发病机制尚不明确，组织学来源也未确定，有牙源性、肌源性、上皮源性、神经源性等学说。有学者认为牙龈瘤在组织病理学上分为3种类型，即纤维性牙龈瘤、血管性牙龈瘤和巨细胞牙龈瘤。先天性牙龈瘤属于根据临床表现命名，其实质可以是以上3种中的任何1种或混合型。

先天性牙龈瘤起自于上颌骨或下颌骨齿槽脊的牙龈黏膜，多为上颌骨。先天性牙龈瘤多为单发，偶见多发。上颌较下颌多发，多为女童，女童、男童的比例可达8：1。本病的特点是出生后即发现，突出口腔外，影响呼吸、进食和口唇闭合。关于其治疗方法，手术切除是治疗本病的最常见的方法，并且未见复发与恶变的报道，证实手术方式是完全可行的。手术方式简单切除即可，无需根治性切除，否则会破坏下面的组织。Olson等报道因切除范围过大导致牙齿未萌出，可见手术范围不宜过大。关于麻醉的方式，因此病少见，考虑为防止出血误吸等安全起见，应全麻下手术，本例亦如此，也有文献报道可在局麻下行切除术。

牙龈瘤的治疗有手术治疗与非手术治疗，可局部注射平阳霉素等，但都不适合用于先天性牙龈瘤。近年来国外也有报道对于先天性牙龈瘤采用其他手术治疗，如二氧化碳激光切除。总之，切除治疗是先天性牙龈瘤的主要治疗手段。对于新生儿，为避免肿物严重影响患儿的呼吸及进食，及早的局麻手术治疗较为妥当。

黏液性囊肿多发生在下唇内侧，蒂部连于黏膜处，也可呈粉红色，大小多如绿豆、黄豆大小，多发生1岁后的患儿，易于鉴别。

（左海亮　刘俊刚　陈静　赵林胜）

[临床病例]

患儿，男，8岁。因反复咳嗽、发热1年，颈部皮下气肿1天入院。患儿于入院前1年反复咳嗽、发热，最高38.5℃，抗生素治疗后好转，偶有咳黄痰带血丝。否认异物吸入史。1天前发现颈部肿胀。体检：一般情况可，呼吸平稳；颈部及前胸可触及皮下气肿；双肺听诊左肺呼吸音明显减低。胸透：左支气管不全阻塞，左肺气肿及皮下气肿；心腹未见异常。胸CT：纵隔积气，胸壁皮下积气，左肺下叶支气管旁淋巴结钙化，左肺气肿。印象：左支气管不全阻塞。行全麻支气管镜检查术，术中于左下叶口发现粉白色、表面不光滑之肉芽状肿物，与支气管壁粘连，基底较宽，触之易出血，钳取两块绿豆大小的肿物送病理检查，肿物不能完全切除。术中未见异物。经询问患儿家属了解到其居住于村子中，居民有大量燃烧电线以获取电线内铜丝的情况，空气污染非常严重。

[影像检查]

胸部CT：纵隔积气，胸壁皮下积气，左肺下叶支气管旁淋巴结钙化，左肺气肿。

[病理检查]

大体：灰褐色组织两块，共如半个花生米大。

镜下：肿瘤细胞异型不明显，形成不规则的片状或大小不等的囊腔（图1）。肿瘤主要由表皮样细胞及黏液细胞组成，表皮样细胞多层，不规则排列，分化较成熟，胞质丰富，嗜酸性，未见核分裂象。黏液细胞一般位于肿瘤的中心区域，实性排列或形成腺体，胞质淡染，富含黏液（图2）；中间型细胞较少。

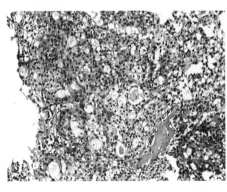

图1　肿瘤细胞呈不规则的片状排列或形成大小不等的囊腔

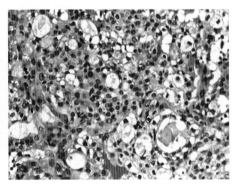

图2　肿瘤主要由表皮样细胞和黏液细胞组成

《小儿疑难病例临床与病理》

（左支气管下叶口）黏液表皮样癌。

［病理分析］

黏液表皮样癌是以出现鳞状细胞、产生黏液的细胞和中间型细胞为特点的恶性上皮性肿瘤。肿瘤多发生于涎腺，大涎腺以腮腺多见，小涎腺以腭腺好发，也可见于气道的气管支气管腺。发生于气管、支气管腺的黏液表皮样癌大小为 0.5 ~ 6 cm，肿瘤一般较柔软，呈息肉样。根据肿瘤细胞的分化程度及生物学行为可分为低度恶性和高度恶性。镜下：①在低度恶性的肿瘤中，黏液细胞丰富，占肿瘤细胞的 50% 以上，常见黏液细胞构成腺腔，并有增生的黏液细胞乳头突入其中，囊内有黏液及脱落的黏液上皮细胞。表皮样细胞成熟，无核分裂象。中间型细胞较少。②在高度恶性的肿瘤中，主要以表皮样细胞和中间细胞为主，瘤细胞的异型性明显，核分裂象多。黏液细胞不足 10%，多单个散在于表皮细胞之间。

预后：低度恶性的黏液表皮样癌预后较好，很少转移，儿童具有特别良性的临床过程，常通过支气管成形术来治疗；高度恶性者预后差，易复发和转移。

鉴别诊断：高度恶性的黏液表皮样癌易与鳞状细胞癌相混淆。鳞状细胞癌一般多见于老年男性，有吸烟史，肿瘤中无产生黏液的细胞和中间型细胞。

［临床分析］

支气管黏液表皮样癌（mucoepidermoid carcinoma of bronchus）是较为罕见的肺部恶性肿瘤之一，它起源于气管、支气管黏膜下腺体的 Kulchitsky 细胞。根据 WHO 定义，这是一种由黏液细胞、鳞状细胞及中间型细胞（三种细胞成分）组成的呈实体状、腺状或囊状排列而构成的恶性上皮肿瘤。支气管黏液表皮样癌可根据组织学类型和超微结构分为高级别和低级别两种类型。

鉴别诊断：①黏液性囊腺癌：低度恶性黏液表皮样癌的发病部位位于肺门中央区，在支气管腔内呈息肉样生长，可浸润周围肺实质，但一般边界较清；而黏液性囊腺癌位于肺外周，黏液弥漫浸润周围肺组织，边界不清。低度恶性的黏液表皮样癌可见鳞状细胞和中间型细胞，而黏液性囊腺癌则没有。低度恶性的黏液表皮样癌囊壁被覆的柱状上皮异型性不明显，黏液湖中不见丛状异型的黏液细胞；而黏液性囊腺癌囊壁被覆的柱状细胞较大，伴异型性的黏液细胞。②低分化的鳞状细胞癌：高度恶性的黏液表皮样癌癌组织主要由中间型细胞组成，分化好的鳞状细胞巢和腺体成分少，不呈分层结构，而低分化的鳞癌癌巢呈分层结构；高度恶性的黏液表皮样癌富含黏液的细胞较多见，而低分化的鳞癌只有少数癌细胞胞质内见黏液。③支气管类癌：类癌富含血管，增强扫描可见显著强化，而支气管黏液表皮样癌仅有轻度强化。

目前认为手术是唯一有效的治疗方法，对放、化疗不甚敏感。手术方式包括肺叶切除、袖状切除、局部切除、肺段切除等。放、化疗作为辅助治疗用于不能进行手术切除的患者或者外科术后以进一步控制肿瘤发展。针对黏液表皮样癌，气管镜下可采用二氧化碳冷冻、APC、气管腔内局部药物注射、放化疗粒子植入、光动力治疗等。分子靶向治疗很可能成为治疗支气管黏液表皮样癌的一种新型的生物疗法。

支气管黏液表皮样癌的预后与许多因素有关，如肿瘤组织的分型、肿瘤的大小、有无淋巴结转移、手术方式、手术切缘是否有癌残留、术后的并发症、年龄以及患者的体能状态等。组织学分级也是影响预后的一个重要因素。

（沈蓓　汪旭　赵丽）

病例 110　右眼眶肿物

[临床病例]

患儿，男，8 个月。因右下眼睑肿物 5 个月入院。患儿 3 个月时，家长偶然发现其右下眼睑有一绿豆大的肿物，逐渐长大，且生长迅速。体检：右眼眶下部可见约 6 cm×6 cm 的巨大肿物，突出于眼外，睑外翻，眼球移位，睑裂不能睁开，皮肤表面血管扩张，左眼未见异常。实验室检查：白细胞 12.3×10^9/L，血红蛋白 109 g/L，血小板 325×10^9/L。

手术所见：肿物位于眶下方，突出眼外，眶腔扩大变形，肿物未侵犯睫状体、视网膜及视神经，完整切除肿物。

[影像检查]

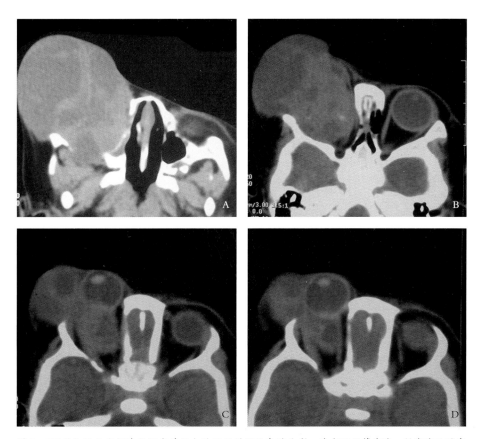

图 1　CT 平扫显示右侧跨眼眶内外巨大的不规则形混杂肿块影，其内可见等密度、低密度及稍高密度影，肿块同时累及肌锥内外，右侧眼球受推挤向前方移位突出于眼眶外。右侧眶壁可见骨质破坏，并累及右侧上颌窦

365

［病理检查］

大体：近卵圆形肿物 6 cm×4 cm×3 cm，表面呈紫褐色，大部分有包膜（图1）；切面实性，灰白、紫褐相间，质较脆（图2）。

镜下：肿物大部分由密集成片的幼稚未分化细胞组成（图3），局部见管状、腺样、乳头状、菊形团样结构（图4），细胞小，边界不清，胞质较少呈淡嗜伊红色，核圆形、卵圆形，核膜较厚，染色质呈细颗粒状，可见小核仁，核分裂象易见。局部可见出血、坏死。

免疫组化：①非上皮成分（幼稚细胞）：Vimentin、NSE、CD99、Syn、Nestin 阳性、S-100、GFAP 散在阳性，CgA、Desmin 阴性；②上皮样成分（管状、腺样、乳头状、菊形团样结构）：EMA 阳性，CK 阴性。

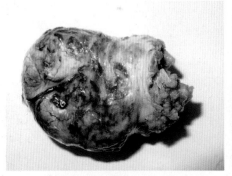

图1　眶内恶性髓上皮瘤，近圆形肿物，大部分有包膜

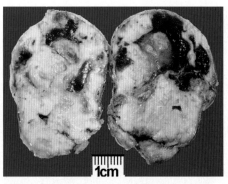

图2　切面实性，灰白、紫褐相间，质较脆

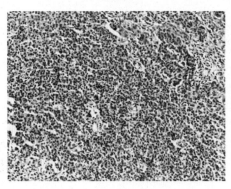

图3　瘤细胞小、幼稚，排列成片

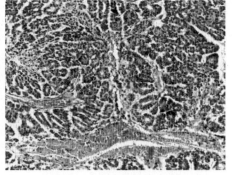

图4　瘤细胞呈腺管样排列

［病理诊断］

（右眼眶内）恶性髓上皮瘤。

［影像分析］

眼眶髓上皮瘤的 CT 平扫表现为软组织密度肿物，当肿物巨大时密度不均，呈混

杂密度，肿瘤内可见软组织密度、低密度以及高密度钙化影，出血较少见。MRI平扫T_1WI肿瘤呈低-等信号、T_2WI呈等-高信号影，肿瘤信号不均匀，钙化在T_1WI及T_2WI序列均呈低信号。肿瘤可推挤眼球移位，占位效应明显时可致眼球突出于眼眶外，并可累及晶状体，使晶状体的正常形态消失。肿瘤较大时可同时占据肌锥内及肌锥外间隙，可导致眼眶骨壁的骨质破坏，并向周围浸润。本例同时累及右侧上颌窦、右侧翼腭窝。增强检查肿瘤多呈不均匀强化，肿瘤内坏死区无强化。

鉴别诊断：眼眶髓上皮瘤需要与眼眶血管瘤和发生在眼眶的横纹肌肉瘤进行鉴别。

[临床与病理分析]

患儿系眼睑肿物，生长迅速，侵犯周围组织，体积较大，故恶性的可能性大。眼睑恶性肿瘤较常见的有基底细胞癌，鳞状细胞癌和睑板腺癌，但以上恶性肿瘤患者的年龄较大。本例患儿仅8个月，应首先排除胚胎细胞来源的肿瘤。眼眶内髓上皮瘤为婴幼儿极罕见的肿瘤，多见于6个月～5岁，偶见于少年，男、女的发生率相似。常起源于睫状体上皮，也有起源于视网膜、视神经的报道。

根据组织形态、结构及生长特征的不同分为良性、恶性、畸胎瘤样髓上皮瘤。病理特点为大体：肿瘤边界清楚，灰粉色，质脆，可有出血、坏死、囊性变。镜下：①良性髓上皮瘤：瘤组织由单层或多层柱状或梭形细胞呈索状或膜片状构成，迂曲回旋构成各种形状及大小不一的管腔。瘤细胞索一面界限清楚，有界膜形成；另一面界限不清，瘤细胞与含血管的纤维性间质相密接。②恶性髓上皮瘤：酷似髓板和神经管的原始型上皮结构，瘤细胞大部由密集的幼稚未分化细胞构成，可形成管状、乳头状、腺样、菊形团样排列，核分裂象易见，可有出血、坏死。③畸胎瘤样髓上皮瘤：除髓上皮瘤组织外，肿瘤含有一种或多种异种组织成分，最常见的是软骨、横纹肌组织。目前认为髓上皮瘤可能是干细胞衍化而来的，它常能明显地表现出不同分化方向的分化与成熟，可沿星形细胞、室管膜细胞、神经元、少突胶质细胞分化，还可向软骨样、骨、骨骼肌分化。本例的免疫组织化学显示向神经元、神经胶质、腺上皮分化。

鉴别诊断：本例镜下瘤细胞幼稚，应与以下肿瘤相鉴别：①视网膜母细胞瘤：后者发生在眼内，眼底检查可发现，超声和CT检查可显示眼内及眼眶内肿物；②胚胎性横纹肌肉瘤：此瘤可找到红染胞质细胞，肌源性抗体表达阳性；③绿色瘤：是髓系白血病在软组织和骨膜下局限性侵犯，肉眼淡绿色，免疫组化MPO阳性。

预后：恶性髓上皮瘤病情进展较快，大多于诊断后的1年内死亡。本例术后2个月死于脑转移。

（史林　刘俊刚　陈静　胡晓丽）

左鼻翼颜色深，鼻前庭肿物

[临床病例]

患儿，女，11个月。因发现左鼻前庭肿物1周入院。入院前1周家长发现患儿左侧鼻翼颜色深，到我院门诊就诊，发现左侧鼻前庭肿物。患儿自发病以来精神、反应可，二便正常。体检：一般情况可；左侧鼻翼附着处隆起，左侧鼻唇沟略变浅，触之质硬。鼻镜检查：左侧鼻翼鼻腔面见呈类圆形肿物，颜色正常，边界清，张力高，活动差，占据鼻前庭约3/4。鼻腔CT：左侧鼻前庭区域软组织密度肿物，向左鼻道内突入。印象：左鼻前庭肿物。行全麻下鼻前庭肿物切除术，术中见肿物与鼻前庭皮肤轻度粘连，1 cm×1 cm×1 cm大小，实质性，质韧，完整摘除。

[影像检查]

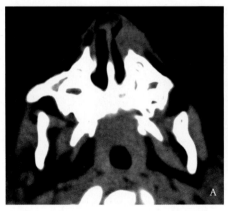
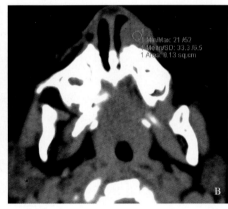

图1　CT平扫轴位显示左侧鼻翼区软组织密度肿块影，边缘较清楚，密度尚均匀，肿块向左侧鼻道内突入

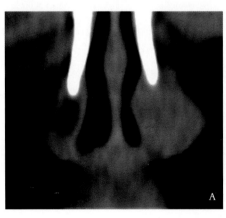
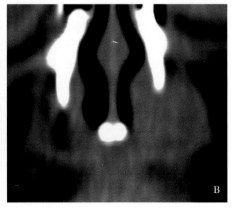

图2　CT平扫冠状位重建显示左侧鼻翼区肿物，邻近的上颌骨未见明显的骨质破坏

[病理检查]

大体:灰白色的不整形肿物,1.1 cm×0.7 cm×1.0 cm,表面无明显的包膜,切面实性,灰白色,质中等。

镜下:肿瘤细胞排列成巢状或片状,局部可见特征性的腺泡状结构,腺泡之间为纤维性间隔,大部分肿瘤细胞圆形、卵圆形,核深染,胞质少(图1),局部可见散在胞质嗜伊红的横纹肌母细胞(图2)。

免疫组化:Desmin 阳性、Myogenin 阳性(图3)、NF 阴性。

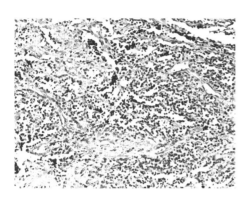

图1 肿瘤细胞排列成巢状或片状,局部可见特征性的腺泡状结构

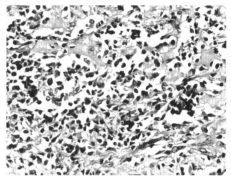

图2 肿瘤内可见散在胞质嗜伊红的横纹肌母细胞

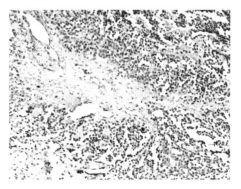

图3 Myogenin 染色阳性

[病理诊断]

(左鼻前庭)腺泡状横纹肌肉瘤(经典型)。

[病理分析]

腺泡状横纹肌肉瘤主要见于青少年,男、女均可发生。肿瘤多位于四肢深部软组织,其次为头颈部(鼻腔、鼻窦、扁桃体)。与周围界限不清,平均直径7 cm。镜下可见三种类型:经典型、实体型和胚胎性-腺泡状混合型。①经典型:肿瘤细胞排列成片状或巢状,巢中央的瘤细胞因发生退变和坏死失去黏附性而脱落,形成特征性的腺泡状结构，腺泡之间为纤维血管性间隔。肿瘤由未分化的原始间叶细胞（细胞圆形、卵圆形，核深染，胞质少）和少量早期分化的胞质嗜伊红色的横纹肌母细胞组成，还可见到散在的多核巨细胞，其在形态上与横纹肌母细胞有过渡，提示可能由横纹肌母细胞融合而成。②实体型：由实性的肿瘤细胞巢组成，无纤维血管性间隔，无明显的腺泡状结构。有时瘤细胞的胞质丰富，因富含糖原而淡染或透明，也称透明细胞变型。③胚胎性-腺泡状混合型：除经典的腺泡状区域外，局部显示胚胎性横纹肌肉瘤的形态，包括梭形细胞和黏液样的基质等。免疫组化：Desmin、Myogenin、MyoD1 等肌源性标记物阳性。

预后：高度恶性，较胚胎性横纹肌肉瘤的预后差，早期即可发生区域淋巴结转移和远处转移（肺和骨髓）。

鉴别诊断：①骨外尤文肉瘤：肿瘤细胞圆形、卵圆形，胞质稀少，核深染，可形成菊形团结构。瘤细胞表达 CD99、不表达肌源性标记物。②非霍奇金淋巴瘤：需要与实体型腺泡状横肉相鉴别。非霍奇金淋巴瘤表达相关的淋巴细胞性标记。③透明细胞肉瘤：透明细胞型腺泡状软组织肉瘤需要与之相鉴别。透明细胞肉瘤表达 HMB45 和 S-100，不表达肌源性标记物。④腺泡状软组织肉瘤：肿瘤含有丰富的血窦样毛细血管网，形成特殊的器官样结构，瘤细胞胞质丰富，PAS 染色可以见到针状、棒状或菱形结晶。⑤嗅神经母细胞瘤：发生于鼻腔中的腺泡状横纹肌肉瘤需要与嗅神经母细胞瘤相鉴别，免疫组化染色可帮助诊断。

[影像分析]

腺泡状横纹肌肉瘤的影像学表现无特异性，CT 平扫可发现鼻腔、鼻翼区或鼻窦内的软组织密度肿块影，可累及邻近窦壁出现骨质破坏；增强检查肿块呈中度的不均匀强化，境界模糊。MSCT 可全面显示病变部位和范围，但当肿块与鼻窦炎性病变或囊性性病变同时存在时，均表现为软组织密度，两者的境界混淆不清，在肿瘤的定性诊断上存在一定困难。除此之外，CT 的主要作用是显示肿瘤向眼眶、颅底、颅内、颞下窝等邻近骨质的侵犯情况，也可了解淋巴及远处转移范围，为肿瘤临床分期及制订治疗方案提供依据。

鉴别诊断：腺泡状横纹肌肉瘤的主要鉴别诊断应该包括良性病变和恶性病变，良性病变主要为鼻窦腔的息肉、黏液囊肿、慢性非侵袭性真菌感染和良性肿瘤，恶性病变如鼻窦骨性或软骨性肉瘤显示不规则骨膜反应、皮质断裂、岛状肿瘤骨形成以及明显的骨质破坏，通常可予以鉴别。

[临床分析]

横纹肌肉瘤（rhabdomyosarcoma）是发生自胚胎间叶组织的恶性肿瘤。横纹肌肉瘤占儿童实体肿瘤的 15%、软组织肉瘤的 50%。临床表现的多样性、病理改变的多重性以及发病部位的不同，使横纹肌肉瘤成为小儿肿瘤中最复杂的一种。横纹肌肉瘤分成以下 4 种亚型：胚胎型、腺泡型、葡萄簇型和多形型。横纹肌肉瘤应与某些分化不良的圆形或梭形细胞肉瘤相鉴别，包括神经母细胞瘤，神经上皮瘤，Ewing 肉瘤，分化不良的血管肉瘤、滑膜肉瘤、恶性黑色素瘤、颗粒细胞肉瘤及恶性淋巴瘤等。

治疗及预后：①化疗：化疗在横纹肌肉瘤的治疗中占有重要地位，其长期生存的疗效是外科所不能达到的，也是各类软组织肉瘤中疗效最好及最敏感的。化疗药的应用包括长春新碱、放线菌素 D 和环磷酰胺（长春新碱方案），效果各有差异。②放疗：治疗应根据年龄、部位、分期选用，有效剂量不应小于 40 Gy，放射也应包括瘤床及周围 2~5 cm 的正常组织。③手术治疗：对原发性肿瘤应行广泛切除术，要包括周围正常组织的切除，首次治疗应尽可能冷冻切片检查手术切缘，并根据冷冻切除报告决定是否再进一步广泛地切除。④综合治疗：化疗、手术及放疗的综合应用使 RMS 总的 2 年生存率从 20% 提高至 70%。RMS 其恶性程度高，对化疗敏感，因此化疗在综合治疗中占有很重要的地位，可用于术前、术后及晚期转移病例的治疗。

横纹肌肉瘤的预后与肿瘤部位、分期、分型、治疗及有无复发和转移有关。眼眶及泌尿生殖系统肿瘤的预后较好，而发生在头颈部、脑脊膜旁、膀胱后、会阴、四肢者预后较差。腺泡型预后最差，而胚胎型及多形型相似。

（沈蓓　汪旭　刘俊刚　陈静　赵丽）

病例三　左鼻翼颜色深，鼻前庭肿物

[临床病例]

患儿，男，6岁。因左鼻塞、左眼流泪1年，左面部肿胀10余天入院。体检：一般情况可；左面及左鼻翼膨隆，无压痛，左鼻底隆起，左口腔前庭饱满；左鼻腔内见新生物，粉红色，质中，不易出血。影像学检查后行手术。

手术所见：行鼻内镜下左鼻腔肿物切除术，术中见肿物占据整个左鼻腔，从总鼻道、下鼻道延伸至后鼻孔。肿物呈实质性，灰白色，质韧，较脆。切除肿物。

[影像检查]

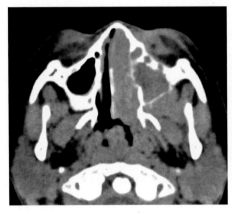
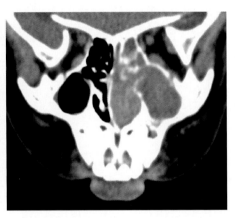

图1　CT平扫轴位显示左侧鼻道内软组织密度肿块，密度较均匀，肿块自下鼻道前端向后蔓延至左侧后鼻孔区，左侧上颌窦内可见软组织密度影填充

图2　CT平扫冠状位重建显示左侧鼻道完全被肿物填充，左侧上颌窦及筛窦内亦可见软组织密度影，鼻中隔向右侧偏曲

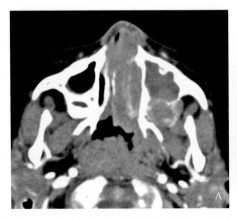
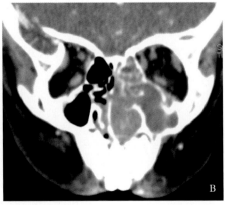

图3　CT增强轴位及冠状位重建显示左侧鼻道及上颌窦、筛窦内肿物呈轻-中度不均匀强化，左侧下鼻甲变薄，左侧上颌窦后外侧壁可见骨质破坏

[病理检查]

大体：破碎组织 1.8 cm×1.3 cm×0.5 cm，灰白色，质细腻。

镜下：瘤细胞呈弥漫分布，小到中等大小，胞质不明显，核呈圆形、椭圆形，曲核多见，核膜稍厚，染色质细点状，核仁不明显，局部见"星空"现象（图 1）。

免疫组化：CD79a 阳性（图 2），TdT 阳性（图 3），CD3 阴性，CD20 灶状阳性，CD56 阴性，Ki67 局部阳性约 30%。

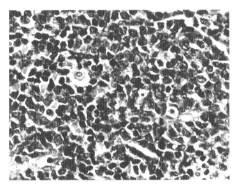

图 1　瘤细胞中等大小，胞质不明显，核呈圆形、椭圆形，曲核多见

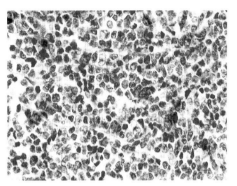

图 2　免疫组化：瘤细胞 CD79a 阳性

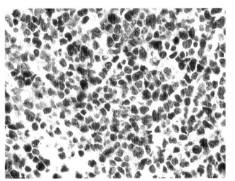

图 3　免疫组化：瘤细胞 TdT 阳性

[病理诊断]

（左鼻腔）前驱 B 淋巴母细胞淋巴瘤。

[病理分析]

儿童非霍奇金淋巴瘤（non-Hodgkin lymphoma, NHL）和成人 NHL 有很大不同，多为弥漫侵袭型，瘤细胞分化极差，大部分属于低分化型小圆细胞淋巴瘤；患者常合并白血病及骨髓浸润；病理形态大部分是弥漫型，结节型极为罕见；结外型多见。与前驱 T 淋巴母细胞淋巴瘤单从形态上无法鉴别，需根据免疫表型。前驱 B 淋巴母细胞淋巴瘤表达 TdT、CD79a、HLA-DR、CD19；与 Burkitt 淋巴瘤相鉴别，Burkitt 淋巴瘤的免疫组化 TdT 阴性，Ki67 阳性细胞＞90%。

[影像分析]

鼻腔前驱 B 细胞淋巴母细胞瘤的 CT 平扫可见肿瘤多发生于鼻腔前部，主要是鼻腔外侧壁、中下鼻甲和鼻中隔中、下部，占据中、下鼻道，沿鼻腔外侧壁蔓延生长，骨性鼻甲可变薄，鼻中隔受压偏向对侧，鼻腔密度增高，被软组织密度肿块填充，肿块密度较均匀，无囊变、坏死及钙化。邻近骨质可出现轻度破坏或吸收，常见于鼻腔外侧壁和鼻中隔中、下部。肿瘤多同时累及同侧鼻窦，表现为均匀的软组织密度影或软组织沿壁生长中央残留气腔，部分可伴有鼻翼、鼻背部及颌面部软组织增厚。增强检查肿块呈轻 - 中度均匀强化。鼻腔前驱 B 细胞淋巴母细胞瘤的影像学无特异性表现，但 CT 和 MRI 可整体观察肿瘤对鼻腔、鼻窦的侵袭范围，可帮助评估临床分期，具有重要意义。

鉴别诊断：鼻腔前驱 B 细胞淋巴母细胞瘤主要应与鼻息肉、鼻腔血管瘤进行鉴别。

[临床分析]

前驱 B 淋巴母细胞淋巴瘤（B-ALL）75% 发生在 6 岁以下的儿童。大部分 B-ALL 都有骨髓和血液受累，最容易受累的部位是中枢神经、淋巴结、脾、肝和性腺，发生在鼻腔的少见。本例就诊于耳鼻咽喉科，术后病理诊断后自行出院，未做骨髓检查。

鉴别诊断：本病需与淋巴结核、病毒感染如传染性单核细胞增多症等病以及霍奇金淋巴瘤等相鉴别，并应注意与转移癌相鉴别。颈部淋巴结肿大应排除鼻咽癌、甲状腺癌等，纵隔肿块需除外肺癌、胸腺瘤。腋下淋巴结肿大应与乳腺癌相鉴别。以上疾病的鉴别主要依靠病理组织学检查，病理组织学诊断是非霍奇金淋巴瘤确诊的必要依据。

治疗及预后：B-ALL 的预后比较好，儿童组的完全缓解率近 95%，儿童的无病存活率为 70%。中位生存时间约 60 个月。

（沈蓓　汪旭　刘俊刚　陈静　胡晓丽）

[临床病例]

　　患儿，女，4 岁。因扁桃体腺样体术后 2 周再次出现打鼾入院。患儿首次因睡眠打鼾、张口呼吸 1 月余入院行扁桃体腺样体摘除后症状改善，夜鼾消失。症状缓解 2 周后再次出现打鼾，呼吸不畅。体检：一般情况可；咽后壁淋巴组织广范增生，突起于咽后壁，向上延伸至鼻咽部，表面欠光滑。经影像学检查后，行全麻鼻内镜下鼻咽肿物切除术，术中见鼻咽腔肿物凸向并阻塞后鼻孔，表面不光滑，2.5 cm×2 cm 大小，白色，质韧，切除并送病理检查。

[影像检查]

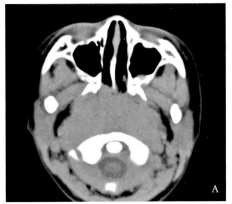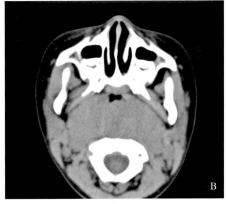

图 1　CT 平扫轴位显示鼻咽腔后壁软组织明显增厚，向前部分阻塞双侧鼻后孔区，边缘较清楚，咽旁脂肪界面清晰

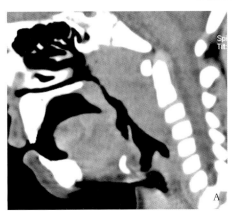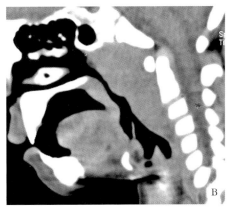

图 2　CT 平扫矢状位显示鼻咽腔顶后壁软组织明显增厚，气道受压变窄

[病理检查]

大体：灰白色的不整形组织两块，分别为 2 cm×1.3 cm×0.7 cm 和 1.8 cm×1.2 cm×0.5 cm。切面实性，灰白色，质细腻。

镜下：肿瘤细胞弥漫成片，成分单一（图1），瘤细胞的大小、形态一致，胞核圆形或卵圆形，可见核仁，染色质粗糙，胞质少，嗜碱性（图2），局部星空现象显著（图3），可见肿瘤细胞侵犯表皮（图4）。

免疫组化：CD3 阴性、CD20 阳性、CD79a 阳性、CD68 阴性、TdT 阴性、CD45RO 散在阳性、Ki67 阳性＞90%（图5）。

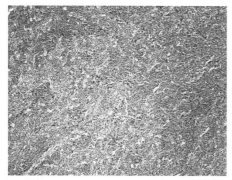

图1 肿瘤细胞弥漫成片，成分单一

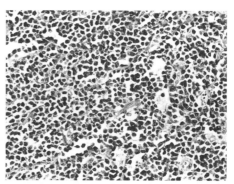

图2 瘤细胞的大小、形态一致，胞核圆形或卵圆形，染色质粗糙，胞质少，嗜碱性

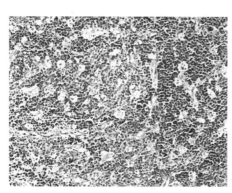

图3 局部可见星空现象

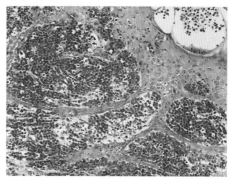

图4 肿瘤细胞侵犯表皮

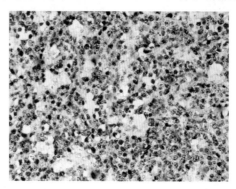

图5 Ki67 阳性率＞90%

[病理诊断]

（鼻咽腔）Burkitt 淋巴瘤。

[病理分析]

见病例 69。

鉴别诊断：①NK/T 细胞淋巴瘤：镜下在淋巴细胞、浆细胞和中性粒细胞的背景中可见非典型性淋巴细胞，其中非典型性淋巴细胞是具有诊断性的细胞，这种细胞通常较大、深染，异型性明显，核扭曲并伴有较少的嗜碱性胞质，通常该细胞周围有甲醛固定所致的透明区。免疫组化表达 CD56 和 CD45RO。②淋巴母细胞性淋巴瘤：淋巴母细胞性淋巴瘤的瘤细胞中等大小，弥漫分布，形态与 Burkitt 淋巴瘤相似，部分区域可见星空现象，但是肿瘤细胞核的染色质细，核多形性，并见核裂与扭曲的核。免疫组化表达 CD3 和 TdT 对鉴别有重要意义。③弥漫大 B 细胞淋巴瘤中心母细胞型：弥漫大 B 细胞淋巴瘤中心母细胞型的瘤细胞较大，常可见 2~3 个较大的核仁，贴膜排列。此时瘤细胞表达 bcl-2，Ki67 指数不超过 80%。有时鉴别较为困难，需要荧光原位杂交（FISH）检测 MYC 基因易位来定性。④恶性黑色素瘤：约 70% 的上呼吸道恶性黑色素瘤含有细胞内黑色素，较易诊断；30% 的无黑色素的病变诊断困难，其中小圆细胞型镜下肿瘤细胞较小且大小一致，需要与 Burkitt 淋巴瘤相鉴别。恶性黑色素瘤免疫组化表达 HMB45、S-100 等。

[影像分析]

腺样体淋巴瘤以多发的大小不等的结节肿块及弥漫肿胀最为多见。病变的 CT 平扫多表现为等密度，密度较均匀，通常不会出现坏死、出血及钙化；增强检查呈较均匀的轻度强化。MRI 平扫于 T_1WI 及 T_2WI 均表现为等信号，信号较均匀；增强后肿块呈均匀的轻度强化。病变对周围组织一般无明显侵犯，双侧颈动脉鞘周围淋巴结可出现肿大。腺样体弥漫肿胀型淋巴瘤表现为软组织肿胀增厚，与周围的正常组织无明显界限，病变多位于韦氏淋巴环，病理上以弥漫大 B 细胞型及滤泡性淋巴瘤较多见。

鉴别诊断：腺样体淋巴瘤需要与鼻咽癌相鉴别，淋巴瘤黏膜肿胀较鼻咽癌更弥漫、对称，多侵犯双侧咽隐窝及鼻咽后壁，病变于 CT 平扫密度更均匀，MRI 平扫 T2WI 信号低于鼻咽腔，增强后其强化程度略低于鼻咽癌。腺样体淋巴瘤还需要与炎症相鉴别，炎症的病变范围更弥漫，与周围组织界限不清，病变周围的脂肪界面模糊，当出现脓肿时 CT 上密度不均匀、MRI 平扫 T_2WI 信号更高。

[临床分析]

非霍奇金淋巴瘤（NHL）是具有很强异质性的一组独立疾病的总称。在我国也是比较常见的一种肿瘤，在常见的恶性肿瘤排位中居前 10 位以内。NHL 病变是主要发生在淋巴结、脾脏、胸腺等淋巴器官，也可发生在淋巴结外的淋巴组织和器官的淋巴造血系统的恶性肿瘤。依据细胞来源将其分为三种基本类型：B 细胞、T 细胞和 NK/T

细胞。病理类型主要是 NHL 中的鼻腔 NK/T 细胞淋巴瘤和弥漫大 B 细胞淋巴瘤。

鉴别诊断：①慢性淋巴结炎：一般的慢性淋巴结炎多有感染灶，在急性期感染，如足癣感染，可致同侧腹股沟淋巴结肿大，或伴红、肿、热、痛等急性期表现；或只有淋巴结肿大伴疼痛，急性期过后淋巴结缩小、疼痛消失。通常慢性淋巴结炎的淋巴结肿大较小，为 0.5~1.0 cm，质地较软、扁，多活动；而恶性淋巴瘤的淋巴结肿大具有较大、丰满、质韧的特点，必要时切除检查。②急性化脓性扁桃体炎：除有不同程度的发热外，扁桃体多为双侧肿大，红、肿、痛，且其上附有脓苔，扪之质地较软，炎症控制后扁桃体可缩小；而恶性淋巴瘤侵及扁桃体，可双侧也可单侧，也可不对称地肿大，扪之质地较硬韧，稍晚则累及周围组织，有可疑时可行扁桃体切除或活检行病理组织学检查。③淋巴结结核：为特殊性慢性淋巴结炎，肿大的淋巴结以颈部多见，多伴有肺结核，如果伴有结核性全身中毒症状，如低热、盗汗、消瘦、乏力等则与恶性淋巴瘤不易相区别；淋巴结结核之淋巴结肿大质较硬，表面不光滑，质地不均匀，或因干酪样坏死而呈囊性，或与皮肤粘连，活动度差，PPD 试验呈阳性反应。但要注意恶性淋巴瘤患者可以患有结核病，可能是由于较长期抗肿瘤治疗，机体免疫力下降，从而罹患结核等疾患。因此临床上应提高警惕，凡病情发生改变时，应尽可能再次取得病理或细胞学证据，以免误诊、误治。④结节病：多见于青少年及中年人，多侵及淋巴结，可以多处淋巴结肿大，常见于肺门淋巴结对称性肿大，或有气管旁及锁骨上淋巴结受累，淋巴结多在 2 cm 直径以内，质地一般较硬，也可伴有长期低热。结节病的确诊需取活检，可找到上皮样结节，Kvein 试验在结节病 90% 呈阳性反应，血管紧张素转化酶在结节病患者的淋巴结及血清中均升高。⑤组织细胞性坏死性淋巴结炎：该病在中国多见，多为青壮年。临床表现为持续高热，但周围血白细胞数不高，用抗生素治疗无效，酷似恶性网织细胞增生症。组织细胞性坏死性淋巴结炎的淋巴结肿大以颈部多见，直径多在 1~2 cm，质中或较软，不同于恶性淋巴瘤的淋巴结，确诊需行淋巴结活检，本病经过数周后退热而愈。⑥中央型肺癌侵犯纵隔、胸腺肿瘤：有时可与恶性淋巴瘤相混淆，诊断有赖于肿块活检。⑦霍奇金淋巴瘤的临床表现与非霍奇金淋巴瘤十分相似，实际上很难单从临床表现作出明确的鉴别诊断，只有组织病理学检查才能将两者明确区别诊断，但两者在临床上也存在一些不同的表现。非霍奇金淋巴瘤还必须与霍奇金淋巴瘤、反应性滤泡增生、急性和慢性白血病、传染性单核细胞增多症、猫爪病、恶性黑色素瘤、结核（特别是有肺门淋巴结肿大的原发性结核），以及引起淋巴结肿大的其他疾病包括苯妥英钠所致的假性淋巴瘤相鉴别。

治疗及预后：目前主要的治疗手段包括全身化疗、局部放疗、生物免疫学、手术切除部分或全部病灶、造血干细胞移植术等。NHL 的预后与疾病的类型、侵袭程度、临床分期、分子遗传学、免疫学等多种因素相关。

（沈蓓　汪旭　陈静　刘俊刚　赵丽）

病例 114　右腮部肿物半年

[临床病例]

　　患儿，男，14 岁。因发现右腮部肿物半年入院。患儿于半年前无意中发现右腮部肿物，蚕豆大小，无触痛，无进行性增大。B 超示实性占位性病变。体检：一般情况可；右耳垂根部可及约蚕豆大小的肿物，质韧，活动好，边界清，无压痛，表皮正常。印象：右腮区肿物。行全麻下腮区肿物切除术，术中于腮腺上缘被膜下见暗红色和灰白色颗粒状及黏液样物，完整切除肿物。

　　彩色多普勒超声：右侧腮腺内可见一约 1.6 cm×1.5 cm×1.0 cm 的均匀低回声结节，边界清，呈分叶状，提示右侧腮腺内实性占位性病变。

[病理检查]

　　大体：破碎的灰白色不整形组织 2 cm×2 cm×0.2 cm，未见明显的包膜。

　　镜下：肿瘤主要由腺上皮和肌上皮组成，排列成腺管状和腺泡状（图 1），局部呈囊状，囊内有黏液，部分区域成片状排列，细胞呈透明或上皮样，与黏液样组织有移行（图 2）。间质为透明变性的胶原纤维。

　　免疫组化：CK 部分阳性（图 3），S-100 阳性（图 4），DES 阴性，LCA 阴性，Ki67 阴性。

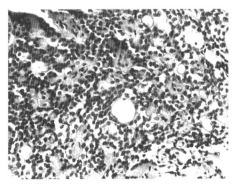

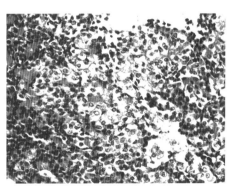

图 1　肿瘤主要由腺上皮和肌上皮组成，排列成腺管状和腺泡状

图 2　细胞呈透明或上皮样，与黏液样组织有移行

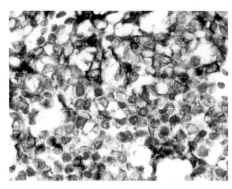
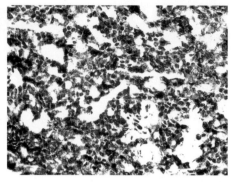

图 3　免疫组化：部分细胞 CK 阳性　　　　　图 4　免疫组化：S-100 阳性

［病理诊断］

（右腮区）多形性腺瘤。

［临床与病理分析］

多形性腺瘤（pleomorphic adenoma）又称为混合瘤（mixed tumor），是最常见的涎腺肿瘤，可发生任何年龄，约占所有涎腺肿瘤的 60%，约 80% 发生在腮腺、10% 在下颌下腺。多形性腺瘤来自于闰管或闰管储备细胞，它可向腺上皮和肌上皮细胞分化，肌上皮细胞进一步形成黏液软骨样组织，形成了肿瘤的多形性。免疫组化：S-100 阳性，Actin 阳性，p63 阳性。生长缓慢，切除不干净可复发。大体：多为不规则的结节状，直径 2～5 cm，有包膜或包膜不完整，质软、中等或硬；切面灰白色或黄色，黏液样区为透明胶冻状，可有软骨，也可见囊性变或出血及钙化。镜下：细胞类型多样，组织结构复杂。基本结构由腺上皮和肌上皮细胞组成，可呈腺管状或腺泡状，多有两层细胞，内为腺上皮、外为肌上皮细胞。囊性扩张的多为单层上皮。常见实体性上皮团块或条索、黏液样组织、软骨组织、鳞状细胞团，囊性变也很常见。肌上皮细胞可呈浆细胞样、梭形、透明和上皮样常与黏液样组织和软骨样组织互相移行。

多形性腺瘤应与以下疾病相鉴别：涎腺部的慢性淋巴结炎、淋巴结核、腺淋巴瘤、第 1 颈椎横突肥大、涎腺囊肿，通过病理和影像学容易鉴别。

治疗及预后：多形性腺瘤的治疗为手术切除，应在肿瘤包膜外的正常组织内切除。位于腮腺浅叶的肿瘤应行肿瘤及腮腺浅叶切除、面神经解剖术；位于腮腺深叶的肿瘤需同时摘除深叶。在可能的情况下，术中保留腮腺咬肌筋膜、腮腺主导管及耳大神经，可减少手术并发症。

绝大多数肿瘤手术彻底切除后可治愈，该肿瘤为具有侵袭性的良性肿瘤，可见术后复发，少数涎腺多形性腺瘤可发生恶变。

（沈蓓　汪旭　胡晓丽）

[临床病例]

患儿，女，13个月。因全身皮疹13个月来我院就诊。患儿出生时无明显诱因躯干、四肢出现红色丘疹、水疱，逐渐增多，无明显自觉症状。1个月后皮疹逐渐消退，出现淡褐色斑，线状分布。家族中无类似的疾病史。体格检查：一般状况良好，全身浅表淋巴结未触及肿大。无系统性疾病。皮肤科检查：躯干、四肢沿 Blaschko 线分布的条状疣状增生、泼墨状或漩涡状色素沉着（图1），无明显的触痛及压痛。实验室检查：血常规、脑电图、头部 CT 及检眼镜检查均正常。行皮肤病理活检。

[病理检查]

镜下：表皮角化过度，棘层增厚，基底层可见空泡形成，基底层色素减少，有色素细胞的空泡变性。真皮浅层可见嗜色素细胞及游离色素存在（图2）。

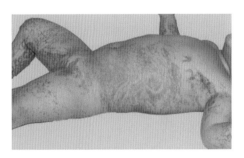

图1　患儿的躯干、四肢沿 Blaschko 线分布的条状疣状增生、泼墨状或漩涡状色素沉着

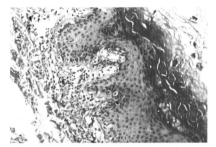

图2　表皮角化过度，棘层增厚，基底层可见空泡形成，基底层色素减少，有色素细胞的空泡变性。真皮浅层可见嗜色素细胞及游离色素存在

[病理诊断]

色素失禁症（色素沉着期）。

[病理分析]

色素失禁症的病理表现分三期：第一期出现表皮内水疱伴海绵形成。出生后不久出现病变，好发于四肢，水疱内及周围有嗜酸性粒细胞，真皮内血管周围有嗜酸性粒细胞及单核细胞等炎症细胞浸润。此期约经2个月。第二期为角化过度，棘细胞增生，表皮内可见散在的角化不良细胞。真皮层轻至中度慢性炎症浸润，并常有噬色素细胞。第三期表皮基底层的黑色素减少至消失，并有色素细胞的空泡变性。真皮上层可有噬色素细胞及游离的色素存在。

鉴别诊断：①类天疱疮：多见于老年人，易在面、手足、外阴和腰部等部位发生大疱，愈后不发生特征性的色素变化，且初期皮疹内有多核巨细胞；②大疱性表皮松解症：皮疹好发于摩擦部位，且为松弛的大疱，尼氏征阳性；③脱色性色素失禁症：在躯干、四肢呈泼水样色素减退斑，组织学无色素失禁改变；④ Franceschettj-Jadassohn 综合征：为常染色体显性遗传，色素沉着呈网状，之前无水疱或疣状损害等表现，无牙齿异常和眼部损害。

[临床分析]

色素失禁症（incontinentia pigmenti, IP）又称 Bloch-Sulzberger 综合征，是一种累及多系统的 X 性联锁显性遗传病，具有特征性的皮肤损害，还可累及牙齿、眼、头发、中枢神经系统和肌肉骨骼系统，可导致失明、惊厥和智力障碍等。本病由 Garrod 于 1906 年首次报告，发病率为 1/50 000，大多数患者有明确的家族史。患者主要为女性，男性患者十分罕见。

目前已经证实该病的致病基因位于 X 染色体长臂的 Xq11 和 Xq28，由其突变引起，80% 的色素失禁症患者有位于 Xq28 的 NEMO 基因的异常。NEMO 基因的缺陷导致了 NF-κB 活性降低，造成多系统发育、代谢异常。女性因存在另一 X 染色体的正常基因可将其掩盖，故症状表现不如男性严重；男性因只有一个 X 染色体，故多半男性 IP 患儿都死于宫内，不能存活至出生，但也有部分存活的报道。Aradhya 等认为这是由于突变未造成 NF-κB 活性完全丧失，从而使男性 IP 患儿存活至出生后。色素失禁症国际联盟提出了 3 种男性携带 NEMO 基因突变生存的机制：47，XXY 染色体核型（Klinefeher 综合征）；体细胞嵌合体；温和的基因突变。因此，对色素失禁症男性患者进行染色体核型分析是有必要的。

目前 IP 的诊断主要根据病史、皮损的特征性表现及演变，典型的皮肤症状是传统 IP 诊断的主要标准。依照 Landy-Donnai 临床诊断标准确诊 IP。皮疹大致可划分为 3 期：1 期（红斑水疱期）主要为沿四肢线状排列的清亮水疱，持续数天，水疱破溃后有结痂；2 期（疣状增生期）皮疹主要表现为线状疣状损害，可遍布全身；3 期（色素沉着期）皮疹主要为泼墨状、漩涡状、地图状色素沉着。皮肤的特征性改变为本病的主要临床表现，多在出生前或出生后不久发病，其后可逐渐减轻至完全消退，常在 2 岁以后逐渐消退，到成年期除有一些原有的并发症外，几乎无任何不适。因此 IP 的皮肤损害无需特殊治疗，主要注意加强护理、保护创面、预防继发性感染。

除皮肤损害外，70% ~ 80% 的患者有系统性损害，可累及牙齿、眼、头发、中枢神经系统和肌肉骨骼系统。对于 IP 患儿应常规行眼底检查，有研究认为视网膜缺血性血管病变是主要原因，最终出现视网膜脱离和晶状体后团块形成，眼部病变的早期评估和治疗对于改善预后意义重大。牙齿发育异常是色素失禁症最常见的皮肤外表现，乳牙和恒牙均可受累。与皮肤损害的不同之处在于牙齿的异常持续存在，具有重要的诊断价值。樊子川等报告的中国 IP 患者 53.9% 发生不同程度的神经系统症状，有研究认为神经系统受累的机制是与炎症和（或）微血管疾病造成的缺血有关，可引起非特异的信号改变或导致终末期囊性脑白质软化或残疾。新生儿期出现抽搐等神经系统损伤提示预后不良，可降低新生儿的生存率；对于伴有神经系统症状的 IP 患儿应行颅脑影像学检查，早期发现、早期干预，出现症状后治疗相对困难。早期诊断、早期评估、早期治疗对患儿的预后十分重要。目前认为 IP 患儿存神经系统和眼部病变时预后不良。对患儿多学科联合检查，可以发现眼、牙齿和中枢神经系统等损害。男性色素失禁症相对少见并且容易伴发严重的并发症，对其进行基因学的研究是必要的。提高儿科医师对该疾病的认识，制订合理的诊疗和随访计划对患儿的预后十分重要。本例未予治疗，随访中。

（苏海辉　胡晓丽）

病例 115　皮肤泼墨状及漩涡状色素沉着

［临床病例］

患儿，女，4 个月，全身皮疹 4 个月。患儿出生后父母即发现其全身散在淡褐色斑，逐渐增多，肤色加深，偶有瘙痒，无其他症状。家族中无类似的疾病史。体格检查：一般状况良好，全身浅表淋巴结未触及肿大，无系统性疾病。皮肤科检查：全身泛发大小不等的丘疹、斑丘疹性色素沉着斑，界限不清，肤色加深（图 1），Darier 征阳性（Darier 征是指用钝器轻轻摩擦皮损，数分钟内发生局限性红斑、风团、瘙痒，1 小时内消退，系肥大细胞释放组胺所致），无明显的触痛及压痛，偶见抓痕。血尿常规、腹部 B 超、肝肾功能及骨髓活检均未见异常。取皮肤病理活检。

［病理检查］

镜下：于真皮层内见灶状或片状的一致的胞质丰富的细胞（图 2），细胞呈卵圆形或多角形，少数细胞呈梭形，胞质粉染，胞核圆形或卵圆形，染色质较致密，核仁不明显（图 3），有的细胞似"煎鸡蛋"样形态。

免疫组化：CD117 阳性（图 4）。

特殊染色：Giemsa 和硫堇显示异染颗粒。

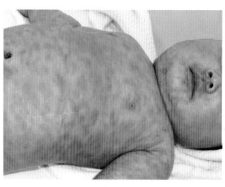
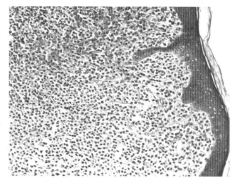

图 1　全身泛发的淡褐色圆形或卵圆形斑丘疹，表面少许屑，浸润，Darier 征阳性　图 2　于真皮层内见灶状或片状的一致的胞质丰富的细胞

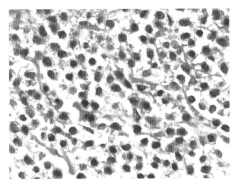 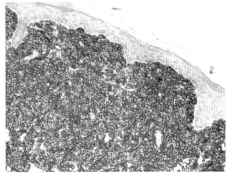

图 3　细胞呈卵圆形或多角形，少数细胞呈梭形，胞核圆形或卵圆形，染色质较致密，核仁不明显

图 4　免疫组化：CD117 阳性

[病理诊断]

弥漫性皮肤肥大细胞增生症（色素性荨麻疹）。

[病理分析]

肥大细胞增生症的肉眼表现为淡棕色斑片疹，需与色素痣相鉴别。镜下色素痣痣细胞常含有黑色素，免疫组化 HMB45 阳性、S-100 阳性；而肥大细胞增生症 CD117 阳性，特染 Giemsa、甲苯胺蓝、硫堇可见异染颗粒。镜下还需与皮肤淋巴瘤相鉴别。淋巴瘤细胞有异型，呈片状分布，有的皮肤淋巴瘤侵及表皮；免疫组化淋巴细胞系列抗体可协助诊断，CD117 阴性。

[临床分析]

肥大细胞增生症（mastocytosis, MC）是以肥大细胞在一个或多个器官的异常聚集为特点。皮肤肥大细胞增生症（cutaneous mastocytosis, CM）是肥大细胞增生症中最多见的类型。WHO 建议采纳 2000 年 9 月维也纳有关 MC 工作会议制定的 MC 疾病分类，皮肤 MC 增生症分为：①色素性荨麻疹/斑丘疹：典型的色素性荨麻疹（Urticaria Pigmentosa, UP）、斑点型、结节型、持久毛细血管扩张斑点型；②弥漫性 CM；③孤立性皮肤 MC 瘤。

弥漫性皮肤肥大细胞增生症的皮疹广泛散布于全身，表现为典型的风团、圆形或卵圆形斑丘疹，也可为不规则形的斑丘疹或结节状，偶有水疱。皮疹大多数出现于出生后的 3~9 个月，但也有见于初生儿或较大儿童。儿童期发病者有 50% 青春期后可自行消退，而成人期发病者皮疹则较难消退。对患儿的特异性刺激，如药物、寒冷、外伤、感染、X 线照射及精神紧张等都可致肥大细胞增多和脱颗粒反应，释放组胺，作用于不同的受体引起一系列的临床表现，如皮肤瘙痒、潮红、荨麻疹等。

多数患者的诊断主要依靠临床表现和 Darrier 征阳性。Darrier 征对于 MC 的诊断具有特异性，但并不是所有的患者 Darrier 征均阳性，其阳性率为 88%~92%。CM 临床上要与播散性黄瘤、幼儿黄色肉芽肿、全身性发疹性组织细胞增生症、扁平苔藓、皮肤 T 细胞或 B 细胞淋巴瘤的丘疹结节等相鉴别。患者在不能明确其临床诊断时，可以通过皮肤活检来确诊，Giemsa 或甲苯胺蓝染色诊断有特异性，通常在染色的切片中，高倍镜下证实单一形态的细胞为肥大细胞。皮肤活检时，需要注意避免过度刺激皮肤，以免造成肥大细胞脱颗粒反应从而导致诊断困难。对怀疑系统性 MC 的患者，可以测定血浆中的类胰蛋白酶、骨髓涂片细胞化学及免疫组化标记以确诊。腹部 B 超及 X 线骨骼检查显示系统受累情况。

MC 目前的治疗原则为避免触发因素，缓解症状，防止并发症。治疗上一般应是保守和对症性的，部分患者因无症状而无需任何治疗，对侵袭型的病变，治疗针对伴发的恶性肿瘤。临床常用抗组胺药物、糖皮质激素、PUVA、阿司匹林及干扰素 α、生物制剂等。目前生物制剂主要针对 c-KIT 突变蛋白的治疗方法，如酪氨酸激酶抑制剂道甲磺酸伊马替尼（格列卫, Gleevec, STl571）、ATP 竞争性激酶抑制剂 imatinib 等。儿童 CM 预后较好，Benamitai 等报道 UP 组 80.6% 的患者症状改善，其中 56.4% 完全缓解。Kiszewski 等认为大多数的肥大细胞瘤及 80% 的 UP 可自发消退。儿童 MC 患者应密切随访观察，在青春期前或青春期未见减轻或消退者应注意其发展成系统性 MC 或肥大细胞肉瘤的可能性。系统性 MC 预后不良，几乎 1/2 于诊断的 3 年内死亡。

治疗：弥漫性皮肤肥大细胞增生症予以富马酸酮替芬 0.3 mg，2 次 / 日口服。本例 3 个月后皮疹明显好转，嘱其定期随访，监测肝肾功能。

（苏海辉　胡晓丽）

病例 117 全身丘疹

[临床病例]

患儿，女，4个月。因全身皮疹2个月，加重2周就诊。患儿2个月前无明显原因全身出现散在丘疹，粟粒大至米粒大小不等，丘疹表面有少许细碎脱屑；患儿无发热。曾于当地医院多次诊断为"湿疹"、"脂溢性皮炎"，予以对症外用糖皮质激素制剂后稍见好转，但仍反复出现。近2周皮疹加重、数量增多来我院。全身浅表淋巴结未触及肿大，系统检查未见异常。皮肤科检查：患儿全身泛发扁平、淡红色的丘疹、斑丘疹（图1）。血常规、肝肾功能、腹部B超未见明显异常。X线检查显示双肺纹理增多，颅骨、脊柱及四肢长骨的骨质形态未见明显破坏。取皮肤活检。

[病理检查]

镜下：表皮轻度萎缩，真皮层可见较多体积大、胞质粉染的细胞，核呈肾形、折叠或分叶状，可见核沟，散在嗜酸性粒细胞和淋巴细胞浸润（图2）。

免疫组化：S-100阳性、CD1a阳性（图3）。

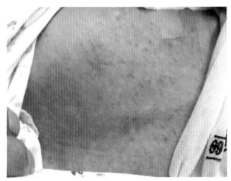

图1 患儿全身泛发扁平、淡红色的丘疹、斑丘疹

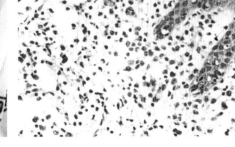

图2 真皮层可见较多体积大、胞质粉染的细胞，核呈肾形、折叠或分叶状，可见核沟，散在嗜酸性粒细胞和淋巴细胞浸润

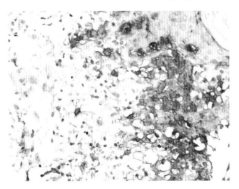

图3 免疫组化：CD1a阳性

［病理诊断］

皮肤朗格汉斯细胞组织细胞增生症。

［病理分析］

朗格汉斯细胞组织细胞增生症（LCH）是一种伴有系统性播散的克隆性疾病，以具有朗格汉斯细胞形态学和表型标记物的树状突细胞增生为特征，具有 Birbeck 颗粒，表达 CD1a 和 S-100。LCH 皮肤病变既可以是唯一的受累器官，也可以作为多器官系统性疾病的一部分。任何部位均可受累。

鉴别诊断：单纯累及皮肤的 LCH 主要与皮肤光泽苔藓相鉴别。光泽苔藓肉眼呈小的针尖大的有光泽的密集丘疹；镜下表现为两个上皮突间有灶状细胞浸润，浸润两侧的上皮脚呈爪状环抱，主要为朗格汉斯细胞、淋巴细胞。而 LCH 皮疹无光泽；镜下表现为真皮内弥漫的朗格汉斯细胞及其他炎症细胞浸润，常有嗜酸性粒细胞浸润。

预后：LCH 的预后从自行消退到致命性播散，这种行为不能通过组织学特征预测。

［临床分析］

LCH 是 Lichtenstein 于 1953 年首先命名的一组特异性以骨髓源性朗格汉斯细胞和成熟的嗜酸性粒细胞增生为特征的先天性疾病，由树突状细胞家族中的朗格汉斯细胞单克隆增生所致。LCH 的病因目前尚不明确，免疫功能和免疫调节可能在 LCH 的病理生理机制方面有一定作用。LCH 可发生在任何年龄段，多见于儿童，男孩较女孩容易受累，男女比例为 2：1。儿童的发病率为每年 2～4/ 百万，发病年龄的高峰为 1～3 岁，成人的发病率很低。皮肤受累常见，皮损表现多样，常为疾病的早期表现，提示皮肤科医师对皮损的认识对疾病的早期诊断、早期治疗具有重要的意义。临床表现多样，典型的皮损表现为半透明状丘疹，玫瑰黄色，多发于头面部和躯干。皮损常出血、破溃、结痂，形成溃疡；有时出现水疱或脓疱。可累及骨骼、肺、肝脾、淋巴结等多个系统并引起功能异常。

传统上根据累及部位的不同将 LCH 为 3 型：嗜酸性肉芽肿（eosinophilic granuloma, EG）、韩 - 薛 - 柯病（Hand-Schuller-Christian disease, HSCD）以及累及多系统的勒 - 雪病（Letterer-Siwe disease, LSD）。LCH 的传统分型主要根据临床表现，由于未体现累及的病变范围和脏器功能，以及患儿可能出现各型混合的临床表现，因此对治疗帮助不大。目前主要依据受累器官的数目和这些器官是否伴有功能障碍来进行临床分型。Ⅰ 型：骨骼或软组织的单部位损害，不表现为器官功能异常者；Ⅱ 型：骨骼或软组织多部位受累，不表现为器官功能异常者，可并发眼、耳或脊柱病变；Ⅲ 型：有器官功能异常者，包括肝、肾功能或血细胞减低。临床分型和分级有逐渐取代传统分型的趋势。目前国际上通用的 Lavin-OsLand 分级法非常直观地表明疾病的严重程度。Lavin-OsLand 分级通过对年龄、受累器官数目和功能三个主要因素的评价进行分级，年龄 ≤ 2 岁为 1 分，受累器官 ≥ 4 个为 1 分，器官功能受损为 1 分。Ⅰ 级为 0 分，Ⅱ 级为

1分，Ⅲ级为2分，Ⅳ级为3分。结合Lavin-OsLand分级和临床分型对病情进行完整评估，有利于治疗方案的选择。

LCH多变的临床表现主要与以下疾病相鉴别：脂溢性皮炎、黄色瘤、光泽苔藓、肥大细胞增生症、银屑病、苔藓样糠疹等。组织病理和免疫病理是LCH诊断与鉴别诊断的金标准。

LCH治疗包括外科手术、化学治疗、放射疗法、免疫治疗和造血干细胞移植等。治疗方案的选择取决于对本病器官受累和受累器官功能的基本评价和反复评价。国际组织协会的LCH Ⅲ方案是目前使用最广泛的化疗方案。对于多器官受累的系统性LCH，目前认为多药联合化疗可以提高治愈率并减低复发率，但是目前没有理想的、统一的治疗方案，强调个体化治疗是非常必要的。

LCH的预后与受累器官的数量以及器官衰竭的情况相关，其次是发病年龄。使用Lavin-Osband评分方法可以较好地反映预后。分期越高，预后越差。单系统受累的LCH预后好，可治愈或自然缓解；多系统累及易复发，死亡率较高，特别是出现器官功能障碍的患者。肝衰竭或者呼吸衰竭是LCH患者最常见的死亡原因。本病的病程无法预计，且患儿的年龄较小，皮损的自发消退并不能排除疾病复发或侵犯其他系统的可能性。因此必须做好全面系统的检查，密切随访。该患儿予以胸腺肽2.5 mg，2次/日口服；0.025%他克莫司软膏，2次/日外用。1个月后皮疹明显消退，嘱其定期随访。

（苏海辉　胡晓丽）

[临床病例]

患儿，男，4个月。因左侧背部皮疹4个月就诊。患儿出生后父母即发现左侧背部有一条淡褐色斑块，逐渐长大，颜色加深，无明显的自觉症状。家族中无类似的疾病史。体格检查：一般状况良好，全身浅表淋巴结未触及肿大，无系统性疾病。皮肤科检查：左侧背部自中线延及腋后线见一 4 cm × 8 cm 的淡褐色斑块，表面粗糙，毳毛明显，界限不清楚，边缘不规整（图1），假 Darier 征（−），无明显的触痛及压痛。行皮肤组织病理活检。

[病理检查]

镜下：表皮轻度角化过度，基底细胞色素增加，真皮深层可见纵横交错的成熟的平滑肌束（图2）；Masson 三色染色可见真皮深层胶原纤维间大量红染的平滑肌纤维束，胶原纤维蓝染（图3）。

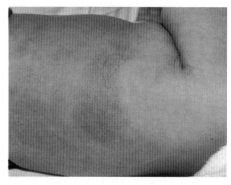

图1　左侧背部自中线延及腋后线见一 4 cm × 8 cm 的淡褐色斑块，表面粗糙，毳毛明显，界限不清楚，边缘不规整

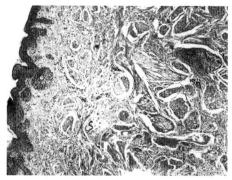

图2　表皮轻度角化过度，基底细胞层色素增加，真皮深层可见纵横交错的平滑肌束，平滑肌束与毛囊相连

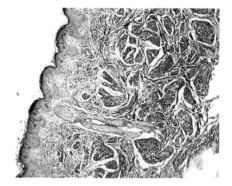

图3　真皮深层可见大量红染的平滑肌束，胶原纤维蓝色（Masson 染色）

［病理诊断］

（左侧背部）先天性皮肤平滑肌错构瘤。

［病理分析］

组织学：先天性皮肤平滑肌错构瘤表现为真皮全层或深层大量纵横交错的平滑肌束，有时深达皮下组织或毛囊。基底细胞层色素沉积过多，表皮棘层肥厚和角化过度及平滑肌束与毛囊相连。Masson 染色呈红色及免疫组化 SMA 呈阳性。先天性皮肤平滑肌错构瘤的临床表现缺乏特异性，诊断主要依靠组织病理和相关的免疫组化检查。仅根据临床表现鉴别先天性皮肤平滑肌错构瘤与先天性黑色素细胞痣比较困难，组织病理检查后者表现为小而一致的黑色素细胞在真皮上部和网状层中部弥漫致密分布，黑色素细胞常呈条带状排列或在胶原纤维之间可呈单行排列。毛平滑肌瘤与先天性皮肤平滑肌错构瘤在组织病理上极其相似。然而毛平滑肌瘤形成边界欠清的斑块，平滑肌束与胶原纤维交错捆绑在一起；而先天性皮肤平滑肌错构瘤的平滑肌束与胶原纤维界限清晰，每一束平滑肌束周围环绕特征性的清晰的空间，与胶原纤维分离。另外 Becker 痣在临床和病理上与婴儿先天性平滑肌错构瘤很相似，不同的是 Becker 痣的色沉和多毛症随着时间的推移会逐渐加深，是一种经常在青春期诊断的获得性损害。组织病理学上 Becker 痣在真皮网状层可见形状不规则的较大的零星分布的平滑肌纤维束，而先天性皮肤平滑肌错构瘤在真皮网状层甚至真皮全层可见形状不规则的较大的团块状平滑肌纤维束，数目较多。血管平滑肌瘤由成熟的平滑肌束和厚壁血管组成，肿瘤内成熟的平滑肌束位于血管周围或穿插分布于血管之间。

［临床分析］

婴儿先天性平滑肌错构瘤（congenital smooth muscle hamartoma, CSMH）为一种临床罕见的良性皮肤肿瘤，由 Stokes 于 1923 年首次报道。CSMH 出生即有，或在儿童和少年期发生。好发于腰骶部，直径为数厘米大小不等，表面常有毳毛性小丘疹。若并发 Becker 黑变病，可见明显的色素增加和多毛。SMH 是真皮内平滑肌束的良性增生，分为先天性（congenital smooth muscle hamartoma, CSMH）和后天性（acquired smooth muscle hamartoma, ASMH）两类。CSMH 经常出生即有，也可出生后一段时间出现，好发于躯干，尤其是腰骶部；后天性 SMH 罕见，也屡有报道，多发生在手足末端、外阴、阴囊、阴茎、肩、躯干等。

CSMH 的临床表现包括经典型、丘疹囊泡型和混合型。经典型表现为局限性的皮色的或色素沉着性丘疹带有明显的毳毛，它可能有大小上的变化，直径可达 10 cm 大小。有些皮疹遇冷或摩擦后可产生缓慢的蠕动，称为假 Darier 征。大约 50% 的这类损害可能有假 Darier 征阳性，表现为短暂的红斑、硬结或立毛，Kwon KS 认为假 Darier 征阳性是 CSMH 的特征性诊断依据。丘疹囊泡型表现为多发性皮色丘疹融合形成不规则形状的斑块。目前尚无 CSMH 与系统性疾病伴随发生或向恶性肿瘤分化的报道，一般地 CSMH 的色素沉着和毳毛随着时间的推移会逐渐减少。除腰骶部外，CSMH 可以发生在其他任何部位，因此对皮肤多毛性斑块的诊断非常重要。值得一提的是，鉴于 CSMH 的良性生物学行为，CSMH 一般无需治疗，若有明显的临床症状或有美容需要可行手术切除。对 CSMH 的认识和鉴别可能防止这类良性病变的不必要的手术切除。

本例未予特殊治疗，嘱其随诊观察，必要时手术切除。

（苏海辉　胡晓丽）

《小儿疑难病例临床与病理》

红色丘疹、融合成片

[临床病例]

患儿，男，2岁6个月。因右侧腹部皮疹2年就诊。患儿出生后6个月家长发现右侧腹部见一孤立的米粒大的无痛性暗红色丘疹，皮疹逐渐增大、增多，融合成片，结节形成，触之较硬。曾外用大量抗生素、皮质类固醇类药物，未见缓解。否认家族中有类似的疾病史。体格检查：一般状况良好，系统检查未见异常，血常规检查未见异常。皮肤科检查：右侧下腹部见一约5.0 cm×8.0 cm大小的融合成片的暗红色丘疹、结节，边缘散在，质硬，无压痛，边缘皮疹颜色稍淡（图1）。取皮肤活检。

[病理检查]

镜下：真皮至皮下脂肪中见多发性独立的结节状血管小叶，小叶周边可见扩张成新月形的血管腔。小叶内为实性的毛细血管，血管管腔小，主要由增生和短梭形细胞组成，周边的血管呈狭窄状或裂隙样。细胞大小一致，无异型性（图2，图3）。

免疫组化染色：内皮细胞CD31表达阳性（图4），Glut1阴性。

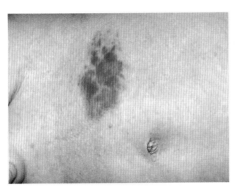

图1　右侧腹部见一约5.0 cm×8.0 cm大小的融合成片的暗红色丘疹、结节，边缘散在，质硬，无压痛，边缘皮疹颜色稍淡

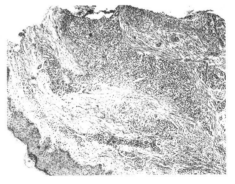

图2　真皮内见多发独立的大小不等的血管小叶，小叶内为实性的毛细血管

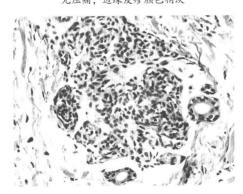

图3　毛细血管聚集成簇，形成不规则的腔隙，内含红细胞，细胞无异型

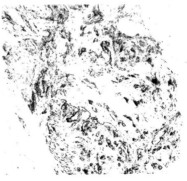

图4　免疫组化染色：内皮细胞CD31表达阳性

[病理诊断]

（右下腹壁）丛状血管瘤。

[病理分析]

丛状血管瘤须与化脓性肉芽肿、婴儿血管瘤、Kaposi 型血管内皮瘤相鉴别。化脓性肉芽肿的病理表现为大量的血管增生和炎症细胞浸润，纤维母细胞的组成类似于肉芽组织；而丛状血管瘤表现为特征性的多发性独立的结节状血管小叶，小叶周边可见扩张成新月形的血管腔，呈丛状分布；婴儿血管瘤的病理表现为内皮细胞增殖形成小叶状规则的血管组织，免疫组织染色 Glut1 阳性，而内皮细胞在丛状血管瘤的聚集量更大，血管形状不规则，结节的"炮弹"样分布仅见于丛状血管瘤，Glut1 阴性；Kaposi 型血管内皮瘤的梭形内皮细胞形成裂隙状血管组织，这些细胞大片状生长或合并成结节，而丛状血管瘤是分散的丛状。特征性的丛状排列和无异型性是丛状血管瘤的主要鉴别要点。

[临床分析]

《小儿疑难病例临床与病理》

丛状血管瘤（tufted angioma, TA）是一种少见的内皮细胞起源的缓慢生长的良性血管增生性疾病。1949 年 Nakagawa 首次命名为成细胞血管瘤，后来于 1971 年 Macmillan and Champion 命名为进行性毛细血管瘤，1989 年 Jones and Orkin 根据其显微镜下真皮或皮下组织内丛状分布的血管组织的特征性病理表现命名为丛状血管瘤。本病常见于婴幼儿和青年，无性别差异，病因不清。大多数出现在婴幼儿期，大约 25% 是先天性的，50% 出现在 1 岁以内。出生即有或 1 岁以内的 TA 比出现较晚的 TA 自行消退的趋势大。Ishikawa K 回顾分析 27 例 TA 患者，86% 在 6 个月后自行消退，95% 在 2 岁以内自行消退，即消退时间为 6 个月～2 岁。TA 好发于颈部、躯干上部和四肢，黏膜部位较少见。TA 的临床表现形态多样，大多数 TA 表现为几毫米到几厘米不等的红斑、丘疹、斑块、结节，有时面积较大，多个皮损聚集成片，有时伴有多毛、多汗和 Kasabach-Merritt 综合征（KMS）。KMS 是一种少见的凝血病，可导致血小板减少、贫血、低纤维蛋白原血症。Osio A 将 TA 的临床上分为 3 种模式，即 TA 无并发症；TA 并发 Kasabach-Merritt；TA 无血小板减少但合并慢性凝血障碍。由于 Kasabach-Merritt 综合征的侵袭性特征，当评价儿童 TA 时全面的血细胞计数是非常必要的。

目前 TA 的治疗尚无统一的方案，小面积皮损可以选用手术切除，另外还有加压疗法、外科手术、冷冻疗法、激光、口服或系统应用皮质类固醇类药物、干扰素和化学治疗等。有学者认为 TA 有一部分可以自行消退，皮肤 TA 没有必要去除，建议随访观察。因此 TA 尤其是儿童 TA 的治疗方案个体化是必要的。本例未予治疗，随访中。

（苏海辉　胡晓丽）

[临床病例]

患儿，男，5岁。因足背皮疹半年，来我院皮肤科门诊就诊。患儿半年前无明显诱因足背出现米粒大的皮色丘疹，质硬，逐渐扩大，无明显的自觉症状。既往体健，无任何药物过敏史。家族中无类似的疾病史。体格检查：一般状况良好，全身浅表淋巴结未触及肿大，无系统性疾病。皮肤科检查：右足背表面光滑的皮色丘疹和结节，彼此融合排列成环形，大小约 4.0 cm × 5.0 cm（图 1），无明显的触痛及压痛。实验室检查：血尿常规、空腹血糖、血脂、肝肾功能、甲状腺功能均正常。肺部 X 线检查无异常。行皮肤组织病理活检。

[病理检查]

镜下：表皮正常，真皮灶性胶原纤维变性、断裂、坏死伴有黏蛋白沉积（阿辛蓝染色阳性）及周边上皮样细胞、组织细胞、少许淋巴细胞形成的栅栏状肉芽肿（图 2）。

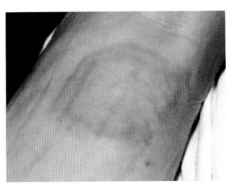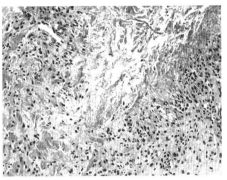

图 1　示右足背表面光滑的丘疹和结节，彼此融合，排列成环形，大小约 4.0 cm×5.0 cm

图 2　真皮灶性胶原纤维变性及栅栏状肉芽肿形成

[病理诊断]

（右足背）局限型环状肉芽肿。

[病理分析]

见病例 058 右枕部多发结节。

[临床分析]

环状肉芽肿（granuloma annulare, GA）是一种主要发生在真皮和皮下组织，以皮色或淡紫色环状丘疹或结节性损害为特征的慢性皮肤病，经常表现为小的丘疹，逐渐融合成环状损害，表皮无改变。典型的组织病理表现为灶性胶原纤维变性及栅栏状肉芽肿形成，伴有黏蛋白沉积。

GA 为特发性，病因不明，包括细胞免疫缺陷、代谢紊乱、原发于胶原蛋白和（或）弹力蛋白变性的疾病。糖尿病、血脂异常、甲状腺疾病、人类免疫缺陷病毒感染、丙型肝炎病毒感染可能是 GA 发病的诱因。GA 可能发生于继发性疾病的相同部位，即同型反应，这些疾病包括分枝杆菌和真菌感染、单纯疱疹病毒感染、带状疱疹病毒感染、轻型多形红斑、蚊虫叮咬包括疥螨、疫苗、霍奇金淋巴瘤和非霍奇金淋巴瘤等；亦可能由别嘌呤、氨氯地平、扎西他滨等药物引起。

GA 临床分为局限型（LGA）、泛发型（GGA）、皮下型、穿通型，其他少见类型有丘疹型、线状型、巨大型、斑点或斑片状皮疹等。局限型 GA（localized GA, LGA）是最常见的类型，多在 30 岁以内发病，以女性居多，男女比例为 1:2.25；表现为直径为 1~5 mm 的皮色或红色或紫色丘疹，一到数个不等，环状分布；50% 的 LGA 为孤立性损害，常发生在指背或手背、足背、踝、下肢和腰部，一般无临床症状，大约 50% 的 GA 在 2 年内自愈，复发亦很常见，发病越早，消退越快，有趣的是，有患者在病理活检后自行消退。泛发型 GA（generalized GA, GGA）仅占 GA 的 8%~15%，然而在 HIV 感染的患者中，GGA 是最常见的临床模式，临床罕见，可能持续数十年，皮疹全身泛发，表现为丘疹、斑丘疹或结节，肉色或红色、淡黄色、棕色或黄色，数目为几十到上百个，皮疹可无症状或瘙痒，累及躯干、颈部、四肢、面、头皮、手掌和足底；与巨细胞动脉炎、消化系统肿瘤、其他恶性肿瘤如卵巢癌、胃癌、淋巴瘤包括霍奇金病等密切相关。皮下型 GA 与儿童期类风湿结节类似，深在的 GA 损害以典型的皮肤丘疹开始或发生，好发于儿童期，发病的平均年龄为 4.3 岁，经常累及骨膜下，主要侵犯下肢，尤其是胫骨，足、臀、手和头亦可受累，也可累及阴茎和眼睑，皮损经常几年后自行消退，然而复发率为 19%。罕见的穿通型 GA 表现为坏死的胶原经表皮排出，可见坏死的碎片和带有角化的硬皮，经常累及四肢，尤其是手背、指背，可累及儿童和成人，可以局限型和泛发型存在，可在皮疹出现的数月或数年内自行消退；当 GA 累及手掌和足底时，可能表现为红斑性环状斑块、皮下结节或穿通性损害（经常是 GGA 的一部分）。丘疹型 GA 表现为手背肉色或色素减退性的直径为 1~3 mm 的丘疹，主要发生在男性儿童，偶尔皮疹泛发。线型 GA 罕见，可以双侧分布，罕见沿 Blaschko 线分布，一些病例被描述为间质肉芽肿性皮炎。

多种疾病与 GA 有类似的临床表现，GA 典型的临床表现为真皮和皮下组织环状丘疹或结节性损害。GA 的典型组织病理为灶性胶原纤维变性及栅栏状肉芽肿形成，伴有黏蛋白沉积。GA 主要与结节病、类脂质渐进性坏死、风湿性结节、光线性肉芽肿、多形性肉芽肿等相鉴别，结合临床与组织病理结果可以明确诊断与鉴别诊断。

多种治疗方法应用于 GA，包括局部外用或皮损内类固醇注射、冷冻、电凝、激光、光学疗法，局部咪喹莫特外用，系统性药物治疗包括抗疟药、皮质类固醇、异维A酸、氨苯砜、环孢素、烟酰胺、维生素 E、己酮可可碱、生物制剂如阿达木单抗和英夫利昔单抗等。局限型 GA 一般在 2 年内自愈，无需特殊治疗，患者常常因为美容原因行局部外用或病灶内皮质类固醇注射治疗；GGA 经常对多种治疗模式抵抗，经历一个慢性过程。当选择系统治疗方案时，需要对 GA 患者进行综合评价，包括基础血常规、并发症、药物相互作用、患者的依从性、不良反应、治疗前后的状态等。本例局部外用糠酸莫米松，2 次/日，连用 4 周，皮疹明显消退。随访中。

（苏海辉　胡晓丽）